◎本书出版得到国家古籍整理出版专项经费资助

总策划○王国强
总主编○周仲瑛 于文明
常务副总主编○王旭东

中医古籍珍本集成

伤寒金匮卷

伤寒直格
伤寒贯珠集

主　编○蔡永敏 徐江雁
副主编○李具双 张保伟 魏小萌
编　者○（按汉语拼音排序）
陈　建 付笑萍 贾成祥 赖谦凯 李　玲 梁润英 林　楠 刘景超 刘　霖 吕翠霞 马作峰
牛宝生 彭青鹤 秦恩甲 宋建平 孙大鹏 王　琳 王旭东 吴修符 谢忠礼 叶　磊 尹笑丹
张大明 张　瑞 张晓莉 张晓艳 张秀传 张薛光 张　影 周鸿飞 周　利

湖南科学技术出版社
岳麓书社

《中医古籍珍本集成》编辑小组

组　长○黄一九

副组长○易言者　徐　为

成　员○李　忠　鲍晓昕　林澧波　易法银

王跃军　周　妍　郭　升　喻　峰

秘　书○王跃军　喻　峰

组织单位○国家中医药管理局

总策划○王国强

编写单位

主编单位○南京中医药大学

编纂单位○（按汉语拼音排序）

安徽中医药大学　河南中医学院　湖南中医药大学　江西中医药大学

南阳理工学院　山东中医药大学　上海中医药大学　浙江中医药大学

顾问委员会

总顾问○裘沛然　张灿玾　马继兴　余瀛鳌　宋立人　钱超尘　王洪图

分卷顾问（按汉语拼音排序）

杜　建　段逸山　干祖望　刘道清　彭怀仁　施　杞　唐汉均　田代华

王霞芳　吴贻谷　许敬生　张奇文

指导委员会

主　任○（按汉语拼音排序）高思华　苏钢强　吴勉华

副主任○（按汉语拼音排序）

范永升　李　昱　李灿东　王新陆　夏祖昌　谢建群　杨龙会　左铮云

编纂委员会

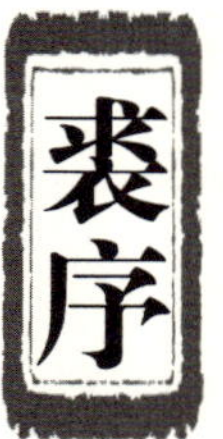

裘序

中医学术，薪火相传，古籍凝聚千年精华；华夏神州，时空更替，文献承载百世医方。珍本扶寿，岂奈束之深闳高阁；秘籍疗伤，不期藏于金匮玉函。古代藏家，视珍本医书为瑰宝；现代规章，纳传世典藏为文物——私藏密封，检阅殊难。祖国医学难以发扬广大，珍本难求，研习无由，亦为阻碍医学进步重要原因之一。

今有国医大师周仲瑛先生、行政主管于文明局长，为现代中医研究和教学能有一手素材，为使当代中医学者能够更多地借鉴秘藏典籍，不辞高龄，携王旭东、沈澍农诸后学百余人，倾力编纂《中医古籍珍本集成》，得到国内学界极大的欢迎和支持。此乃中国医学史上以古籍原貌面世的一部大型丛书，在中医学史上具有重要的学术传承价值。

随着时代的发展，当代中医文献学研究极为世人瞩目，珍贵版本更多地被发现，现代医学发展对中医学理论和技术有了新的要求。因此，取中医著作的最好版本进行加工整理，以当代优秀编辑出版技术印刷发行，使更多的读者欣赏到藏于秘室的各种中医珍本、善本图书的原貌，同时为古籍研究人员提供珍贵版本资料，为教学单位提供中医古籍原貌，为古文化研究提供医学史料。是中医历史上收集善本、珍本最多的医书集成。而编者所做的导读、校勘、训释，则辨章学术，考镜源流，是指导古籍阅读和利用的现代研究成果。故该书是链接历史、展示古代中医文献研究水平的大型医著。集千年珍贵古籍于

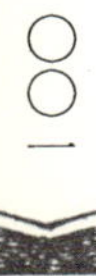

一体，世人将在这部巨大的丛书中得以饱览历史的华彩。

《中医古籍珍本集成》补前贤之遗憾，传文明之大统。这种只有盛世才能完成的伟业，我辈能够担当，实属有幸。前人为民族之昌盛作出了不可磨灭的贡献，为后人留下丰厚的遗产。尽管编纂工作面临着种种困难和艰苦，但是，有仲瑛先生之学识和胆略，辅以后辈之勤勉，勇挑重担，披荆斩棘，定能开拓创新，奋发有为。

中医药事业之所以在海内外享有盛誉，其根本在于它代表着中医药学术的高度和中国人文精神的厚度。作为中医从业者，吾与仲瑛学兄一直在用自己的专业来体现自己对社会、国家和民族的热爱。编者诸君亦志存高远，固本强基，从古籍的保护、传承、传播开始，博采勤求，重视实践，必将为中医学之继承、发扬作出可贵的贡献。

国医大师

上海中医药大学教授

裘沛然

2010年1月

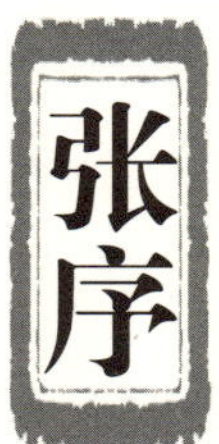

伟哉！医学之道也，肇始于岐黄，繁衍于华夏，会寰宇之精英，铸仁术之宝典，为生生之具，备寿之方，历百代而不衰，继千秋而益盛者，赖载道之鸿编，传世之简册也。殆至满清以降，诚可谓汗牛充栋，兰台盈箧。然岁月沧桑，星移斗转，如此国宝佳篇，由于战火屡起，国运不振，藏弃不善，惨遭流散者，损失颇多。仅存种种，或束之高阁，或藏于秘府，世人难得一睹，不胜叹惋之至。

有鉴于此，二十世纪之初，浙省曹炳章先生，约集名贤，汇览群籍，精选其善本、孤本等三百余种，厘定圈点，历三十余载，始成巨著《中国医学大成》，堪为医界之盛举也。然事有未竟，遭逢国难，遂致中止。到二十世纪末，医事复兴，百废待举，岳麓书社及上海科学技术出版社，为适应杏林大业发展之需要，完成曹炳章先生未竟之事，继成《中国医学大成》续编及续集二书，亦颇为学界称道。

今逢盛世，中医药事业蓬勃发展，中医文献备受关注。尘封于馆阁之古籍善本时有新的发现，古籍善本书的运用常有新的要求，古籍影印技术不断的提高。为了向中医药临床、科研、教学提供可靠的图书善本和原始数据，今有国医大师周仲瑛教授，携王旭东、沈澍农等百余人，在中医主政者王国强部长、于文明局长策划襄助下，广泛收集善本、珍本约三百余种，秉『辨章学术，考镜源流』之原则，进一步整理研究，续成曹炳章先生未竟之业，目之曰《中医古籍珍本集成》，历时数载，今将问世矣。

该书收国内现存宋、元、明、清等珍善本中医古籍三百六十余种，计有医经、伤寒金匮、温病、诊

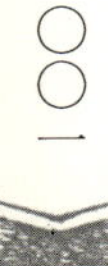

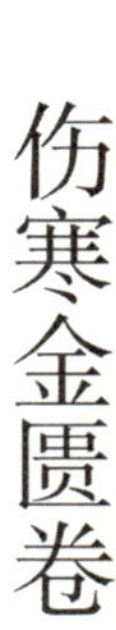

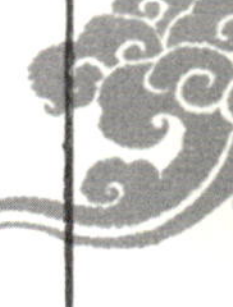

断、本草、方书、内科、外科、妇科、儿科、五官、针灸、养生、医案医话医论、综合等诸多门类，可谓详而备矣。每一种图书，均是在珍贵善本原样影印的基础上，复予校勘、注释、解读、研究。这既是一个宏大的善本再造工程，又是一个整理研究工程。而尤为重要的是，此项工程，不仅使诸多稀有珍善本古医籍得到了广泛的应用，而且又有利于珍善本的保存，诚可谓一举多得。将为中医药学术的继承发扬，为中医药事业的开拓发展，产生重大的影响。

此项工程如此宏大，其工作之辛劳，任务之繁重，不言而喻。然仲瑛兄具此学识与胆略，辅以编写诸君之勤勉精神，身置书山，足踏荆棘，奋勇有为，终克有成，吾谨为之一谢。

吾与仲瑛兄交谊甚厚，兄承杏林大业，弟虽不才，亦当一助，嘱为书序，谨遵是命，遂不计工拙，聊为此文，以赞以颂。

春风得意花千树，秋实荣登惠万家。

己丑冬至后十日于山左历下琴石书屋

齐东野老 張燦玾 谨序

（张灿玾先生为我国第一批国医大师）

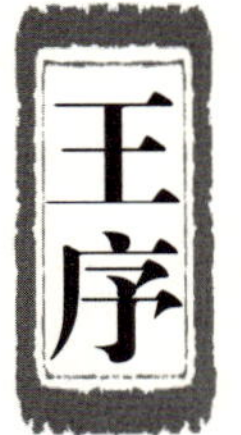

中国传统文化的精华在中医，中医的精华在文献。中医古籍是我国古籍文献的重要组成部分，是中医药学传承数千年绵延至今的知识载体，是现代中医药科技创新和学术进步的源头和根基，是我国最具原创性知识产权的智慧宝库。

我国政府对古籍保护和抢救发掘工作一向高度重视。1981年7月，陈云同志对古籍整理做了重要批示，同年9月，中共中央发布《关于整理我国古籍的指示》，强调『整理古籍，把祖国宝贵的文化遗产继承下来，是一项十分重要的、关系到子孙后代的工作』。2007年，国务院办公厅下发了《关于进一步加强古籍保护工作的意见》(国办发〔2007〕6号)，对全国性古籍保护工作作出了整体部署。2009年国务院发布《关于扶持和促进中医药事业发展的若干意见》(国办发〔2009〕22号)，明确提出『要开展中医药古籍普查登记，建立综合信息数据库和珍贵古籍名录，加强整理、出版、研究和利用』，突出强调了要加强对中医古籍的普查、抢救、整理、研究、出版和利用工作。

由南京中医药大学牵头组织，新闻出版总署、教育部、国家中医药管理局立项的大型中医古籍整理研究项目《中医古籍珍本集成》正式出版发行了，值得庆贺！这是落实国务院《关于扶持和促进中医药事业发展的若干意见》的具体行动，标志着国家重视中医事业发展，行业注重强基固本，从学术源头出发振兴中医，具有重要意义。

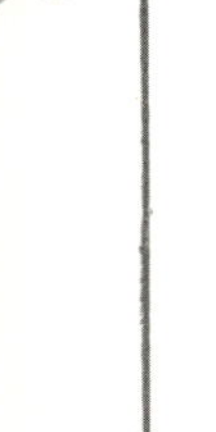

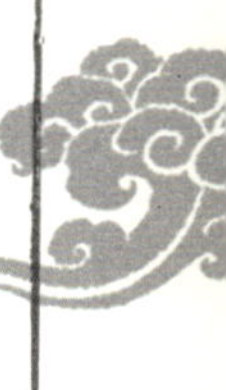

整理和研究中医珍本古籍，是弘扬优秀传统文化的必由之路。中医古籍是我国独具优势的卫生、科技、文化和产业资源，承载着中华民族特有的精神风貌、价值取向、思维方式、审美情趣。对中医古籍进行整理研究，是传承中国固有学术、延续中华民族优秀文化的专门之学和必由之路。

整理和研究中医珍本古籍，是造福子孙后代的千秋大计。中医古籍是中医世代传承发展的见证，是不可再生的珍贵知识资源。历代大规模的古籍整理都是在政府的主持下开展的，中医古籍珍本整理研究，将为中医可持续发展奠定坚实的基础。

整理和研究中医珍本古籍，是保持发挥中医特色优势，提高临床疗效的重要措施。中医学术体系是历代医家发皇古义，融会新知，与时俱进，不断创新而形成的。中医古籍中蕴含着大量防病治病的理论与经验，是临床防治工作取之不尽、用之不竭的宝库。整理和研究中医古籍，充分发挥其中蕴藏的巨大能量，为中医传承发展，保持和发挥中医特色与优势、提高临床疗效提供动力与资源。

整理和研究中医珍本古籍，有强大的政策导向和示范作用。国家对中医文献学科的重视，体现了国家和地方政府重视基础学科，重视学术积淀的高瞻远瞩，对中医药学界有强烈的激励作用。文献学科的研究成果，可以激励类似学科的建设发展。

整理和研究中医珍本古籍，可以更好地为中医教育、科研、产业、文化服务。除了临床医疗、养生保健功效之外，中医古籍还将为现代科学研究提供丰富的线索和素材，为教育、产业、文化提供系统的参考资料，促进中医医疗、保健、教育、科研、产业、文化事业『六位一体』全面、健康、协调发展。

随着时代的发展，当代中医文献学研究有了长足的进步，珍贵版本更多地被发现，现代医学发展也对中医学理论和技术有了新的要求。用中医著作的最好版本进行加工整理，以当代优秀编辑出版技术印

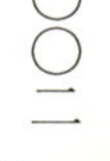

刷发行，使更多的读者欣赏到各种藏于深闺的中医珍本、善本图书的原貌，同时为古籍研究人员提供珍贵版本资料，为教学单位提供中医古籍原貌，为传统文化研究提供医学史料。《中医古籍珍本集成》将是中医历史上收集善本、珍本最多的医书集成。而编者所做的导读、校勘、训释，则是辨章学术，考镜源流，指导古籍的阅读和利用的现代研究成果。

南京中医药大学医史文献学科是我国中医古籍文献研究的重要高地，编著出版过《中医学概论》和首版全套中医药教材、《中药大辞典》、《中医方剂大辞典》、《中华本草》等大型中医文献和中医药工具书，学术功底深厚，治学态度严谨，甘于寂寞，乐于奉献。国医大师周仲瑛领衔挂帅，在两百多名学者的全力襄助下，目标鲜明，队伍强大，士气勃发，《中医古籍珍本集成》有望超越前人，为振兴中医奠定坚实的文献基础。

中华人民共和国卫生部副部长
国家中医药管理局局长
王国强

2010年1月

前言

『龙欲飞腾，先阶尺木』，中医古籍历来被视作巨人的肩膀，成就了历代名医大家。我国医籍浩如烟海，其数量之多、影响之大、贡献之巨，堪称中国传统文化之瑰宝。但是，在历史长河中，大量古医籍或散落失传，或囊侵蛀蚀，或风黄霉变，或战火焚毁，或盗窃丢弃，存世医书已不是原貌，给准确理解和传承中医学术带来了很大困难。因此，历代医家莫不以阅读古籍原著为夙愿。

《中医古籍珍本集成》以原版影印的形式以保存原貌，以校注批点的方式帮助阅读，以期完整保护中医文化遗产，力求真实反映中医古籍的初始面貌。在新闻出版总署、教育部、国家中医药管理局以及社会各界的关心、资助下，南京中医药大学医史文献学科精心组织，团结国内古籍整理专家，精诚合作，共同编纂这部重要的医学文献。

一、版本：本丛书的核心是中医古籍中的珍本，入编古籍版本的选取原则是在古籍善本、珍本标准的基础上，兼顾可读性。凡漫漶不清，缺损过度，影响阅读者，概不收取。

二、版权：鉴于古籍属于公共资源，是古人创造的知识财产，法理上没有权利主体，故不存在私有知识产权问题。对于古籍收藏单位提供的复印、扫描、摄影服务，除已经给付的费用外，在此再次表示深切感谢。

三、风格：本丛书采用原文影印的方式出版，保留古籍原貌，是为继承；在影印图像的底本上加

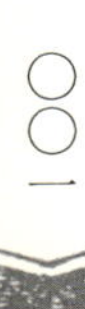

以简略校勘、训诂、点评，是为创新。

四、分类：按中医传统学科分类，丛书设十五卷，分别为：医经卷、伤寒金匮卷、温病卷、诊断卷、本草卷、方书卷、内科卷、外科卷、妇科卷、儿科卷、五官科卷、针灸卷、养生卷、医案医话医论卷、综合卷。

五、绪论：各卷分置『绪论』，介绍该学科概况、学术源流、古籍存量以及该卷选取书目及版本的理由，通论全卷概貌。

六、导读：每种古籍的整理研究者，对该古籍的背景、作者生平、学术背景、学术思想、学术经验和特色、历史贡献、临床价值和史料价值、版本源流和递嬗演变关系以及选择该版本的理由等进行论述，以钩玄提要，萃取精华，突出『法』、『术』，以达『审问』、『慎思』、『明辩』、『笃行』之效。

七、校勘：比照不同版本间的文字出入，加以标记，判别正误，提示取舍，在不改变底本原貌的前提下使读者正确理解古籍。

八、训诂：对古籍中疑难字词的音义进行简单训释，注音采用拼音加直音法；义训直接写出，不出书证，以节约篇幅。难认之草字、变形字，直接用现代汉字标注。

九、点评：点评形式多样，篇幅较长者，纳入导读内容；言简意赅者，出注说明。

十、序号：出注的校勘、训诂、点评，标注序号，放置于每面天头，个别冗长者转续各卷末。

十一、补阙：整页缺失者，选取相近版本的相同内容补出，在导读中说明；重要句段或字词缺失者，在校注中予以说明。

我们希望通过对中医经典著作珍贵版本的整理研究，为现代读者提供原文资料和阅读引导，为传承中医药珍贵遗产，弘扬中华传统文化，提高中医药从业者理论水平和临床技能，强化中医学子专业素质，挖掘中医药史料中的方药资源，研究中医前辈的学术思想，展示古代书法风采和雕版技术作出贡献，从而加强中医文献整理对现代科研、临床、教学的现实指导价值，促进中医药事业的快速发展。

总主编：周仲瑛　于文明

2010年2月

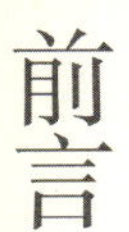

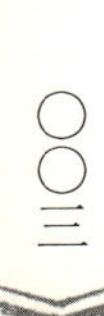

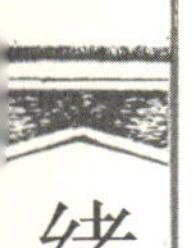

绪论

《伤寒金匮卷》收录了《伤寒论》和《金匮要略方论》(简称《金匮要略》)及其注释、发挥类著作三十五种。《伤寒论》和《金匮要略》的原著《伤寒杂病论》是我国现存最早的一部理论联系实际，理法方药皆备的临床实用医著，由东汉张仲景所撰。由于张氏生活在兵火战乱的东汉末期，其著作可能在成书后随即散佚，后经晋太医令王叔和整理与编次，将其著作分为《伤寒论》和《金匮要略方论》两部分。《黄帝内经》奠定了中医的基础理论，《伤寒杂病论》则把医学理论和临床经验有机地结合起来，融理法方药为一体，从而确立了辨证论治的理论体系，为临床医学的发展奠定了基础，为中国人民的医疗健康做出了不可磨灭的贡献，是学习中医理论与临床的必读经典著作。

一、《伤寒论》和《金匮要略》的版本流传

(一)《伤寒论》的版本流传

《伤寒论》是《伤寒杂病论》的伤寒部分，原著可能在作者去世后很快就散佚，后经晋太医令王叔和整理编次才得以流传，但也时隐时现。《隋书·经籍志》载《张仲景方》十五卷，《旧唐书·经籍志》载有《张仲景药方》十五卷，王叔和撰。至《新唐书·艺文志》不仅有王叔和《张仲景药方》十五卷，还有《伤寒卒病论》十卷。但到宋林亿等校正《伤寒论》，已罕见史志记载这些书籍的流传。甚至唐初著名医

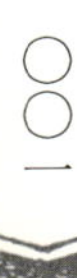

家孙思邈在编纂《千金要方》时，也未能一睹《伤寒论》全貌。故林亿《校正千金翼方后序》云：『孙氏撰《千金方》，其中风疮痈，可谓至精，而伤寒一门，皆以汤散膏丸类聚成篇，疑未得其详矣。』思邈自己也慨叹：『江南诸师，秘《仲景要方》不传！』（《备急千金要方》卷第九）三十年后其编纂《千金翼方》时，方见到较为完整的《伤寒论》并收入其著作中。自唐至宋，经过朝代的更替，大量的医学著作在流传过程中产生了许多脱漏错讹，《伤寒论》更是若隐若现，不为广大医家所知。北宋治平二年（1065），高保衡、林亿、孙兆等人奉旨校正完毕《伤寒论》，并呈报朝廷『本圣旨镂版施行』。从此结束了自王叔和以后八百余年《伤寒论》版本歧出的混乱局面。林亿等此次校勘选用的底本，序文中指出：『开宝中，节度使高继冲，曾编录进上，其文理舛错，未尝考正，历代虽藏之书府，亦阙于雠校，是使治病之流，举天下无或知者。国家诏儒臣校正医书，臣奇续被其选。以为百病之急，无急于伤寒。今先校定张仲景《伤寒论》十卷，总二十二篇，证外合三百九十七法，除复重，定有一百一十二方。今请颁行。』从序中可以推知，林亿校正本所用底本当为高继冲进献本。但该本文理舛错，未尝考释校正，结构为十卷之数，内含二十二篇。钱超尘先生《伤寒论文献通考》更进一步考证高继冲所献的本子，上承南朝阮孝绪《七录》之《张仲景辨伤寒》十卷及刘宋陈延之《小品方》之《张仲景辨伤寒》九卷之书，可资参考。《伤寒论》校勘完毕后，治平二年（1065）北宋朝廷分别以大小字本刊行，林校本《伤寒论》遂成为定型本、标准本、统一本、流行本。但由于宋、元、辽、金民族战争频繁，社会动荡不稳，宋本《伤寒论》也因之散佚，民间几乎不见。明万历二十七年（1599），赵开美在刊刻《仲景全书》时，书已刻已，发现了宋本《伤寒论》，遂将其收入书中。由于宋本原刻已佚，故也称赵开美本为『宋本』。赵本今存世仅五部，分别藏于中国中医研究院图书馆、沈阳医学院图书馆、中山医学院图书馆、日本国立公文图书馆内阁文库，台湾故宫博物院文献馆。

宋本《伤寒论》在宋代以后复刻的版本很少，究其原因，一是宋金时期社会动荡不稳，一是林亿等校本《伤寒论》自身的特点。林亿等在校正《伤寒论》时虽然广搜校本，但对《伤寒论》所出校语甚少，注释也不多，对于初学及临床应用颇多不便，很快被1144年金代成无己撰写的《注解伤寒论》所取代。成无己《注解伤寒论》是北宋以后《伤寒论》广泛流行的主要传本，也是最早的全文注释本。

（二）《金匮要略》的版本流传

《金匮要略》是《伤寒杂病论》中的杂病部分。据现有文献考察，《金匮要略》在宋代王洙发现以前，仅有孙思邈、王焘将有关方论载入《千金要方》和《外台秘要》中。王叔和《脉经》、葛宏《肘后备急方》虽然偶有引述，但并未提及《金匮要略》之名。《金匮要略》的书名被正史所记，最早是元代编纂的《宋史·艺文志》，其中有『《金匮要略方》三卷，张仲景撰，王叔和集』。后世《金匮要略方论》的基本情况及其与《伤寒杂病论》的来龙去脉，因北宋校正医书局林亿等的序文而成定说，即：『张仲景为《伤寒杂病论》，合十六卷，今世但传《伤寒论》十卷，杂病未见其书，或于诸家方中载其一二矣。翰林学士王洙在馆阁日，于蠹简中得仲景《金匮玉函要略方》三卷：上则辨伤寒，中则论杂病，下则载其方，并疗妇人。』北宋林亿等此次整理所采用的底本，系王洙于蠹简中发现的《金匮玉函要略方》三卷，因上卷伤寒部分已据高继冲进献本进行了校订并刊行，且王洙本『伤寒文多节略，故断自杂病以下，终于饮食禁忌』，而将伤寒部分删除。王洙发现的《金匮要略方论》不仅有节略、脱漏、虫蠹，而且处方与主治条文混乱，『或有证而无方，或有方而无证，救疾治病，其有未备』。因而林亿等做了删重复，补缺漏的工作，将全书厘定为上、中、下三卷，二十五篇，二百六十二方。其补漏的方法是收集诸医书中仲景的佚文加以添补，或引诸书中相近方作为附方。从今传本的小字看，林亿等是从《肘后备急方》、《崔氏方》、《近效方》、《古今录验方》、《备急千金要方》、《千金翼方》、《外台秘要》等魏晋隋唐医书中进行补缺。

经林亿等辑佚、再编、校正后的《金匮要略方论》面世流传后，成为后世的定本及今所见的各种版本的祖本。但该书刊印于局势动荡的宋金之际，原刊本可能很快就散佚了，现存的主要是元以后刊本。主要有：元至元六年（1340）邓珍刊本；明无名氏仿宋本；约明嘉靖年间（1522—1566）俞桥作序刊行，1929年收入《四部丛刊》的俞桥本；明万历十三年（1585）徐镕校，万历二十九年（1601）吴勉学刊印王肯堂编入《古今医统正脉全书》本；明万历二十七年（1599），赵开美编入所刊行《仲景全书》本。

二、张仲景学术流派

（一）伤寒学派

自林亿等将《伤寒论》校正刊刻之后，使《伤寒论》得以广泛流传，让更多医家能够学习和研究《伤寒论》的理论体系。虽然宋本由于其自身特点后世罕见流传，但金成无己以林亿校正本为底本，穷其一生精力所做的《注解伤寒论》，则是北宋以后广泛流传的一个版本，其间数百年来众多医家研究切磋，使伤寒之学成为显学。他们研究、阐发张仲景《伤寒论》的理法方药，卓然形成一大医学流派，曰伤寒学派。

伤寒学派发展的历史，也是张仲景《伤寒杂病论》一书所蕴含的辨证论治理论由隐到显，由分散到系统的逐步完善过程。由于《伤寒论》本身在理论上阐述并不多，再加上是一种条文式的札记性质，系统性较差，不利于一般医生的掌握。故自其问世后的七八百年间，辨证论治的学术思想不仅不为一般医生所掌握，流传也极不广泛，甚至唐初著名医家孙思邈在编纂《千金要方》时，也未能睹《伤寒论》全貌。晋唐时期，基本上属于医疗经验的积累阶段，医家注重方药的收集和整理，对蕴含在《伤寒论》中的辩证论治理论体系，罕能探赜并使其发扬光大。宋以后的医家对《伤寒论》的条分缕析，才使蕴含在其中的辨证论治的学术思想逐渐大白。又由于《伤寒论》经过晋太医令王叔和编次和整理，由此导致了后世医家在《伤寒论》条文顺序及真伪问题上长期争论不休，这样就逐渐形成了由对《伤寒论》辩证论治理论的提炼及《伤寒论》条文的订正校勘，而发展成蔚为壮观的伤寒学派。在《伤寒论》成书近二千年的时间里，古今中外曾有七百多位学者对其理论方药进行探索，留下了近两千种专著、专论，从而形成了中医学术史上甚为辉煌独特的伤寒学派，它走过了由形成到发展，直至兴盛的艰难发展历程。概括而言，历代医家对该书的研究可分为三个不同阶段。

1. 晋唐时期——搜采、整理阶段

此期以晋代王叔和为代表。王氏对已散失的《伤寒杂病论》条文方证进行广泛的搜集、整理与编排，将伤寒部分重新编次成书，名《伤寒论》，现存《脉经》卷七中，保留了《伤寒论》的大部分原文，被称为《脉经》本《伤寒论》。他自称：『今搜采仲景旧论，录其证候、诊脉、声色，对病真方有神验者，以防世急也。』(成无己《注解伤寒论·伤寒例》)，从脉、证、方、治入手，按照仲景辨证论治精神进行整理、编排。唐代孙思邈直到八十岁以后撰著《千金翼方》时，才见到《伤寒论》全书，并将其载于卷九卷十之中，为《伤寒论》最早之版本。孙氏在收载《伤寒论》时只收录原文，不作一字注释，不作

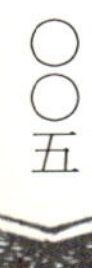

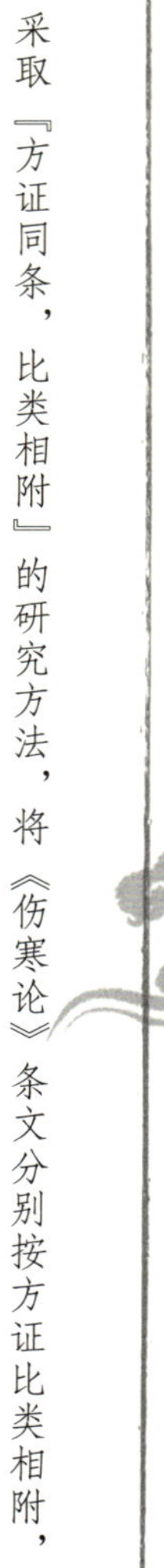

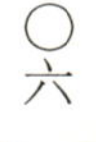

义理发明；采取『方证同条，比类相附』的研究方法，将《伤寒论》条文分别按方证比类相附，给后世如柯琴、徐大椿等医学大家从方证角度探索《伤寒论》作了先导。

2. 宋金时期——深入研究与学派形成阶段

北宋政府大量校勘雕印古医书，不仅扩大了古医书的传播，也为医学理论的研究创造了条件。唐宋时期方书盛行，现传医方由汉魏时期的数百到两宋时期的数以万计，往往让习医者望方兴叹，不少有识医家逐渐体会到方不可恃，古方今病不相能，医贵在明理，转而注重医理，重视《伤寒论》的理论研究。北宋庞安时、初虞世、朱肱、韩祇和等人首先开始对《伤寒论》的理论研究，南宋许叔微、郭庸、杨士瀛、金代成无己等起而应之，一时研究《伤寒论》蔚然成风。如韩祇和《伤寒微旨论》侧重脉证分析而以脉为先；庞安常《伤寒总病论》注重病因、发病方面的阐发，倡寒毒、异气之说；朱肱著《南阳活人书》提出三阴三阳本质问题的讨论，倡导经络学说；许叔微著《伤寒九十论》结合临床实践研究《伤寒论》；郭雍著《伤寒补亡论》，搜采世说补入书中，丰富了伤寒学说的内容。此阶段最为重要的《伤寒论》研究大家当推成无己，他第一次全面注解《伤寒论》，用以经解经、以经解方，经论结合的方法，阐明学理，使《伤寒论》第一次获得了理论上的证明；同时，他还对《伤寒论》中常见症状作了条分缕析，对它们的发生机理、表现特点、形证异同作了精辟阐述和辨别。成氏开创了用注解、释义方法研究《伤寒论》的先河，在他的影响下，《伤寒论》的研究得以蔚然成风，最终促成了伤寒学派的形成。

3. 明清时期——发展、兴盛阶段

进入明清，随着对《伤寒论》整理编排、研究方法、六经本质等问题的研究深入，相互展开了激烈的争论，形成了不同的流派，促进了伤寒理论与实践的发展，使《伤寒论》研究走向兴旺、鼎盛。肇始人是明代方有执，他提出错简重订之说，在反复细绎《伤寒论》后，深虑《伤寒论》因代远年湮而失仲景之旧，认为西晋王叔和编次，已有错简，后又经金代成无己注释多有更改，早已失仲景之旧，遂竭尽二十年精力，潜心考据，寻求端绪，大胆重新编次，著成《伤寒论条辨》。他以宋本《伤寒论》和《注解伤寒论》为蓝本，进行了『削』、『移』、『改』、『调』。认为『伤寒例』一篇，非仲景之作，后虽经成无己注释，亦非《伤寒论》原文，因而主张削去，并在其书中专列『削伤寒例』一文，以备后照。认为『辨脉法』、『平脉法』及『汗吐下可与不可』诸篇，均属叔和『述仲景之言，附己意以为赞经之辞』，脉法二篇尚可羽翼仲景原文，故可保留，但不能列于卷首，应移置卷末。认为《伤寒论》以六经为纲，而六经则以太阳为纲。故对太阳篇大加改订，分为『卫中风』、『营伤寒』、『营卫俱中伤风寒』三篇。后有喻嘉言著《尚论篇》，对方氏的考订大加赞尝，认为其『改叔和之旧，以风寒之伤营卫者分属，卓识超越前人。』并将风寒中伤营卫之论概括为『三足鼎立』学说，受其影响，后更有张璐著《伤寒缵论》、程郊倩著《伤寒论后条辨直解》、章虚谷著《伤寒论本旨》、周扬俊著《伤寒论三注》、黄坤载著《伤寒悬解》等，无不以错简为说，指王叔和之非，议成无已之误，成为伤寒研究领域里的一个重要学派，丰富发展了《伤寒论》的学术理论。与之相反，也有认为叔和的编次，仍为长沙之旧，没必要迁条移文，而成氏之注，不仅未曲解仲景之说，且引经析义，实为诸家所不胜。持此种观点的医家，如张子卿、张志聪、张锡驹、陈修园等，其中以陈氏观点最为典型，他在《伤寒论浅注》里说：『叔和编次《伤寒论》有功千古，增入诸篇，不书其名，王安道惜之。然自《辨太阳病脉证篇》至《劳复》止，皆仲景原文，其章节起止照应，王肯堂谓如神龙出没，首尾相顾，鳞甲森然。兹刻不敢增减一字，移换一节。』他们对六经病机的解释，持六气气化学说。两说之中，前者谓之错简重订派，后者称之维护旧论派。与上二派不

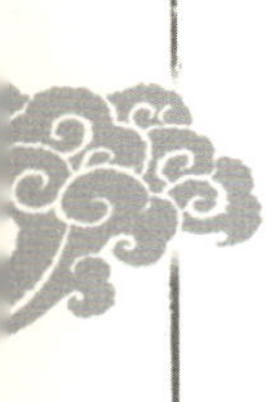

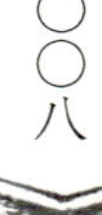

同的另一派认为，《伤寒论》的精神实质是辨证论治，无论是仲景旧论，还是叔和纂集，只要有利于辨证论治的运用，其错简及真伪皆非关键问题。他们尊承孙思邈『方证同条，比类相附』的研究方法，归类编次仲景条文，从不同的角度充分揭示了《伤寒论》的辨证论治规律，大大丰富发展了仲景学说。后世根据他们归类方法的不同，又分为：按方类证，以柯韵伯《伤寒来苏集》为代表；按法类证，以尤在泾《伤寒贯珠集》为代表；按症类证，以沈金鳌《伤寒论纲目》为代表；按因类证，以钱潢《伤寒溯源集》为代表；分经审证，以陈修园《伤寒医诀串解》为代表。

近代《伤寒论》研究亦不乏名家，如江阴曹颖甫，西安黄竹斋，既『赞王尊成』，又兼收众家之长，可称近世新『旧论派』的代表。日人山田正珍则步了错简派的后辙。四川左季云《伤寒论类方汇参》又是近代上述二派的折中者。至于武进恽铁樵，上海陆渊雷等都在某一方面有所发挥和推阐。

解放以后，《伤寒论》的专著及专题研究论文更是层出不穷，对《伤寒论》病因病机、脉证方治及其认识论方法论等都进行了空前规模的、全面深入的探讨。

（二）《金匮要略》的学术地位

《金匮要略》是我国现存最早的一部诊治杂病的专书。由于本书在理论和临床实践上都具有较高的指导意义和实用价值，对后世临床医学的发展有着重大的贡献和深远的影响，被古今医家赞誉为方书之祖，医方之经，治疗杂病的典范，亦学习中医必读的经典医籍。《金匮要略》首创以病为纲、病证结合、辨证施治的杂病诊疗体系，在明确病名诊断的基础上，将脏腑经络辨证作为杂病辨证的核心。《金匮要略》共收经方二百零五首，这些处方配伍严谨，用药精当，化裁灵活，功效卓著，至今广泛运用于临床，尤其是内伤杂病的治疗。

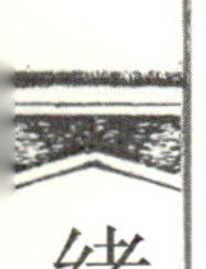

三、伤寒金匮类专著概况

《伤寒杂病论》自刊行后，受到历代医家的重视，无不奉为圭臬，研究、注释者不乏名家。据《联目》所载录，1949年以前存世的伤寒金匮类著作有七百三十种，其中1911年以前的古籍有六百零九种。现择其要者，概而述之。

（一）《伤寒论》文献

《伤寒论》自问世以后，引起历代医家的高度重视，自晋以后，研究整理者不下六百余家，治伤寒之学，成为显学。类而分之，主要有考注整理和专题研究两大类。

1. 考注整理类文献

对《伤寒论》的整理始于晋太医令王叔和，他将散佚的《伤寒杂病论》编次整理，分而为二。对《伤寒论》进行全面注释整理始于宋代以后，这些著作大致又可分为原文注释、考证注释和分类注释三类。

（1）原文注释类　所谓原文注释《伤寒论》，是指依照王叔和整理，北宋林亿等校正本原有编次，对原文不作大的改动而对其条文进行注释的一类著作，这类著作的代表之作当推成书于金皇统四年成无己撰著的《注解伤寒论》。该书是我国现传最早的一部全文注释《伤寒论》的专著，其最大特点是在注释中，始终引据《内经》、《难经》之理，并旁涉众家之论，以阐发仲景原文的微言大义，张孝忠跋成公书云：『成公博极研精，深造自得，本《难》《素》《灵枢》诸书，以发明其奥，因仲景方论，以辩析其理，极表里虚实阴阳死生之说，究药病轻重去取加减之意，毫发了无遗恨，诚仲景之忠臣，医家之

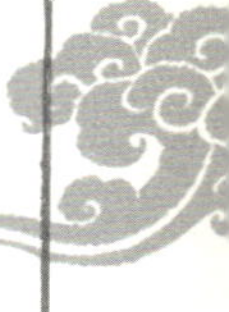

大法也。』实不诬。至明，张遂辰撰《张卿子伤寒论》，他在成无己注文的基础上，选取朱肱、许叔微、张洁古、庞安常、李杲等诸家之说，间附已见以发挥之。至清一代，乾嘉学风波及医界，注释考证《伤寒论》的著作大增，其中较为重要者有张志聪的《伤寒论集注》六卷，成书于康熙二十二年（1683）；张锡驹《伤寒论直解》六卷，成书于康熙五十一年（1712）；陈念祖《伤寒论浅注》六卷，初刊于嘉庆二年（1797）等。

（2）考证注释类　考证注释类系指先对《伤寒论》原文进行考证，重新编次，然后再进行注释的一种方式。如明方有执成书于万历十七年（1589）的《伤寒论条辨》，认为王叔和编次，宋代校正医书局校订的《伤寒论》已简编错乱，全失仲景条文之旧，削、移、改、调，立六经为纲，经过重新编排之后，然后进行注释。该书首创错简说，经过重新排列成编，确实加强了原书的系统性和条理性，同时分类明确，重点突出，对初学者较易入门。但倡己意而力排王叔和，成无己，不免落文人窠臼。《四库全书总目提要·伤寒论注提要》指出：『明方有执作《伤寒论条辨》，则诋叔和所编与无己所注，多所改易窜乱，并以《序例》一篇为叔和伪托而删之。国朝喻昌作《尚论篇》，于叔和编次之舛，序例之谬，及无己所注，林亿等所校之失，攻击尤详，皆重为考定，自谓「复长沙之旧本」。其书盛行于世，而王氏、成氏之书遂微。然叔和为一代名医，又去古未远，其学当有所受。无己于斯一帙，研究终身，亦必深有所得，似未可概从屏斥，尽以为非。』其后，清喻昌撰《尚论篇》，分前、后两篇。前篇初刻于顺治五年（1648），原为八卷（即原《尚论篇》），后乾隆二十八年（1763）经江西陈氏重刻并为四卷，且别刻喻昌《尚论后篇》四卷，与原书合成《尚论篇》八卷（即今流传本），该书法遵方有执而在内容上有所补益；清张璐撰《伤寒缵论》、《伤寒绪论》，刊于康熙四年，共四卷（缵论二卷，绪论二卷）。其『缵论』取喻昌编次之序，采各家之注参以己见，为之注释发明。程应旄撰《伤寒论后条辨》，成书于康熙九年（1670），共分礼、乐、射、御、书、数六集十五卷；周扬俊撰《伤寒论三注》，成书于康熙十六年（1677），共十六卷，书以方有执《伤寒论条辨》、喻昌《尚论篇》对《伤寒论》的注释为基础，抒以己见，逐条注释，故名『三注』。其后沈明宗于康熙三十二年（1693）著成《伤寒六经辩证治法》八卷，舒诏于乾隆四年（1739）著成《舒氏伤寒集注》十卷，黄元御于乾隆十三年（1748）著成《伤寒悬解》十四卷等，皆能在前人的基础上更上一层。

（3）分类注释类　该类系将《伤寒论》原文按方剂、治法、症状等对病症重新分类，然后加以注释。这种方法的优点是避开了有关错简的争执，从辨证论治角度阐发《伤寒论》原旨，其中有按方分类者，有按法分类者，有按症分类者。按方分类的代表是清柯琴，其《伤寒来苏集》凡八卷，成书于康熙十三年（1674），为《伤寒论注》、《伤寒论翼》、《伤寒附翼》三部著作的合集。《伤寒论注》四卷是《伤寒论》的注释。柯氏认为不必孜孜于考订仲景旧论的编次，最重要的是把仲景辨证的心法阐发出来，把《伤寒论》的理论运用于临床。柯氏等受孙思邈以方类证研究方法的影响，证以方名，方随证附，以方证为主，汇集六经诸论，各以类从。清徐大椿撰《伤寒论类方》，初刊于乾隆二十四年（1759），书凡四卷。他在《序》中指出：『此书非仲景依经立方之书，乃救误之书也。其自序云：伤夭横之莫救，所以寻求古训，博采众方。盖因误治之后，变症错杂，必无循经现症之理。当时著书，亦不过随症立方，本无一定之次序也。余始亦疑其有错乱，乃探求三十年，而后悟其所以然之故，于是不类经而类方。』他采用以方类证，证不分经，将《伤寒论》一百一十三方分别归于十二类主方之项下。按法类证的代表作是成书于康熙四十七年（1708），清钱潢撰的《伤寒溯源集》十卷。钱氏以法类证统方，认为方中有法，

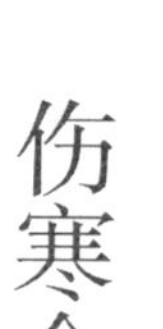

法内有方，而不必拘泥于三百九十七法，而注重六经病证的立法施治。成书于雍正七年（1729），清尤怡所撰《伤寒贯珠集》八卷，是这一分类法的又一力著。按症分类的代表著是清沈金鳌撰，成书于乾隆三十八年（1774）的《伤寒论纲目》十六卷。该书选取《伤寒论》一百多个主症作为分类标准，将相关条文会列于主症之下，然后选辑各家精论，参以己见，加以比较分析。其次，清陈念祖《伤寒医诀串解》、清汪琥《伤寒论辨证广注》、《中寒论辨证广注》也采用分类法对《伤寒论》进行注释分析。

2. 专题研究类文献

该类著作对《伤寒论》不采取逐篇注释的形式，而是对《伤寒论》全书或书中的部分内容，采取分析、归纳、辩解、发挥、提要、解疑等方式进行整理研究。此类著作众多，较有名的有：宋韩祗和撰《伤寒微旨论》，成书于元佑元年（1086），书凡二卷。宋庞安时撰《伤寒总病论》，约成书于元符三年（1100），书凡六卷。宋朱肱撰《伤寒类证活人书》，成书于大观元年（1107），凡二十二卷。南宋许叔微《伤寒发微论》、《伤寒九十论》，均成书于绍兴二年（1132）。《伤寒发微论》为作者研究《伤寒论》的心得集录，共载论文二十二篇。南宋郭雍《伤寒补亡论》，约成书于淳熙八年（1181），共二十卷。南宋李柽《伤寒要旨药方》二卷。金成无己《伤寒明理论》，成书于正隆元年（1156），共四卷。金刘完素撰《伤寒标本心法类萃》、《伤寒直格》，二书约成于大定二十六年（1186）。明陶华《伤寒六书》六卷，明童养学《伤寒活人指掌补注辨疑》三卷、清吕震名《伤寒寻源》三卷等。

（二）《金匮要略》文献

《金匮要略》自宋林亿等校正刊行到元末明初赵以德《金匮要略衍义》问世，其间三百年间，宋代朱肱、陈无择，金元的刘守真、张洁古、李东垣、王海藏、朱丹溪都曾对《金匮要略》方推崇备至，称之为『万世医门之规矩准绳』，『引例推类可谓无穷之应用』（《局方发挥》），但研究和注释者远不及《伤寒论》多，直至清代，《金匮要略》注本才逐渐从仅有到较多问世。

清代是研究《金匮要略》的鼎盛时朗，其内容精湛、流传于世的注本有十多家。这些注本或简而述要，或详而博采，各有特色，皆当浏览。现仅就影较大、享有盛誉的注本及注家做简要介绍。

元末明初的赵以德，师承丹溪之学，第一家为《金匮要略》作注，名为《金匮方论衍义》。约成书于至正二十八年（1368），书凡三卷。起氏衍义《金匮》，以经释经，特别注重用《内经》、《难经》脏腑经络病机学说剖析杂病脉象，阐发病因病机，辨析证候治法，并博涉诸病，继承金元各家之学，发皇仲景奥义。其注有依据，释有渊源，说理透彻，严谨精当，深得仲景三味。该书原无刻本，经清代周扬俊补注，以《金医玉函经二注》刊行于世。

《金匮要略论注》，清徐彬撰注，成书于康熙十年（1671），凡二十四卷。徐彬师承喻昌，对仲景学说尤有造诣。《论注》按明代徐熔本之次序进行注释，以阐发精当、深广、详实而著称，其辨疑剖析，引经析义，切于临床。

《金匮要略直解》，清程林撰，成书于康熙十二年（1673），书凡三卷。程氏出生于名医众多的新安，精通《内经》、《太素》，其著《金匮》，多以《内经》、《难经》之理阐发之，融会前人精华，并参以个人心得。其注释直截简要，分析清晰，义理详明，为《金匮》注本中的善本之一。

《金匮要略广注》，清李彣著，刊刻于康熙二十一年（1682），书凡三卷。李氏少时多病，百药备尝，遂留心医药，师从张卿子、潘邓林门下，得二师所授仲景心法，遂穷年力索，一以贯之，几易寒暑，著成是书。注释源本《内》《难》，又博采金元及明代诸家之说，阐发原文重在理、法。如书中征引徐之才、朱肱、许叔微、张子和、朱丹溪、王履、赵养葵、楼全善、喻嘉言以及妇科武之望，本草之陈藏器、李时珍等著述外，旁及《周易》、《尚书》等非医学著作，注文贴切，论析精辟，说理深入浅出，文字优美流畅，治学态度严谨求实，给后世注家以很大影响。

《金匮玉函经二注》，系明赵以德所《金匮方论衍义》及清周扬俊《补注》的合注本，成书于清康熙二十六年（1687）。赵以德所著《衍义》惜未付梓，抄本亦鲜为人知。明末清初，周扬俊苦心搜求二十余载，仅获一残抄本，周氏借之，因而为其补注，合为《金匮玉函经二注》刊行于世。

《金匮要略编注》，清沈明宗撰，成书于康熙三十一年（1692），书凡二十四卷。沈氏潜心于《伤寒》、《金匮》之学，善谈错简。认为世传的《金匮要略》刊本『编次失序』，与张仲景原著有所出入，非仲景原义，遂遵照『从来著书立言，必先纲领，次及条目』的观点，将《金匮》条文重新整理编次。同时沈氏注文翔实，深得仲景精义，对研究和学习仲景之学有一定参考价值。

《金匮要略方论本义》，清魏荔彤撰，成书于康熙五十九年（1720），书凡三卷。魏氏早年习儒，博学多识，通天文历算，精通医术，其注《金匮》，别具特色，文中议论风生，叙理清晰。其对疾病病机和治法，更是层层细辨，发挥颇多。

《金匮要略心典》，清尤怡编撰，成书于雍正七年（1729），书凡三卷。尤氏初非有意注此书，只是平日研习时，随心所得，笔之于书，十年之间，积久成帙，所以名之曰『心典』。尤氏之注，既不费辞，颇能深入浅出，徐大椿对尤氏《心典》的评价说：『条理通达，指归明显。辞不必烦而意尽，语不必深而旨已传。虽此书奥妙不可穷际，而由此以进入，虽入仲景之室无难也。』可谓切中肯綮。尤氏尚有《金匮翼》八卷，系补充羽翼《心典》之作。

《订正仲景全书金匮要略注》，清吴谦等撰，成书于乾隆七年（1742），简称《订正金匮要略注》，书凡八卷。吴氏安徽歙县人，曾任清太医院判，对《伤寒》、《金匮》等有深入研究，乾隆四年奉敕编《医宗金鉴》，为总修官。《金匮要略注》八卷，是《医宗金鉴》的一部分。吴谦认为，旧本《金匮》伪错颇多，其注也多随文附会，难以为凭，遂参照赵以德《衍义》、徐彬《论注》、李彣《广注》、尤怡《心典》等十余家善本，亲自进行删订整理。书中对《金匮》原条文详加注释，并集各家之说分列于注释之后，便于学者掌握。

《金匮悬解》，清黄元御撰，成书于乾隆十三年（1748），书凡二十二卷。黄氏坤载乃雍正、乾隆年间名医。是书将《金匮》篇序进行部分调整，然后逐条诠释。注释上仿成无己注《伤寒论》例，『以经解论』，每注必以《内经》、《难经》为据；在体例上也是别具一格，每卷之首先述概说，以示本篇大意，以下各条均分章论述。黄氏深得仲景精义，其注释严谨精当，特别是对病证的诊法、鉴别、病机之论述注释精详。

《金匮要略浅注》，清陈念祖撰，成书于嘉庆八年（1803），书凡十卷。陈念祖注疏的特点是博采众长，由博返约，深入浅出。他认为《金匮》文字古奥，义理深邃，往往意存文字之外，若无明晰浅显的注解，很难理解其精神实质，因而别创体例，用浅显的注解小字衬加于《金匮》原文之中，使之深入浅出，明白晓畅。同时，是书集赵以德、胡引年、程云来、沈目南、喻嘉言、徐忠可、魏念庭、尤在泾等注述《金匮》之精华，取其立论平正，『能发挥本文之旨旨，重订而收录之。至于……前后不相贯通处，不得不为之改正，然改正处，以《素问》、《灵枢》为主，以《难经》为辅，以《千金》、《外台》等书而推广之，以各家诸刻而互参之，必求其与仲师本草本节上下节有阐发无滞疑者，然后注之』。

四、《中医古籍珍本集成·伤寒金匮卷》选取书目说明

本卷选取伤寒金匮类著作三十六种，其中伤寒类二十八种，金匮类七种。选取原则为临床实用或文献价值较大，且有较佳版本者。伤寒类所选二十八种，除宋林亿等校正刊行的《伤寒论》和《金匮玉函经》外，多为各类有代表性的著作。原文注释类有金成无己《注解伤寒论》，清陈念祖《伤寒论浅注》等；考证注释类有明方有执《伤寒论条辨》，清喻昌《尚论篇》和《尚论后篇》、黄元御《伤寒悬解》等；分类注释类有清柯琴《伤寒论注》、《伤寒论翼》、《伤寒附翼》三书以及钱潢撰《伤寒溯源集》、尤怡《伤寒贯珠集》、沈金鳌《伤寒论纲目》等；专题研究类有北宋庞安时《伤寒总病论》、朱肱《伤寒类证活人书》以及许叔微《伤寒发微论》、《伤寒九十论》和《注解伤寒百证歌》三书，南宋郭雍《伤寒补亡论》、李柽《伤寒要旨药方》，金成无己《伤寒明理论》、刘完素《伤寒标本心法类萃》和《伤寒直格》，明陶华《伤寒六书》、童养学《伤寒活人指掌补注辨疑》，清张倬《伤寒兼证析义》、吕震名《伤寒寻源》等。金匮类所选七种，其中有宋林亿等校正刊行的《金匮要略方论》，元朱丹溪的《金匮钩玄》，以及清代对《金匮要略》均有代表性，主要如徐彬《金匮要略论注》、周扬俊等《金匮玉函经二注》、尤怡《金匮要略心典》和《金匮翼》、陈念祖《金匮要略浅注》等。另有一些临床实用或文献价值较大的书目，如周学海《伤寒补例》（1910年刊行）等，由于书目年代较近，暂未收录。

本丛书是在原版影印的基础上进行校勘、注释、研究、解读的，具体内容及其方法详见各书导读。

中医古籍是中医理论与临床经验的载体，是中医学术传承和发展的基础。伤寒金匮类古籍为中医古

籍的重要组成部分，伤寒金匮类古籍的整理出版，对张仲景学说乃至中医学术的发展具有重要意义。

本卷的作者来自全国五个省的中医药院校和科研院所，多为长期从事中医文献或临床及临床基础研究的专家、教授和科研人员。本着严谨、负责的态度，作者对承担的书目进行了认真的研究、考证、校勘、注释。有的作者为了考证一个问题，到多家图书馆调研，走访请教多名相关专家，付出了辛勤的劳动。本卷的审稿工作由本卷顾问、主编、副主编负责，从版本的选取到格式内容的审查，对每部著作均进行了严格把关，有的书目数易其稿。尽管如此，由于时间仓促，学识所限，其中难免存在疏漏，敬请读者不吝指正。

本卷书目是在本套丛书编纂委员会提供的书目基础上，由本卷的顾问和主编结合本卷的特点补充、调整确定的，在书目调整过程中，梁华龙教授提出了宝贵建议；本卷书目版本的选取得到了全国各中医药院校、科研院所以及综合图书馆的大力支持；从书编纂委员会沈澍农教授等以及湖南科学技术出版社的相关专家、编辑，为本卷的定稿、编辑、出版付出了大量工作。在此，对所有为本卷的编纂、出版提供支持和帮助的相关专家与单位表示诚挚的谢意。

蔡永敏　李具双

2010年3月29日

目录

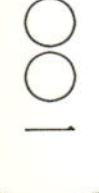

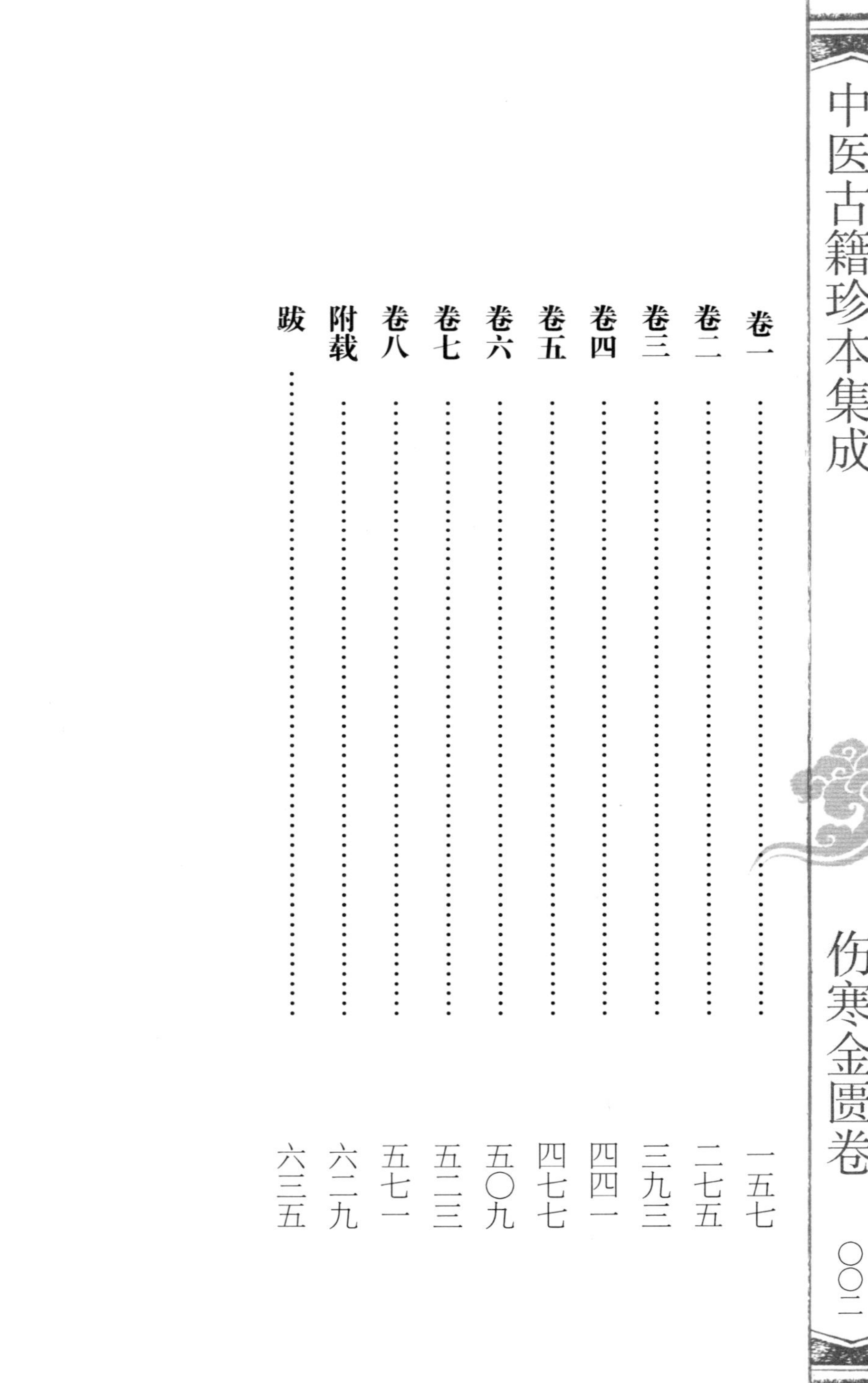

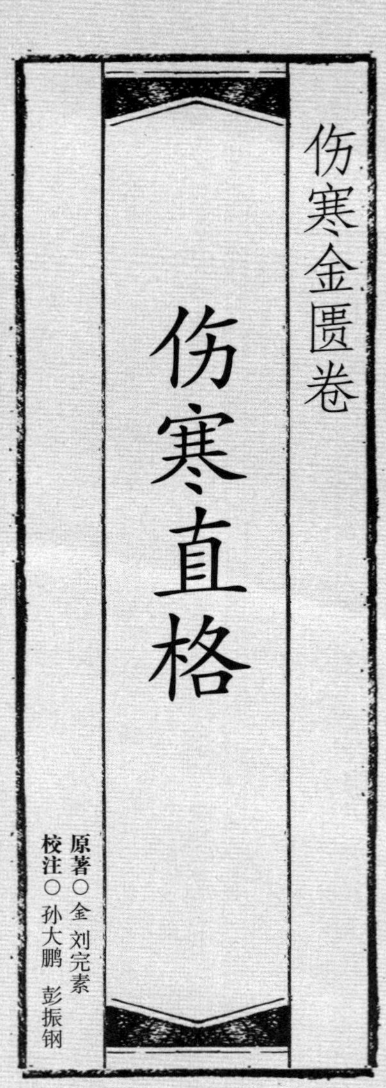
伤寒金匮卷

伤寒直格

原著〇金 刘完素
校注〇孙大鹏 彭振钢

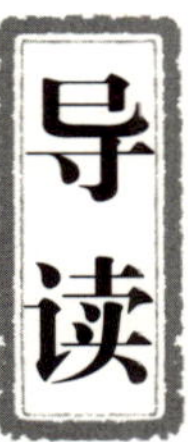

导读

《伤寒直格》，又名《伤寒直格论方》、《伤寒直格方》、《习医要用直格》。金刘完素撰，元葛雍编，刊于金大定二十六年（1186）。刘完素崇《素问·热论》而扬之，乃发挥《素问·热论》，兼及五运六气之作。

一、作者生平

刘完素（约1120—1200），字守真，自号通玄处士，金代河间（今属河北）人，世称刘河间。金章宗曾三次征聘，坚辞不就，章宗爱其淳素，特赐号高尚先生。自号通玄处士。刘完素原籍河北省肃宁县杨边村，在其三岁时，全家迁居河北省河间县城南。刘氏幼年家境贫寒，但自幼聪明，博学多识。因母病，三次求医不至而死，自此便立志学医，师事陈希夷先生。他二十五岁时开始学医，一直到六十岁，对《内经》理论的研究从未间断过。

当时，战争频繁，田地荒芜，民不聊生，疫病猖獗，热性病流行，遍地白骨，他救死扶伤，医治了很多的病人，做出了很大贡献。治病时他不拘泥于古方，而是根据气候环境，因人而异。在学术上对运气学说有独特见解，提出『火热论』的观点，总结了热性病的治疗原则，倡导辛凉解表和泻热养阴的治法，独创一家之言，人称为寒凉派。他平生著述很多，主要有《素问·玄机原病式》、《黄帝素问宣明论方》（又名《宣明论方》）、《保童秘要》、《内经·运气要旨论》、《三消论》、《伤寒直格》、《伤寒标本心法类萃》等，是金元四大家之第一家。

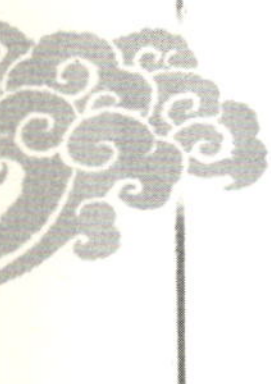

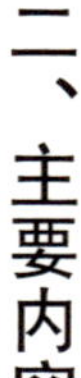

二、主要内容

《伤寒直格》共三卷，卷上述干支配脏腑、病因、运气主病、脉诊等统论内容；卷中讨论伤寒总评以及伤寒表证、伤风表证、俱中风寒、诸可下证、瘀血、发黄、结胸、痞等；卷下为诸证药石分剂，列方五十五则，多系仲景三阳经病之方，泛论伤寒机转及伤寒传染。纵观其书，对《素问·热论》经旨发挥至精，而其大旨，出入于《素问·玄机原病式》，寒凉观点甚为明显，可作为学习《伤寒论》三阳经病的参考。

三、学术成就

（一）阐发《内经》之『五运六气』

在刘完素生活的时代，理学对医学的影响很大，当时运气学说十分盛行。然而《内经》关于运气的阐述并不完备，人们对其理解也有歧义。刘完素也十分重视对运气学说的研究。他在上卷《六步主位平脉》一节，重点论述了『天人相应』之理，认识到人和自然界二者之间息息相关，密不可分并相互渗透，相互影响。

自然界五运六气过与不及的一些变化，会使人体也随之产生一系列的变化。刘完素在解释伤寒病机时将五运六气学说和脏腑经络糅合在一起。首次提出兼证的概念，书中重视病邪的兼化，认为脏腑经络不必本气兴衰而能为病，六气一有变化，五行正常制约关系即遭破坏，往往相兼为病，在病机理论方面，发挥了运气亢害承制、过极则胜己者反来制之之说。刘完素在《伤寒直格》中多次提到『亢则害，承乃制』，并发挥了《内经》中的『亢害承制』理论，以五运的承制关系来解释人体病理变化中本质与现象的内在联系，认为运气之间的相互承制是维持人体动态平衡的必要条件，脏腑六气如果亢盛到一定程度而破坏了正常的承制关系，就会产生病理性变化，出现本质与现象不一致的情况。同时，刘完素反对以干支格局推算运气和机械地搬用某气发生某病的固定说法，认为运气有常有变，人体适应运气的变化不是千篇一律的，应该将其与医疗实践相结合。

（二）对医学中的『阴阳』定义加以矫正

在当时的许多医学著作中，把中国古代哲学中的阴阳与医学中的阴阳混淆在一起。刘完素担心会误导后世学者，所以对此很重视，他在《伤寒直格》中指出：『今之俗医，不明阴阳变化之道，而妄取阳主于生，阴主于死，而欲养于阳热者，殊不知此言自生之后，以显为阳，阳中生阴，故生者死之道也。既死之后，以隐为阴，阴中生阳，故死者生之道也。此古人之论道，乃死生、有无、动静、隐显之阴阳，非言寒热之阴阳也。』从而有力地抨击了医学界的唯心主义倾向，维护和发展了医学理论上朴素唯物的阴阳学说。

（三）完善六经火热理论

刘完素将伤寒病理过程分为三个阶段。第一是玄府闭塞。外感风寒之邪，因『寒能收引』，故首致玄府闭塞，其原因是『寒能收引』。玄府即汗孔，为气机出入的门户，寒邪袭表，导致玄府闭塞，气机不能通畅为伤寒初始病机。第二为阳气怫郁。外邪侵袭人体，玄府闭塞，气机不畅，阳气被郁不能外达。一方面由于机体的自我调控机制的作用，调动体内阳气趋于体表与外邪抗争；另一方面，由于玄府闭塞，阳气出于体表，必然形成郁结肌腠的一种病理变化。正如刘氏所说：『寒主闭藏，而腠理闭密，

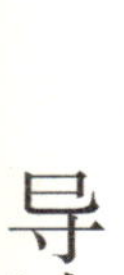

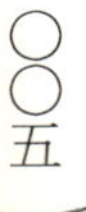

阳气怫郁，不能通畅，怫然内作，故身热燥而无汗』，为郁而化热。刘氏认为：『伤寒病热的来源，主要由郁而致』，他以自然界为喻，说：『水本寒，寒极则水冰如地，而冰下之水反不寒也，冰厚则水温，即闭藏之道也。或大雪加冰，闭藏之甚，则水大温而鱼乃死也。』寒邪侵袭人体而病热亦是这个道理，『盖寒伤皮毛，阳气怫郁不能通畅，则为热也』。

（四）不泥时弊，倡言六气皆从火化

刘完素治疗上被称为『寒凉派』，一直为后世公认的『主火论』者。这与其生活的时代热性病流行和当时正值『和剂局方』盛行有很大关系。当时不仅是人们滥用辛燥温热之药，而且热性病流行。刘完素深知时弊之害，因此着力清源濯流，力图阐发《内经》要旨，使世人明白真理。他多次告诫勿滥用热药并指明正当的治疗之法，如『慎不可用银粉、巴豆大毒燥热丸药下之，反生燥热而耗其阴液也，故伤寒热下古皆禁之。最宜三一承气汤兼用下取法』。在《伤寒直格》中着重强调了风、燥、湿诸气与火有密切关系，认为人伤寒邪，亦可病热。此外，若外感寒邪，或内伤生冷，使『冷热相并』，则能使『阳气怫郁不得散』而生热证。并将惊、躁、扰、狂越、谵、郁等证归于火热之证。这种从实际出发、不为时俗所惑，倡言六气皆能化火，用药力主寒凉。他这种敢于创新的精神为后人做出了榜样，也为金元时期百家争鸣创造了一个良好的开端。

（五）治疗用药多用寒凉，创立伤寒新方

刘完素认为伤寒皆是热病，伤寒闭、郁、热的病理过程，重在郁、热二端。『热』、『郁』形成之后，二者又相互影响，互为因果，故清热有利于开通郁结，开郁则热邪得以解除。因此，其治法特点在于开郁清热。用药方面基本上与他对病机的看法相一致，以寒凉为主。

表热证，用益元散，辛凉解表，开发郁结。方中滑石味甘淡、性寒，具有淡渗通利之性，善清热利湿以开郁结。甘草甘平，清热解毒，调和内外。又煎葱白、豆豉汤送下，二药又为豆豉汤，辛开宣散，共奏辛凉解散郁热之功。表里俱热证，用防风通圣散，开通内外，表里双解。本方应用麻黄、荆芥、生姜、薄荷辛味药物宣通表热怫郁，从表祛邪；大黄、芒硝、滑石、栀子等苦寒通透药物，通透清解里热结滞，使热由二便祛出；石膏、黄芩、连翘寒凉清热，使阳热得通，郁热得解；当归、白芍、白术、川芎、甘草，养血健脾，兼制苦寒之太过，使宣、清、通而不伤正。此方开通内外，清上泻下，为表里双解之剂。刘完素表里同治，内外分消，突破了《伤寒论》先表后里的规则，在治法上大大前进了一步。里热证用三一承气汤，通下里热郁结。刘完素于大承气汤中加入甘草，合大、小、调胃承气汤三方于一方，化峻剂为和缓平剂，通治三承气汤，且无过与不及之害，并指出见有可下之证即可应用，打破了『下不厌迟』的旧框框。刘完素用药以寒凉为主，但是并不唯寒凉是用，主张辨证施治，因人、因时、因地而异。在创立应用益元散、凉膈散、双解散等药的同时，引述了仲景麻、桂等辛温解表剂，也可见其并不专囿于寒凉之药。

（六）重点阐述对伤寒的看法

前世对于伤寒多认为是外感寒邪所致。刘完素则有自己独到的见解，不苟同于前人。张子和曾经说过，『仲景之后，得伤寒本质者，唯河间一人而已』。在《伤寒直格》中刘完素阐述了对伤寒表、里证和六经传变以及伤寒传染的认识。打破了伤寒只是外感病的传统认识，认为伤寒是热病、大病、汗病。他在《伤寒总评》中以《内经》原文为依据加以阐发，得出『然寒主闭藏而腠理闭密，阳气怫郁不能通畅，怫然内作，故身热燥而无汗』的内因致热理论。并指出仲景所谓之『伤寒』是从『外伤之寒邪』的

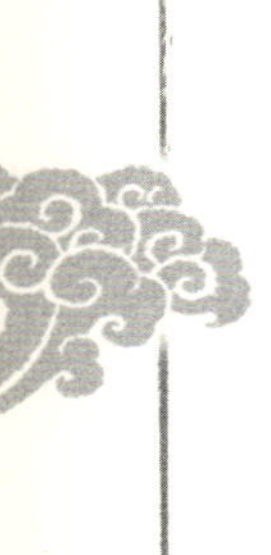

感邪角度得出的，而刘完素本人的『伤寒』则是从其症状表现来看的。刘完素认为，伤寒三阴三阳只能从表里分，三阳为表热，三阴为里热，六经传变皆为热证。热贯穿于外感病之始终。太阳表证是表热怫郁，传入阳明使身热目痛，传入少阳而胸胁痛、耳聋，这是邪在三阳属表，可汗而已；入三阴热化，传入太阴而腹满咽干，传入少阴而口燥舌干而渴，传入厥阴而烦满囊缩，这是邪入三阴，属于里热，当下而愈。如此对六经一一列举阐发。并提出伤寒也不同于杂病，而与疫疠有着相似之处，是一种传染病。在《伤寒直格》卷下《伤寒传染论》中明确了伤寒传染途径，言：『夫伤寒传染之由者，因闻大汗秽毒，以致神狂气乱』，并引孙思邈和钱乙的论述加以证明。刘完素对于伤寒的研究角度不同于仲景等前世医家，开拓了另一种思路，这对后世伤寒的研究以及治疗有深远的影响。〔以上内容参考的主要文献有：①陕西中医，2007，28（8）：1083~1085；②山东中医药大学学报，2004，28（5）：365~367；山西中医学院学报，2003，4（3）：11~12〕

四、学术地位和影响

《伤寒直格》禀承了河间学术思想，并专于对伤寒独到的阐发，对后世伤寒的研究和发展做出了不可磨灭的贡献。尤其是关于六经传变的见解，是对当时伤寒统为外感热病的巨大冲击。书中用辛凉之法治疗外感病，其观点在理论、识证、立法、用药等多方面均较前世有所创新，突破了历代伤寒治疗皆用辛温的陈规，结束了辛温法统治外感病的局面，补充了仲景之未备，开温病之先河，在当时确实是继往开来的佳作，成为研究伤寒不可或缺的重要资料。刘河间的这种于时弊泛滥中，敢于提出自己的真知灼见，绝不随波逐流的勇气，及对经典深入研究，得以拥有深厚医学功底的刻苦精神，值得我们思考和学习。

五、版本流传

《伤寒直格》的主要版本情况如下：元天历元年戊辰（1328）建安翠岩精舍刻本，明宣德六年（1431）刻本，明万历三十七年己酉（1609）书林张斐刻本，日本享保十一年丙午武城玄赏斋刻本，清光绪十年甲申（1884）王锦梧抄本，民国千顷堂书局石印《刘河间医学六书》本。另在《古今医统正脉全书》中也收载有本书。

六、校注说明

（一）以元天历元年戊辰（1328）建安翠岩精舍刻本为底本，虽该版本无书口，但十分珍贵，其内容不删节，不改编，以保持本书之原貌。以《古今医统正脉全书》本为主校本（以下简称正脉本），以明万历三十七年己酉（1609）书林张斐刻本（以下简称张本）、《刘河间医学六书》本（以下简称六书本）为参校本。以《伤寒论》通行本、《素问》通行本、《灵枢》通行本、《黄帝素问宣明方论》、《小儿药证直诀》为他校本。

（二）底本错讹脱衍，则据校本出校注。

（三）底本与别本有异文，底本善者，不出校记。别本有可参者，列出异文。

（四）对难、僻、异读字词及典故等，予以简洁注释、注音，不作繁琐考证。

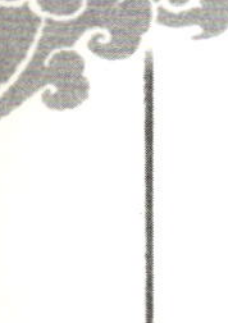

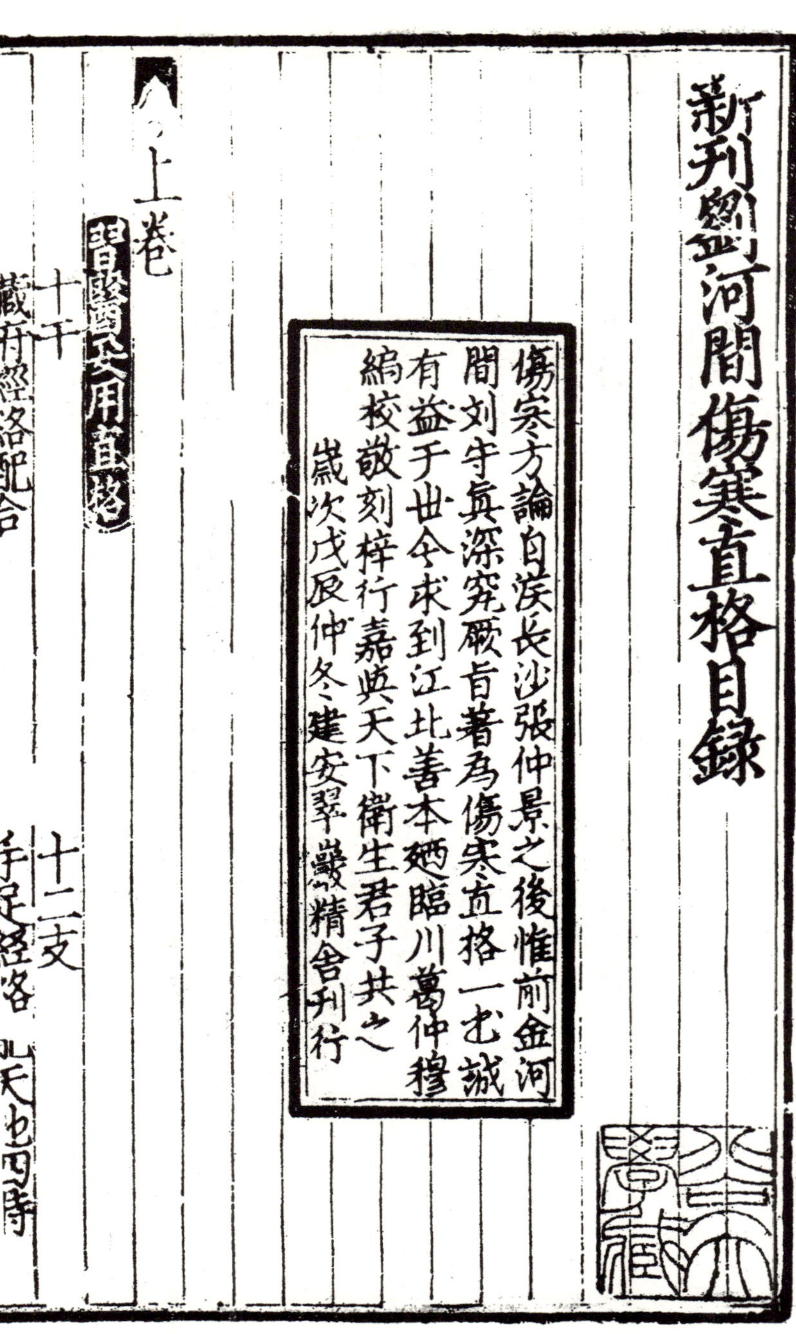

新刊劉河間傷寒直格目録

傷寒方論自漢長沙張仲景之後惟前金河間刘守真深究厥旨著為傷寒直格一书誠有益于世今求到江北善本赿臨川葛仲穆編校敬刻梓行嘉與天下衛生君子共之

歲次戊辰仲冬建安翠巖精舍刊行

上卷

習醫要用直格

十干

藏府經絡配合

十二支

手足經络

◇中卷

習醫要用直格

下卷

習醫要用直格

後集

鎦洪傷寒心要

續集

馬宗素劉河間傷寒醫鑒

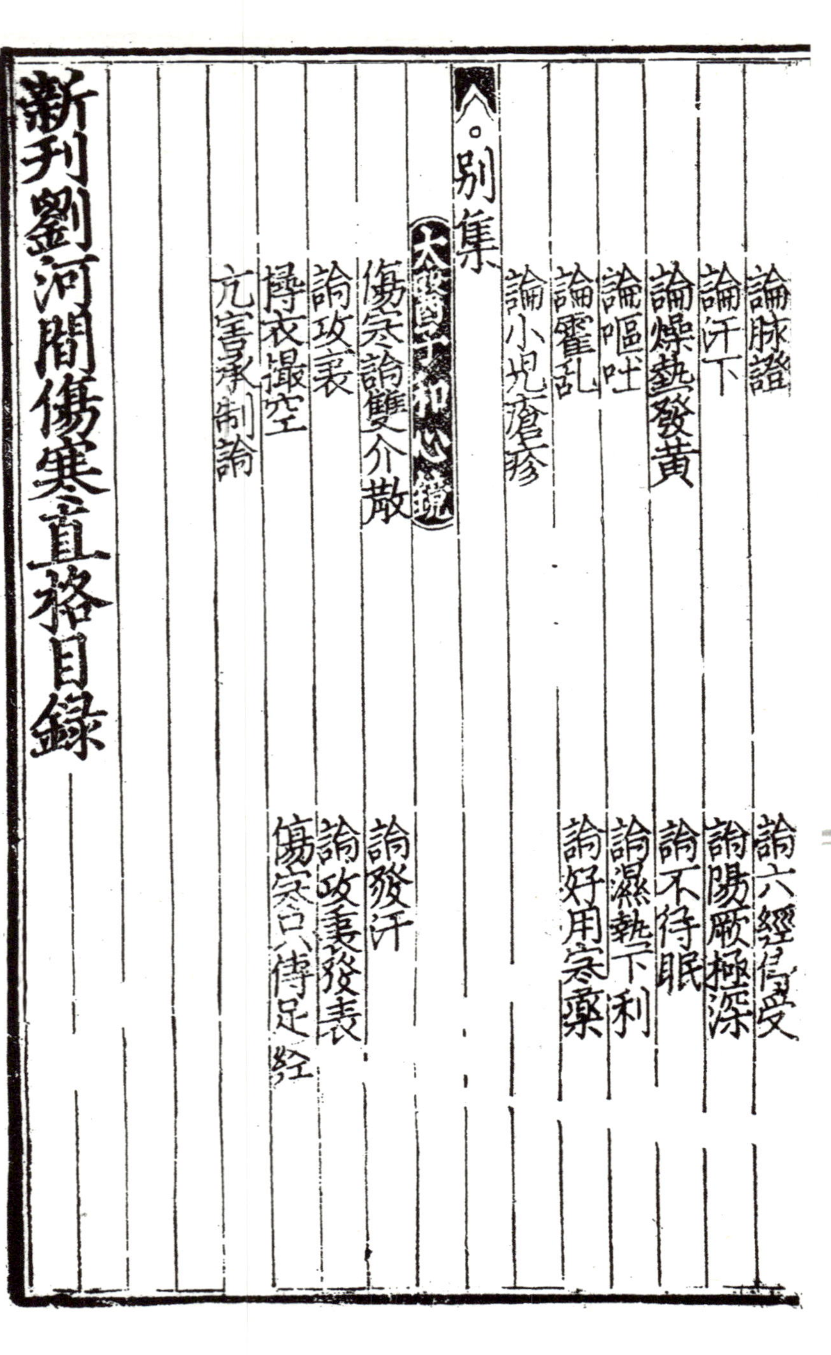

新刊劉河間傷寒直格目錄

○别集

太醫張子和心鏡

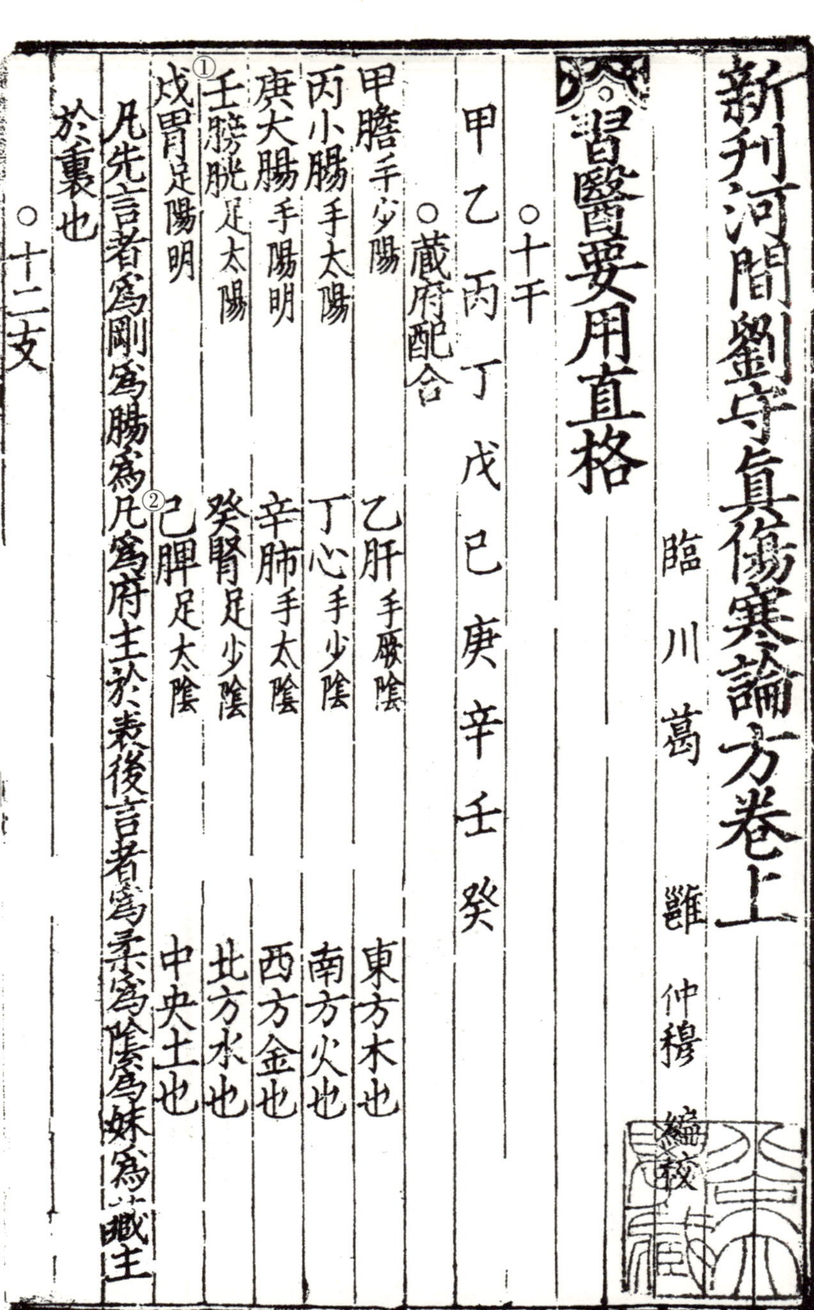

新刊河間劉守眞傷寒論方卷上

臨川葛雝仲穆編校

習醫要用直格

○十干

甲乙丙丁戊己庚辛壬癸

○藏府配合

甲膽手少陽　乙肝手厥陰　東方木也

丙小腸手太陽　丁心手少陰　南方火也

庚大腸手陽明　辛肺手太陰　西方金也

①壬膀胱足太陽　癸腎足少陰　北方水也

戊胃足陽明　②己脾足太陰　中央土也

凡先言者爲剛爲腸爲凡爲府主於表後言者爲柔爲陰爲妹爲藏主於裏也

○十二支

寅卯辰　巳午未　申酉戌　亥子丑

○藏府經絡配合

寅三焦手少陽　卯大腸手陽明　辰小腸手太陽

巳包絡手厥陰　午心手少陰　未肺手太陰

申膽足少陽　酉胃足陽明　戌膀胱足太陽

亥肝足厥陽　子腎足少陰　丑脾足太陰

手足三陰三陽者十二經絡之名也

○手足經絡配天地四時

寅卯辰手三陽天陽春也　巳午未手三陰天陰夏也

申酉戌足三陽地陽秋也　亥子丑足三陰地陰冬也

○合主表裏合音廿入③　余不音者並如字

太陽少陰合　陽明太陰合　少陽厥陰合

足與足合　手與手合　如足太陽膀胱水合足少陰腎水也陽爲府屬表

陰爲藏屬裏

○陰陽藏府

肝與膽厥陰風木也　心與小腸少陰君火暑熱也

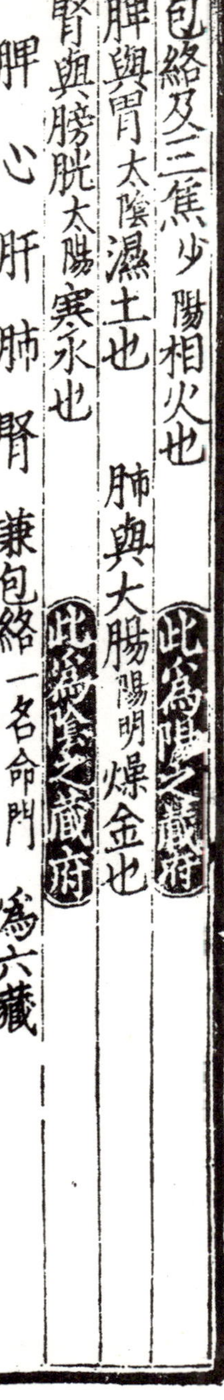

包絡及三焦少陽相火也　此爲陽之藏府

脾與胃太陰濕土也　肺與大腸陽明燥金也

腎與膀胱太陽寒水也　此爲陰之藏府

脾　心　肝　肺　腎　兼包絡一名命門　爲六藏

胃　小腸　膽　大腸　膀胱　兼三焦　爲六府

○經絡病證

絡者正經脉道之旁小絡如支絡絲絡之類也皆運行氣血之脉也各有宗於本經焉

手太陰肺病則肺脹滿膨④々⑤而喘欬缺盆中痛欬喘上氣喘喝煩心⑥胷滿臑臂内前廉痛甚則交兩手而瞀肩背痛而汗出虛則氣不能報息小便數變十二經始於肺經故其序如此　喝乙介切嘶声也　缺盆者肩前臑内陷中也　臑音如從肩至肘通名曰臑自手至腕⑦通名曰臂　廉猶畔也　瞀音茂眼黑也昏也言氣乱兩手相交而昏瞀也　不能報息俗所云氣少不能接續也　數音朔頻也

手陽明大腸病則齒痛頄⑧腫⑨虛則目黄口乾鼽衄喉痹腹中雷鳴氣常衝胷喘不能久立肩前臑痛大指次指不能爲用

䪼音拙面秀骨目下起骨也　鼽音求清涕也　衄音濃⑩入鼻血也
不能爲用言屈伸不能如意也

足陽明胃經病則洒洒⑪振寒善伸數欠或惡人與火聞木声則惕然而驚心欲動獨閉牖而坐處欲上高而歌棄衣而走賁響腹脹罵詈不避親踈氣甚則身前皆熱消穀善肌溺色黄氣虛則身前皆寒慄胃中寒則腹脹滿賁響脘當心而痛上支兩脇鬲咽不通食飲不下狂瘧溫⑫淫汗出鼽衄口喎脣胗頸腫喉痺腹水腫脹膝臏腫痛循胷傍過乳衝腹伏兔骭外廉足跗上皆痛中指不能動

振動搖也　若伸自然能也　數欠頻呵欠也　心欲動不寧也
閉戶爲惡人兼多驚　賁音奔勇猛　響嚮向同熱⑬坎也　慄戰惧也
支持也固也　淫乱也　臏音牝膝骨也股腿脾肉　伏兔膝上起肉也
骭戶當切乃脛骨也　跗趺音夫足面動脉处

足太陰脾經病則舌本強食則嘔腹脹溏泄瘕水閉飲發中滿食減善噫身體皆重得後與氣快然而衰甚則肌肉痿足不收行善瘈脚下痛四肢不舉大小便不通虛則腹脹腸鳴飧泄食不化舌本痛不能動搖食不下煩心心下急痛寒瘧溏洩水下黄疸不能卧股膝內腫厥大指不用

本舌根也強去声不和柔也 溏 大便稀薄 瘕 音假肚中結病也

水閉 言水不宣通也 噫 衣介切轉氣也 後與氣 言下氣也 痿 於爲切

痺病也 契 合也行則不覺脚相揩也 飧 音孫食也⑭ 厥 其也不能運用也

手少陰心經病則胸中痛脇支滿脇下痛膺背肩胛間痛兩臂內痛甚則嗌乾心痛渴而欲飲身熱膚痛煩心譫妄虛則善愁時胲仆胸腹脇下與腰背相引而痛目黃脇痛臑後廉痛掌中熱

譫 音占乱言也 妄 見虛妄而言也 胲 玄去声 眩暈昏乱也

仆 音付卒然而倒也

手太陽小腸經病則嗌乾頷腫不可回顧肩⑮似拔臑似折虛則少腹控卵引腰脇上衝心痛耳聾目黃頰頷腫肩臑肘臂外廉痛

嗌 音亦氣系也 少腹 臍下兩旁也⑯ 控 引也 卵 陰丸也

足太陽旁光經病則顖頰腦中戶痛衝頭痛目似脫項似拔腰似折髀不可以曲膕如結腨如列虛則痔盛則瘧狂顛疾頸項顖頂腦戶中痛目出黃泪項背腰脊尻後膕脚皆痛小指不爲用

衝頭痛 腦後滿衝眉間痛也 膕 曲脉後也 結 結括也 腨 市兖切 一名臁俗所謂脚肚也 顛 頂也 尻 居刀切 後陰 後陰分合処也太而言之雖也

足少陰腎經病則飢不欲食面黑如漆咳唾則有血喝喝而喘坐而欲起目䀮䀮如無所見心懸如飢腹大脛腫喘欬身寢汗出憎風虛則腹滿身重濡泄寒瘍流水腰股痛發膕腨促膝不便煩冤足痿清厥意不樂⑰大便難善恐心惕惕如人將捕口熱舌乾咽腫上氣嗌乾而痛心煩而痛黃疸腸澼脊臀股內後廉痛痿厥嗜臥臥不安足下熱而痛

喝乙介切　䀮音荒　濡溏泄也　寒瘍俗言凍瘡　不便不利便也

煩冤心悶乱不寧也　痿痹弱也　清厥手足清冷而厥逆也

痿⑱弱厥逆欲臥而不安也　腸澼下利也

手厥陰心胞絡病則手心熱臂肘攣急腋腫甚則胸脇支滿心澹澹大動面黃目赤喜笑不休虛則煩心心痛掌中熱

澹澹水搖動貌

手少陽三焦病則耳聾渾渾焞焞虛則目銳眥痛耳後肩臑肘臂外皆痛小指次指不能為用

面塵面如浮塵　馬刀瘡名　俠音脇

足厥陰肝經病則腰⑲不可俯仰丈夫㿗疝婦人少腹腫胠脇痛引少腹甚則嗌乾面塵善怒忽忽眩痛巔疾目赤腫痛耳聾頰痛虛則目䀮䀮如無所見

耳無所聞善恐如人欲捕之胸滿嘔逆洞泄狐疝遺尿癃甚 ⑳

腋下曰脇脇下骨爲肋脇肋之下曰胠音區 忽忽昏亂也 眩顛目眩暈也冒昏昧 洞疾流也 狐疝言狐者疝氣之變化隱見往來不可測若狐也 遺尿癃閉小便癃閉而病 疲憊也

內外八邪

外有風寒暑濕內有飢飽勞逸逸非奔逸之逸乃逸豫怠惰而生病也與勞相反故經曰勞者溫之逸者行之使氣血運行也西山記曰久勞則安閑以保其極力之勳久逸則導引以宣積滯之氣或作役者誤也

內外病生四類

一者因氣變動而內成積聚癥瘕癲狂驚癇之類也

癥音貞瘕音假 癥堅積也瘕血氣聚也多喜曰癲多怒曰狂

二者因氣變動而外成癰腫瘡瘍痂疥疽痔掉眩浮腫目赤熛胗胕腫痛痒之類也

不因一時所傷而病乃久以漸積臟腑變動興衰而病者是曰因氣變動也臟腑和平卒然而即成病者是曰不因氣之變動也淺而大曰癰深而惡曰疽掉動搖也熛音漂 赤丹留毒火熛也

三者不因氣之變動而病生於内則留飲澼食飢飽勞損宿食霍乱悲恐想慕憂結之類也

澼邪也霍乱上吐而下泄也

四者不因氣之變動而病生於外則瘴氣鬼魅蟲蛇蠱毒蜚尸鬼擊衝薄墜墮斫射刺割捶扑打探鼓拉觸抹風寒暑濕之類也

蜚夫上声獸也通言獸所傷人也

九氣

怒則氣上喜則氣緩悲則氣消恐則氣下寒則氣收炅則氣泄驚則氣乱勞則氣耗思則氣結

炅音桂熱也舊音耿非

人怒則氣逆甚則嘔血及飧泄故氣上也 人喜則氣和而志達榮衛通利故氣緩緩猶和也故令人氣散也 悲則心系急肺布葉舉而上焦不通榮衛不散熱氣在中故令人氣消也 恐則精却却則上焦閉閉則氣還還則下焦脹故氣下行也 寒則腠理閉而氣不行故氣收也 炅者熱也熱則腠理開而榮衛通汗大泄故氣泄也。驚則心無所倚神無所歸慮無所定故氣乱也 勞則喘且内外皆越故氣耗也越散越也 思則心有所存神有所歸正氣留而不行故氣

結也結者滯而不通也

五邪

母乘子曰虛邪 乘勝也克也　如心火熱乘脾土也

子乘母曰實邪　如肺金燥乘脾土也

妻乘夫曰微邪　如腎水寒乘脾土也

夫乘妻曰賊邪　如肝木風乘脾土也

自病曰正邪　如脾土自病濕也

五藏府同法 各以類推

五邪微甚

微實正虛賊從微至甚也

此亦大略之言細而推之各有微甚

十干夫婦配合成五運

甲己合爲土運　甲剛木克己柔土爲夫婦成土運

乙庚合爲金運　乙柔木嫁庚剛金

丁壬合爲木運　丁陰火配壬陽水

丙辛合爲水運　丙陽火娶辛柔金

戊癸合爲火運　　戊陽土娶癸陰水

五運太過不及

陽剛夫爲太過　[21]陰柔妻爲不及

此其略也凡六十四年而周甲子其中有歲運同司天曰天府同[22]歲支曰歲會孟年同曰支德符歲運同司地剛爲同天符歲爲同歲會凡此一十九歲太過司天克之曰天刑及年前大寒交氣日及時程與運程爲夫婦若曰提德符皆非太過不及乃年運之氣也甲子辰年寅初交巳酉丑年巳初交寅午戌年申初交亥卯未年亥初交氣也

十二支應六氣三陰三陽

六氣爲本三陰三陽爲標

子午少陰君火暑　　丑未太陰溼土　　寅申少陽相火主大熱

卯酉陽明燥金　　辰戌太陽寒水　　巳亥厥陰風木

六氣有餘不足

孟少仲平季多也

內經以寅申巳亥四孟爲一陰一陽也子午卯酉四仲爲一陰一陽也辰戌丑未爲三陰三陽也然陽爲先故主虛無變化輕微而少陰爲後故主

形体安静重濁而多也故風火動亂至陽為先居子丑未甚為少寒湿肃静至陰為後居丑子巳甚而為多燥熱多居得平中故居仲而平也經曰氣有多少是言六氣形有旺衰言五運也

六氣

寒暑燥湿風火

五運應五藏主病

諸風掉眩皆屬肝木　諸痛痒瘡瘍皆屬心火

諸湿腫滿皆屬脾土　諸寒收引皆屬腎水

諸氣膹鬱病痿皆屬肺金

膹悶乱也鬱結滯壅塞也

六氣為病

諸暴強直支病耎突裏急筋縮皆屬於風㉓乃厥陰風木肝膽之氣也　諸病喘嘔吐酸暴注下迫轉筋小便渾濁腹脹大彭之如鼓有声癰疽瘍疹瘤氣結核吐下霍乱瞀鬱腫脹鼻塞鼽衄血泄淋悶身熱惡寒戰慄驚惑悲笑譫妄衄衊皆屬於熱少陰君火乃真心小腸之氣也㉔

注泄也下迫後痛裏急痛也　結核言肌肉結鞕如果中核也

溢上出泄下出　衄血汗也

諸痓強直積飲痞隔中滿霍乱吐下体重胕腫肉如泥而按不復起皆属於湿也 太陰湿土乃脾与胃之氣也

痓 其井切 似凤狂病也一名曰痓 尺至切 積飲水畜不散也痞 否 腸胃氣液血脉否閉不能運行謂之痞也水穀傳化阻隔失常則曰隔胕 音附

諸熱瞀瘛筋惕悸動搐搦瘈瘲暴瘖目昧躁擾狂越罵詈驚駭胕腫疼酸氣逆衝上禁慄如喪神守嚏嘔瘡瘍喉痺耳鳴及聾嘔涌溢食不下目昧不明暴注瞤瘛暴病暴死皆属於火也 少陽相火乃心包洛三焦之氣也

瘛 尺至切 瘖 音卒 瘂 狂躁乱罵發狂也 禁慄寒戰如喪心神之守嚏 音帝

諸澁枯涸乾勁皴揭皆屬於燥 陽明燥金肺与大腸之氣也

諸病上下所出水液澄澈清冷癥瘕癩疝堅痞腹滿急痛下利清白食已不肌吐利腥穢屈伸不便厥逆禁固皆屬於寒 太陽寒水乃膀胱之氣也

脉論

三部九候

夫三部者寸関尺也寸應天為上部関應人為中部尺應地為下部九候者各浮於天沈為地中為人也

脉位輕重

高骨旁動脉爲關

中指正按高骨之端是也俗不明其正理但以穩於下指而差㉕高骨於頭中指之間如此則三指各差在本位之後半部耳或以頭指正在高骨或更在高骨之後者此不通㉖脉之理也㉗此便使心精了然既下指失其本位則亦無以知其爲何病也

關前至魚際爲寸是名陽位

一名寸口正在東關前當骨後赤白肥肉際宛中骨縫陷中可容一豆者是乃名魚際者也

關後爲尺是名陰位

關後至本經手太陰所入爲合在肘内大約紋動處是名尺澤長一尺故名尺也陰陽兩者之間則名關三部長三寸以應三才凡男左女右以中指與大指相接如關度中指上及中節兩横紋之際爲一寸㉘凡取穴以此爲則而脉位之尺寸亦應此也凡寸脉主自心胸上至頭也而關脉主中心胃至臍也尺脉主下臍以至足也

左寸主心及小腸君火 左關主肝膽風木 左尺主腎膀光寒水 右寸主肺大

腸燥金右關主脾胃濕土右尺主命門三焦相火
所以然者左手為陽陽為君面南布政而陽始於子水以一歲㉙六氣正位
分之則應於亥正至丑終氣衰也水之位主於左尺之脉脉從尺入寸故
水生風木於左關應丑至卯初之氣也木生君火於左寸陽道已成故為
君火猶乾始於子而終於巳也自卯正至巳二之氣也君上而臣下陽進
而升陰退而降㉚故右手為陰始於午火火面北而受氣自巳至正未三㉛之
氣也三焦為正火主右尺之脉相火生濕土於右關未正以至酉四之炁
也濕土生金於右寸應酉至亥五之㉜炁也又主左尺水周而復始也及夫
男左女右為夫婦故左寸君火克左寸之金左關木克右關之土左尺水
克右尺之火及夫命門者右腎也屬火不屬水乃手厥陰心包絡之藏挙
世皆言心包絡之藏有名而無形由不明理也夫三焦乃水谷傳化之道
路自口至胃上口為上焦下至胃下口二腸分處為中焦下至二傳化出處為
下焦通曰三焦今俗妄言无形狀而空有名者誤也且如人從頭數至足
皆不謂之人則亦安可言人無形狀耶全身而言之固名人也且血脉盡
皆環貫藏府運行周身如果無命門三焦之形体則何得氣血運行之道
路耶

㉝各浮於府而沈於藏中而和緩者胞也㉞

脈在肌肉以上曰浮在肌肉之下曰沈或以肺養皮毛心養血脈脾養肌肉肝養筋膜腎養骨髓以此浮沈而分五藏之脈者言脈位則可為用則有失治病之道也

脈息遲速

呼為陽以應天脈再動以應春夏吸為陰以應地脈再動以應秋冬

氣出為呼入為吸　再兩次也動至也

或潤以太息而又一動者以應長夏脾土故一㉟息四至五至皆為和平

太息言呼吸或有長者也長夏六月也　平和言為平人不病之脈

謂一歲四時五行俱備也五至以上曰數不滿四至曰遲數過備者死不及一至者亦死

數為熱　遲為寒　過備八至之上也是以平人之息合病人之脈也故經曰常以不病調病人由是小兒八至為和平十至有熱六至為病寒也自六歲以下通曰小兒以此三歲之法人小則脈如數長短亦然

七表

浮芤滑實弦緊洪此名七表為陽少陽之數七

浮脉者輕手乃得重按之不見脉見諸陽經主表熱諸陰經為表寒

脉動於肌肉之上也浮屬陽為病在表一名浮病

或傷風自汗脉浮為表熱遲緩之陰者表寒

芤脉者浮大而軟按之中央其兩邊實也㊱

芤主熱甚失血寸芤則吐血微則衄甚則俱出關芤則胸脇下血尺芤則

大便血微則小便血甚則俱下

滑脉者不澁也多與實數相兼則為病熱或亡液血衰雖熱而反濇也或滑

兼遲則為病寒平而滑者胃之本脉

實脉大而長浮沈皆得而數陽熱也

弦脉者輕虛而滑端直而長也弦主於風或如琴弦或如張弓者弦之太過

也

緊者不緩也或如轉索或如切繩者緊之太過也切按也

緊脉主痛多與實數相兼則為熱痛或短緊微細陰脉相兼者寒痛也㊲

洪脉者極大而數舉者指實熱之極甚者也

八裏為陰易少陰之數八微沈緩濇遲伏濡弱也

微脉者若有若無極細而軟也多兼於遲主於陰寒然或熱甚汗泄吐利氣

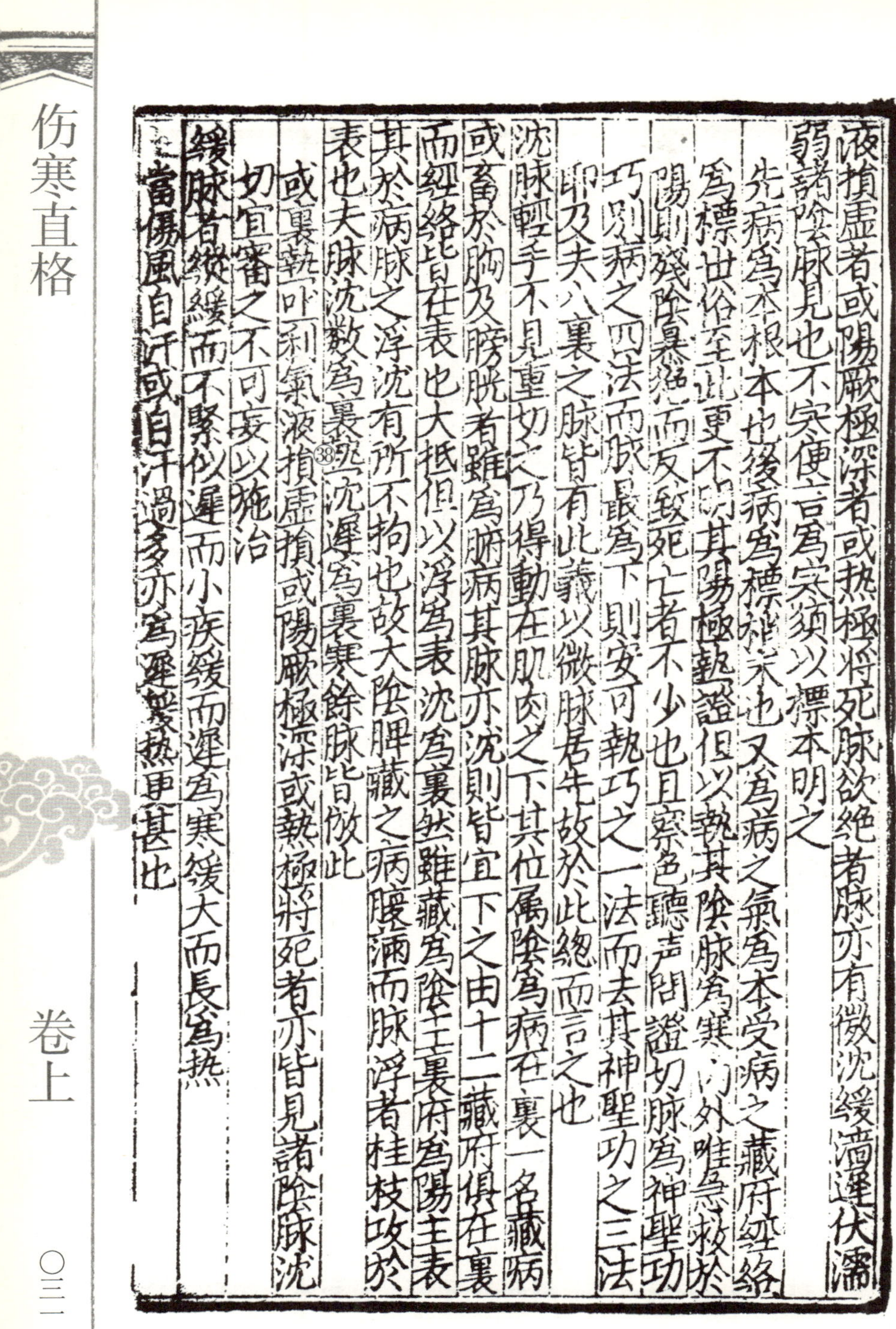
液損虛者或陽厥極深者或熱極將死脉欲絶者脉亦有微沉緩濇遲伏濡弱諸陰脉見也不究使言爲究須以標本明之

先病爲本根本也後病爲標標末也又爲病之氣爲本受病之藏府經絡爲標世俗至此更不明其陽極熱證但以熱其陰脉爲寒門外唯急救於陽則殘陰暴絶而反致死亡者不少也且察色聽声問證切脉爲神聖功巧則病之四法而脉最爲下則安可執巧之一法而去其神聖功之三法耶乃夫八裏之脉皆有此義以微脉居先故於此總而言之也

沉脉輕手不見重切之乃得動在肌肉之下其位屬陰爲病在裏一名藏病或畜於胸及膀胱者雖爲腑病其脉亦沉則皆宜下之由十二藏府俱在裏而經絡皆在表也大抵但以浮爲表沉爲裏然雖藏爲陰主裏府爲陽主表其於病脉之浮沉有所不拘也故大陰脾藏之病腹滿而脉浮者桂枝攻於表也夫脉沉數爲裏熱沉遲爲裏寒餘脉皆倣此

或裏熱吐利氣液損虛損或陽厥極深或熱極將死者亦皆見諸陰脉沉切宜審之不可妄以施治

㊳

緩脉者緩緩而不緊似遲而小疾緩而遲爲寒緩大而長爲熱

當傷風自汗或自汗過多亦爲遲緩熱更甚也

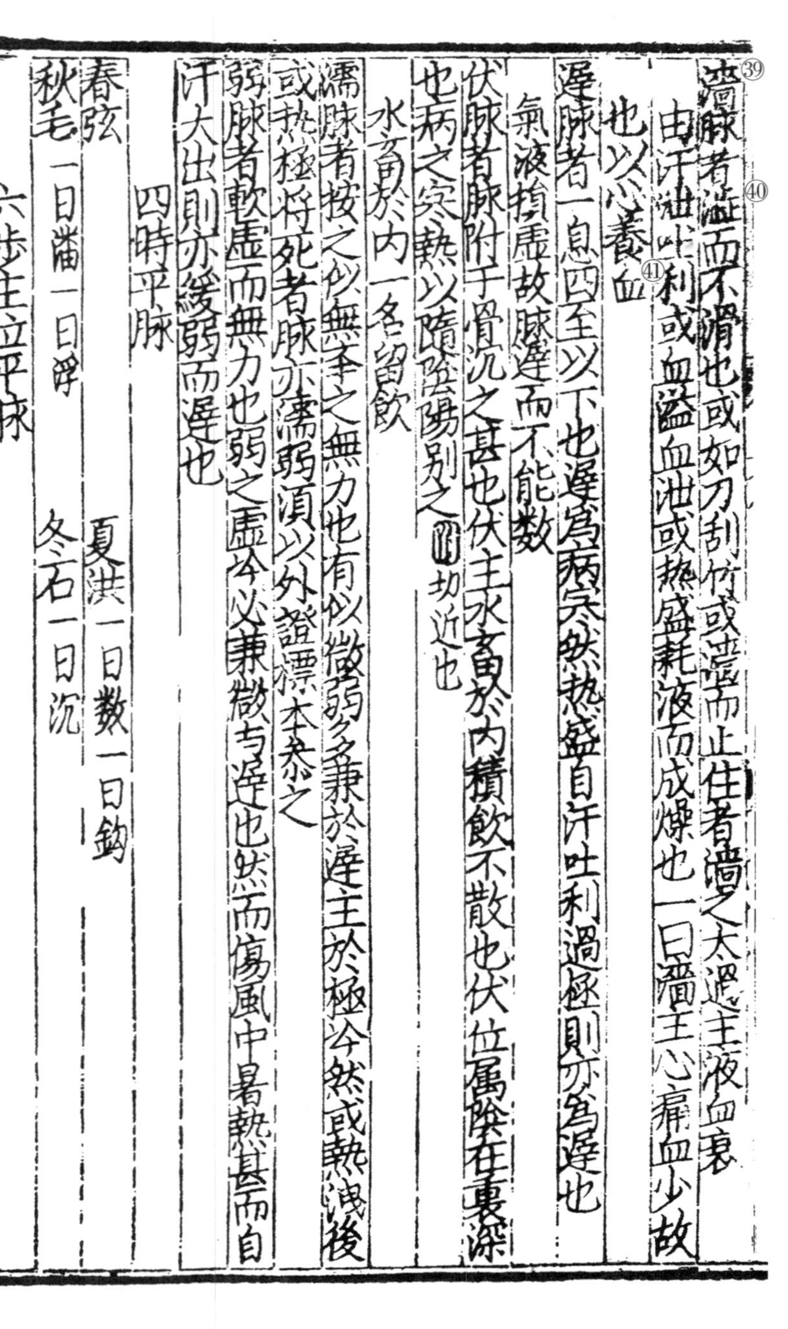

濇㊴脈者澁㊵而不滑也或如刀刮竹或澁而止住者濇之太過主液血衰由汗泄吐利或血溢血泄或熱盛耗液而成燥也一曰濇主心痹血少故也以心養血㊶

遲脈者一息四至以下也遲爲病寒然熱盛自汗吐利過極則亦爲遲也氣液損虛故脈遲而不能數

伏脈者脈附于骨沉之甚也伏主水畜於內積飲不散也伏位屬陰在裏深也病之寒熱以隨陰陽別之【附】切近也　水畜於內一名留飲

濡脈者按之似無舉之無力也有似微弱多兼於遲主於極冷然或熱淺後或熱極將死者脈亦濡弱須以外證標本參之

弱脈者軟虛而無力也弱之虛冷以兼微与遲也然而傷風中暑熱甚而自汗大出則亦緩弱而遲也

四時平脈

春弦　夏洪一曰數一曰鈎

秋毛一曰濇一曰浮　冬石一曰沉

六步主位平脈

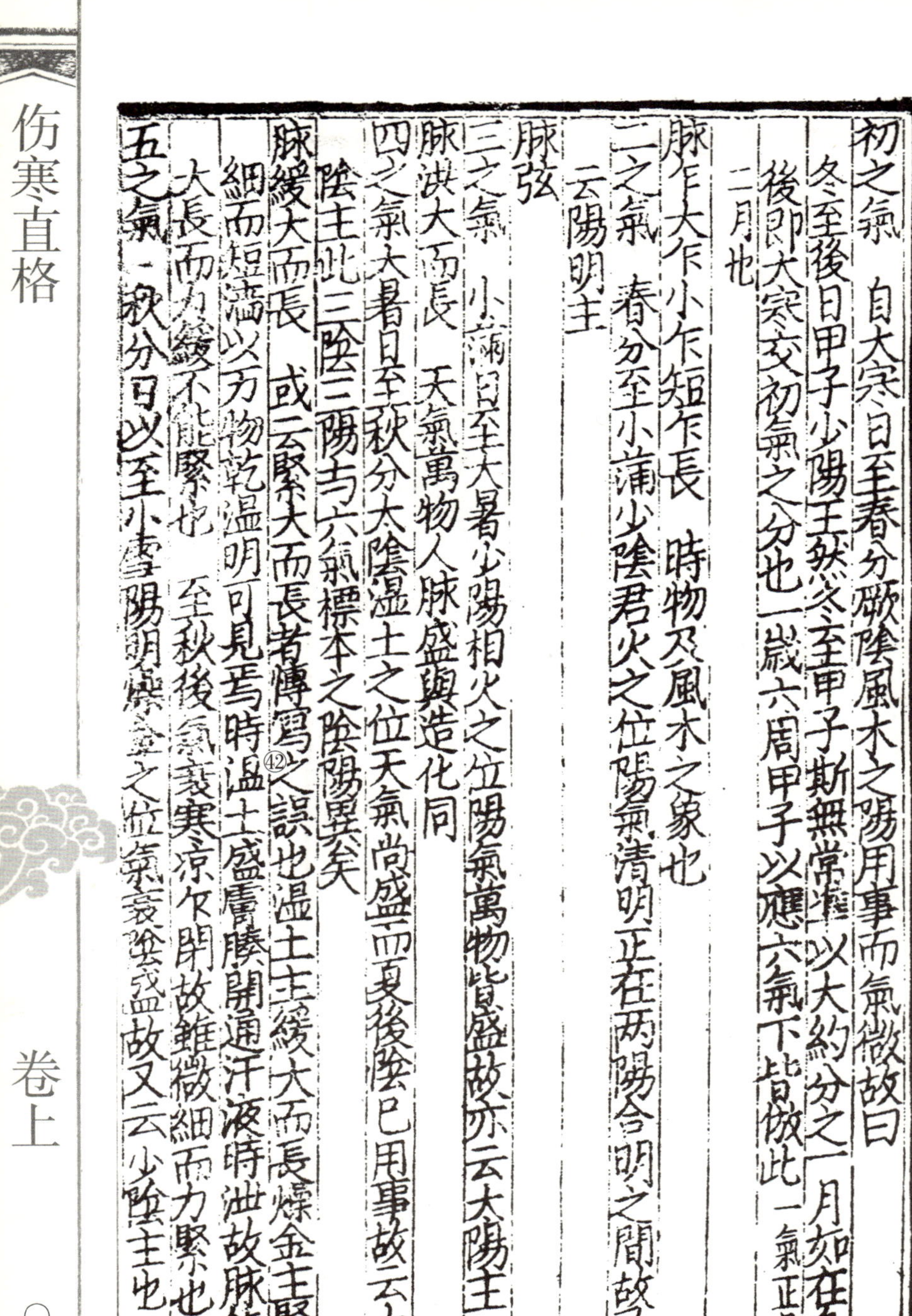

初之氣　自大寒日至春分厥陰風木之陽用事而氣微故曰冬至後日甲子少陽王然冬至甲子斯無常准以大約分之一月如在冬後即大寒交初氣之分也一歲六周甲子以應六氣下皆倣此一氣正月二月也

脉乍大乍小乍短乍長　時物及風木之象也

二之氣　春分至小滿少陰君火之位陽氣清明正在兩陽合明之間故又云陽明主

脉弦

三之氣　小滿日至大暑少陽相火之位陽氣萬物皆盛故亦云太陽主

脉洪大而長　天氣萬物人脉盛與造化同

四之氣大暑日至秋分太陰濕土之位天氣尚盛而夏後陰已用事故云太陰主此三陰三陽共六氣標本之陰陽異矣

脉緩大而長　或云緊大而長者傳寫之誤也濕土主緩大而長燥金主緊細而短濇以萬物乾溫明可見焉時溫土盛膚腠開通汗液時泄故脉雖大長而力緩不能緊也　至秋後氣衰寒涼腠閉故雖微細而力緊也

五之氣　秋分日以至小雪陽明燥金之位氣衰陰盛故又云少陰主也

脉緊細而微

終之氣一日六之氣 小雪日以至大寒三太陽寒水之位陰寒極而終盡天氣之所收隱故曰厥陰主厥者盡也

脉沈短以敦 敦厚也万物收藏在内寒氣閉塞而膚湊氣液不能散越故脉沈短而反有力敦厚而如石也

凡四時六位平脉大過則時氣有餘而爲病

如春弦大過則風爲病

不及者氣衰而爲病

四時脉微見爲平此言過微也如秋脉微而兼夏脉之類也

反見他脉者他氣有餘而來爲病也

遲爲寒而數爲熱之類也

結代促

結脉者遲緩而時一止爲陰也主陰盛發燥煩滿或陽厥極深以至身冷脉微欲絶而緩弱時一止者亦曾癘燥此止爲热極而非寒也皆須以標本明之

促脉者陽也數而時一止也主聚積氣痞憂思所成亦或熱劇失下則令脉

促下之則平也

代脉者主緩弱而無力不能動因而復動病必危而死

趺陽脉

趺陽脉者胃土之脉也趺陽脉遲而緩者胃氣如經也動在足趺陽之經故曰趺陽一曰衝陽者陽明所過之原過者衝也如經如本經之常脉

滑為胃實緊為脾強浮而滑者浮為胃虛滑則為噦浮而鼻中燥者必衄也㊹沉為胃實土本下故也數為消穀胃熱故也緊則難治蓋四時五藏皆以胃爲本緊爍盛而土濕氣衰故曰難治浮而大者為氣實血虛也氣爲陽血爲陰故也浮而濇者胃虛下利也去液故濇伏而濇者伏則吐逆水穀不化內溫故也濇則氣不下食脉不出則身冷膚鞭

㊺太谿脉

太谿者腎水之脉也動于左足内踝下後跟骨下陷中足少陰腎水之胃故曰大浮也大谿脉滑則腎氣如經也弱則微煩濇則厥逆微厥也

死生脉候

陽病熱證不退反見陰脉者死脉近於絕故也　汗後熱退而見陰脉者愈

陰陽諸證脉平者愈　傷寒咳逆上氣脉散者死形損故也　脉浮而洪
身汗如油喘而不休水漿不入形体不仁不仁者不和也　乍靜乍動命
絕也　汗出髮潤喘不休者肺先絕也　陽反獨留体如烟熏直視搖頭心
先絕也
唇吻反青四支漐習者㊻肝先絕也漐丑入切汗出也冐水流不絕此言汗不止也
環口黧黑柔汗發黃者脾先絕也柔虛也　溲便遺失狂言直視者腎先絕
也溲小便便大便　寸口脉陰陽俱緊盛寸口即氣口此言三部關前為陽
關後為陰　大汗出不解者死脉陰陽俱虛熱不止者死汗後身涼息微見
陰脉而靜者愈身熱喘麁見陽脉而躁者死汗不勝病也　汗後微熱不解
者病不可便言死也脉如轉索者當日死　譫語身微熱脉浮大手足溫者
生欲作大汗故也俗作好汗㊼　脉暴出者死陰氣衰欲絕而陽暴獨勝則脉暴
出也閒陰氣先絕則陽氣後竭而死矣　逆冷脉沉細者不過一日死
死證多矣以至危極則無越此矣

新刊河間劉守真傷寒直格卷上

校注

①戍：正脉本、张本、六书本作『戊』。

②凡：正脉本、张本、六书本作『兄』，当从。

③入：此下正脉本、张本、六书本有『聲』字，当从。

④膨：正脉本、张本、六书本作『彭』。

⑤く：表示与该符号上面的字相同，下同。

⑥胷：『胸』的异体字，下同。

⑦手：《灵枢·经脉》作『肘』，当从。

⑧太：正脉本、张本、六书本作『大』，当从。

⑨脂：正脉本、张本、六书本作『指』，当从，下同。

⑩入：此下正脉本、张本、六书本有『聲』字，当从。

⑪上：正脉本、张本、六书本作『登』，当从。

⑫免：正脉本、张本、六书本作『兔』，当从。

⑬脾：据文义当作『皮』。

⑭胛：据《灵枢·经脉》，当作『臂』。

⑮夘：据《灵枢·经脉》，当作『外』。

⑯中户痛衝頭痛：据《灵枢·经脉》及上下文移转，疑作『户中衝頭痛』。

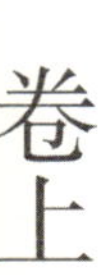

⑰癖：据《灵枢·经脉》，当作『澼』。
⑱陽：据《灵枢·经脉》，当作『陰』。
⑲痛：据《灵枢·经脉》及上下文义疑作『冒』。
⑳甚：据《灵枢·经脉》及上下文义当作『閉』。
㉑四：衍文，据《灵枢·六元正纪大论》当删。
㉒府：据《灵枢·六元正纪大论》，当作『符』。
㉓彭：据《素问·至真要大论》，当作『鼓』。
㉔痛：据文义疑作『重』。
㉕差（chāi）：选择。
㉖脒：据文义当作『脈』。
㉗也：衍文，据文义当删。
㉘冗：据文义当作『穴』。
㉙從：据正脉本、张本、六书本，此下当有『右』字。
㉚正：据文义当作『相』。
㉛炁：同『气』。
㉜左：据文义当作『右』。
㉝各：据文义当作『脈』。
㉞胸：据文义疑作『常』。
㉟平和：据文义，当作『和平』。

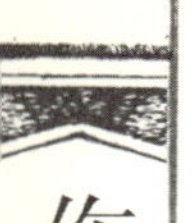

㊱央：此下据文义疑脱『虚』字。
㊲指：据文义当作『皆』。
㊳損：据文义当作『多』。
㊴澀：『澀』的异体字，下同。
㊵澁：『澀』的繁体字。
㊶以心養血：据文义当作『以養心血』。
㊷温：据文义当作『濕』。
㊸大退：据文义疑作『太過』。
㊹衂：同『衄』。
㊺谿：『溪』的异体字。
㊻汗：据文义当作『肝』。
㊼渴：据文义当作『竭』。

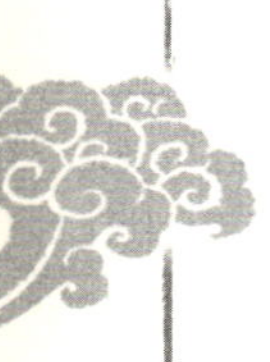

新刊河間劉守真傷寒直格卷中

臨川葛雍仲穆編校

習醫要用直格

○傷寒總評

傷寒六經傳受

經言寒傷形，寒傷皮毛，寒傷血，寒傷榮。然寒主閉藏而腠理閉①密，陽氣怫鬱不能通暢，怫然內作，故身熱燥而无汗。故經曰：人之傷於寒也，則為病熱。又曰：夫熱病者，皆傷寒之類也。內經既直言熱病者，言一身為病之熱氣也。以至仲景直言傷寒者，言外傷之寒邪也。以分風寒暑濕之所傷，主療不同，故只言傷寒而不通言熱病也。其寒邪為害至大，故一切內外所傷俱為受汗之熱病者，通謂之傷寒也。一名大病者，皆以為害之大也。又春曰溫病，夏曰熱病，秋曰濕病，冬曰傷寒。傷寒者是通四時天氣春溫夏熱秋濕冬寒為名，以明四時病之微甚，及主療消息稍有不等，大而言之，則一也。非為外傷及內病有此異耳。或云冬伏寒邪於肌膚骨肉之間，至於春變爲溫病夏變爲熱病秋變爲濕病冬亦變病爲正傷寒病者又名冒其寒而內生怫熱熱微而不即病者以至將來陽熱變動或又感之而成熱病非謂伏其寒氣而反變寒爲熱也經曰冬傷於寒春必病溫亦其義也亦有一時冒寒而便爲熱病者或感四時不正乖戾之氣或隨氣運興衰變動或內外諸邪所傷或因他病變成或因他人傳染皆能成之但以分門隨證治之耳經言此六經傳受乃外傷於寒而爲熱病之大略主療之要法也

大法曰傷寒一日太陽受之故頭項痛腰脊強

此足太陽膀胱之經也故與經言五日足少陰腎水爲其表裏或言爲手太陽者誤也此六經之證也或以此直云傷寒不傳手經者亦誤也豈不詳熱論云五藏六府皆受病又刺熱篇皆言五藏熱病但以熱病多于足經而其病甚少于手經而其病微且與足經統爲兼證汗下之治但分表裏故不單言手經而但寄於足經而已若人血氣則本經補瀉各分五藏主足之經矣。

二日陽明受之故身熱目疼鼻乾不得眠也

三日少陽受之故胸脅痛而耳聾

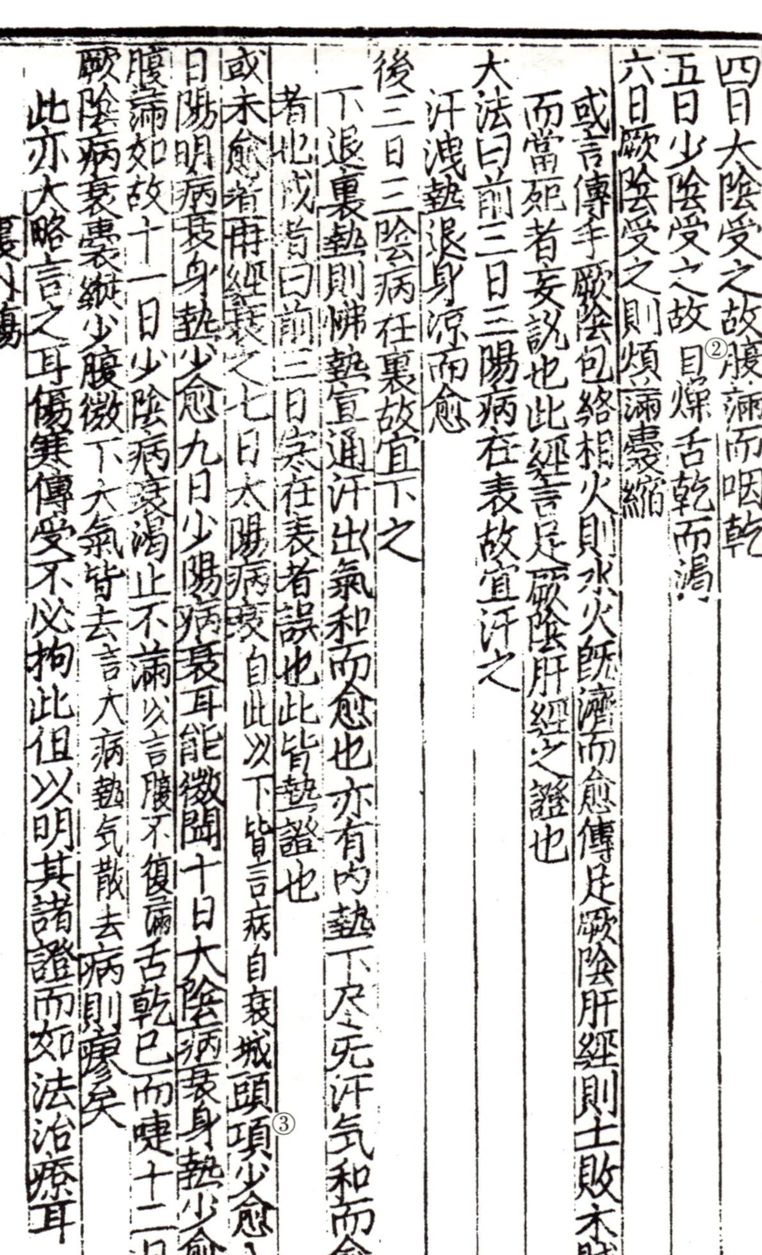
四日太陰受之故腹滿而咽乾
五日少陰受之故②口燥舌乾而渴
六日厥陰受之則煩滿囊縮
或言傳手厥陰包絡相火則水火既濟而愈傳足厥陰肝經則土敗木賊而當死者妄說也此經言足厥陰肝經之證也
大法曰前三日三陽病在表故宜汗之
汗洩熱退身涼而愈
後三日三陰病在裏故宜下之
下退裏熱則沸熱宣通汗出氣和而愈也亦有內熱下、尽之无汗気和而愈者也或皆曰前三日只在表者誤也此皆熱證也
或未愈者再經七日太陽病衰自此以下皆言病自衰減頭項少愈八日陽明病衰身熱少愈九日少陽病衰耳能微聞十日太陰病衰身熱少愈腹滿如故十一日少陰病衰渴止不滿以言腹不復滿舌乾已而嚏③十二日厥陰病衰囊縱少腹微下大氣皆去言大病熱氣散去病則瘳矣
此亦大略言之耳傷寒傳受不必拘此但以明其諸證而如法治療耳
裏外傷

始得病脉便沉而裏病表和者内傷也脉浮而表病裏和者外傷也

病在身體四肢爲表病　病在胸腹之内爲裏病

引飲煩渴或小便黄赤爲熱在裏身熱飲水或小便黄赤爲表裏皆有熱身涼不渴小便清白則表裏皆無熱

表裏證

身熱爲熱在表　言皮膚壯熱而反增寒非謂自發熱燥也

渾身疼痛拘急表熱惡寒而脉浮者皆爲熱在表也引飲譫妄腹滿實痛發熱而脉沉者皆爲熱在裏也胸脅痞痛或嘔而寒熱往來脉在肌肉不浮不沉則邪熱半在表半在裏也

不言爲寒者蓋表裏熱微則亦有身表不熱而裏亦不渴故也

夫邪熱在表而淺邪微而畏正故病熱而反增寒也寒則腠理益閉而怫熱益加故也邪熱在裏而深邪甚則不畏於正物惡其極故不惡寒而反自惡熱也半在表半在裏則邪正進退無常則寒熱往來也寒多爲表多脉稍浮熱多爲裏多脉稍沉也諸病寒熱並同惟瘧疾反此由表之正氣與邪熱并之於裏表氣虛而裏熱實亢則害承乃制故裏之火熱極甚而反兼寒水之化制之故病熱極而反寒戰也臨汗而戰及諸戰皆然寒戰爲裏熱表虛故也飲水

而脉微不見也裏之正氣與邪氣并出於表則表熱裏虛是以煩熱汗出而脉浮也經以熱并於裏之陰分則爲陰勝而發寒熱并於表之陽分則爲陽勝而發熱也俗未知其爲表裏之陰陽而妄爲寒熱之陰陽故皆失内經之本旨也夫傷寒之寒熱者惡寒爲表熱裏和故脉浮發熱爲裏熱表氣不虛故發熱而脉沈實也氣并不并故寒熱相反而有微甚也熱并則甚不并則微也

主療

傷寒表證當汗而不可下

反下之則畜熱内④餘而成結胸或爲虛痞懊憹喘滿腹痛下利不止發黄驚狂班出諸熱变證危而死矣

裏證當下而不可汗

反汗之則熱甚發黄驚狂斑出譫妄而喘悶乱危極而死矣

半在表半在裏則宜和解

相和通解表裏也

不可發汗吐下妄治之則有前諸證

在上則涌之

言病在胷上如胷滿而嘔或眩脉關前緊甚者宜瓜蒂散吐之

在下者洩之

言畜熱下焦則承氣抵當之類洩之皆隨病所在攻之

傷寒無汗表病裏和則麻黄湯汗之或天水散之類亦佳

身熱惡寒無汗脉浮緊而數者

表不解半入於裏半尚在表者小柴胡湯主之或天水涼膈二藥各一服合同服之尤佳表裏之熱勢俱甚者大柴胡湯微下之更甚者大承氣湯下之

表雖未罷而裏證⑤已甚若不下之則表熱更入於裏而裏熱危極宜以大柴胡合承氣下之雙除表裏之熱則免使但下裏熱而下後表熱乘虚入入于裏而生結胸及痞諸病之類也

表熱多裏熱少天水一涼膈半以和解也

裏熱多表熱少未可下之者涼膈一天水半調之勢更甚者小承氣湯下之

煎涼膈半服調天水一服上下同法

表證罷但有裏證⑥者熱傳于裏也調胃承氣湯下之但除裏熱也凡此諸可下者言大柴胡三承氣諸下證通宜三乙承氣下之 善能開發峻効而使之無表熱入裏而成結胸及痞之衆病也

發汗不解下證前後別無異證者通宜涼膈散調之以退其熱便無熱甚危極也除此之外遠勝小柴胡湯兩感做此而已

但隨表裏微甚而以調之兩感謂一日太陽與少陰兩證俱見二日陽明與太陰三日少陽與厥陰俱病前六經之證是也

傷風自汗表病裏和者桂枝湯解肌

無汗爲傷寒不可服桂枝湯　有汗爲傷風不可服麻黃湯

半在表半在裏脉在肌肉而半入于裏　白虎湯和解之病在裏脉當沉也大承氣湯下之　一法無問風寒暑濕有汗無汗但有可下諸証或表裏兩證俱不見而病日深但目睛不了了者昏昧不精明或腹滿實痛者或煩渴或譫妄或狂⑦燥喘滿者或畜熱極深而將死者通宜大承氣湯下之或三乙承氣湯下之尤良傷寒大發汗汗出不解反無汗脉尚浮者蒼朮白虎湯再之

或中暑丈⑧汗自出脉虛弱頭痛口乾倦怠煩燥或時惡寒或畏日氣無問表裏通宜白虎湯或裏熱甚腹滿而脉沉可下者宜大承氣湯或三乙承氣湯无⑨妙

傷寒表熱極甚身疼頭疼不可忍或眩或嘔裏有微熱不可發汗吐下擬以

小柴胡天水凉膈之和解恐不能退其熱勢之甚者

表熱勢甚而裏已有熱發表未開則陽熱暴甚故不宜汗之表熱勢甚者

吐下之則表之熱入乘虛而入反成結胸等證則危極也

或大下後或再三下後熱勢尚甚而不能退本氣損虛而脉不能實擬更下
之恐下脱而立死不下之則熱極而死寒温諸藥不能退其熱勢之甚者或
湿熱内餘下利不止熱不退者或因大下後湿熱利不止而熱不退脉弱氣
虛不可更下者或諸湿熱内餘少便赤澁大便溏泄頻併少而急痛者必欲
作痢也通宜黄連解毒湯以解之也

或裏熱極甚而恐承氣不能退者或以下後而熱不退者或畜熱内甚陽厥
極深以至陽氣怫鬱不能營運於身表四支以致通身清一作青冷痛甚不
堪項背拘急⑩自赤睛疼昏眩恍惚咽乾或痛躁渴虛汗嘔吐下利腹滿實痛
煩寃悶乱喘急鄭聲

鬱鬱滯不通鄭音聲連濁邪惡而不清雅也此乃熱勢過極而語音濁乱
不能清利也俗反妄傳以為寒極陰毒誤之甚矣

脉須疾數以其極熱畜甚而脉道不利反致脉沉細而欲絶俗未明其造化
之理而反謂傳為寒極陰毒者或始得之陽熱暴甚而便有此證候者

夫辨傷寒陰陽之異證者，是以邪熱在表府病爲陽，邪熱在裏而藏病爲陰也。俗乃妄言有寒熱陰陽之異，誤者誤之久矣。且素問傷寒直云熱病，誠非寒也。其三篇名曰熱論、刺熱篇、評熱病篇，及逐篇明言爲熱，竟無寒理。兼素問及靈樞諸篇運氣造化之理推之，則明爲熱病，誠非寒也。寒病固有，天⑪非汗病之謂也。且造化爲汗液之氣者，乃陽熱之氣所爲，非陰寒之所能也。以觀萬物熱極而出液，明可知矣。經曰：夫熱病者，皆傷寒之類也。又曰：人之傷於寒也，則爲熱病。然既身內有陰寒者，止爲雜病，終莫能爲汗病也。況病法曰：身熱爲熱在表，飲水爲熱在裏。其傷寒汗病本末身涼不渴，小便不黄，脉不數者，未之有也。雖仲景有四逆姜附之類熱藥，是以治其本裏和，誤以寒藥下之太早，表熱未入於裏而寒，下利不止，及或表熱裏寒而自利者，急以四逆湯攻裏，利止裏和，急以解於表也。故仲景四逆湯證，後複有承氣下熱之說也。由是觀之，傷寒汗病經直言熱病而不言其有寒與熱也。經言三陰證者，爲邪熱在藏，在裏以藏與裏爲陰也，宜下熱者也。夫傷寒陰陽之別者，但非表熱當汗而下之則死，裏熱當下而汗之亦死。故仲景曰：桂枝下咽，陽盛即斃；承氣入胃，陰盛即亡。死生之要在乎須臾，視身之盡，不暇計日。此陰陽虛實之交錯，其候至微，發汗吐下之相反其禍至速而醫術淺短者懵然不知病源爲始乃誤使病者頓陷然則上謂邪熱在表則汗之邪熱在裏則下之熱在上則吐之熱在下則泄之邪熱半在表半在裏則和解之豈分寒熱陰陽之虛實與陰陽汗病之證邪況朱奉議⑫自言陰毒脉疾至七至八至以上疾不可數者陰毒已深也夫既云疾至八至⑬已上疾不可數者正是陽熱極深之脉也豈是陰寒歟凡世俗所謂陰毒諸證以素問造化驗之皆陽熱亢極之證但爲熱極深在內而身表有似陰寒也經云亢則害承乃制也言五行之道實甚過極則反似尅其己者是爲兼化如萬物熱極反出水液以火燥金熱極而反似水是以火極而似水之化也五行皆然故肝熱甚則出泣心熱甚則出汗脾熱甚則出涎肺熱甚則出涕腎熱甚則出唾今傷寒爲作汗之病氣者乃陽熱拂鬱而否極復泰即熱氣蒸蒸而爲汗出也如天將陽熱亢旱否極而泰則復爲雨也故欲雨則天乃鬱熱晴霽則天反涼則病愈熱在病在故病寒者自是寒病非此汗病之氣也雖是寒爲陰水而天地陰陽氣液相生之道則寒之化不能更生陰水也故經曰陽中生陰陰中生陽氣中生液液中生氣又曰積液生氣積氣生液又經曰氣和而生精液然氣爲陽物故萬物之水液皆生於陽熱之氣如天氣陽熱極甚則

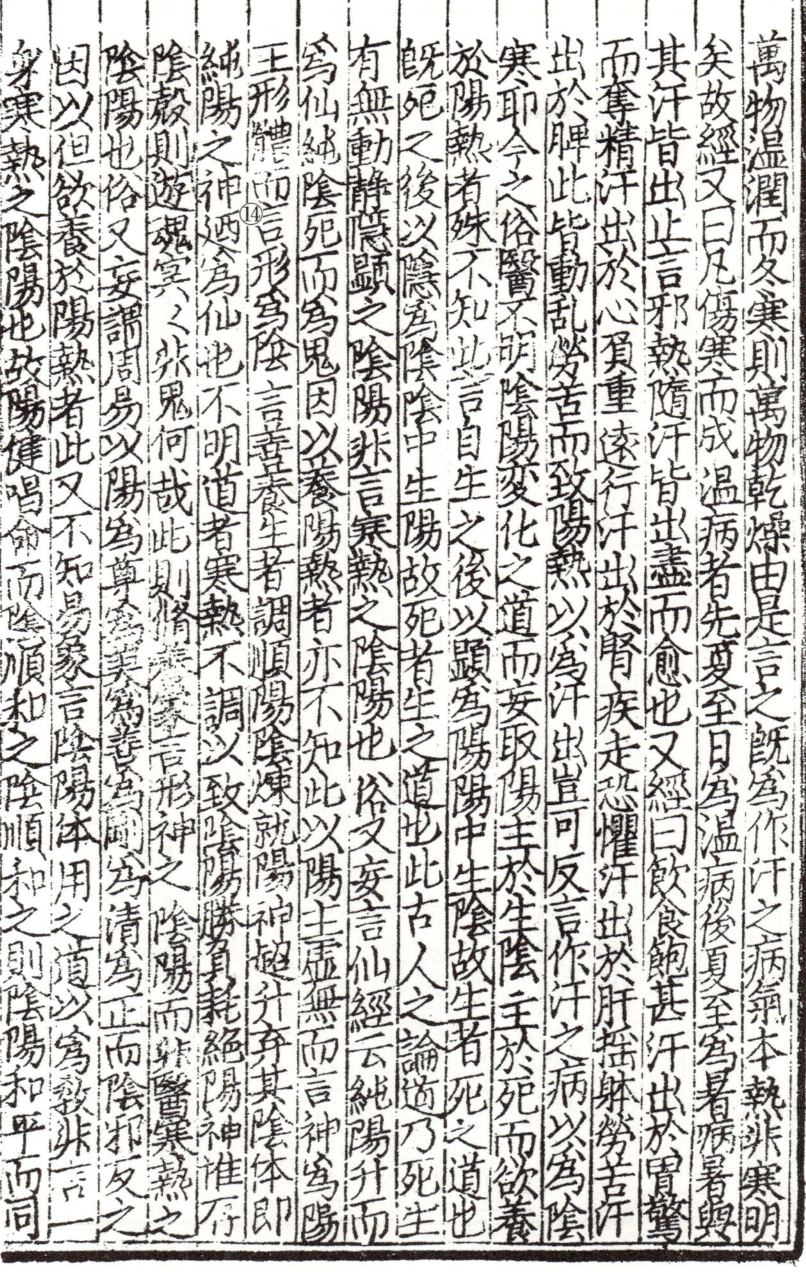

萬物溫潤而冬寒則萬物乾燥由是言之既爲作汗之病氣本熱非寒明矣故經又曰凡傷寒而成溫病者先夏至日爲溫病後夏至爲暑病暑與其汗皆出此言邪熱隨汗皆出盡而愈也又經曰飲食飽甚汗出於胃驚而奪精汗出於心負重遠行汗出於腎疾走恐懼汗出於肝揺體勞苦汗出於脾此皆動亂勞苦而致陽熱以爲汗出豈可反言作汗之病以爲陰寒耶今之俗醫不明陰陽變化之道而妄取陽主於生陰主於死而欲養於陽熱者殊不知此言自生之後以顯爲陽陽中生陰故生者死之道也既死之後以隱爲陰陰中生陽故死者生之道也此古人之論道乃死生有無動靜隱顯之陰陽非言寒熱之陰陽也俗又妄言仙經云純陽升而爲仙純陰死而爲鬼因以養陽熱者亦不知此以陽主盛無而言神爲陽主形體而言⑭形爲陰言養生者調順陽陰燥就陽神超升棄其陰体即純陽之神迺爲仙也不明道者寒熱不調以致陰陽勝負耗絕陽神離存陰殼則遊魂冥冥非鬼何哉此則修養家言形神之陰陽而非醫家寒熱之陰陽也俗又妄謂周易以陽爲尊爲美爲善爲剛爲清爲正而陰邪反之因以但欲養於陽熱者此又不知易象言陰陽体用之道以爲毀非一身寒熱之陰陽也故陽健唱命而陰須和之陰順和之則陰陽和平而同

歸者首非以乾陽特為熱也且夫子云乾為天為圜為君為父為玉為金為寒為冰然則乾之純陽豈謂熱耶此亦非特取寒冰為陽是取寒冰之勁健整肅清剛為乾健之象耳夫寒熱之卦坎為中男還少陽之卦即寒水也離中為女乃少陰之卦即火熱也坎離水火為夫婦而易以陽剛坎水寒者為夫而陰柔離火熱者為婦亦非以熱為陽剛而寒為陰柔也故易言陰陽者但以明其物象而非素問論病寒熱陰陽之氣也設云乾為寒者本非取乾陽為寒但取寒之勁慄清肅像乾之道也俗又妄言人生則身溫而死則身冷及病雖身熱未至於死將死者必熱反變寒而後死也因云陽則生陰則死以此專欲養於陽熱殊不知一身之內寒暑燥濕風火六氣渾而為一兩停則和平一興一衰病以生也夫和平之常者溫凉得所適當其陽和之氣如俗云人躰溫和是也然冬寒而人腠理閟密則身當溫和夏熱則腠理開通而多汗出則身當微凉若反者病過與不及亦病其中藏府陰分以為根本則固守陽和之氣但當溫和乃為和平唯府藏之氣各隨五行休囚旺相死之時位而微有虛實不一也此之虛實乃自然之道而不為病者然冬腎水陰至而寒復以天氣寒則腠理閟密而陽氣收藏固守於內則適當其平而以能內外之寒夏心火陽王而

熱積以天氣熱則膚腠開泄而陽熱散越于外適當其平而以能内外之
熱萬物皆然此陰陽否泰大道造化之理蓋莫大乎此也然雖秋冬否閉
此以其肺腎陰王而得其所故康彊省病而病亦輕微也春夏開泰以其
肝心陽王故怯弱多病而病熱怫鬱則陽氣散越故病甚而多死亡及夫
地理方位高下四時寒熱溫涼安危壽夭病同故經曰陰精所奉人多壽
陽精所奉其人夭又仙經西山記言平人四時常有晞謂三焦相火無不
足八節不得吹謂腎藏陰難得寒然則豈可不明陰陽虛實但欲養於陽
熱耶凡病致死者陽和氣既不存則止為陰濕形體而已非冷何哉俗未
知熱甚則熱畜於内而陽氣不能營運於四肢身表故四肢逆冷以至身
冷脈細而絕則死畜熱甚者氣血不通而身面俱青此則畜熱之際也所
以仲景言傷寒熱極失下則厥厥深者熱亦深而厥微者熱亦微如此則
熱極而死者莫不身冷脈微而以至於絕也俗未明其然而反妄曰陽在
則生陽去則死又曰陽熱變為陰寒則死因以但欲溫養其陽熱而反致殘
陰暴絕則陽氣後竭而死者不為少也俗醫未深明造化又以安為實寒
得之熱甚陽勢暴甚而使畜熱以深身冷厥逆手足無復溫和者亦以為
寒極而為陰厥以對陽厥及表裏熱勢俱甚而不畜熱於内者以為陽毒

以爲陰毒入分爲寒熱陰陽之異誤皆不知傷寒汗病便是熱病寔無陰毒陰厥者也嗚呼病本熱甚熱蘊⑯于裏則陽氣陷下以至厥逆身冷或青而脉微乃妄以寒極而內外急救其陽而反招其暴害因以妄言必死之證間或彊實之人素本不衰及熱鬱佛結向衰微者偶中辛甘熱藥發散而腠理氣通佛熱以隨汗泄而愈者遂以爲必死之病而救之以活反恨往之死者救助其陽之不及因以互相議論但見畜熱內結厥逆者或未厥者早以温之無用寒涼恐成陰毒陰證而死俗醫治傷寒悞人多者無過於此後學之士但以素問運氣自然造化之理原其標本則明可見焉且以依法救人慎勿惑於衆人之言故經曰謹熟陰陽無與衆謀又曰知逆與從正行無問此其道也

或兩感勢甚者通宜解毒加大承氣湯下之熱不退者宜再下之然雖古人皆云三下之熱未退即死矣亦有按法以下四五次利一二[illegible]行熱方退而得活者先致不下退其熱而必死也下後熱稍退而未愈者黄連解毒湯調之或微熱未除者涼膈散調之或失下熱極以至身冷脉微而昏冒將死者急下之則殘陰暴絶而死盖陽氣後竭而然也不下亦死宜涼膈散或黄連解毒湯養陰退陽積熱漸以宣散則心胸再暖脉漸以生至於脉復而有力

方奇以三一承氣湯下之或解毒加大承氣湯⑰丸良或下後餘熱不解涼膈
散調之愈後常宜服愈疫之藥忌發熱諸物

傷寒表證

⑱大傷寒之候頭項痛腰脊強身體拘急表熱惡寒不煩燥無自汗或頭面目
痛肌熱鼻乾或胸滿而喘手足指末微厥脈浮數而緊者邪熱在表皆麻黃
湯發汗之證也或天水散之類甚佳無使藥不中效而益加害也

益元散一名天水散一名六一散

治身熱嘔吐泄瀉腸澼下痢赤白治淋閉癃閟疼痛利小腑偏主石淋蕩胸
⑲中積聚寒熱六益精氣通九竅六府津液去留結消蓄水止渴利中除煩熱
心躁治腹脹痛悶補益五藏大養脾腎之氣此腎水之藏非胃土之府也理
內傷陰痿安魂定魄補五勞七傷一切虛損主癇瘛驚悸健忘止煩滿短氣
臟傷咳嗽飲食不下肌肉疼痛治口瘡牙齒疳蝕明耳目壯筋骨通經脈
和血氣消水穀保真元⑳解百藥酒食邪熱毒耐勞役飢渴寒熱辟中外諸邪
所傷久服強志輕身駐顏延壽及解中暑傷寒疫癘飢飽勞損憂愁思慮恚
怒驚恐傳染并汗後遺熱勞復諸疾兼解兩感傷寒能遍身結滯宣通氣和
而愈及婦人下乳催生并産後損液血虛㉑陰虛熱甚一切諸證並宜服之兼

愚吹乳乳發或已覺吹乳乳癖頻服即愈迺祈驗之仙藥也

石淋服金石熱藥結爲砂石自小便中出痛不可忍

傷風表證一㉒日中風

夫傷風之候頭痛項強肢節煩疼或目疼肌熱乾嘔鼻鳴手足溫自汗出惡風寒脈陽浮而緩陰浮而弱也關前曰陽關後曰陰此爲邪熱在表皆桂枝湯解肌之證也或汗出憎風而加項背強痛者宜桂枝加葛根湯也反無汗者宜葛根湯也雖已服桂枝反煩不解而無裏證者先刺風池風府却與服之或服桂枝大汗出脈浮而洪大再宜服之發汗後半日許復熱煩脈浮數者再宜桂枝湯也當汗而反下之不成結胸而但下利清穀不化表證尚在者表熱裏寒也

此言承氣寒藥下之者也或誤用巴豆熱藥下之而協熱利不止者或表裏皆熱自利或嘔者皆宜五苓散止利兼解表也

急以四逆湯溫裏利止裏和急以桂枝湯解表

或表熱裏和下利同法㉓

或陽明病脈浮遲汗出微惡寒或太陰病腹滿而脈浮或宜汗㉔入下之但氣上衝而脈浮者並宜桂枝湯也

脉反沈实者大承气汤下之

或下之早而心下痞汗出恶寒脉浮者表未解也先桂枝以解表而后以大黄黄连泻心汤以攻其痞也太阳病不解而畜血下焦者见畜血门先桂枝解表已而以下血也

宜桃仁承气汤或抵当丸攻之㉕

俱中风寒

头项痛支体疼手足温为中风也反无汗恶寒脉浮紧者为阴㉖寒也或头项痛腰脊强身体拘急指末微厥不自汗为伤寒也反烦躁而脉缓者为伤风也风则伤卫而寒则伤荣

万物必以阴求阳阳求阴阴阳相应则为和平故荣者阴气也寒加之则伤耳故又曰寒伤血血亦阴也卫阳气也风亦阳也故风加之则伤耳故曰热伤气气为阳也经言阴寒主于闭藏而阳热主于开泄故寒伤荣则腠理闭密怫热内作烦热而无汗故脉数浮而紧也风伤卫则腠理开泄而自汗也故脉浮而缓以邪热泄越故脉不能实阳明主于肌肉故自汗多而脉反迟也热乃阳中之至阳故伤热气则大汗自出病虽为热脉不能实而虚弱也然怫热不闭无汗者故当病也其汗泄过瘉而亦病者盖

泰極則否也夫人氣和而為汗如天地氣和而為雨過多則勞久不雨則
旱有無多少貴乎應時與衰失常則災害至矣萬事皆然
榮衛俱傷則表裏熱甚也宜大青龍湯
小青龍湯治傷寒表未罷心下有水氣
表雖未罷而已有熱入於裏怫鬱於胃則飲食水液不能傳化宣行蓄積
不散而為此非裏熱太甚煩渴引飲過多停積而為病者
乾嘔發熱而欬或渴或利或噎或小便不利少腹滿或喘者
水不浸潤宣散滋潤腸胃藏府故熱而渴或噎或喘或小腑不利少腹滿
而喘也水液不能宣行則濕熱甚於腸胃故或利也
小柴胡湯治傷寒中風其病半在表半在裏脉在肌肉不沈不浮筋脉拘急
身體疼痛寒熱往來惡寒為表熱發熱為裏熱寒熱往來者邪熱半在表
半在裏也進退不已而言無常也
或嘔或欬胸脅痞滿硬痛下之前後無問日數及汗後餘熱不解或無問傷
寒雜病蒸熱作發并兩感可和解者並宜服之
涼膈散一名連翹飲子治傷寒表不解半入於裏下證未全或復未愈者或
燥熱怫結於內而煩心懊憹不得眠者及無問傷寒雜病大人小兒藏府積

熱煩燥㉘多渴面熱頭昏唇焦咽燥舌腫喉痺目赤鼻衄頷頰結硬口舌生瘡痰實不利欬嗽唾稠粘睡卧不安譫語狂妄腸胃燥澀便尿悶結㉙一切風熱壅滯風眩癰瘡瘍疹及傷寒陽明胃熱發斑下證未全者或誤服熱藥過多為諸熱證并酒毒熱毒兼小兒斑疹豆瘡未出及驚風積熱傷寒不能辨別者或熱甚豆瘡已出未快者或熱極黑陷將死者

小兒瘡疹豆未出誤以熱藥發汗致使陽熱轉甚則重密出不快多致黑陷而死因以世俗多㉚斑疹不敢服藥以誤小兒諸病多矣亦不知古人所留涼寫之藥通治風熱積熱傷寒熱病縱誤是斑瘡亦使熱勢稍退而稀少出也豈不得痊安也若用此最為妙也

閻孝忠集小兒方論未達錢氏本意不明造化之理反妄言瘡病黑陷為寒及曰凡斑疹始終不可服涼瀉之藥後人因之反致熱甚黑陷而死者不可勝計也閻公豈不詳自所編錢氏方治斑疹黑陷用牛李膏及百祥員凡寒藥下之而多得痊愈者而不救則必死然則豆瘡㉛之為熱病豈不明哉況經曰諸痛痒瘡瘍皆屬於心又夫斑瘡黑陷無不腹滿喘喝嘶声而小便赤澀不通豈不是熱極乎況斑疹本因熱而生病勢轉甚也豈能反為寒者也

並兩感諸證三陰三陽双傳諸証並宜服之或傷寒熱極將死陰氣長發則
不宜下下之㉜則陰氣暴絶陽氣後竭而死矣惟宜養陰退陽以至脉復而有
功而後以三乙承氣湯微下之下後未愈者更以涼膈散調之雖愈後猶宜
少少服之庶邪熱不致再作也

白虎湯治傷風自汗桂枝證表未解半入裏可以和解者

脉在肌肉而不可下者也

或中暑自汗脉虛弱者

熱傷氣而反自汗大出故脉不能自實而反虛弱

或傷寒自汗脉滑數而實表裏俱熱

脉沉浮皆得有力而數身熱頭痛煩渴腹滿小便赤赤也

或三陽合病言足太陽少陽陽明合㉝受其為病之熱氣㉞腹滿身重難以轉側口
燥面垢譫語遺尿如誤發汗則譫言益甚下之則便額上出汗後以發黃
或厥逆自汗者是謂熱越言自汗散熱也如或表熱而脉微者或下證未
全者兼和解兩感傷寒此方最解頭痛并止自汗無問中暑傷寒風熱雜病
又傳染時疫本非外之傷風寒脉便不浮而自汗頭痛欲作汗病者并宜服之
無問四時但隨證詳而用之他藥㉟倣此

五苓散　治中暑幷傷寒大發汗後胃中乾煩燥㊱不得眠脉浮小便不利微熱煩渴及表裏俱熱欲水反吐名曰水逆或攻痞不解或口乾煩渴小便不利或痞尚在而利不止者或當汗而反下之利遂不止脉浮表不解自利或小便不利者

凡用五苓散證無問脉之沉浮或一切留飲不散以此散水止渴幷解兩感太陽少陽俱病

經言六經病證首是也

或一切吐瀉霍亂無問寒熱及小兒㊲瀉驚風無問急慢㊳皆宜服之

桂苓甘露散一名桂苓白朮散　治傷寒中風冒暑飲食內外一切所傷傳受濕熱內甚或頭痛口乾或吐瀉煩渴或小便赤澁大便急痛或瀉痢間作幷一切濕熱霍亂吐瀉轉筋急痛腹滿痛悶或中外諸邪所傷而幷吐瀉者濕熱之時尤宜服之

幷治小兒驚風

白朮散　治傷寒雜病一切吐瀉煩渴霍亂虛損及氣弱以虛保養老兼治酒膈嘔噦

四逆湯　治傷寒表熱未入於裏誤以寒藥下之太早其表熱未入而

因藥裏寒下利不止或表熱裏寒自利不止者急以四逆湯溫裏
脉沉不渴小便清白不濇完穀不化者是也或辨便溺之色者須史審
其飲食萬物之色也或下後協熱利不止者咽乾煩渴也謹不宜溫也
宜五苓之類散其溫熱也惟裏寒者可以溫之止其寒瀉
利止裏和表證尚在者急以桂枝湯解表也或雜病寒飲嘔吐者或寒溫泄
瀉者
然雖雜病若溫熱吐瀉者不宜此方雖亦有溫熱痞閉之微者誤中辛熱
鬱發而劫甚者陰劫不開則怫熱病轉加也惟宜裏寒可通用四逆湯也

茯苓半夏湯　治傷寒雜病一切嘔吐或喘欬頭痛者

半夏茯苓湯　治傷寒雜病嘔噦或風眩痰逆欬喘頭痛并風熱反胃吐食
諸證

黃連解毒湯　治傷寒雜病并酒燥熱毒煩悶乾嘔口燥呻吟錯語不得
眠及一切大熱狂燥喘滿及陽厥極甚畜熱內深俗妄傳為陰毒者見前辯
表熱太甚頭項支體痛不可忍脉洪躁裏有微熱不可汗者或溫熱內甚而
欲作痢者
大便濇數而少急痛小便赤或澁者以欲作痢也

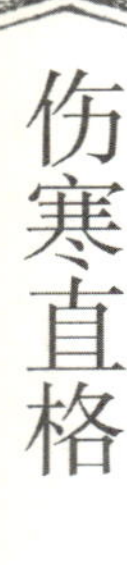

或已利數熱勢甚者并服本方及下之前後寒涼諸藥不能退其熱勢之甚者兩

感諸證同法

㊵兩感者一日太陽與太陰俱病則頭痛口乾而煩滿二日陽明與太陰俱㊴

病則耳聾囊縮而厥通宜此方以退表裏諸熱朱氏不明此皆熱證妄言

前三日頁為病寒以四逆湯急溫裏而後以桂枝湯急解表大誤人也此

二方皆不可用但隨表裏熱勢微甚以退其熱使無致熱極而死者是

也若勢甚宜下者加大承氣湯下之又夫經言此三日傳受亦大㊶略之法

也大抵宜隨證以施治方不必拘也

或勢甚欲下慮不能退其熱者加大承氣湯㊷下之或熱結極深而諸藥數下

畢竟不能利不救必死者此法更加甘遂末一錢匕下之㊸吐利同效或但自

熱結胸中心胸高起腹鞕不痛而但喘急悶結譫妄昏冒闕脉沈數而緊者

尤宜此法急以下之

吐愈佳

瓜蒂散　治表證罷邪熱入裏結於胸中煩滿而飢不能食微厥而脉乍

緊者宜以吐之

諸可下證

大柴胡湯　若服小㊹柴胡湯證後病不解表裏熱勢更甚而心下急鬱微
煩或發熱汗出不解下心痞鞕嘔吐下利已上屬太陽或陽明病多汗或少
陰病下利清水心下痛而口乾或大陰病腹滿而痛或無表裏證但發熱七
八日雖脉浮而數或脉在肌肉实数而滑者及兩感諸證可微下者以除表
裏之熱者並宜此劑

大承氣湯　治大小二柴胡證後表裏俱熱病勢更甚者或陽明脉遲汗
出不惡寒、
陽明主肌肉熱甚自汗多故脉不能數而反遲也裏熱更甚故不惡寒而
反微熱也
身重短氣腹滿而喘有時潮熱　惡寒為表熱當汗而不可下發熱為裏
熱當下而不可汗
或手足心濈然汗出者濈阻立切和也
今言唯足心手心氣似和然而汗出也
此大便已鞕也㊺或吐下後不解不大便五六日至十㊻餘日日晡潮熱不惡寒
獨語如見鬼狀劇者發則不識人循衣摸床惕然而安微喘此陽明裏熱極
甚也

足陽明胃經⑰外肌肉爲十二經之長内爲五藏之本六府之大源故陽明胃病雖爲府病其脉沈數而實者皆當下之也然腸胃熱甚則大⑱黄自黄赤變褐以至於黑者難治也凡潮熱譫語不能食者腸中已有燥糞能食者但鞕耳舊云胸中有燥糞是胃手陽明證在足陽明也燥糞實非在於胸耳

或陽明病下之後心胸燥熱而懊憹煩燥者亡液故也或煩熱汗出則解復如瘧狀日晡發熱而脉沈實者宜以下也

脉浮虛者桂枝湯主之

或六七日不大便目不了了睛不和無表裏証大便難身微熱者或小便不利大便乍難乍易時發微熱⑲喘冒不能卧者有燥糞也或三部脉皆平心下鞕或脉大而緊者或下利脉滑而數者或下利脉遲而滑者遲由熱泄不止而致之實非寒也

或少陰病二三日口燥咽乾者或自利清水色純青心下痞痛口燥者皆濕熱相搏於腸胃之内而成下利也然熱則鬱結濕則⑳痞悶故水液不結浸潤於外則腸胃之外燥熱太甚而煩渴不止腸胸之内濕熱瀉也本因熱鬱而留飲以成濕也

或譫語腹滿或大痛煩渴譫妄脉實數而沉者無問日數並[51]宜大承氣湯下之或裏熱燥甚腸胸怫鬱留飲不散煩渴止胸腹高起痛不可忍但嘔冷液大渴反不能飲飲亦不能止其渴喘急悶亂但欲死者熱服下咽立止其渴有若無病之人頃臾大汗而愈至此往往多未利而汗出亦有藥力但隨汗之宜通則不利而愈者也

小承氣湯　治傷寒曰深恐有燥屎欲知之法少服小承氣湯腹中轉失氣謂動轉失出之下氣也有燥屎也乃可攻之不轉失氣者必初鞕後溏未可攻之攻之則腹滿不能食也欲飲水而噦其[52]後發熱者大[53]便復鞕而少也宜小承氣和之若腹大滿不通與小承氣湯微和胃氣勿大泄也或陽明多汗津液外出胃燥熱大便必鞕而譫語也或譫語脉滑疾或發汗吐下後微煩小便數大便因鞕者或下利譫語者多復有燥屎也遇宜[54]小承氣湯下之或得病二三日脉弱無太陽柴胡証煩心心下鞕至四五日雖能食少少與小承氣湯和之令小安

調胃承氣湯　治諸發汗和解吐後不惡寒但發熱而或蒸蒸然者或日深心下溫溫欲吐而胸中痛大便反溏腹微滿鬱鬱[55]微煩先此時自極吐下者先薪佰切

先此時者先於此時之前[56]已曾自極吐下而復此證也

或曰深裏熱譫語法當承氣下之誤以銀粉巴豆燥熱大毒九[57]藥下之以致眞陰損虛則邪熱轉甚甚者為邪衰者為正因而協熱下利不止脈反調和也協胡頰切和也合也

今言病本為熱而又與辛熱大毒圓藥下之則兩熱協和相合而熱甚下利不止也下利脈當微厥而其熱藥攻之故脈反適當其調和也言呈有熱利不止而脈反有或滑實大而緊者也

及或表[58]裏俱和而下之大早表熱乘虛入裏而或不成結胸但為熱利不止心下滿硬成痛煩渴咽乾脈滑數而或實者或譫語腹滿當痛者或煩渴譫妄者小便赤澁大便或硬或熱泄脈滑實而緊甚也並宜調胃承氣湯下之

三一承氣湯　通治大小調胃三承氣湯證

大法表證罷熱傳於裏則宜下之熱除即愈宜調胃承氣也此失下熱極則危而死矣表病裏和則當汗之熱除身涼即愈若反下之則表熱乘虛入裏而成結胸之類諸病也或表熱半傳於裏半尚在表則不可下宜小柴胡之類和解之也或表裏兩證熱勢俱甚而和解不能已者雖邪熱半在表半在裏法當寒熱往來以其表裏熱勢俱甚故亦不惡寒而俱惡

熱也[59]宜柴胡湯微下之通除表裏之熱也或誤用調胃承氣則止能攻裏不能除其表熱或用小承氣多攻裏必除表則表熱乘虛入裏皆能為害也其大柴胡證熱更甚者宜大承氣下之設未全愈而或有表之微邪熱入之于裏以其厚朴枳實之類善開結滯而不能成其結胸之類諸病也故活人書言攻裏之藥調胃承氣最緊小承氣次之大承氣又次之大柴胡最為緩慢故表證未罷而為裏熱已甚須可緩下者先大柴胡次大承氣亦可通也若論善開鬱結怫熱峻疾得利而效至大設未痊除而亦難开鬱結者大承氣也故活人書復言大承氣最緊小承氣次之[60]調胃承氣又次之大柴胡最慢也是以可急下之者宜大承氣也故雖大柴亦可通用而復無急下之證也或可微下及微和胃氣者小承氣湯調胃承氣為後先之次由是觀之而緩下急下善開發而難鬱結可[61]通用者大承氣湯最為妙也故今加甘草名曰三一承氣湯[62]通治三承氣湯於効甚速而無加害也然[63]以其甘草味能緩其急結溫射潤燥而又善以和合諸藥而能成功故本草云國老子也是以大承氣湯得甘甘草則尤妙也然此一方是三承氣湯合而為一也善能隨證消息但有此方則不須復用大小調胃承氣等湯也

及無問傷寒雜病内外一切所傷日數遠近但以腹滿咽乾煩渴譫妄心下
按之鞕痛或但腹滿實痛或小便赤澁大便結滯或温熱内甚而為滑泄[64]或
熱甚喘咳悶乱驚悸狂癲目疾口瘡舌腫喉痺癰腫瘡瘍或傷寒陽明胸熱
發斑脉沉須可下者及小兒驚風熱極潮搐涎喘昏塞并斑疹且瘆熱極黑
陷小便不通腹滿喘急將欲死者或斑疹後熱毒不退久不作痂者痂音加
瘡疥也或作斑癰瘡癬久不已者或怫熱内成痃癖堅[65]積腹脹而喘黃瘦潮
熱驚風熱積及大人小兒久新瘧痰卒暴心痛風痰酒隔腸垢積滯久壅風[66]
暴傷酒食煩心悶乱脉數沉實或腎水陰虛陽熱暴甚而僵仆卒中或一切
暴瘖不語失音或畜熱内甚陽厥極深脉反沉細而欲絶者或表之冲和正
氣與邪氣并之於裏則裏熱亢甚而陽極似陰反為寒戰脉微而絶者或風
熱燥甚客於下焦而大小便澁滯或不通者

風木能勝濕土火熱能耗水液因而成燥燥則緊斂堅結滯不通故風熱
燥甚於下焦則燥糞結硬腸又緊斂者其燥糞不能相離并旁光燥鬱不
能滲泄故不通也慎不可用銀粉巴豆大毒燥[67]熱圓藥下之反生燥熱而
耗其陰液也故傷寒下熱古皆禁之最宜三一承氣湯兼用下取法

或産婦胎死不下者

風熱燥濕緊斂則産戶不得自然開通也其證逆

脈弦數而澁面赤或青或變五色腹滿急痛喘悶胎已不動者是也手足溫而脈滑者止為難產但宜滑胎催生慎不可下也

及兩感表裏熱甚欲可下者並宜三一承氣　大承氣加甘草是也或下食積及急攻結滯者調下輕粉一字滯下目疾口瘡咽喉瘡瘍斑疹加涼膈散下死胎加益元散

十棗湯　治太陽中風下利(68)嘔逆表證罷乾嘔短氣不惡寒漐漐汗出發作有時頭痛心下痞鞕滿引下痛者兼下水腫腹脹并酒積食積一切腸垢積滯痃癖堅積或畜熱心腹暴痛或瘧氣久不已者或表之正氣與邪熱并甚於裏熱極似陰而反寒戰表氣入裏而陽厥極深故脈微而欲絕也并風熱燥甚結於下焦大小便不通或實熱腹痛者及小兒熱結乳癖積熱作發驚風潮搐斑疹熱毒不能了絕者宜以下之

(69)瘀血下證　瘀於預切積也又音於

桃仁承氣湯　治太陽病不解而循經熱結在膀胱其人如狂血自下者愈表不解者先以桂枝湯解表已而但小腹急結者乃以下之　或言少腹者誤也臍上為腹臍下為小腹小腹兩旁謂之少腹凡下皆作小腹也

抵當圓　治傷寒表熱少腹滿當小便不利今反利者有畜血也宜以下之

抵當湯　治太陽日深表證仍在循經而熱畜[70]下焦脉微而沉不結胸而發狂者熱在下焦少腹當鞕滿小便自利也血下迺愈宜以攻之[71]或太陽病身黃脉沉者循經而畜熱下焦也少腹鞕小便不利爲無血小便自利如狂者瘀血證也或陽明證熱內甚而喜忘喜許記切或狂大便雖鞕而反易不難也其色黑[72]者有畜血也或無表裏証但發熱日深脉雖浮者亦可下之或已下後脉數胸熱消穀善肌數日不大便者有瘀血也並宜抵當湯下之

發黃

茵蔯湯[73]　治陽明裏熱極甚煩渴熱鬱留飲不散以致濕熱相搏而身体發黃

或言寒熱相搏而發黃者誤也則如萬物濕熱甚則自生黃色皆或也[74]本傷寒熱極失下或誤汗之濕之灸之熨之或誤服銀粉巴豆大毒熱藥下之反以亡液損其陰氣邪熱轉甚或下之太早熱入裏不成結胸但以發黃者或失寒涼調治或熱勢不甚雖按法治之而不能退其熱勢之甚者或下後熱勢不退皆能發於黃也大抵本因熱鬱極甚留飲不散濕熱相博而發黃也

其候但頭汗出身無汗劑頸而還小便不利渴飲水漿者身必發黃也

怫熱在表燥而無汗濕熱在裏氣甚不能散越于外則濕熱之氣欝甚而上行以至頭面陽極之分則濕熱蒸爲微汗而頸下無汗然濕熱不能自然宜通散越於周身故濕熱欝之極甚而面目徧身發黄色也故白虎湯證通身自汗出者仲景謂之散越不發於黄也小便不利者濕熱發黄之證也或小便自利或狂或大便黑者瘀血證也發黄亦有譫妄者本所不言以黄證未明故不須言也

宜茵蔯湯調下五苓散以利小便退其濕熱也以黄者茵蔯湯利大小便也

結胸

汗下之後不大便五六日舌乾而渴日晡小有潮熱從心至少腹鞕滿而痛不可近脉尚沉緊滑數或但關脉沉緊者通宜大陷胸湯或丸下之或脉浮者表未罷也不可下之下之死宜小陷胸湯及小柴胡之類和解表罷者方可下之或結胸雖脉浮而裏熱勢惡須可下者宜三乙承氣湯一服分作三次約三時許服訖得利其良雖未利稍減脉必漸沉病微者止用三乙承氣湯半服按而下之裏熱甚者以大陷胸湯大半服而下之

謂有前藥之力也然須二方中甘遂反甘草或勢惡者故意以甘草擊甘遂使開發峻疾而爲効速矣故世方及活人書雙圓子亦直用甘草甘遂

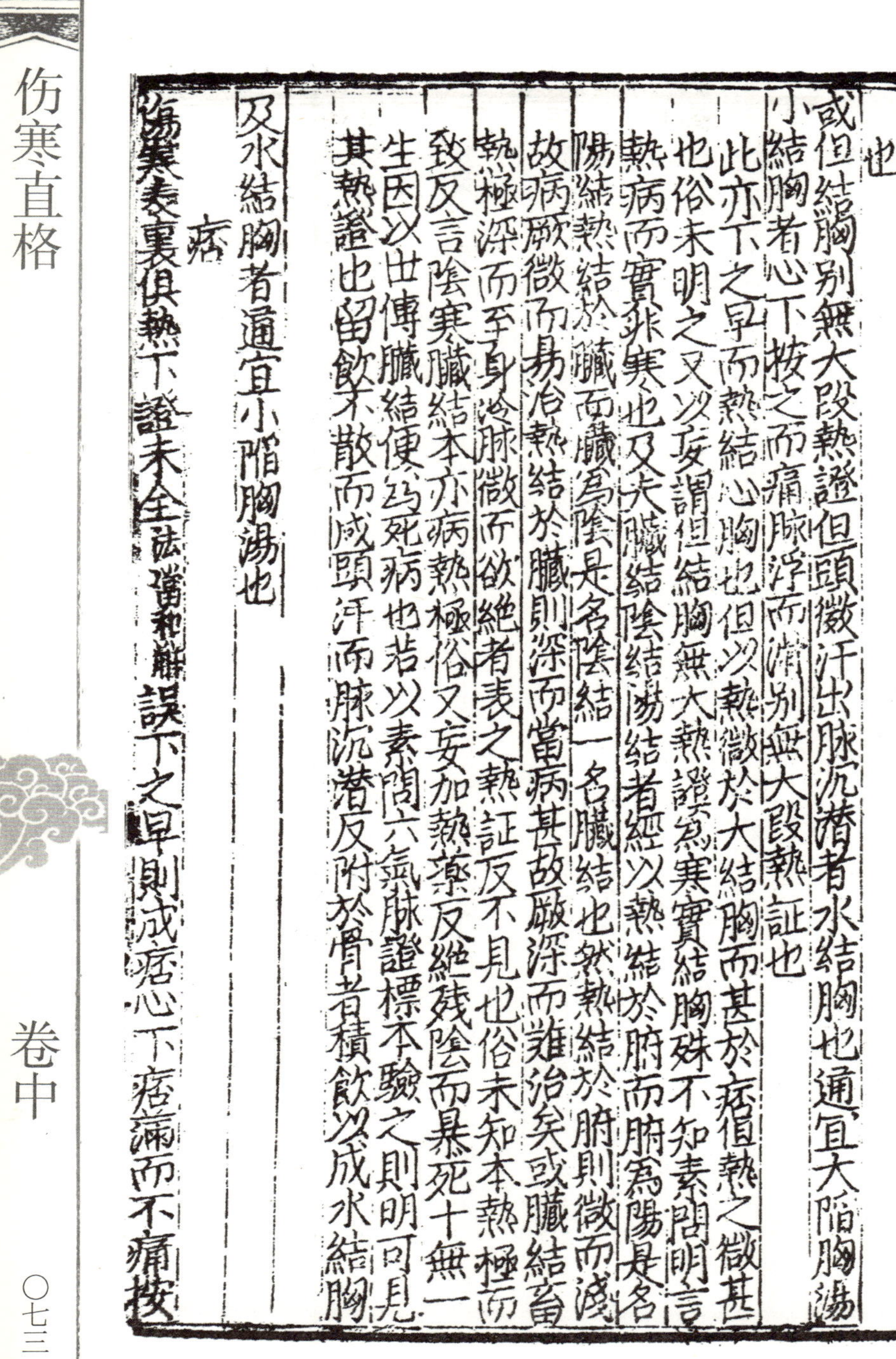

也

或但結胸别無大段熱證但頭微汗出脉沉潛者水結胸也通宜大陷胸湯

小結胸者心下按之而痛脉浮而滑别無大段熱証也

此亦下之早而熱結心胸也但以熱微於大結胸而甚於痞但熱之微甚也俗未明之又以妄謂但結胸無大熱證為寒實結胸殊不知素問明言熱病而實非寒也及夫臟結陰結陽結者經以熱結於腑而腑為陽是名陽結熱結於臟而臟為陰是名陰結一名臟結也然熱結於腑則微而淺故病亦微而易治熱結於臟則深而當病甚故亦深而難治矣或臟結當熱極深而至身冷脉微而欲絶者表之熱証反不見也俗未知本熱極而致反言陰寒臟結本亦病熱極俗又妄加熱藥反絶殘陰而暴死十無一生因以世傳臟結便為死病也若以素問六氣脉證標本驗之則明可見其熱證也留飲不散而成頭汗而脉沉潛反附於骨者積飲以成水結胸

及水結胸者通宜小陷胸湯也

痞

傷寒表裏俱熱下證未全法當和解誤下之早則成痞心下痞滿而不痛按

之較虛也

然須裏之陰分已受熱入而為病是謂病發於陰也或熱微下遲未全則

㊆⑥ 不任轉瀉誤下之早則裏之微熱除去之外反為熱入所損虛而表熱故

虛入裏雖不能成結胸亦作痞也俗醫妄謂陰寒之作發下之早而成痞

者誤也然既病已為陰寒何得更言發於陰也寒病畢竟不可下何得言

其下之早也既言其早則病熱發於陰也故此之邪熱病之表於陽分而

裏和未有邪熱反以下之大早則裏乃極虛而表之全熱大入於裏此失

之至大故成結胸而病熱勢惡也痞則誤之小故為熱勢輕微也小結胸

者微於大結胸而甚於痞也但入分誤之大小熱之微甚非謂痞為寒也故

仲景本攻痞多用大黃黃連黃芩寒藥爾後或以加附子乾姜之類者是

以辛熱佐其寒藥欲令開發痞之怫熱結滯也非攻寒耳故攻痞不開者

後當陷胸湯寒藥下其熱也或當用大柴胡大承氣雙下表裏而無使表

熱入裏以成結胸及痞若誤用調胃承氣但攻其裏則表熱入裏而亦成

痞也或無問可下不可下而誤用銀粉巴豆燥熱大毒圓藥下之反以損

陰亡液以使怫熱太甚亦或成痞或為諸熱變証各於本論詳之

痞脉浮而尚惡寒者表未解也當先桂枝湯解表已而後攻痞也或只服五

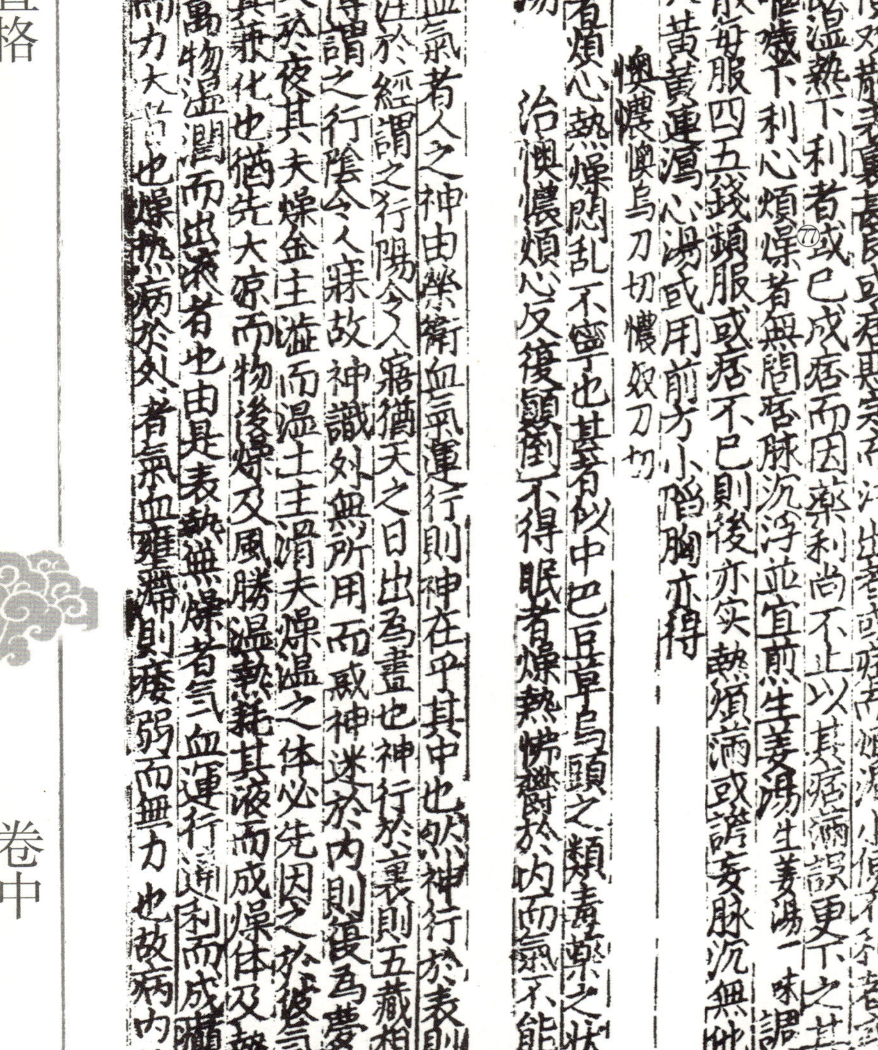

苓散便双散表裏甚良或痞悪寒而汗出者或痞而煩渴小便不利者或痞

而渴飲温熱下利者[77]或已成痞而因藥利尚不止以其痞滿誤更下之甚痞

轉甚嘔噦下利心煩燥者無閉痞脉沉浮並宜煎生姜湯生姜湯一味謂下

五苓散每服四五錢頓服或痞不已則後亦实熱煩滿或譫妄脉沉無他證

者宜大黄黄連瀉心湯或用前方小陷胸亦得

懊憹 懊烏刀切 憹奴刀切

懊憹者煩心熱燥悶乱不寧也甚者似中巴豆草烏頭之類毒藥之狀也

梔子湯[78] 治懊憹煩心反復顛倒不得眠者燥熱怫鬱於内而氣不能宣

通也

經曰血氣者人之神由榮衛血氣運行則神在乎其中也然神行於表則榮

衛流注於經謂之行陽人寤猶天之日出爲晝也神行於裏則五藏相生

而順傳謂之行陰人寐故神識外無所用而寂神迷於内則復爲夢也

猶日入於夜其夫燥金主澁而濕土主滑夫燥濕之体必先因之於彼氣而

後爲其兼化也猶先大涼而物後燥及風勝濕熱耗其液而成燥体及燥大

甚則萬物濕潤而出液者也由是表熱無燥者氣血運行通利而成癲狂

走呼而力大皆也燥熱病於外者氣血壅滯則痿弱而無力也故病内熱

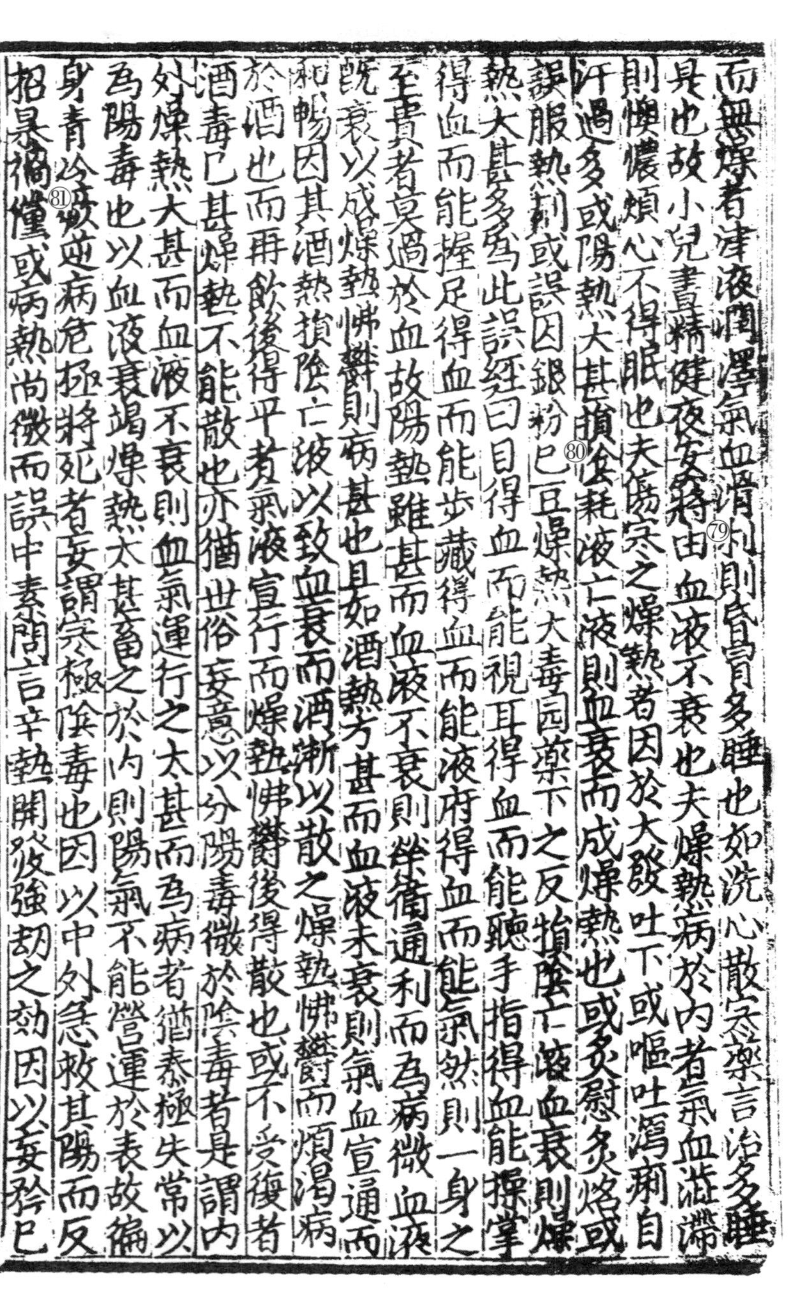
而無燥者津液潤澤氣血滑利⑲則食甞多睡也如洗心散寒藥言治多睡
是也故小兒晝精健夜安寐由血液不衰也夫燥熱病於內者氣血澁滯
則懊憹煩心不得眠也夫傷寒之燥熱者因於大發吐下或嘔吐瀉痢自
汗過多或陽熱大甚損侌耗液亡液則血衰而成燥熱也或灸熨灸烙或
誤服熱劑或誤因銀粉⑳巴豆燥熱大毒因藥下之反損陰亡液血衰則燥
熱大甚多為此誤經曰目得血而能視耳得血而能聽手指得血能攝掌
得血而能握足得血而能步藏得血而能液府得血而能氣然則一身之
至貴者莫過於血故陽熱雖甚而血液不衰則榮衛通利而為病微血液
既衰以成燥熱怫鬱則病甚也且如酒熱方甚而血液未衰則氣血宣通而
和暢因其酒熱損陰亡液以致血衰而酒漸以散之燥熱怫鬱而煩渴病
於酒也而再飲復得平者氣液宣行而燥熱怫鬱後得散也或不受復者
酒毒已甚燥熱不能散也亦猶世俗妄意以分陽毒微於陰毒者是謂內
外燥熱大甚而血液不衰則血氣運行之太甚而為病者猶泰極失常以
為陽毒也以血液衰竭燥熱太甚畜之於內則陽氣不能營運於表故徧
身青冷㉑厥逆病危極將死者妄謂寒極陰毒也因以中外急救其陽而反
招暴禍僅或病熱尚微而誤中素問言辛熱開發強劫之效因以妄矜已

能以謂陰毒必死之證救之以活致使世俗愈惑而惟恨救之不及誤人多矣殊不知但以退熱潤燥散結則氣液宣行而愈也故經曰腎惡燥急食辛以潤之開腠理致津液通氣脉也然氣通和即津液宣行也故經曰氣和而生津液相盛而神自生

或胸滿結痛或頭微汗出虛煩者梔子湯主之或少氣者加甘草一錢或加嘔者又初誤以圓藥下之者加生姜半兩凡懊憹虛煩者皆用涼膈散甚佳及宜湯灌手足使心胸結熱宣散而已

梔子厚朴湯　治心煩腹滿坐臥不安

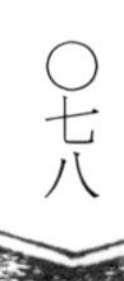

①闔：关闭。

②目：据《素问·热论》，当作『口』。

③項：据《素问·热论》，疑作『痛』。

④班：通『斑』。

⑤雙：据正脉本、张本、六书本，当作『隻（只）』。

⑥丞：通『承』，秉承。

⑦燥：据文义当作『躁』。

⑧丈：据文义疑作『大』。

⑨无：据文义当作『尤』。

⑩自：据文义当作『目』。

⑪天：据文义当作『夫』。

⑫朱奉議：即朱肱。

⑬巳：据文义当作『以』。

⑭廼：『乃』的异体字。

⑮與：据文义疑作『旺』。

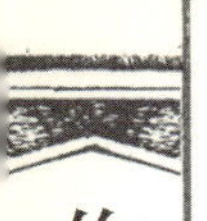

⑯手：据文义当作『於』。

⑰九：据文义当作『尢』。

⑱大：正脉本、张本、六书本作『夫』，义长可从。

⑲燥：据文义当作『躁』。

⑳注：据文义疑作『駐』。

㉑唫：正脉本、张本、六书本作『陰』，义长可从。

㉒股：《伤寒论》作『骨』，义长可从。

㉓怒：《伤寒论》作『惡』，义长可从。

㉔入：《伤寒论》作『而』，义长可从。

㉕負：正脉本、张本、六书本作『圓』。

㉖陰：《伤寒论》作『傷』，义长可从。

㉗兖：正脉本、张本、六书本作『皃』，义长可从。

㉘燥：据文义当作『躁』。

㉙煖：『暖』的异体字。

㉚風驚：据文义当作『驚風』。

㉛豆疹：《小儿要证直诀》作『瘡疹』。

㉜乙：据本方名称，当作『一』。

㉝言：据文义当作『語』。

㉞頟：『額』的异体字。

㉟倣：『仿』的异体字。

㊱燥：据文义当作『躁』。
㊲兒：此下据文义当有『泄』字。
㊳急慢：正脉本、张本、六书本作『寒熱』。
㊴太陰：据《素问·热论》及上下文，当作『少陰』。
㊵病：此下据《素问·热论》当有『則腹滿身熱不欲食，譫言，三日少陽與厥陰俱病』。
㊶畧：『略』的异体字。
㊷未：据文义当作『末』。
㊸胃：据文义当作『冒』。
㊹下心：正脉本、张本、六书本作『心下』，义长可从。
㊺刺：衍文，据《伤寒论》当删。
㊻而：《伤寒论》作『而不』，义长可从。
㊼外：此下据正脉本、张本、六书本当有『主』字。
㊽黄：张本、六书本作『便』，义长可从。
㊾胃：《伤寒论》作『冒』。
㊿胸：正脉本、张本、六书本作『胃』。
(51)宣：正脉本、张本、六书本作『宜』，义长可从。
(52)胸：《伤寒论》作『胃』，义长可从。
(53)洩：『泄』的异体字。
(54)然：《伤寒论》作『能』。

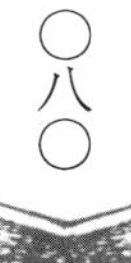

55二：表示该字与其上面的那个字相同，下同。
56鱼：正脉本、张本、六书本作『曾』。
57九：据文义当作『圆』。
58裹：据文义当作『病』。
59宜：此下据《伤寒论》当有『大』字。
60柴：此下据文义当有『胡』字。
61湯：此下据文义当有『證』字。
62射：据文义疑作『能』。
63本草：指《神农本草经》。
64胸：据文义当作『胃』。
65隔：正脉本、张本、六书本作『膈』。
66风：此下据正脉本、张本、六书本当有『熱』字。
67乙：正脉本、张本、六书本作『二』，义长可从。
68下：《伤寒论》作『脅』，义长可从。
69桃仁承氣湯：《伤寒论》作『桃核承氣湯』。
70廼：『乃』的异体字。
71目：正脉本、张本、六书本作『自』，义长可从。
72數：此下《伤寒论》有『不解』，此处疑脱。
73茵蔯蒢湯：《伤寒论》作『茵蔯蒿湯』。

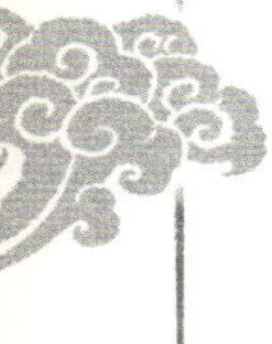

⑭荅或也：衍文，据张本、六书本当删。荅，同『答』。
⑮徧：『遍』的异体字。
⑯虚：此下据张本、医统本当有『熱』字。
⑰燥：据文义当作『躁』。
⑱梔子湯：《伤寒论》作『梔子豉湯』。
⑲篩由：正脉本、张本、六书本作『寢中』。
⑳巳：正脉本、张本、六书本作『巴』，义长可从。
㉑儻：『傥』的繁体字。

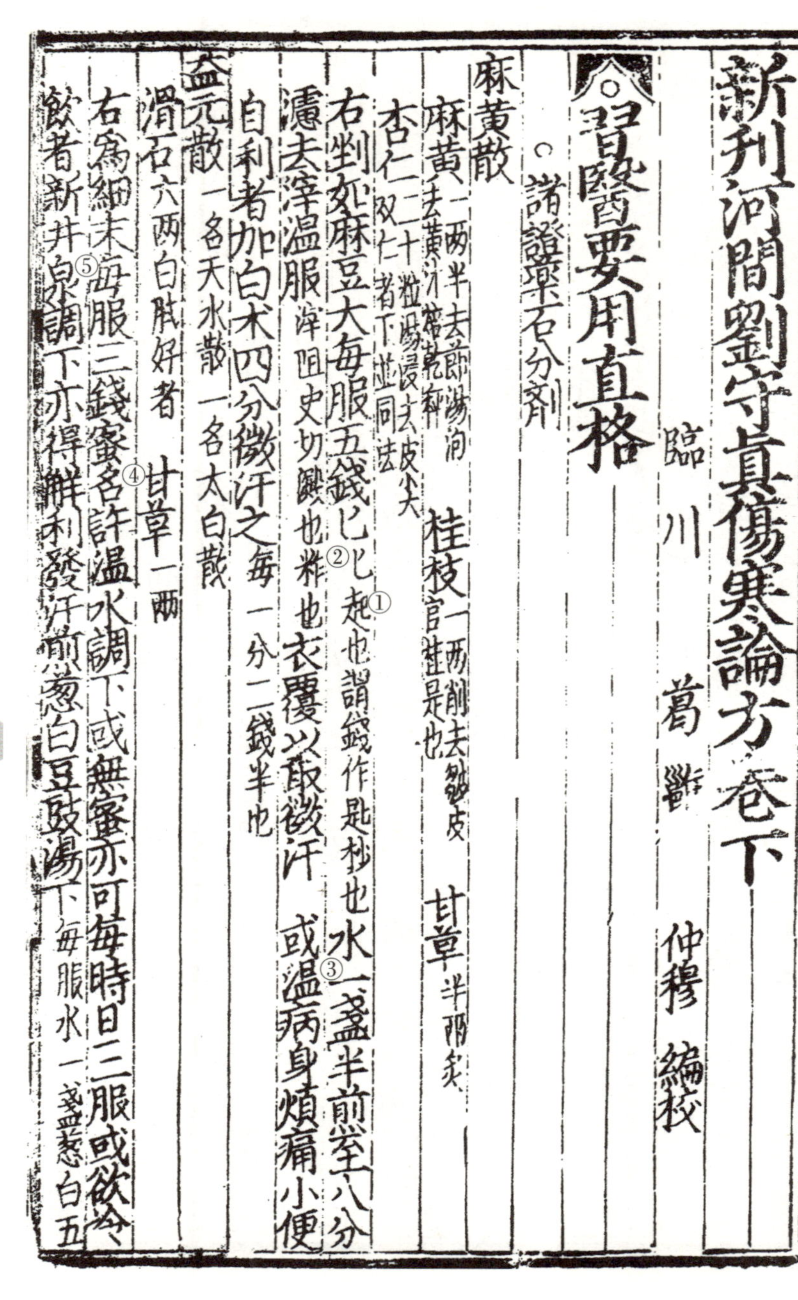

新刊河間劉守真傷寒論方卷下

臨川　葛雝　仲穆　編校

習醫要用直格

○諸證藥石分劑

麻黄散

麻黄一两半去節湯泡去黄汁焙乾秤　桂枝一两削去皱皮官桂是也　甘草半两炙

杏仁二十粒湯浸去皮尖双仁者下並同法

右剉如麻豆大每服五錢匕①匕起也謂錢作匙抄也水③一盞半煎至八分濾去滓温服滓阻史切②澱也粕也衣覆以取微汗　或温病身煩痛小便自利者加白术四分微汗之每一分二錢半也

益元散一名天水散一名太白散

滑石六两白膩好者　甘草一两

右為細末⑤每服三錢蜜④名許温水調下或無蜜亦可每時日三服或欲冷飲者新井泉調下亦得解利發汗煎葱白豆豉湯下每服水一盞葱白五

月⑥皂豉五十粒煮取汁七分調併二四服以効為度此藥是寒涼⑦解散熱鬱毀病甚不解多服無害但有益耳本世傳名太白散俗惡性寒恐易得之賊物而又不明素問造化之理故不取本草神驗之言而多不用焉若以隨證驗之乃凡人之仙藥也何可缺歟　夫傷寒當汗則不可下當下則不可汗且如誤服此藥則汗自不出而裏熱亦獲不効亦有裏熱便得宣通而愈者也或⑧半在表半在裏可和解而不可吐下發汗者若服此藥多愈或不愈亦小成加涼膈散解九佳　或自當汗解者更加蒼术⑨麄末三錢同葱豉煎湯調服亢良或孕婦不宜滑石麻黄桂枝輩發汗即用甘草一兩蒼术二兩同為麄末每服四錢水一盞葱白五寸豉五十粒同煎至六分濾去滓熱服併二三服取微汗是名逼毒散非孕婦亦可服　或大白散加麻黄二兩去節如法煎服世云神白散　或逼毒散加麻黄与蒼术等分去節治撥云青龍散　或青龍散更加滑石末与蒼术二倍最為發汗之妙藥名曰大逼逞毒散此方唯正可汗者即用誤服之則轉加熱也或解利兩感煎涼膈散調下益元散四錢　或下乳用猪肉麵羹粥飲或之類調下四錢不拘時候日三服及宜食肉麵羹粥　催産温香油蜜調下五錢并二三服以産為度　或死胎不下者煎三乙承氣湯一服

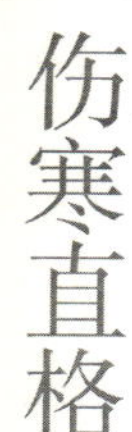

調下益元散五錢須臾更頻用油將調益元散溫服前後俱下而胎下可活産母也凡難産或死胎不下皆由風熱燥澁緊斂結滯而不能舒緩故産戶不得自然開通也此藥力至則結滯頓開而産矣後慎不可溫補而反生燥熱也俗未知産後亡液損血疼痛怖懼以致神狂氣乱則陰氣損虛邪熱太甚而爲諸熱證由不讀素問不知造化故不識證候陰陽反以妄爲産後諸虛百損便爲虛冷而無熱也誤以熱藥溫補或見煩渴者不令飲水本雖善心爲害多矣豈治病之道但以臨時審其藏府六氣虛實明其標本如法治之而已矣　此藥泛常多用然須爲劾至大而俗以病異藥同將謂妄行反招侮慢今以黃丹加令桃紅色名曰紅玉散　加青黛令輕碧色名碧玉散　加薄⑩荷葉一分名雞蘇散　主療不殊收效則一俗目慣然何能別此可遠妄侮可顯玄功後之学者其究心焉

桂枝湯

桂枝去皮　芍藥　甘草炙　等分　二一分為率

⑪右剉如麻黄大每服八錢水一盞半薑三片棗二枚擘破煎至七分令去滓溫服續後以熱稀粥溫覆令徧身微汗或暖⑫地及初夏可加黄芩一兩名陽旦湯大熱之分及云有熱人可兼加知母半兩石膏一兩為末或更

加升麻一分禁生冷粘滑肉麪五辛酒酪臭⑬物等桂枝證反下之不成結
胸及痞但腹滿證在者本方倍加芍藥大實痛者更加大黄半兩脉弱已
自利者不加⑭

桂枝加葛枝湯

桂枝 芍藥 甘草各六分二字 葛⑮枝一两二分

右如桂枝湯服謂如桂枝湯剉煎服也下並做此

葛枝湯⑯

葛根一两 麻黄泡去黄汁焙干秤二分 桂枝去皴

芍藥 甘草炙 各半两

右如桂枝湯服

大青龍湯

麻黄如前製 石膏為末各⑰二分 桂枝一分半

甘草炙一分 杏仁十枚湯去皮尖双仁

右剉如麻豆大抄五錢水一盞生姜三片棗三枚擘破煎至半盞濾去
滓溫服令身汗濕未潤再服

小青龍湯

麻黄如前製 半夏湯洗 芍藥 細辛⑱ 乾姜

甘草炙 桂枝去皴各三分 五味子二分

右剉麻豆大每服八錢水一盞半生姜四片煎至七分絞汁温服 渴者去半夏加栝蔞根三錢 微利去麻黄加芫花彈子大 ⑲噎者去麻黄加附子二錢炮 以開怫熱結滯 小便不利少腹滿者去麻黄加茯苓四分 喘者去麻黄加杏仁製如前法 此方燥至温散其水以潤腸胃藏府之燥以開發中外之怫熱結滯者也

小柴胡湯

柴胡去苗秤二兩 黄芩 甘草 ⑳人蔘各三分 半夏六分泡五七次

右剉㉑如麻豆大抄五錢水一盞生姜三片棗三枚切煎至半盞濾去滓温服日三小兒一服作三服諸藥法同

凉膈散一名連翹飲子

連翹一兩 山梔子 大黄 薄荷葉去土

黄芩各半兩 甘草一兩半 朴消一分

右為麄末每服二三錢水一盞蜜少許无蜜亦可或用竹葉或亦不須煎至七分濾去滓温服熱甚者可服四錢亦有可服一二十錢者 治咽喉

并涎嗽加桔梗一兩㉒京芥穗半兩 咳而嘔者本方加半夏半兩每服生姜三片煎 鼻衄㉓嘔血者加當歸芍藥各半兩 生乾地黄一兩 淋者加滑石四兩 茯苓一兩 肉風㉔眩者加芎防風各半兩 石膏三兩㉕ 酒毒者加葛根一兩 斑疹豆瘡加京芥穗赤芍藥川芎防風桔梗各半兩 三歲兒可服七八錢或熱甚困黑陷腹滿喘急小便赤澁而將死者此一服更加大承氣湯約以下之得利立甦㉖

凡言加者皆自本方加也但加者每服五七錢以意加減調理 兩感傷寒下證前後以退表裏之熱者煎本方四五錢調下益元散三四錢 其本方皆能治此諸證但加即為效速也

白虎湯

知母一兩半 甘草一兩炙 粳米一合 石膏四兩為末

右剉麻豆大抄五錢水一盞煎至六分去滓温服無時日三四服熱甚者服七八錢至十餘錢或眩或嘔或效者加半夏半兩陳皮半兩每服用生姜三片煎服 或傷寒發汗不觧脉浮者加蒼术半兩名曰蒼术白虎湯 或發汗或吐或下後煩渴口乾或脉洪大或微惡寒者或不可下者或除可者之藥外並宜加人參半兩 以調之名人參白虎湯

五苓散

豬苓去黑皮　茯苓　白术各半兩　桂去皮一分　澤瀉一兩

右為細末，每服二三錢，熱湯調下，惡熱欲冷飲者，新水調下，或生薑湯調下愈妙。或加滑石二兩甚。或喘嗽煩心不得眠者，更加阿膠半兩炮。

桂苓甘露飲[27] 一名桂苓白术散

桂半兩　茯苓　白术各半兩　甘草炙　澤瀉

石膏　寒水石各一兩　滑石二兩　製如前

右為極細末，熱湯調下三錢，欲冷飲者，新水調下，或生薑湯調下，尤良。小兒服一錢。

白术散

白术　茯苓去皮　人參　藿香葉淨各半兩

甘草炙一兩半　木香一分　葛根一兩

右為細末，白湯調[28]下三錢，若煩渴者加滑石二兩，病甚者為麄末，每服一兩半，水一大升，煎至七合，絞汁放冷，從意續續飲之，小兒尤宜。

四逆湯

甘草炙　乾薑各一兩一分　附子半箇[29]生去皮臍

凡用附子以半兩重者佳小者力弱大者性惡非稱處方之宜也出包㉚

美其大者未知古人之有則也

右剉麻豆大用水兩盞煮至一盞絞汁分溫二服強實人一劑作二服

或畜熱極深者手足厥冷則不宜此方當以下之也

茯苓半夏湯

茯苓去皮　生姜取汁各一分　半夏一分

右剉麻豆大用水一盞煎至四分絞汁下姜汁溫服

半夏橘皮湯

半夏泡如法　陳皮湯浸洗去穰　甘草炙　人蔘

茯苓　黃芩去腐心各一分　葛根半兩　厚朴去皮各一分㉛

右剉麻豆大用水三盞生姜一分切煎至一盞半絞取汁分四服作一日

食後溫服

黃連解毒湯

黃連去須　黃蘗　黃芩　大梔子各半兩

右剉麻豆大每服秤半兩水一茶盞煎至四分絞取汁溫服无時日三四㉜

以効為度每一二服効或腹滿嘔吐或欲作利者每服加半夏三枚全用

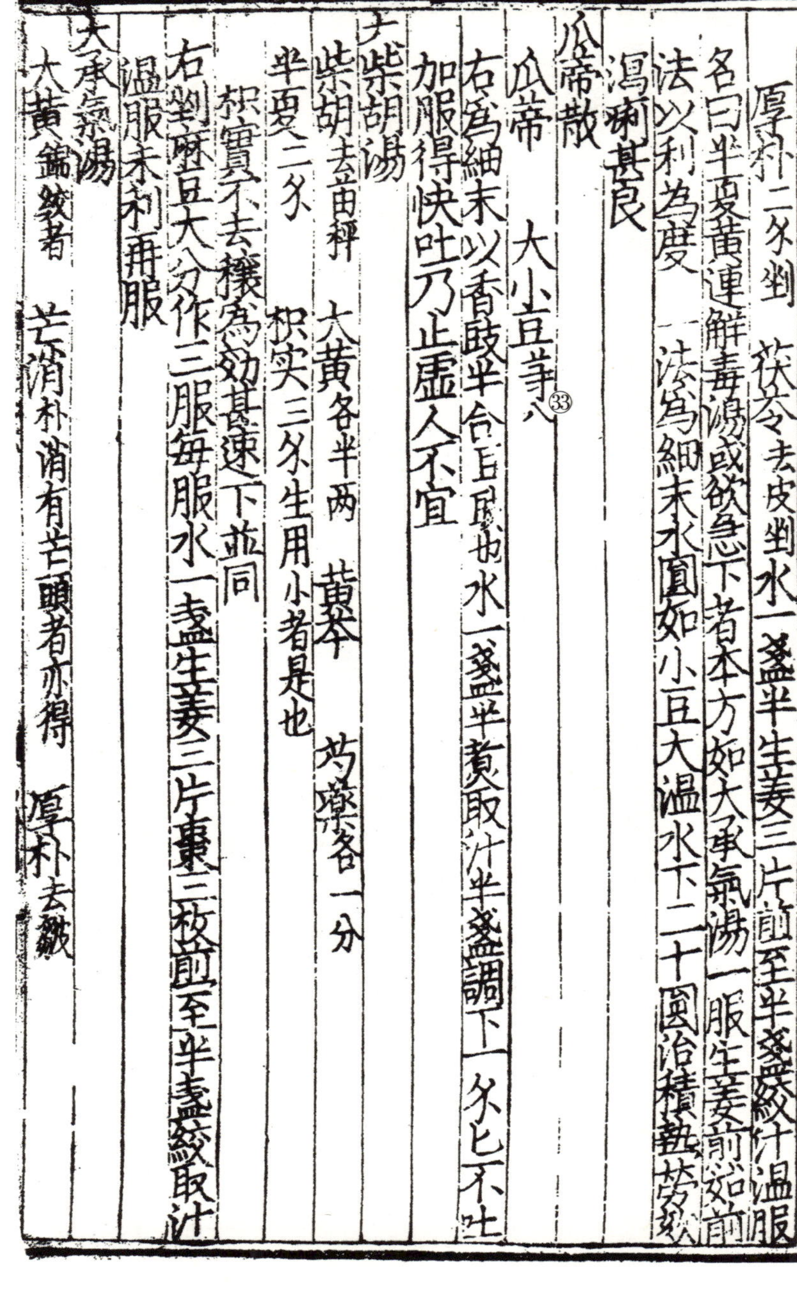

厚朴二分剉　茯苓去皮剉水一盞半生姜三片煎至半盞𣳟汁温服

名曰半夏黄連解毒湯或欲急下者本方加大承氣湯一服生姜煎如前

法以利為度　一法爲細末水圓如小豆大温水下二十圓治積熱甚效

瀉痢甚良

瓜蒂散

瓜蒂　大小豆等分㉝

右爲細末以香豉半合豆豉也水一盞半煎取汁半盞調下一分匕不吐

加服得快吐乃止虛人不宜

大柴胡湯

柴胡去苗秤　大黄各半兩　黄芩　芍藥各一分

半夏二分　枳實三分生用小者是也

枳實不去穰爲効甚速下並同

右剉麻豆大分作三服每服水一盞生姜三片棗二枚煎至半盞𣳟取汁

温服未利再服

大承氣湯

大黄錦紋者　芒消朴消有苦頭者亦得　厚朴去皴

枳實各半兩加甘草一兩是名三乙㉞承氣湯

右剉麻豆大分一半用水一盞半生姜三片煎至六分納消煎一二沸

凡煎藥須慢火煎沸即下火為一沸或言煎至幾分亦如此法煎不可強火耗去其水也

絞去滓熱服　凡病熱鬱甚而冷服寒藥則病能拒藥多不能下故經曰寒因熱用　未利再服熱甚者此一劑分大半作一服未利再服少半熱更甚者一劑都作一服　熱勢甚者亦可併此二劑為一服劑分劑為劑為一料方得利而效者臨時消息以利為度消息謂損益多少也

凡用藥多少倣於此耳

小承氣湯

大黃半兩　厚朴三分　枳實三分

右剉如麻豆大作二服每服用水一盞生姜三片煎至半盞絞取汁熱服未利再服或微下者一劑分作二服或和胃氣不欲利者一劑分為四五服

調胃承氣湯

甘草　大黃　芒消各半兩

右剉如麻豆大分一半用水一大盞煎至半盞絞去滓納消煎一二沸熱
服不利再服
十棗湯
芫花慢火炒变也　大戟　甘遂各等分
右爲散細末用水一盞肥棗十枚切開煮取汁半盞㉟調下半錢匕强實人
服一錢匕以意加減快利爲度
桃仁承氣㊱湯
桃仁湯去皮尖双仁用板搥碎　芒消半兩　大黄六乄
桂去皺皮　甘草各二乄
右剉如麻豆大㊲分作三服每服用水一盞煎至半盞下消絞
取汁熱服日三以微利爲度
抵當圓
水蛭炒　蝱虫炒各七枚　桃仁八粒　大黄一乄
右爲細末蜜和作二圓用水一小盞煮一圓至六分溫服晬時血未下者
再服
抵當湯

水蛭炒 䖟虫炒去翅足各十枚 桃仁七枚 大黄一兩

右剉如麻豆大分作二服每用水一盏煮半盏絞去滓温服未下再服

茵陳湯㊳

茵陳蒿去莖一兩一名山茵陳 川大黄半兩

山梔子七枚小者十枚

右剉如麻豆大用水兩盏半慢火煮至一盏絞取汁温服六分未利再服四分以利為度勢甚者作一服未利再作以意加減當下如爛魚肚及膿血膠膘等物及小便多出金色如皂角汁或見證將欲發黄者此一劑分作四服每服調下五苓散三錢凡治發黄㊴无越此法也

世俗有傳烙黄而或愈者此强實之人素本中氣不衰而又濕熱鬱之微者烙之而誤中强刼開發得開氣血宣通即作汗而愈或体貧本盡濕熱結甚則刼發不開而反致死者不為少矣莫若仲景法對證以藥治之則免致强刼不開而反悮人生命也 及夫近世妄傳有寒極陰黄而内外急救其陽爲害多矣設若稍微而悮中開發得愈亦以鮮矣而傷生者不可勝言也大抵凡諸黄者百有二一則濕熱極而黄萬物皆然又如麥秀而黔雨濕熱過極則黄宣者也及水潦而天氣

溼熱則草木將死而色變黄者也或病血液衰則虚燥熱大甚而身面痿黄者猶亢旱而草木萎黄也夫病燥熱而黄者當退熱潤燥而已此傷寒溼熱極甚而發黄者開結退熱雙利大小便以除水溼則利和而愈也

結胸而發黄者同陷胸湯各半服下之或誤服巴豆熱毒責熱下之及損陰氣遂協熱利不止而發黄者同大承氣各半服下之亦有協熱利不止更或結胸而發黄者用茵蔯五分同陷胸湯二分大承氣二分以下之或兩感發黄者本方加黄連解毒湯一服急下之或頭微汗小便利而微黄者溼熱微也宜此梔子蘗皮湯

大山梔子十五枚　甘草一兩　黄蘗半兩

右剉如麻豆大此劑則作二服每服水三盞煮至一盞絞取汁分三次作一日服

大陷胸湯

大黄　芒消各三錢　甘遂末三字匕

右剉如麻豆大一㊵劑分作二服每服用水一盞煮大黄至六分内消煎一二沸絞汁調甘遂一字匕半溫服未快利再服勢惡不能利者以意

加服

大陷胸圓

大黄半两　葶藶三分微炒　芒消一分　杏仁十二箇㊶草灰炒色変

右大黄爲細末下葶藶杵再羅研杏仁消如泥和圓如弾子大每服一貟入甘遂末三字匕白蜜半匙水一盞煑至半盞温服當一宿許乃下未利再服

小陷胸湯

半夏四分湯洗全用不剉　生姜二分切　黄連二分剉

括蔞实大者半箇惟剉其殻子則不剉或但用其中子者非也

右以水三盞煑㊷括蔞取汁一盞半内餘藥煑至一盞絞取汁　壹盞作二分兩次温服以効爲度

大黄黄連瀉心湯

大黄　黄連　黄芩各一分　一法加生姜一分甚良

梔子湯㊸

大梔子七枚剉碎　豆豉半合

右以水兩盞煑梔子至一盞半内豉煑至半盞絞汁温服

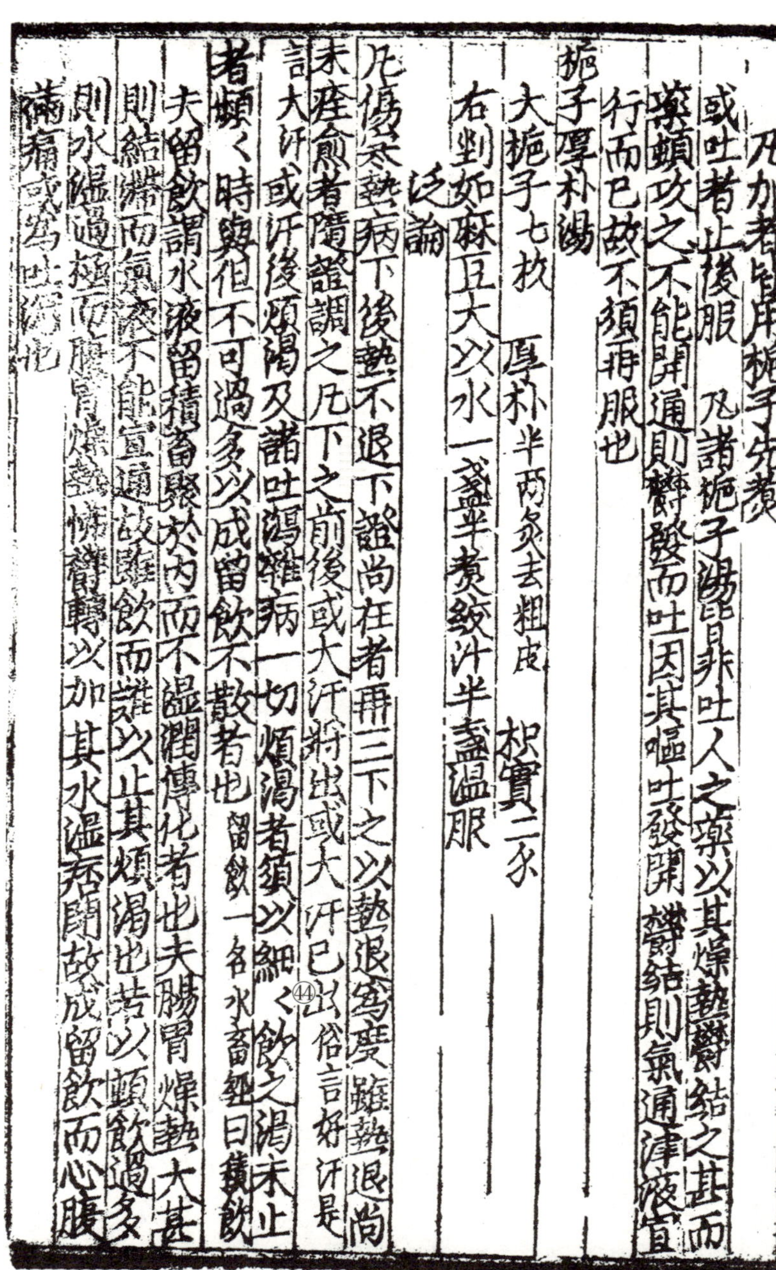

凡加者皆用梔子先煑

或吐者止後服　凡諸梔子湯皆非吐人之藥以其燥熱鬱結之甚而藥頓攻之不能開通則鬱發而吐因其嘔吐發開鬱結則氣通津液寬行而已故不須再服也

梔子厚朴湯

大梔子七枚　厚朴半兩炙去粗皮　枳實二枚

右剉如麻豆大以水一盞半煑絞汁半盞溫服

泛論

凡傷寒熱病下後熱不退下證尚在者再三下之以熱退爲度雖熱退尚未痊愈者隨證調之凡下之前後或大汗將出或大汗已出俗言好汗是言大汗或汗後煩渴及諸吐瀉雜病一切煩渴者須以細細飲之渴未止者頻頻時與但不可過多以成留飲不散者也　留飲一名水畜經曰積飲

夫留飲謂水液留積畜聚於內而不溫潤傳化者也夫腸胃燥熱太甚則結滯而氣衰不能宣通故雖飲而渴以止其煩渴也若以頓飲過多則水濕過極而腸胃燥熱怫鬱轉以加其水濕否閉故成留飲而心腹滿痛或爲吐瀉也

誤若不與飲之則燥熱㊺轉甚危而死矣

夫腸胃之燥濕猶此㊻耳既傷適當其宜皆不可過與不及凡治病之道以調六㊼氣陰陽使無偏傾各守其常平和而已嗟夫世俗或以妄爲冷水寒藥水損脾胃滿却大汗但令中外熱而欲望其作大汗者或大汗欲出腸胃燥熱煩渴及汗已出及慮水却大汗不與水者或氣弱以虚煩渴者或吐瀉煩渴者或産婦煩渴皆以妄爲氣虚不可飲水也此乃未知古人云渴欲飲水爲熱在裏也若夫正氣既衰邪熱燥甚而煩渴者若非水液寒藥滋養敗其殘陰退其邪熱則陽熱暴甚而爲害速矣況不與水而反以大毒熱藥耶燥之寧無損者耶且如酒之體者水也比之飲水則過能多飲而旋能消散之外轉能發於渴者以其苦熱養於心火則陽勝陰衰而燥去水濕之体故旋能消散而善多飲水也其酒之善多飲者以其酒之熱毒若非復以水体勝之則亦少飲疾醉者强以欲多則燥熱大甚而多生病也然酒力之勢善消水体復制酒力以其熱力多於水体故飲多即熱醉而燥盡水体勢力尚在則燥熱煩渴而病於酒也然酒之熱耗盡水体之外尚能燥熱煩渴爲病况病於陽熱大甚而煩渴及不與水者豈不知其害耶凡燥熱煩渴者腸胃乃

為怫鬱常以退熱開結散水潤燥之藥調之免致燥熱大甚則怫鬱以成留飲雖多飲亦不止其腸胃藏府之燥熱㊽煩渴而或腸胃之内濕甚以成吐瀉也凉膈白虎五苓及桂苓甘露之散類隨證以調之也

或成留飲諸疾者隨證燥之

宜小青龍湯五苓桂苓甘露黄連解毒湯小陷胸大承氣之類證本方論中

戰汗

夫熱病大汗將出而反寒戰者

古人以百病皆為雜病惟傷寒名曰大病俗言汗病是也以害民之至大也經言大汗者非謂邪熱自汗大出者也乃陽氣怫熱鬱結後得開通發散宣通則蒸蒸而為汗出是謂大汗言大病怫熱邪毒之氣鬱極廼發以為汗出故曰大汗也故經曰大氣皆去病得已矣

表之正氣與邪熱并甚於裏大熱亢極而反兼水化制之故反寒慄也化謂造化之化也

經曰少陰所至為驚惑惡寒戰慄譫妄謂少陰君火熱氣之所至而為此等之病也又經曰諸禁鼓慄如喪神守皆屬於火注云熱之内作然

禁俗作噤鼓振搖而動也言禁冷振慄反寒戰也經曰亢則害承乃制謂五行之道微者當其本此實甚過亢則反兼勝已之化以制其甚者予云天之道其張弓乎高者抑之斯其道也經云水曰靜順謂靜而自已無為但順物之氣味也及方圓不與物爭乃至柔順者也水本寒寒極則水冰如地而能載物又經曰水發而雹雪是水寒亢極而反似土水之土化是謂兼化也故病寒極者反堅痞也夫土主濕陰雲雨而安靜雨濕極甚則飄驟散落是反兼風 木制其土濕也故經言痙為濕極而反似風強病也 木主生榮而王於春其氣溫其本風風大則反涼而毀折是兼金化制其本也故風病過極則中外燥濇皮膚皴揭反氣滯行之燥濇而筋脈痿瘦經云是反兼金化也 金主於秋而屬陰其氣涼涼極則天氣清明而萬物反燥燥物莫若火是金極反兼火化制之也故涼極病血液衰少燥金之化極甚則反熱也燥物莫若火夏月火盛熱極甚則天氣曛昧而萬物反潤以出水液林木流津及体熱極而反出汗液以火煉金熱極而反化為水是火極而反兼水化制之也故病熱極則反出五濕婦人帶下淋瀝及厥逆身冷或為寒戰慄而或反冷痛也俗以帶下直言冷病及惡寒戰慄便為陰寒者俗醫未知此也夫天道造化病微者

當其本化寒見水化熱見火化也病其甚者反似勝己之化如寒極反似濕土熱極反似寒水之化也嗟夫百病之極其甚者其狀反似於己之相反者俗醫不求其病之本氣而百端擬疑莫知質源不得已而但隨兼化之虛繆妄為其治反助其病而害於生命多矣以至舉世皆言病至危極之時則陰陽反變而無能辨別也殊不知但以運氣造化之理推之則設若于變諸化而歸其要則一也何得有以甚者反似之二耶故經曰夫標本之為道要而守小而大可以言一而知百病之害經又曰善言始者必會於終善言近者必知其遠是則至數而道不惑所謂明矣故老子曰不出戶知天下不窺牖見天道不出戶見天下其出彌遠其知彌少蓋知要與不知要也古聖曰反常合道謂古聖天理大道合同而常俗之心則有相反者也然古聖言道不離於俗是謂道包於俗而入俗也又云俗自離道者常俗莫能合於道也夫俗則有相而道本無形者正猶五行之變化微則守常而本化自見乃有微之俗是化以自見也甚則反似勝己之化乃無相而反常合道是謂變以其甚變於本化之相而反見勝己之化也變化之道多端此則微甚外相之變化也故仙經曰大道似不肖厚德若不足即藏其本相於內而反變見勝己之化於外無相乃反常合於道者也卻以道眼觀之則求其內

也若但以俗眼觀其外則遂相而遷何由得其要也故聖經所論天地變化與道合同而俗無所慊但隨俗見編集方論有乖其理抵合俗心致使後人皆由說及自以為明而迷經之妙理甚然罔究病者無辜貴罹危夭吁可痛哉且如經言陽盛則熱陰勝則寒俗直謂陽熱之氣勝則發熱陰寒之氣勝則發寒者背經之本旨也此言表裏之陰陽正氣之虛實言正氣勝者為不病而不勝者為病也故經曰陰勝則陽病陽勝則陰病陽勝則熱陰勝則寒是謂表陽之正氣為不病裏陰之正氣衰而為受病也裏陰之正氣勝為不病表陽之正氣衰而為受病者也此皆熱在表裏陰陽之部分者也然病勝在裏為陽勝陰虛病當發熱故發熱為病熱在裏陽勝陰虛下之則愈汗之即死者是也表熱裏和則病當惡寒為陰勝陽虛汗之則愈下之即死者是也故熱在表為陰勝陽虛而言惡寒之寒則為寒也熱在裏為陽勝陰虛而言發熱之熱[illegible]為熱也故傷寒表熱則惡寒當汗裏熱則發熱而當下之又經曰重寒則熱重熱則寒者非謂病寒而極重又變也此重言當有兩重惡寒則不惡寒而發熱謂表熱惡寒為一寒也若表裏之陽和正氣又出之於表則又當有一重惡寒是謂重寒則反不惡寒而為發熱也若表之正陽之氣虛與邪熱并入於裏則為兩重發熱

則不發熱而後慄寒戰也此反言陽和衛氣并之於表陽分則病氣之勝為陽勝也病氣與衛氣并其於裏之陰分則為陰勝也此亦表裏之陰陽正氣之與邪熱相併而以言為虛實也然邪熱在於表則惡寒而熱與裏之衛氣并之於表則反煩熱也邪熱獨在於裏則發熱而表之正氣與邪熱并之於裏則反寒戰也故經云陽虛則外寒陰虛則內熱此言不併者也正氣虛而受邪熱故言虛也又曰陽勝則外熱陰勝則內寒此言并者也夫表裏陰陽之分受其邪熱之所在其中和正陽之[52]衛氣又與邪熱相并而為病之所正氣轉實而不虛故經言勝也　故經瘧論云陽氣并於陰當是之時陽虛而陰實外無氣故先寒慄也　陰氣逆極則後出之陽陽氣後併於外則陰虛而陽實故先熱而渴又曰并於陽則陽勝并於陰則陰勝陰勝則寒陽勝則熱是言表裏之[53]陰陽熱氣之虛實非寒熱陰陽之虛實也故經曰病在陽則熱而脉燥在陰則寒而脉靜然氣并於內而外无氣故寒戰脉不能燥甚而沈細欲絕靜或不見也

夫虛者邪熱與衛氣并則作發而不并則休止也故經曰衛氣相離或病得休衛氣集則復病也故又云陰虛而陽實實則熱矣衰則氣復反入入則寒矣此祇言表裏之陰陽氣不并者為虛而并者為實其為病

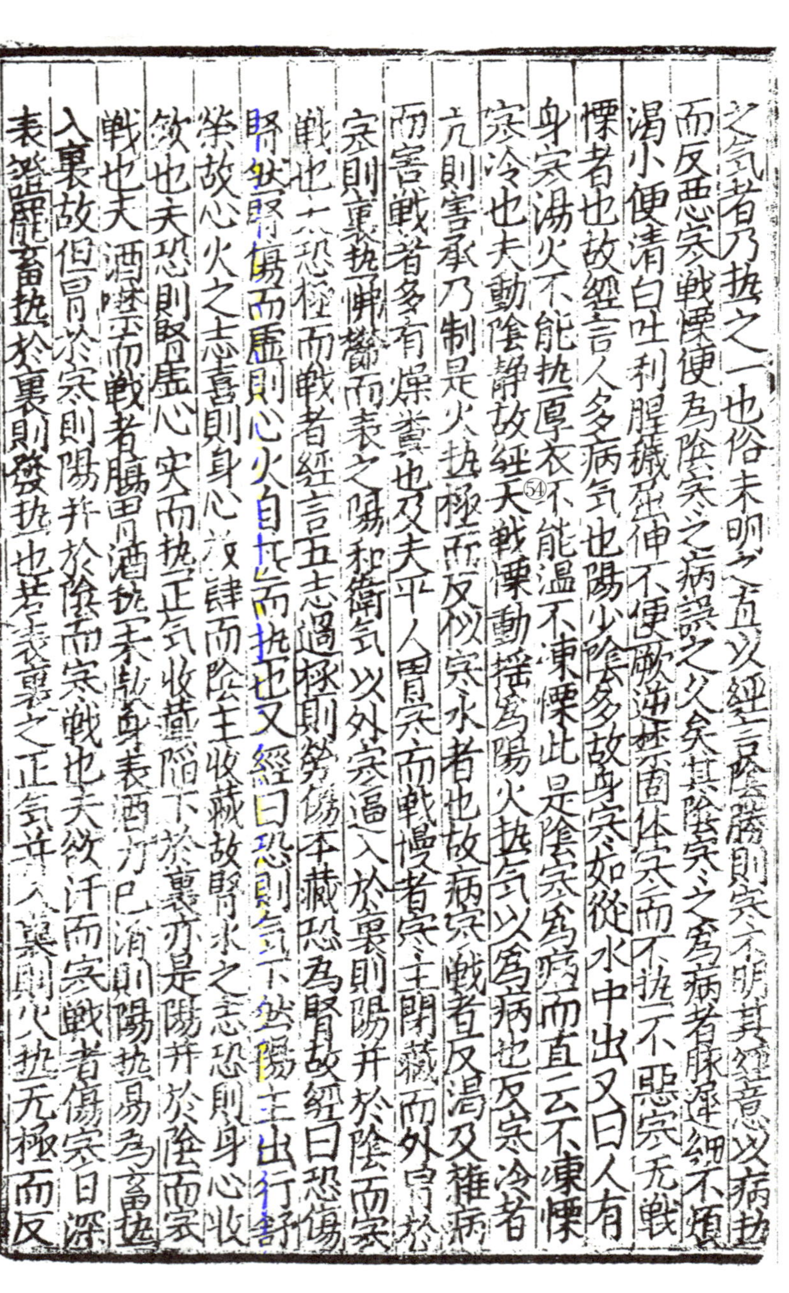

之氣者乃熱之一也俗未明之直以經言陰勝則寒不明其經意以病熱
而反惡寒戰慄便為陰寒之病誤之久矣其陰寒之為病者脈遲細不煩
渴小便清白吐利腥穢屈伸不便厥逆踡臥四体寒而不熱不惡寒无戰
慄者也故經言人多病氣也陽少陰多故身寒如從水中出又曰人有
身寒湯火不能熱厚衣不能溫不凍慄此是陰寒為病而直云不凍慄
寒冷也夫動陰靜故經夫戰慄動搖為陽火熱氣以為病也反寒冷者
亢則害承乃制是火熱極而反似寒水者也故病寒戰者反渴及雜病
而寒戰者多有燥糞也及夫平人冒寒而戰慄者寒主閉藏而外勻於
寒則裏熱怫鬱而表之陽和衛氣以外寒逼入於裏則陽并於陰而寒
戰也又恐極而戰者經言五志過極則勞傷本藏恐為腎故經曰恐傷
腎然腎傷而虛則心火自甚而熱也又經曰恐則氣下然陽主出行舒
榮故心火之志喜則身心放肆而陰主收藏故腎水之志恐則身心收
斂也夫恐則腎虛心實而熱正氣收藏陷下於裏亦是陽并於陰而寒
戰也夫酒醉而戰者腸胃酒熱宰散身表酒力已消則陽熱易為蓄熱
入裏故但冒於寒則陽并於陰而寒戰也夫欲汗而寒戰者傷寒日深
表證罷蓄熱於裏則發熱也甚者表裏之正氣并入於裏則心熱无極而反

寒戰也陰分陽熱之氣逆極而後出之陽則煩熱而大汗作也世所謂交陽者非陰寒交熱以爲陽熱也乃怫熱畜入於裏而鬱極乃發則交傳出之於表之陽分是謂交陽而後作汗也或怫鬱過極而不能交出於表者是鬱極不發否極不泰即正氣衰殘陰氣先絶則陽氣後竭而死矣夫欲汗而脉忽沈細而或不見者陽表正氣并入於裏故也交陽而煩亂昏冒者裏熱鬱極乃發而欲出以怫鬱而陽之氣極不能出故氣乱則神昏而躁擾也　凡欲作汗无問病之微甚或以經新下者或下證未全者恒以凉膈散調之甚者宜黃連解毒湯或下後一二三日或未經下腹滿煩渴脉沈實而有下證者三一承氣湯下之勢惡者加黃連解毒湯下之或已戰不快者或戰後汗出不快者或微戰数次經大戰而汗不出者乃并之不甚而發之不速也通宜[55]三乙承氣湯或更加黃連解毒湯下之以散怫熱而開鬱結也　大法曰脉浮不可下傷寒病已有[57]裏證脉沈[56]之下裏證尚在脉漸浮至一二日汗不能出者裏證鬱發之不峻病已三乙承氣湯微下之凡此諸可下者或得利而汗便出者或服藥而怫鬱頓然開發先汗出而後利者或利性但隨汗出泄則氣和而愈更不利者証不快交不過而死者止由裏熱極甚而不能開發也故常以寒凉或下怫熱免致但

以　其作汗而為邪熱耗絶陰氣而死也或不戰而汗出者與不能盡而陽不并陰也或戰而無汗而自愈者津液已衰　以經發汗吐利或自汗出利亡液過多則津液衰竭無由作津但气和而愈也或不戰無汗而愈者陽不并陰則不戰津液已衰故無汗而已也世俗未知而直以惡寒戰慄名陽熱气虛陰寒實勝因以為治誤人多矣

受汗

夫大汗將出者慎不可恨其煩熱而外用水湿及風凉制其熱也陽熱開發將欲作汗而出者若為外風凉水湿所薄則怫熱反入於裏而不能出泄病多危極而死矣

亦不可恨其汗遅而厚衣壅覆欲令大汗快而早出也怫熱已甚而鬱極迺發其發之微則順甚則逆順則發易逆則發難病已怫熱作發而煩熱悶乱更以厚衣壅覆太過則陽熱暴然太甚陰气轉衰而正气不榮則無由開發即燥熱喘滿危而死矣

汗後

解散⑤⑧⑤⑨　普解風寒暑湿肌飽勞逸憂愁思慮⑥⓪恚怒悲恐四時中外諸邪傷僅覺身熱頭疼拘倦強痛無問自汗無汗增寒發熱渴與不渴有甚傷

寒疫癘汗病兩感風氣雜病一切舊病作發三日裏外並宜服之設若感之

勢之甚本藥解着常服三兩日間亦漸減可並無所損或裏熱極甚腹滿實痛

煩渴譫妄須可急下者以大承氣湯下之三乙承氣湯亦妙也或下後未愈

或證未全或大汗前後逆氣或汗後餘熱不解或遺熱勞[61]復或感他人病氣

汗毒傳染或中瘴氣馬氣羊氣一切穢毒并漆毒酒毒食一切藥毒及墜墮

打撲傷損疼痛或久新風眩頭疼中風偏枯破傷風洗頭風風癎病或婦人

產後諸疾小兒驚風積熱瘡瘍瘡疹豆諸證無問日數但服之周身中外氣血

宣通病皆除愈是防風通聖散加天水散各一半

防風　川芎　當歸切焙　芍藥[62]　薄荷葉淨　大黃

麻黃去根節　連翹　芒消別研研各半兩　石膏別研

桔[63]梗各一兩　滑石十五兩別研　白朮　山梔子

京芥穗　甘草四兩剉爐　黃芩各一分

右為麁末每服五錢六錢水一大盞半入葱白五寸鹽豉五十粒生姜三

片煎至一盞濾汁去滓溫服無時日三四服以效為度常服三錢水一中

盞煎六分絞汁溫服不拘時兼夜四服設疾愈後更宜常服使病不再作

新病不生並無過竟無問歲數乃平人常服之仙藥也及人已衰老則[illegible]

乃真陰損虛即風熱燥鬱其精血涸竭立致而死但宜此藥搜補滋潤之
也嗟夫世俗反以妄傳中年已上火氣(64)衰止是虛冷更無熱病誤服熱
毒之劑害人無數豈知識病之法全憑脈證以別寒熱陰陽虛實豈可以
中年上下為則耶此藥除孕婦及產後月事經水過多并泄瀉者不宜服
或治雜病亦宜治風熱極妙一名通氣防風散一名通解散

傷寒傳染論

夫傷寒傳染之由者因鬬大汗穢毒以致神往氣乱邪熱暴甚於內作發於
外而為病也則如西山記曰近穢氣而觸真氣(65)多仲陽云步履踐穢之履復無
使近於嬰兒若鬬其氣則令兒急驚風搐也孫真人云乗馬遠行至暮當沐
浴更衣然後方可近於嬰兒使不鬬馬汗氣毒不然則多為天吊急驚風搐
也故剝死馬者感其毒氣而成馬气丁蘋之疾皆由鬬其毒氣之所作也故
聖惠方一法大汗出則懸藥於戶辟其大汗穢毒無使傷於人也世以艾灸
席隅者皆其義也多染親屬爱戚時奉之人勞役者由其神気怯弱易為變
乱故也何以知傳染者脉不浮者是也若誤以熱藥解表不惟不解其病反
甚而危殆矣其治之法自汗宜以蒼术白虎湯無汗宜滑石凉膈散散熱而
愈其不解者適其表裏微甚隨證治之而与傷寒之法皆無異也

校注

①起：正脉本、张本、六书本作『匙』，义长可从。

②粋（zhā）：同『渣』。

③温：据文义当作『濕』。

④名：据文义当作『少』。

⑤泉：此下据《黄帝素问宣明方论》及文义当有『水』字。

⑥月：正脉本、张本、六书本作『寸』。

⑦葱：据文义疑作『兼』。

⑧咸：正脉本、张本、六书本作『減』，义长可从。

⑨麄：同『粗』，下同。

⑩梅：正脉本、张本、六书本作『侮』，义长可从。

⑪浡：正脉本、张本、六书本作『滓』，义长可从。

⑫地：正脉本、张本、六书本作『也』。

⑬息：《伤寒论》作『臭』，义长可从。

⑭桂枝加葛枝湯：《伤寒论》作『桂枝加葛根湯』。

⑮倣：『仿』的异体字。

⑯葛枝湯：张本、六书本作『葛根湯』。
⑰湯：此下据《伤寒论》当有『泡』字。
⑱朱：正脉本、张本、六书本作『味』，义长可从。
⑲噎：《伤寒论》作『噫』，义长可从。
⑳葠：『参』的异体字，下同。
㉑三：此下据文义当有『服』字。
㉒京：据文义当作『荊』，下同。
㉓肉：衍文，据文义当删。
㉔加：此下据文义当有『川』字。
㉕一：衍文，据文义当删。
㉖甦：『苏』的异体字。
㉗桂：正脉本、张本、六书本作『桂枝』，义长可从。
㉘前：正脉本、张本、六书本作『煎』，义长可从。
㉙箇：『个』的异体字。
㉚包：正脉本、张本、六书本作『皆』。
㉛各：衍文，据文义当删。
㉜四：此下据文义当有『服』字。
㉝八：正脉本、张本、六书本作『分』，义长可从。
㉞乙：据本方名称，当作『一』，下同。
㉟盏：据文义当作『錢』。

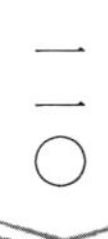

㊱湯：据桃仁的炮制法，当作『泡』。
㊲三：此下据文义当有『服』字。
㊳茵蔯湯：《伤寒论》作『茵蔯蒿湯』。
㊴亢：据文义当作『不』。
㊵遂：此下据文义当有『末』字。
㊶箇：『个』的异体字。
㊷括：据《伤寒论》及文义当作『栝』。
㊸梔子湯：《伤寒论》作『梔子豉湯』，义长可从。
㊹く：表示该字与其上面的那个字相同，下同。
㊺最：据文义当作『早』。
㊻傾：正脉本、张本、六书本作『頗』。
㊼水：衍文，据文义当删。
㊽之散：据文义当作『散之』。
㊾丁：据文义当作『下』。
㊿要：正脉本、张本、六书本作『淺』。
51氣：此下据文义当有『勝』字。
52經：指《黄帝内经》。
53燥：据文义当作『躁』。
54天：正脉本、张本、六书本作『之』。
55乙：据本方名称，当作『一』，下同。

(56)之下：据文义当作『下之』。
(57)病已：据文义，『病已』疑在『三乙承氣湯微下之』下。
(58)億：发语词，无实义。
(59)竟：『觉』的古体字。
(60)增：据文义当作『憎』。
(61)食：此下据文义当有『毒』字。
(62)消：据文义当作『硝』。
(63)京介：据文义当作『荊芥』。
(64)勝：据文义疑作『辨』。
(65)氽：当作『钱』。

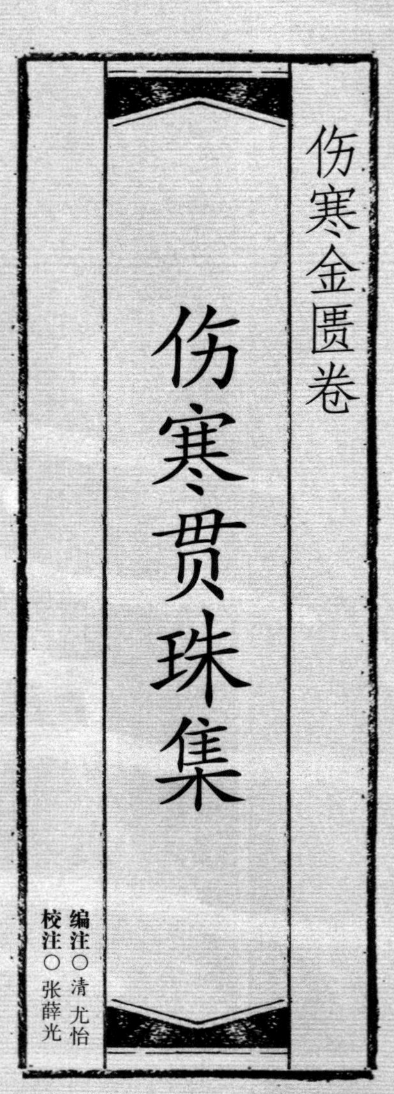

伤寒金匮卷

伤寒贯珠集

编注〇清 尤怡
校注〇张薛光

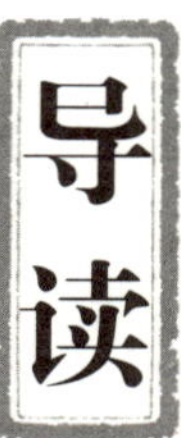

一、作者生平

尤怡（？—1749），字在泾，一作在京，号拙吾，晚号饲鹤山人，清代长洲（今江苏吴县）人。《清史稿》记载，其父在世时家境殷实，有田千亩，至尤在泾而家道中落，曾卖字于寺庙以谋生计。尤在泾好诗文，与同里沈德潜等名士常有往来。在沈德潜《清诗别裁》中就收录有尤在泾的诗。他性格沉静恬淡，不求名利，作诗文不求人知，行医也不求医名，所以早年竟不为世人所知。其实，尤在泾的医学师承出自名家，早年曾从师马元仪学医，马元仪则师从于明代李中梓。马对尤在泾的才华很是赏识，称『吾今得一人，胜得千万人矣』。晚年尤在泾医术颇精，为人治病多奇中，著书立说而后名噪三吴。尤在泾流传下来的医学著作有《伤寒贯珠集》八卷、《金匮要略心典》三卷、《金匮翼》八卷、《医学读书记》三卷、《静香楼医案》二卷等著作。

二、《伤寒贯珠集》学术思想及学习方法

《伤寒论》是一部重要的经典著作，自金代成无已以下，历代有关《伤寒论》的注本和研究性著作有数百家之多，所谓『历代伤寒注家，一本有一本的伤寒，一家有一家的仲景』。清代江阴名医柳宝诒说：『（尤在泾）博极群籍，尤服膺仲景之书，所著《伤寒论》、《金匮》两注，上溯仲景心传，独抒己

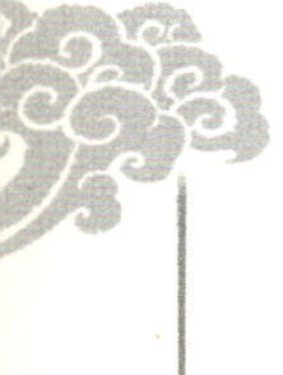

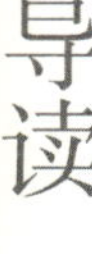

见。』（《柳选四家医案》）。《伤寒贯珠集》作为备受推崇的佳作，被视为学习《伤寒论》的津梁，后世学者能『由是而进，则义之可疑者始明，理之难晓者自显』，是因为他能提纲挈领，如群珠在贯，注解条分缕析，细致透彻，有理有据，不牵强附会。

在编次上《伤寒贯珠集》突出治法，以法类证，这也是本书的最大特点。尤在泾认为：『振裘者必挈其领，整网者必提其纲，不知出此，而徒事区别，纵极清楚，亦何适于用哉？』他从临床实践出发，以辨证施治为原则，以治法为大纲，归类《伤寒论》条文，故本书于六经皆分列治法和证候、用方，以法为纲，统率证候和用方。治法有正治法、权变法、斡旋法、救逆法、类病法、明辨法、杂治法、少阳刺法及少阴清法、下法、温法等。根据各经的不同情况，其治法各有不同。如将太阳病分为正治法、权变法、斡旋法、救逆法、类病法五种。正治法为针对伤寒常见基本证型的治疗方法，以汗法立论，审其汗之有无、脉之缓急，或合少阳，或合阳明，或三阳合病，分别用桂枝汤、麻黄汤、葛根汤、黄芩汤、白虎汤，依证采用汗法和清法。权变法是为针对因体质、夹杂证等所形成的非典型证型的治疗方法，也称之为变法。因人体虚实有别，脏腑阴阳有异，或素有痰饮痞气，以及咽燥淋疮汗衄之疾，或适当房室金刃产后亡血之余，虽同为伤寒，也不能径用发汗或清热等正治之法，而当用小建中汤、炙甘草汤、大小青龙及桂枝二麻黄一汤等权变法治之。斡旋法为针对伤寒病中应用常规方法以后出现的变化而采取的治疗方法。汗不得法，或使邪不外散，或汗出过多，损伤正气，从而导致发黄、蓄血等，则需真武、四逆、抵当等法。救逆法为针对误治以后出现的变证所采取的治疗方法，适用于当汗而反下、或既下而复汗以及温针、艾灼、水潠等种种治法混施所致的变证，需用大小陷胸、诸泻心汤等以救逆；类病法为针

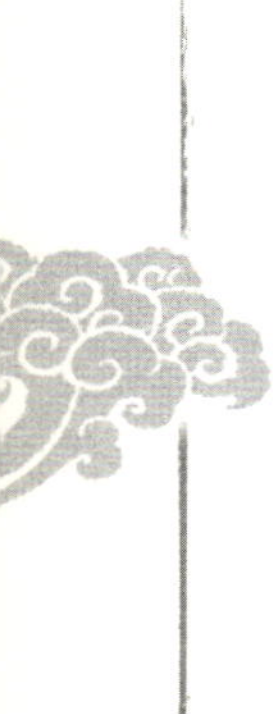

对相似疾病所采用的治疗方法，适用于形似伤寒，实非伤寒如风温、温病、风湿、中湿、湿温、中暍、霍乱等病的治疗。阳明病有正治法、明辨法、杂治法；少阳病有正治法、权变法、刺法；少阴病有清法、下法、温法、生死法等；厥阴病有清法、温法等。这种编撰体例井然有序，环环相扣，很容易使读者学习和掌握《伤寒论》的辨证论治精神。尤在泾说，『千头万绪，总归一贯，比于百八轮珠，个个在手矣』，故书名《伤寒贯珠集》。朱陶性在序中也称赞其『能提其纲挈其领，不愧轮珠在手』。

从《伤寒贯珠集》的注释部分看，尤在泾提出了不少独到的见解，而不是停留在随文衍义上。例如，王叔和提出风伤卫、寒伤营，明清方有执、喻嘉言进一步发挥为『三纲鼎立』之说，认为太阳病分为风伤卫、寒伤营、风寒两伤营卫三类证候，仲景立桂枝汤、麻黄汤、大青龙汤，鼎足大纲三法分治三证。尤在泾从临证实际出发，力驳『三纲鼎立』说。他认为这是『炫新说而变旧章』，于斯道愈趋愈远。他说：『但当分病证之有汗无汗，以严麻黄、桂枝之辨，不必执营卫之孰虚孰实，以证伤寒、中风之殊。』无汗必发其汗，有汗则不可更发其汗，而分别用麻黄汤、桂枝汤。至于大青龙汤证，『其辨不在营卫两病，而在烦躁一证』。可谓深得仲景心法。

《伤寒贯珠集》按照以法类证、以证论治的原则，对《伤寒论》的部分条文进行重新编排。例如第三百七十一条：『下利，腹胀满，身体疼痛者，先温其里，乃攻其表。温里宜四逆汤，攻表宜桂枝汤。』此条原本列入厥阴篇，尤氏将其移至太阴篇，是非常合理的。因该条明显属太阳太阴合病，外有身体疼痛的太阳表证，内有下利腹胀满的太阴里证，表实里虚，法当实里而后解表。他还指出，『以厥阴篇中，杂入太阴、少阴、太阳之文』，故设『简误九条』，在『少阴下法三条』的注解中也说到，虽为少阴病，但口燥咽干、心下必痛、腹胀不大便，为转入阳明，故当急下存阴。类似这样的注解很多，皆示人明辨六经。

尤在泾除注解条文、分析病机及治法，他还注重方证间的鉴别。如在『发黄证治七条』中，他指出茵陈蒿汤是下热之剂，栀子檗皮汤是清热之剂，麻黄连轺赤小豆汤是散热之剂。又如结胸证，他说：『按大陷胸与大承气，其用有心下与胃中之分。以愚观之，仲景所云心下者，正胃之谓；所云胃中者，正大小肠之谓也……大承气专主肠中燥粪，大陷胸并主心下水食。燥粪在肠，必借推逐之力，故须枳、朴。水食在胃，必兼破饮之长，故用甘遂。且大承气先煮枳、朴，而后内大黄。大陷胸先煮大黄，而后内诸药。夫治上者制宜缓，治下者制宜急。而大黄生则行速，熟则行迟，盖即一物，而其用又有不同如此』。

尤在泾对仲景言而未明之处，省文之处都逐一辨出，明示后学。如阳明急下证有：『阳明病，发热汗多，急下之，宜大承气汤。』尤解释为：『然必有实满之证，而后可下。不然，则是阳明白虎汤证，宜清而不宜下矣，学人辨诸。』对于条文有疑义之处，尤氏也大胆怀疑。如『寒实结胸无热证者，与三物小陷胸汤，白散亦可服。』小陷胸汤治痰热互结之热结胸证，尤在泾指出，寒实结胸无热证者，『当与三物白散温下之剂，以散寒而除实也，本文小陷胸汤及亦可服七字，疑衍，盖未有寒热而仍用黄连、栝蒌者』。

从《伤寒贯珠集》全书注文可以看出，尤在泾重视抓主证，重视病机、方证之间的鉴别，不尚空谈，所以能自成一家。唐立三在《吴医汇讲》中就说，尤注使『仲景著书之旨如雪亮月明，令人一目了求之，不可拘于一文一字间也』，这也是最值得学习和认真领会的。

然，古来未有』，此言不虚。尤在泾还一再提醒，要将《伤寒论》条文互相参看，『学者当会通全书而

三、版本流传

《伤寒贯珠集》的现存版本，最早者为清嘉庆十五年（1810）朱陶性活字本（白鹿山房藏版，以下简称朱本），还有嘉庆十八年（1813）苏州会文堂刻本，日本文政九年（1826）小川汶庵氏校刻本（稽古斋藏版），以及清绿荫堂刻本、清末广州惠济仓刻本等。在现存的诸版本中，以日本小川氏校刻本刊刻最为精良，该刻本前还附有小川汶庵序、丹波元胤叙，书后附有石家尹跋、尤在泾小传及《吴医汇讲》中有关《伤寒贯珠集》的论述，皆为诸本所无。此次点校即以该刻本作为底本，并以朱陶性活字本（以下简称『朱本』）为校勘本，以对校法为主。此外，《伤寒贯珠集》所依据的《伤寒论》原文主要是成无己《注解伤寒论》，但尤在泾也做了改动，故此次也据《注解伤寒论》（人民卫生出版社1994年铅印本，底本为明嘉靖王济川校正成无己注本，以下简称『成本』）作了校勘。

四、点校说明

对于明显的错别字，现代难以辨识的异体字、通假字以及古奥冷僻字词等予以简注，对于原文部分段落还做了适当的点评。

由于学识有限，校注、点评中难免有纰漏、错误之处，望读者给予批评斧正。

文政丙戌新鐫

清尤在涇註釋

傷寒貫珠集

稽古齋藏版

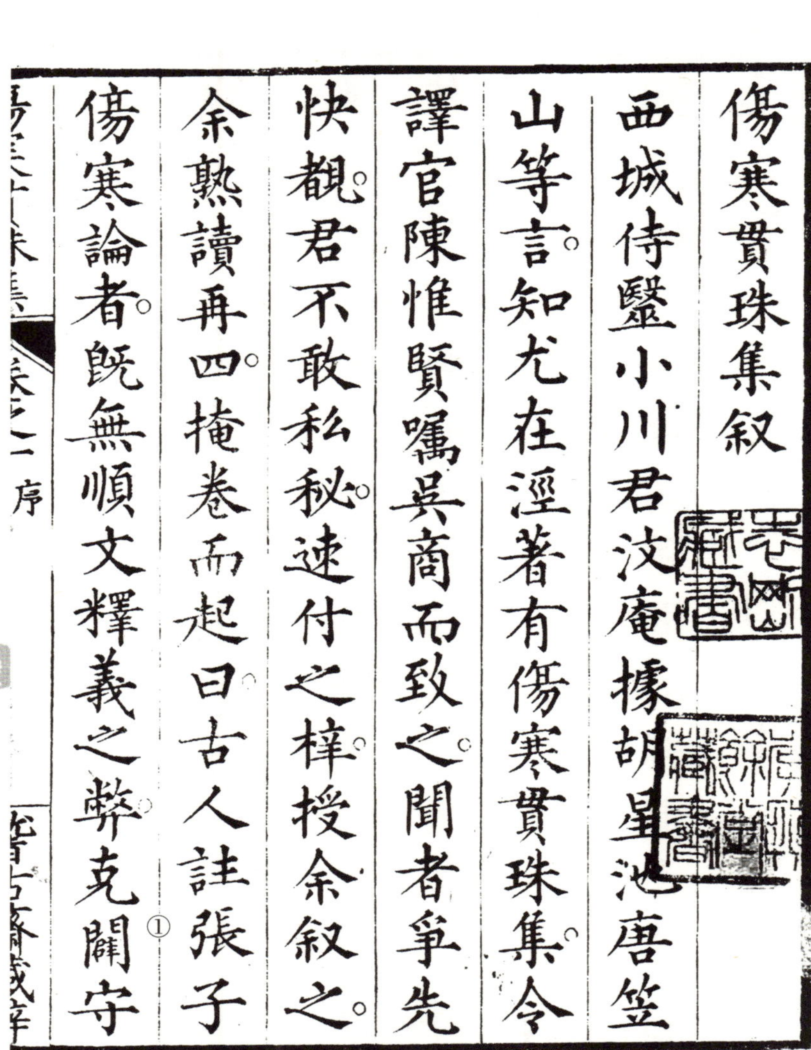

傷寒貫珠集敘

西城侍醫小川君汶庵據胡星池唐笠山等言，知尤在涇著有傷寒貫珠集，令譯官陳惟賢囑吳商而致之。聞者爭先快覩，君不敢私秘，速付之梓，授余敘之。余熟讀再四，掩卷而起曰：古人註張①子傷寒論者，既無順文釋義之弊，克闢守陋龎謬之說。旨義明鬯。别開生面者。柯韻伯来蘇集是也。割裂舊章。以為類纂。雖不免妄改古書之責。鎔綜有條。端緒井然。足以為臨局施治之便者。錢天来溯源集是也。盖二家之集。精則精矣。柰何博辯冗議。讀者不能驟窺其要焉。在涇之書。其說多原于韻伯。其分治法。倣

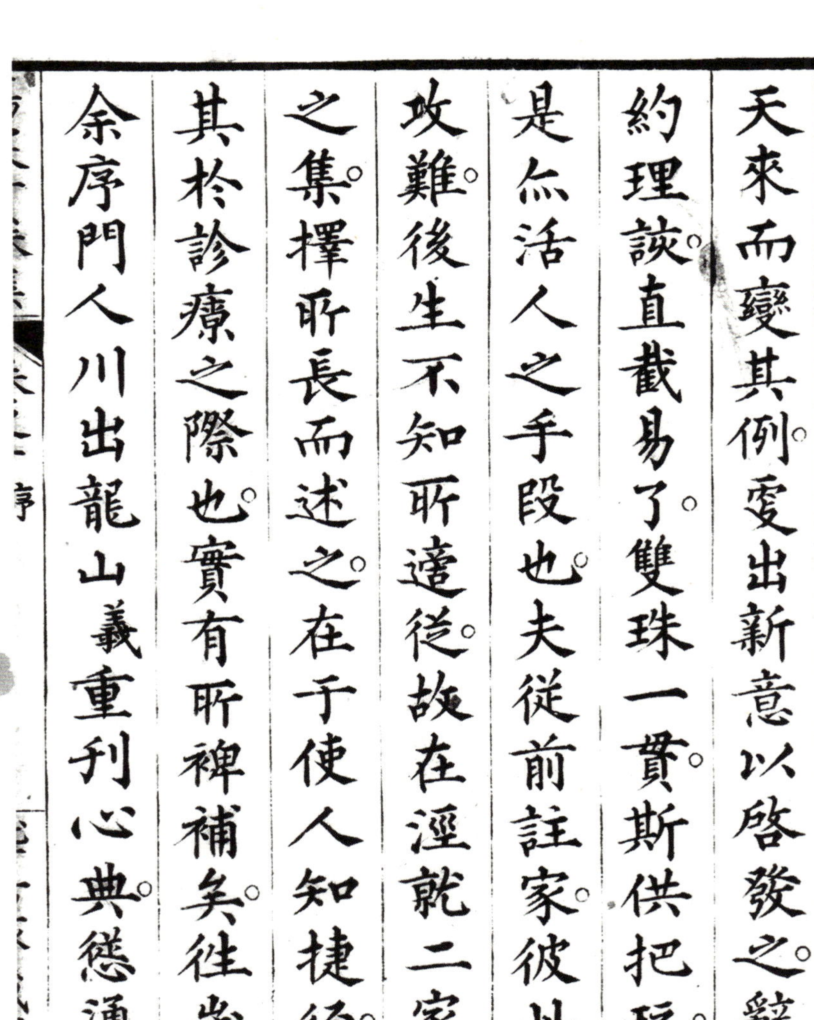

天來而變其例。變出新意以啓發之。辭約理該。直截易了。雙珠一貫。斯供把玩。是亦活人之手段也。夫從前註家彼此攻難。後生不知所適從。故在涇毅二家之集。擇所長而述之。在于使人知捷徑。其於診療之際也。實有所裨補矣。往歲余序門人川出龍山義重刊心典。繼惪以更行是書。然未有見為憾焉。今君遠求之于溟渤外。出以濟同好。其為志也可謂篤矣。余有深感于斯。而又喜余前言之始償。不堪欣然。推在涇編著之意。記之卷端云。文政十年歲次丁亥仲春廿有六日東都丹波元胤[2]撰

河三千書

三千

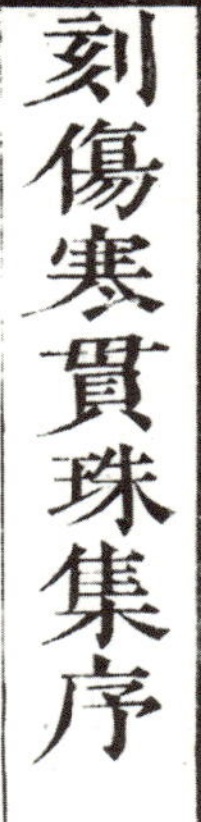

刻傷寒貫珠集序

讀唐立三吳醫彚講有曰喻氏尚論膾炙人口然以尤在涇貫珠集較之則又逕庭矣仲景著書之旨令人一目瞭然古來未有之書也余[3]廼忽記二十年前覩清人胡兆新於崎畧[4]筆語之次及斯書曰傷寒註家亡慮數十醇疵並見難稱完璧獨有貫珠集者張子立法之旨彼此類纂互相發明宛若珠之結排當以是爲津粱矣

余竊謂在涇所撰金匱心典我邦已傳其說固非夫臆斷懸想以逞其奇者之比則知貫珠集當亦非諸家之所能企及而唐胡二氏之言必不誣矣獨奈斯書尚未舶儎⑤歆羨之念徒益深耳會門人久任恭從鎮臺⑥於崎因令恭轉囑譯官陳惟賢惟賢爲余周旋求一通於海外以寄余余不勝欣然取而閲之其立言簡易悉出心裁證因類聚方隨附之新設正治權變斡旋救

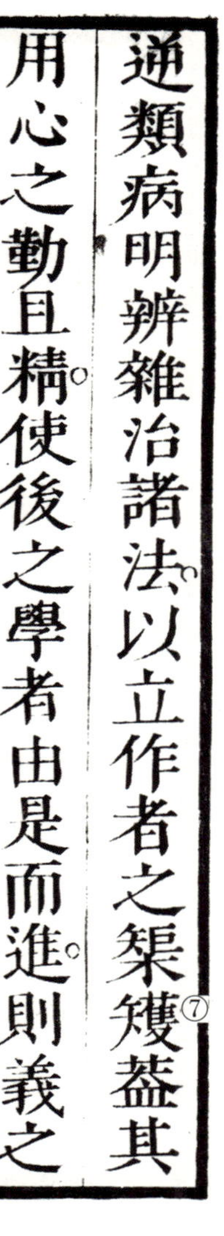

逆類病明辨雜治諸法。以立作者之榘矱。⑦蕴其用心之勤且精。使後之學者由是而進。則義之可疑者始明。理之難曉者自顯。庶幾可以溯長沙之源也歟。宜乎其爲後學之津梁。而謂之古來未有之書。亦不爲過論也。於是。捐俸鏤梓。⑧將公諸世。惟惜原本活字刷印。有亥豕。有錯置。今皆悉正之。間有不可辨者。姑存舊文。不敢妄加損。今茲丙戌孟冬刻成矣。因又附載尤氏小傳

唐氏讀補天石貫珠集二書之文。補天石一書
汪苓友嘗有云。黄耳傷寒。赤膈傷寒。此自仲景
以後。如活人書明理論。所未言及也。以此推之。
是亦係一奇籍。倏舶儎於他日。又將謀合鐫云。

文政九年仲冬小川汶菴識

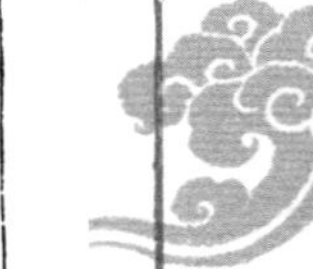

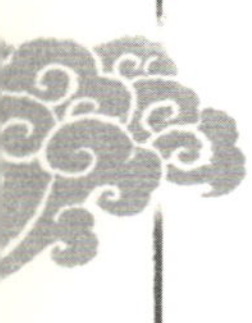

校注

①闢：『辟』的繁体字，驳斥或排除。

②丹波元胤：日本江户时代汉方医学家丹波元简（1755—1810）之子，从事中医古典文献的考证整理研究，著有《医籍考》等。

③廼：『乃』的异体字。

④崎嶴：日本地名。

⑤歆（xīn）羡：爱慕之意。

⑥鎮臺：清代统领军务的将职，又称总兵。

⑦榘（jǔ）矱（yuē）：规矩、法度。

⑧鏤梓：雕刻印刷。

⑨鐫：雕刻。

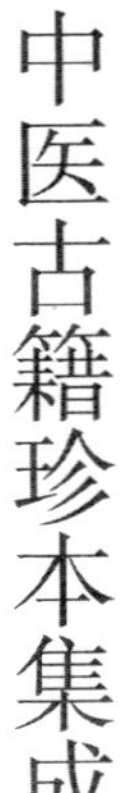

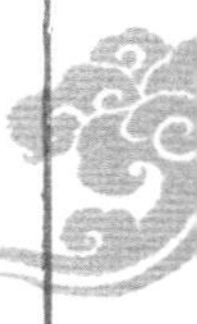

序

嘗讀仲景先師傷寒論序曰夫天布五行以運萬類人秉五常以有五藏經絡府俞陰陽會通①玄冥幽微變化難極自非才高識妙安能探其理致哉醫學之難有自來矣其曰勤求古訓博採衆方撰用素問九卷八十一難陰陽大論胎臚藥録并平脈辨證爲傷寒雜病論一十六卷雖未能盡愈諸疾庶可以見病知原②若能尋余所集思過半矣觀此則知其探索鈎提實究天人合一之理是以立法制方神妙不測持脈辨證不可思議故後世尊之爲醫聖自晋王叔和

分爲二書割裂顛倒冠以序例後賢有窺其謬妄者削例辨駁率意改編各成一家言雖亦有禆後學要不能無買櫝③還珠之弊況乎立言愈多其理愈晦致學者益增歧路之悲遂不免追憾於叔和矣飲鶴山人尤在涇先生所註傷寒貫珠集八卷匯諸家之學悟仲景之意遂能提其綱挈其領不愧輪珠在手惜乎其書尚未鏤板世之傳寫者不無亥豕之誤④茲細加校核用活字板印成以公同好云

嘉慶庚午暢月⑤　二然朱陶性識

校注

①玄：朱本作『元』。

②原：成本作『源』。

③櫝：朱本作『椟』，买椟还珠为成语，比喻没有眼力，取舍不当。

④亥豕之誤：指字形相似一类的错误。

⑤暢月：阴历十一月的别称。

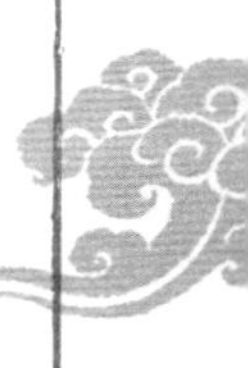

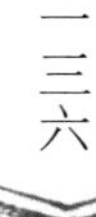

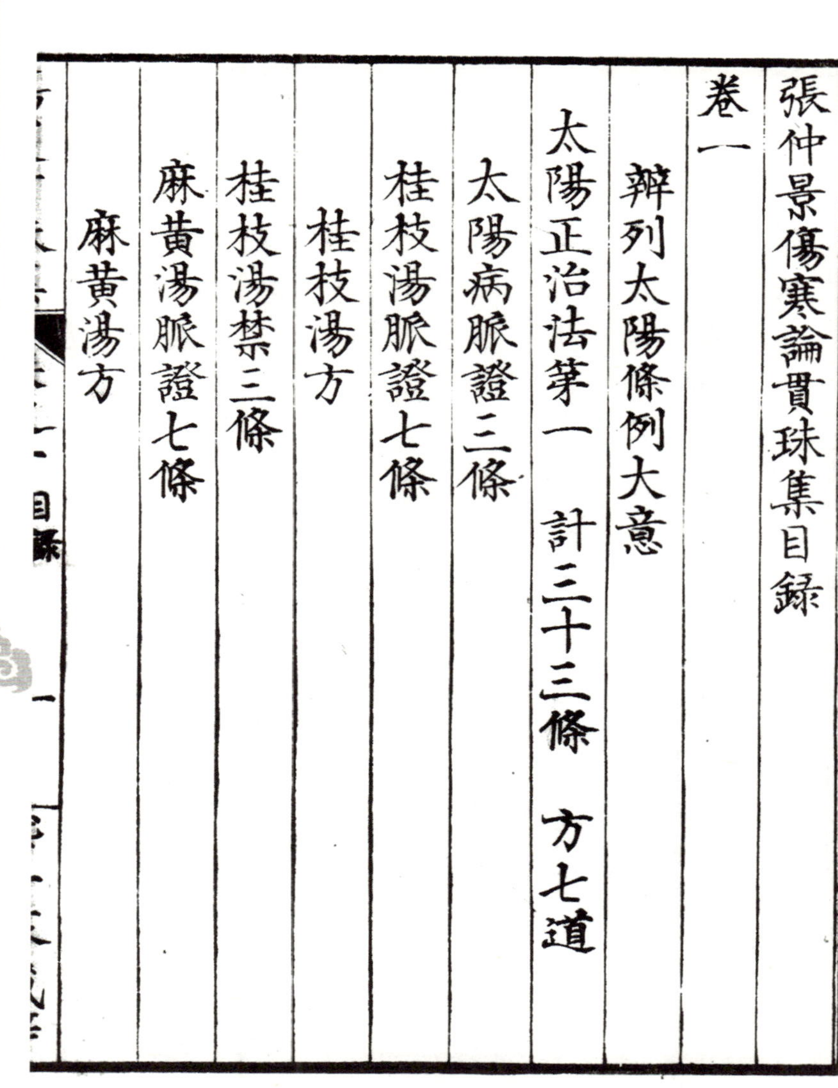

張仲景傷寒論貫珠集目録

卷一

表實裏虛四逆湯先救裏一條

四逆湯方

陽微先汗陰微先下隨脉施治一條

調胃承氣湯方

傷寒裏虛法先補裏二條

小建中湯方　炙甘草湯方

結陰代陰脉法一條

太陽斡旋法第三　計三十一條　方十九道

脉桂枝湯後證治六條

桂枝二麻黄一湯方　白虎加人參湯方

發汗後脈證治法十五條

卷二

結胸證治十條

大陷胸湯方　大陷胸丸方

小陷胸湯方　文蛤散方

三物白散方

痞證七條

大黃黃連瀉心湯方　附子瀉心湯方

半夏瀉心湯方　生薑瀉心湯方

甘草瀉心湯方

懊憹煩滿證治六條

梔子豉湯方　梔子甘草豉湯方

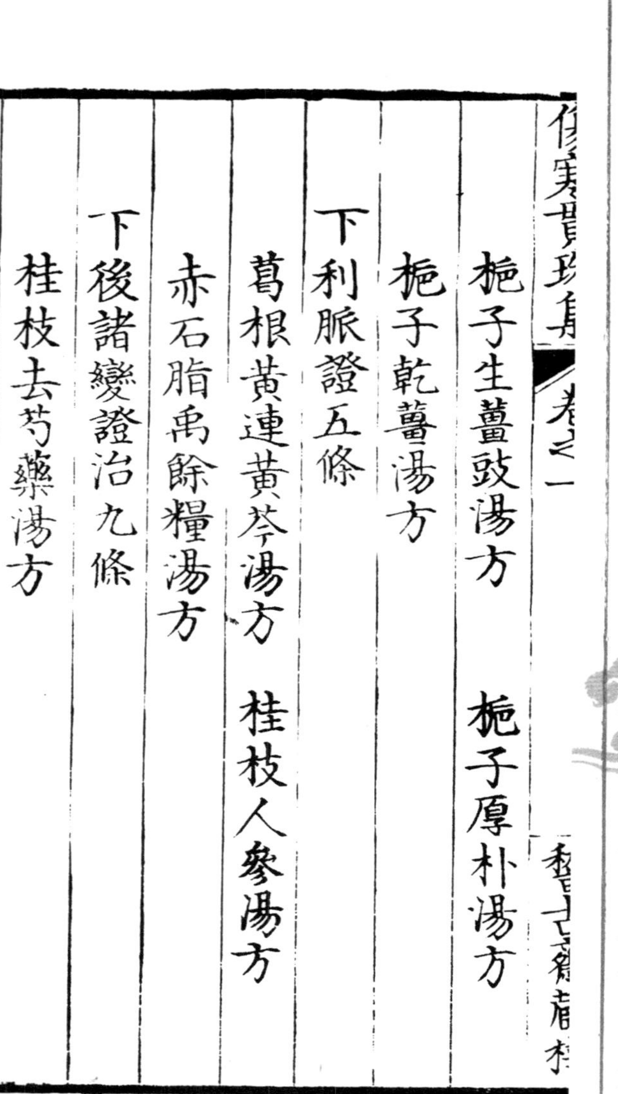

梔子生薑豉湯方 梔子厚朴湯方

梔子乾薑湯方

下利脈證五條

葛根黃連黃芩湯方 桂枝人參湯方

赤石脂禹餘糧湯方

下後諸變證治九條

桂枝去芍藥湯方

桂枝去芍藥加附子湯方

桂枝加厚朴杏仁湯方

柴胡加龍骨牡蠣湯方

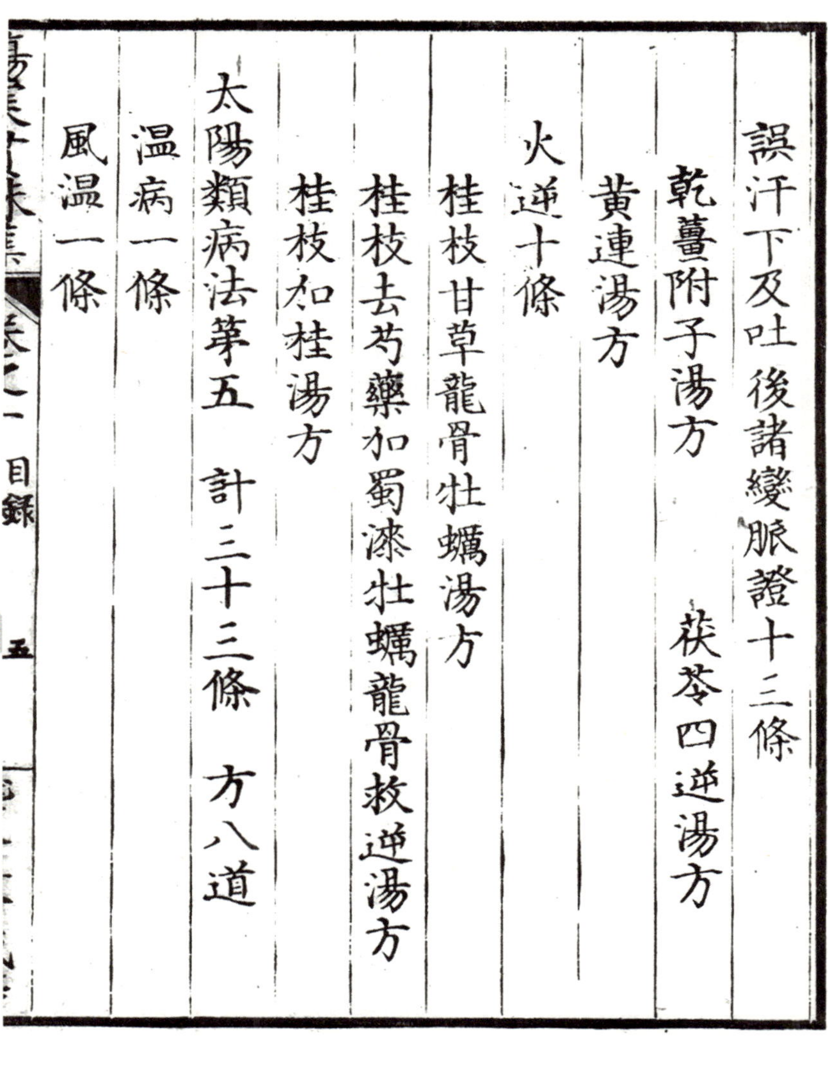

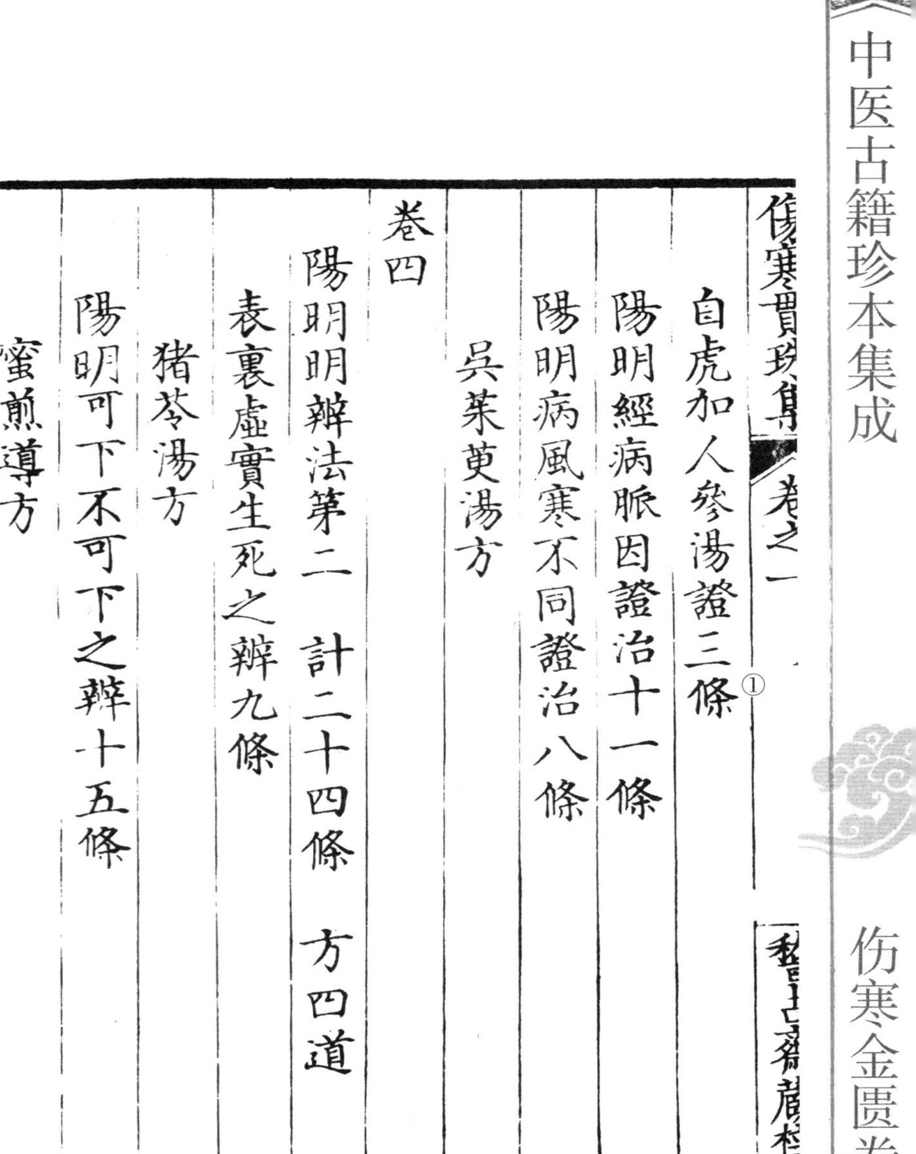

卷五

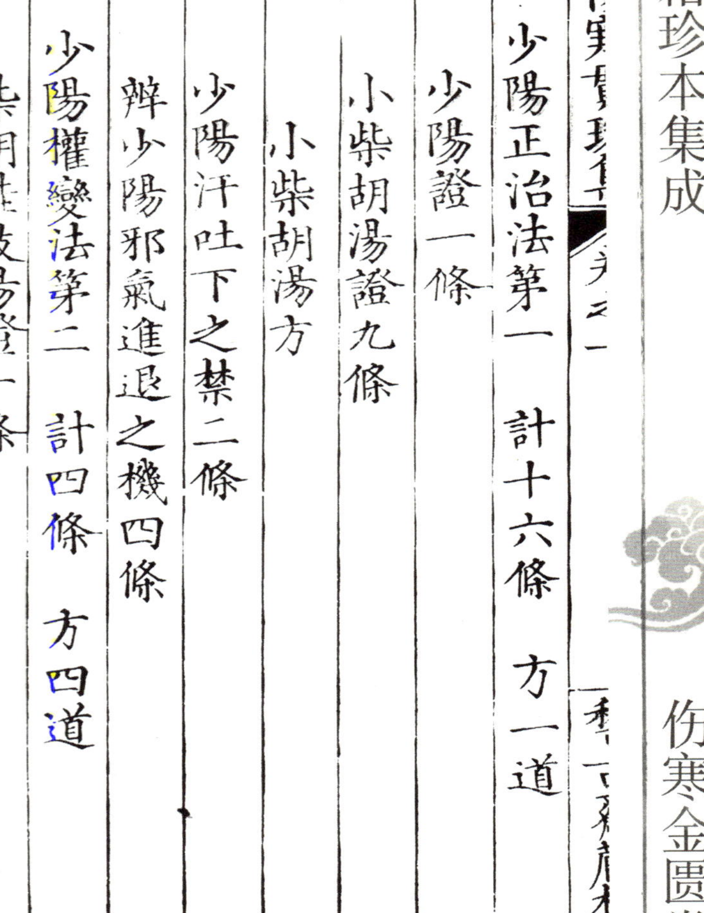

少陽正治法第一　計十六條　方一道

少陽證一條

小柴胡湯證九條

小柴胡湯方

少陽汗吐下之禁二條

辨少陽邪氣進退之機四條

少陽權變法第二　計四條　方四道

柴胡桂枝湯證一條

柴胡桂枝湯方

柴胡桂枝乾薑湯證一條

卷六

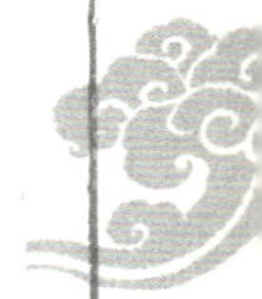

卷七

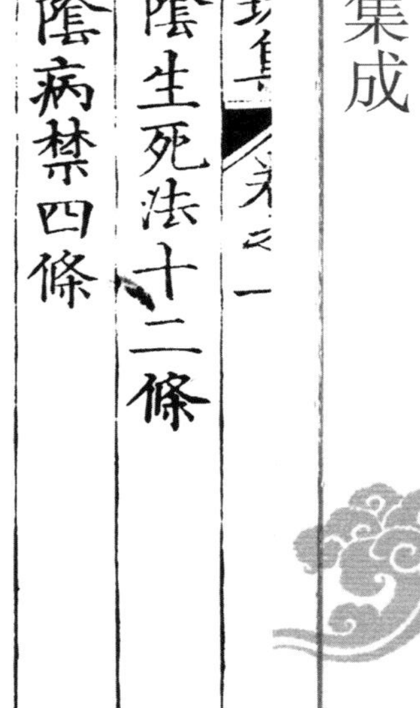

目録終

校注

①据正文，『白虎加人参湯證三條』前脱漏一标题『合論三承氣湯方』。

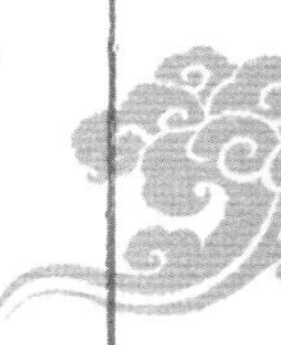

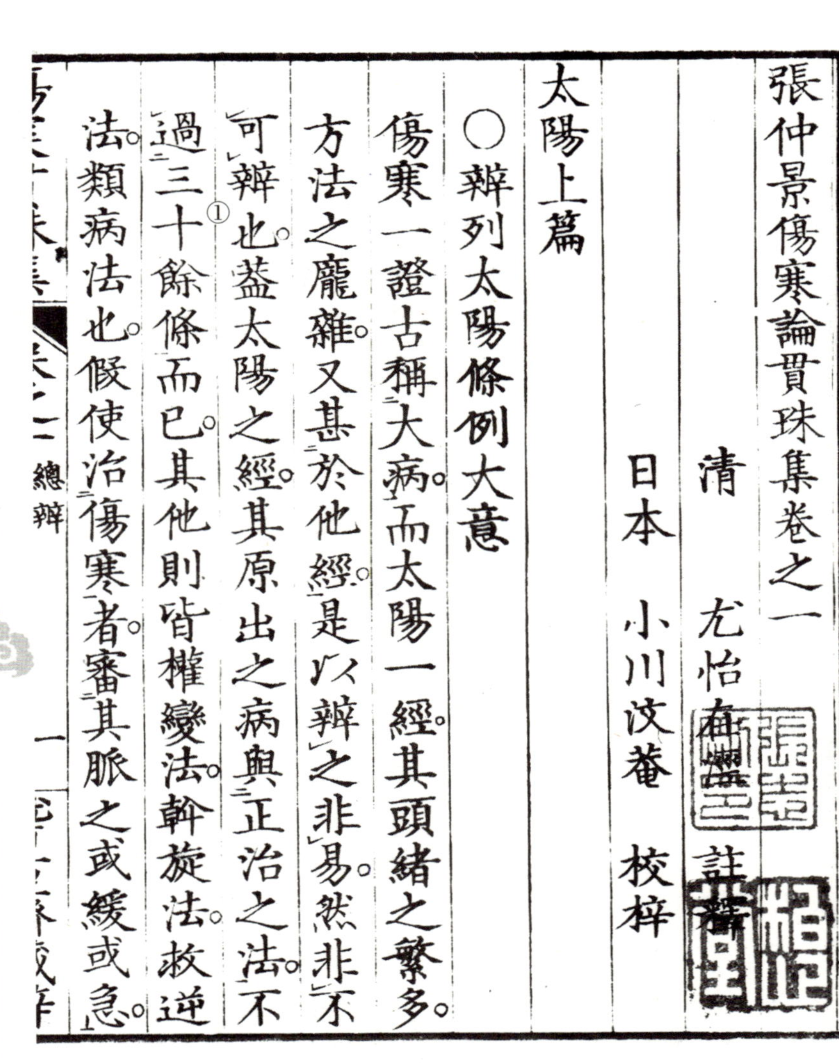

張仲景傷寒論貫珠集卷之一

清　尤怡在涇　註

日本　小川汶菴　校梓

太陽上篇

○辨列太陽條例大意

傷寒一證，古稱大病。而太陽一經，其頭緒之繁多，方法之龐雜，又甚於他經。是以辨之非易，然非不可辨也。蓋太陽之經，其原出之病，與正治之法，不過三十餘條①而已。其他則皆權變法、斡旋法、救逆法、類病法也。假使治傷寒者，審其脈之或緩或急辨其證之有汗無汗。而從而汗之解之。如桂枝麻黄等法。則邪却而病解矣。其或合陽明。或合少陽。或兼二陽者。則從而解之清之。如葛根黄芩白虎等法。亦邪分而病解矣。此爲正治之法。顧人氣體有虛實之殊。藏府有陰陽之異。或素有痰飲痞氣。以及咽燥淋瘡汗衄之疾。或適當房室金刃産後亡血之餘。是雖同爲傷寒之候。不得竟從麻桂之法矣。於是乎有小建中炙甘草大小青龍及桂枝二麻黄一湯等也②。是爲權變之法。而用桂枝麻黄等法。又不能必其無過與不及之弊。或汗出不徹。

而邪不外散。則有傳變他經。及發黃畜血之病。或汗出過多而并傷陽氣。則有振振擗地。肉瞤筋惕等證。於是乎有可更發汗不可發汗及真武四逆等法也。是爲斡旋之法。且也醫學久蕪。方法罕熟。或當汗而反下。或既下而復汗。以及溫鍼艾灼水潠種種混施。以致結胸痞滿挾熱下利。或煩燥不得眠。或內煩。飢不欲食。或驚狂不安。或肉上粟起。於是乎有大小陷胸。諸瀉心湯。文蛤散等方也。此爲救逆之法。至於天之邪氣。共有六淫[3]。太陽受邪。亦非一種。是以傷寒之外。又有風溫。溫病。風濕。中濕濕溫中暍霍亂等證其形與傷寒相似其治與傷寒不同於是乎有桂附朮附麻黃白朮瓜蒂人參白虎等方此爲傷寒類病法也夫振裘者必挈其領整綱者必提其綱不知出此而徒事區別縱極清楚亦何適于用哉茲略引大端于前分列經目于後而仲景之方與法罔不備舉然後太陽一經千頭萬緒總歸一貫比于百八輪珠箇箇在手矣六經倣此詳見各篇

太陽正治法第一

○太陽病脈證三條

太陽之爲病脈浮頭項強痛而惡寒

人身十二經絡本相聯貫而各有畔界是以邪氣之中必各有所見之證與可據之脈仲景首定太陽脈證曰脈浮頭項強痛惡寒蓋太陽居三陽之表而其脈上額交巔入絡腦還出別下項故其初病無論中風傷寒其脈證皆如是也後陽明篇云陽明之爲病胃家實也少陽篇云少陽之爲病口苦咽乾目眩也三陰篇云太陰之爲病腹滿而吐

食不下自利益甚時腹自痛少陰之爲病脈微細但欲寐厥陰之爲病消渴氣上衝心心中疼熱飢而不欲食食即吐蚘曁本文共六條遞舉六經受病之脈證故柯氏目爲六經之綱領而此則爲太陽之綱領也然陽明條下無口乾惡熱之文少陽證中無往來寒熱之目少陰欲寐僅舉一端太陰厥陰多言藏病學者當參合他條毋徒執一可也

太陽病發熱汗出惡風脈緩者名爲中風

此太陽中風之的脈的證也太陽篇中原有傷寒中風風溫溫病中濕風濕濕溫痙暍等證仲景蓋

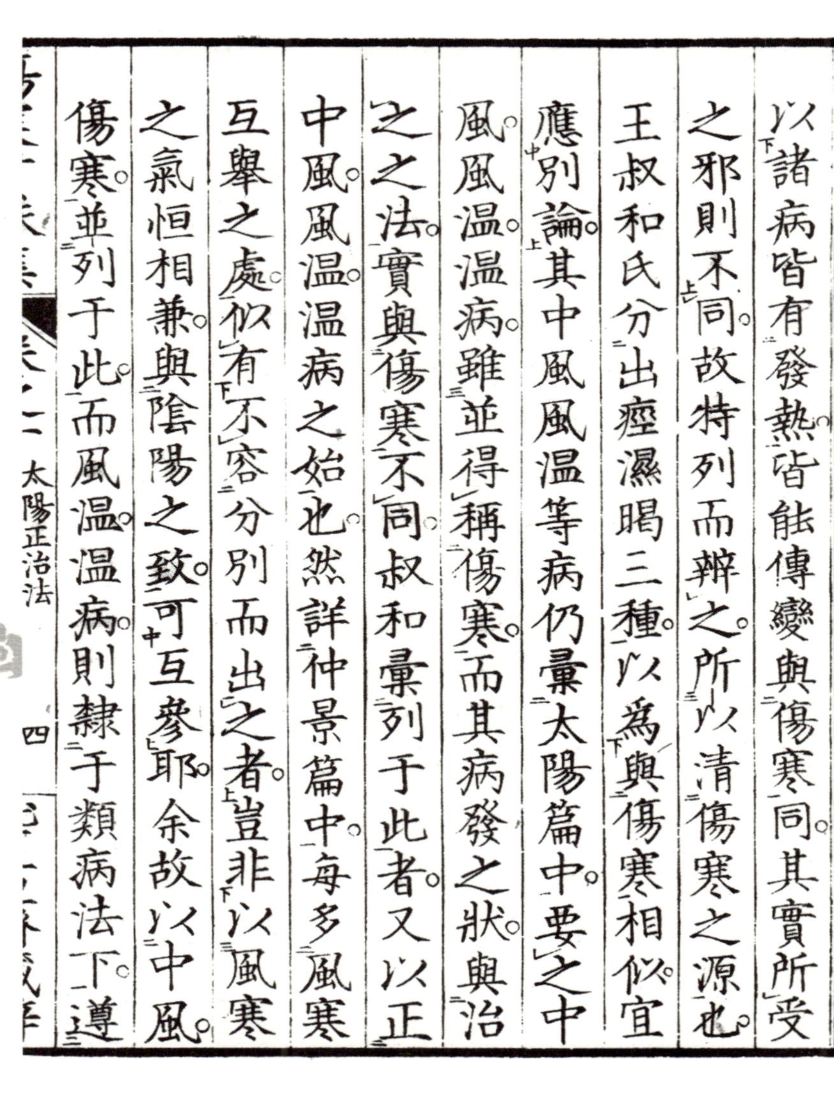
以諸病皆有發熱皆能傳變與傷寒同其實所受之邪則不同故特列而辨之所以清傷寒之源也王叔和氏分出痙濕暍三種以為與傷寒相似宜應別論其中風風温等病仍彙太陽篇中要之中風風温温病雖並得稱傷寒而其病發之狀與治之之法實與傷寒不同叔和彙列于此者又以正中風風温温病之始也然詳仲景篇中每多風寒互舉之處似有不容分別而出之者豈非以風寒之氣恒相兼與陰陽之致可互參耶余故以中風傷寒並列于此而風温温病則隸于類病法下遵

先聖之旨也至于汗出脈緩之理成氏暨諸賢所謂風性解緩而衛不外固者韙⑤矣茲不復贅

太陽病或已發熱或未發熱必惡寒體痛嘔逆脈陰陽俱緊者名曰傷寒

此太陽傷寒之的脈的證也與前中風條參之自別葢風爲陽邪寒爲陰邪陽氣疾陰氣徐故中風身熱而傷寒不即熱也風性解緩寒性勁切故中風汗出脈緩而傷寒無汗脈緊也惡寒者傷於寒則惡寒猶傷于風則惡風傷於食則惡食也體痛嘔逆者寒傷于形則痛胃氣得寒則逆也然竊嘗

考諸條中濕風濕並兼體痛中風中暍俱有惡寒風邪上壅多作乾嘔濕家下早亦成噦逆故論太陽傷寒者當以脈緊無汗身不即熱爲主猶中風以脈緩多汗身熱爲主也其惡寒體痛嘔逆則以之合證焉可耳不言無汗者以脈緊該之也此二條乃太陽病之條目也

○桂枝湯脈證七條

太陽中風陽浮而陰弱陽浮者熱自發陰弱者汗自出嗇嗇惡寒淅淅惡風翕翕發熱鼻鳴乾嘔者桂枝湯主之

太陽中風者。陽受風氣。而未及乎陰也。故其脈陽浮而陰弱。陽浮者。不待閉鬱。而熱自發。陰弱者。不必攻發。而汗自出。所以然者。風爲陽邪。而上行衛爲陽氣。而主外。以陽從陽。其氣必浮。故熱自發。陽得風而自強。陰無邪而反弱。以弱從強。其氣必餒。故汗自出。嗇嗇惡寒。淅淅惡風者。肌腠疎緩。衛氣不諧。雖無寒而若不能禦。雖無風而常覺灑淅也。翕越也。動也。盛也。言其熱時動而盛。不似傷寒之一熱至極也。鼻鳴乾嘔。不特風氣上壅。亦邪氣暴加。裏氣上爭之象。是宜桂枝湯助正以逐邪。⑧□攘外以安內也。

桂枝湯方

桂枝三兩去皮　甘草二兩炙　芍藥三兩
生薑三兩切　大棗十二枚擘

右五味。㕮咀。以水七升。微火煮。取三升。去滓。適寒溫。服一升。服已。須臾啜熱稀粥一升餘。以助藥力。溫覆令一時許。遍身漐漐微似有汗者益佳。不可令如水流漓。病必不除。若一服汗出病差。停後服。不必盡劑。若不汗。更服依前法。又不汗。後服小促。半日許。令三服盡。若病重者。一日一夜服。周時觀之。服一劑盡。病證猶在者。更作服。若汗不出者。乃服至二三劑。禁生冷粘滑肉麪五辛。酒酪臭惡等物。

按風之為氣。能動陽氣。而泄津液。所以發熱汗自出。與傷寒之發熱無汗不同。此方用桂枝。發散邪氣。即以芍藥攝養津氣。炙甘草合桂枝之辛。足以攘外。合芍藥之酸。足以安內。生薑大棗甘辛相合補益營衛。亦助正氣。去邪氣之用也。蓋以其汗出而邪不出。故不用麻黃之發表。而以桂枝助陽以為表。以其表病而裏無熱。故不用石膏之清裏。而

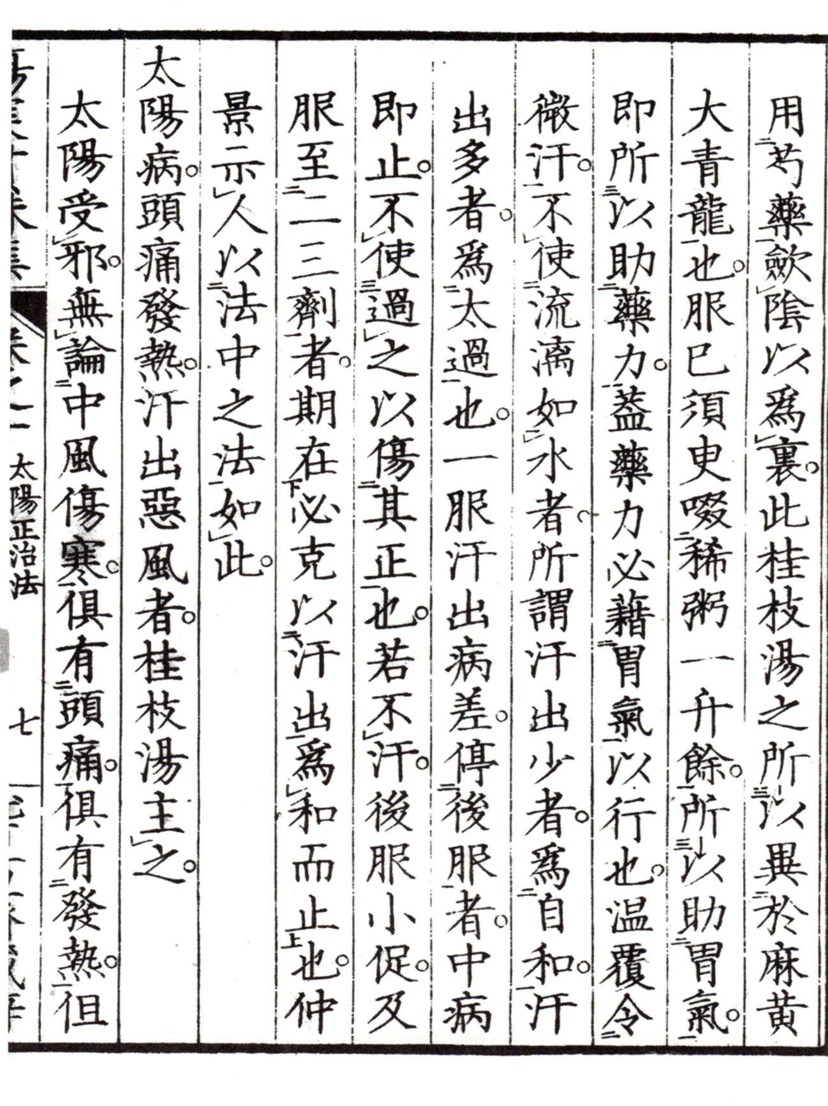

用芍藥歛陰以爲裏此桂枝湯之所以異於麻黃大青龍也服已須臾啜稀粥一升餘所以助胃氣即所以助藥力蓋藥力必藉胃氣以行也温覆令微汗不使流漓如水者所謂汗出少者爲自和汗出多者爲太過也一服汗出病差停後服者中病即止不使過之以傷其正也若不汗後服小促及服至二三劑者期在必克以汗出爲和而止也仲景示人以法中之法如此

太陽病頭痛發熱汗出惡風者桂枝湯主之

太陽受邪無論中風傷寒俱有頭痛俱有發熱但

傷於寒則表實無汗。傷於風則表疎自汗。是頭痛發熱者。傷寒所同。而汗出惡風者。中風所獨也。中風必以風劑治之。云桂枝湯主之者。見非他藥所得而更者耳。

太陽病。外證未解。脉浮弱者。當以汗解。宜桂枝湯。

太陽外證。即頭痛發熱惡風寒之屬。外證未解。宜從汗解。然必審其脉之强弱。而施治。若脉浮弱則是中風陽浮陰弱之候。治宜桂枝湯。助正以逐邪。

太陽病。外證未解者。不可下也。下之爲逆。欲解外者。宜桂枝湯主之。

傷寒在表者宜汗，在裏者宜下，此大法也。是以外證未解者不可下，下之是病在表而攻其裏也，故曰逆。本論云：本發汗而復下之，此爲逆也；若先發汗，治不爲逆。此之謂也。而欲解外，則桂枝成法不可易矣。仲景於當汗之證，隨示不可下之戒如此。

⑨病常自汗出者，此爲營氣和。營氣和者，外不諧，以衛氣不共營氣和諧故爾。以營行脈中，衛行脈外，復發其汗，營衛和則愈，宜桂枝湯。

此即前條陰弱者汗自出之意而發明之。謂營未病而和，則汗液自通；衛中風而不諧，則陰氣失護宜其汗常自出也夫營與衛常相和諧者也營行脈中爲衛之守衛行脈外爲營之護何有發熱惡寒之證哉惟衛得風而自強營無邪而反弱邪正不同強弱異等雖欲和諧不可得矣故曰營氣和者外不諧不諧則豈特衛病而已哉故欲營之安必和其衛欲衛之和必逐其風是宜桂枝湯助陽取汗汗出則邪去而衛和衛和則營不受擾而愈

病人藏無他病時發熱自汗出而不愈者此衛氣不和也先其時發汗則愈宜桂枝湯主之

人之一身經絡綱維於外藏府傳化于中而其爲

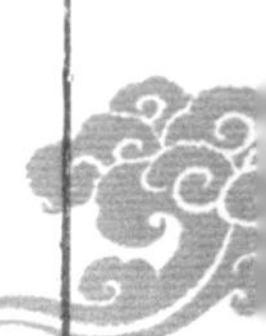

病從外之內者有之從內之外者有之藏無他病裏無病也時發熱自汗則有時不發熱無汗可知而不愈者是其病不在裏而在表不在營而在衛矣先其時發汗則愈者於不熱無汗之時而先用藥取汗則邪去衛和而愈不然汗液方泄而復發之寧無如水淋漓之患耶

太陽病發熱汗出者此爲營弱衛強故使汗出欲救邪風者宜桂枝湯⑩

此即前條衛不諧營自和之意而申其說救邪風者救衛氣之爲風邪所擾也然仲景營弱衛強之

說不過發明所以發熱汗出之故後人不察遂有風并於衛衛實而營虛寒中於營營實而衛虛之說不知邪氣之來自皮毛而入肌肉無論中風傷寒未有不及於衛者其甚者乃并傷于營耳郭白雲所謂涉衛中營者是也是以寒之淺者僅傷于衛風而甚者并及于營衛之實者風亦難泄衛而虛者寒猶不固無汗必發其汗麻黃湯所以去表實而發邪氣有汗不可更發汗桂枝湯所以助表氣而逐邪氣學者但當分病證之有汗無汗以嚴麻黃桂枝之辨不必執營衛之孰虛孰實以證傷

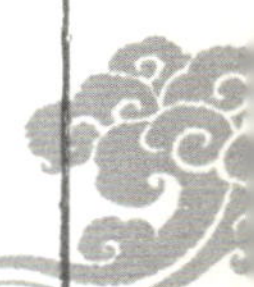

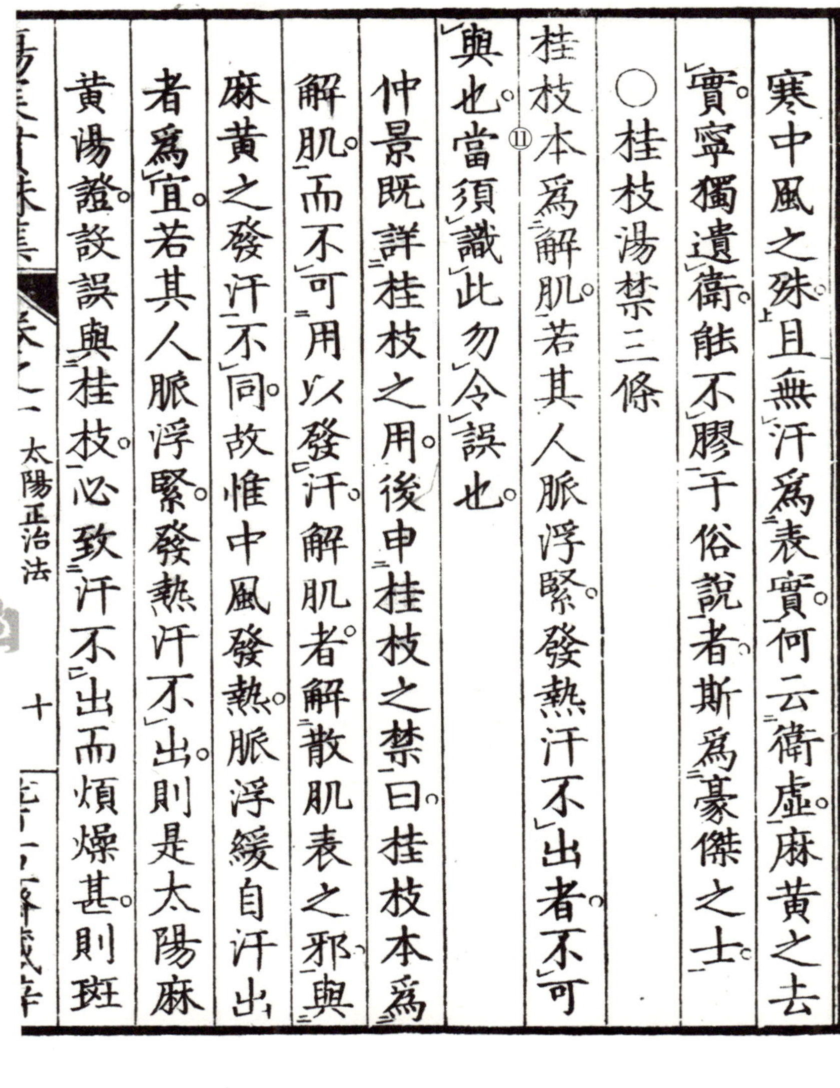

寒中風之殊。且無汗爲表實。何云衛虛。麻黃之去實。寧獨遺衛。能不膠于俗說者。斯爲豪傑之士。

○桂枝湯禁三條

桂枝本爲解肌。若其人脈浮緊。發熱汗不出者。不可與也。當須識此。勿令誤也。⑪

仲景既詳桂枝之用。後申桂枝之禁。曰桂枝本爲解肌。而不可用以發汗。解肌者。解散肌表之邪。與麻黃之發汗不同。故惟中風發熱。脈浮緩自汗出者爲宜。若其人脈浮緊。發熱汗不出。則是太陽麻黃湯證。設誤與桂枝。必致汗不出而煩燥甚則斑

黄狂亂無所不至矣此桂枝湯之大禁也故曰不可與也當須識此勿令誤也仲景叮嚀之意至矣

若酒客病不可與桂枝湯得湯則嘔以酒客不喜甘故也

本草云酒性熱而善上又忌諸甜物飲酒之人皆味積中而熱氣時上故雖有桂枝證不得服桂枝湯得之則嘔以酒客不喜甘而桂枝湯味甘能增滿而致嘔亦一大禁也

凡服桂枝湯吐者其後必吐膿血也

凡服桂枝湯吐者不必盡是酒客此其脾胃素有

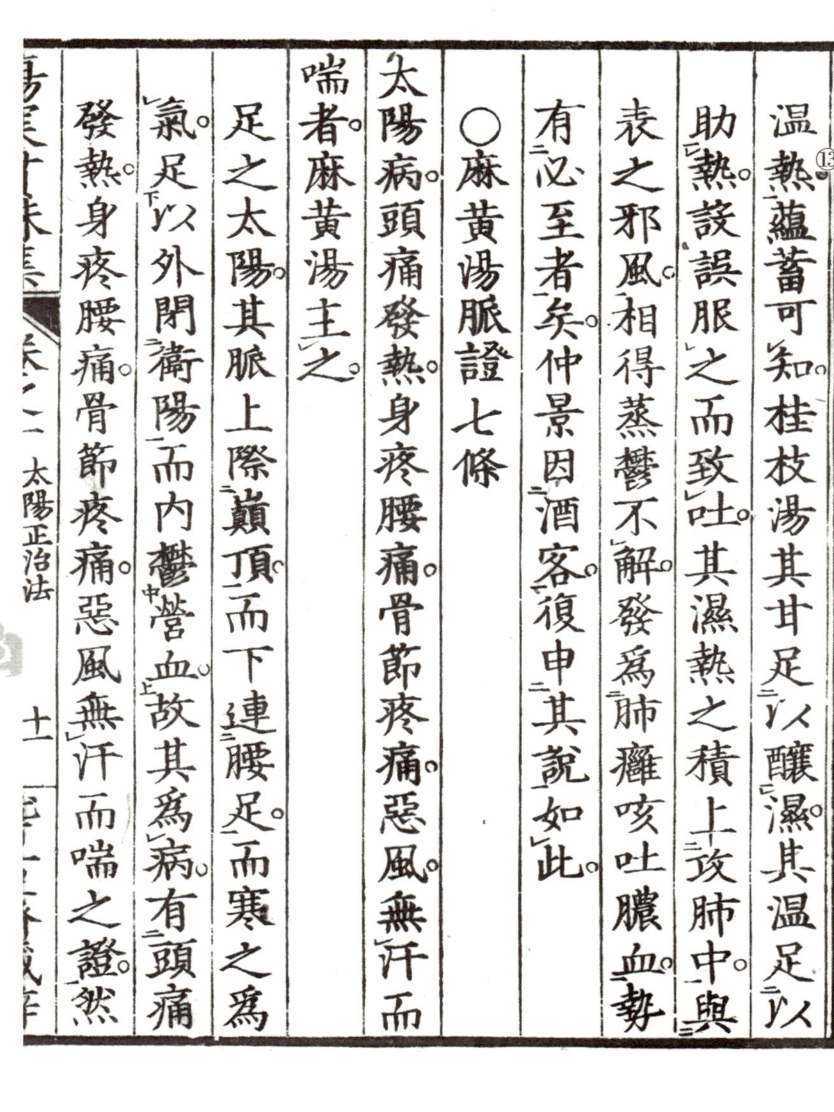

温⑬熱蘊蓄可知桂枝湯其甘足以釀濕其溫足以助熱設誤服之而致吐其濕熱之積上攻肺中與表之邪風相得蒸鬱不解發爲肺癰咳吐膿血勢有必至者矣仲景因酒客復申其說如此

○麻黃湯脈證七條

太陽病頭痛發熱身疼腰痛骨節疼痛惡風無汗而喘者麻黃湯主之

足之太陽其脈上際巔頂而下連腰足而寒之爲氣足以外閉衛陽而內鬱營血故其爲病有頭痛發熱身疼腰痛骨節疼痛惡風無汗而喘之證然

惟骨痛脈緊無汗爲麻黃湯的證其餘則太陽中風亦得有之學者若不以骨痛脈緊無汗爲主而但拘頭痛發熱等證必致發非所當發矣雖本文不言脈緊然可從無汗而推猶太陽傷寒條不言無汗而以脈緊該之也

麻黃湯方 ⑭

麻黃三兩去節　桂枝二兩去皮　甘草一兩炙

杏仁七十箇去皮尖

右四味以水九升先煮麻黃減二升去上沫內諸藥煮取二升半去滓溫服八合覆取微似汗

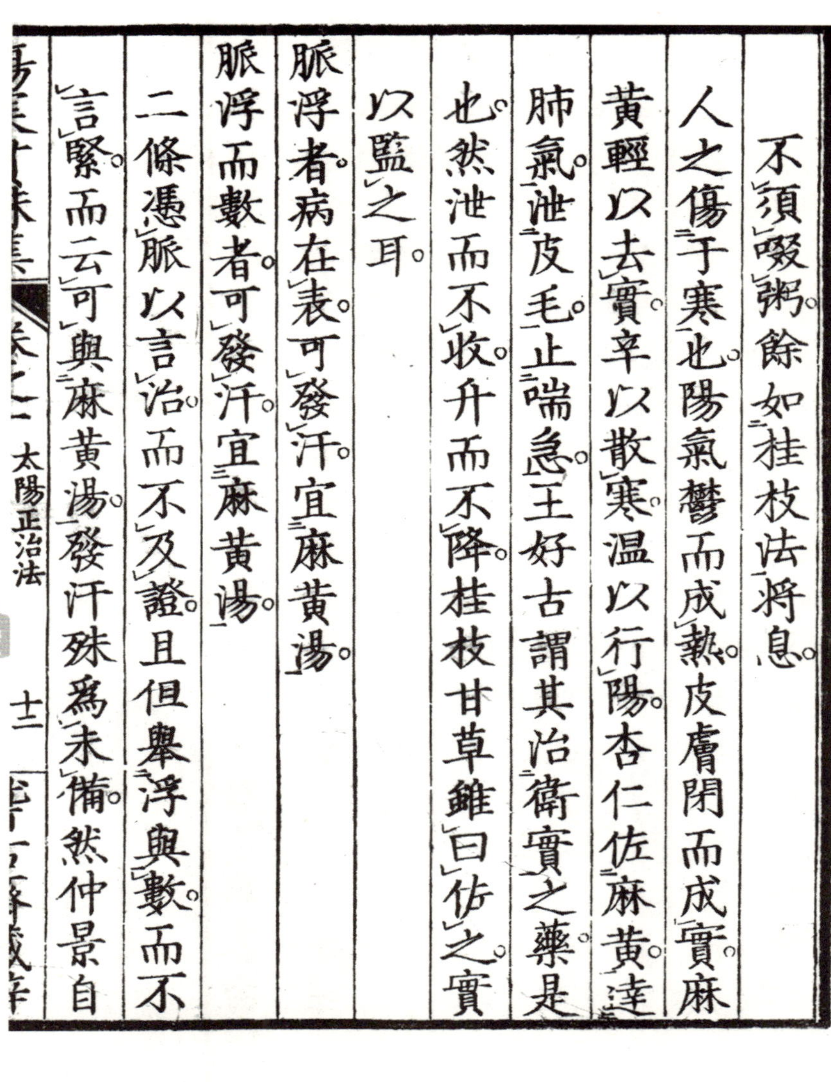
不須啜粥餘如桂枝法將息

人之傷于寒也陽氣鬱而成熱皮膚閉而成實麻黃輕以去實辛以散寒溫以行陽杏仁佐麻黃達肺氣泄皮毛止喘急王好古謂其治衞實之藥是也然泄而不收升而不降桂枝甘草雖曰佐之實以監之耳

脉浮者病在表可發汗宜麻黃湯

脉浮而數者可發汗宜麻黃湯

二條憑脉以言治而不及證且但舉浮與數而不言緊而云可與麻黃湯發汗殊爲未備然仲景自

有太陽傷寒條與麻黃湯證在學者當會通全書而求之不可拘於一文一字間也

太陽病脈浮緊無汗發熱身疼痛八九日不解表證仍在此當發其汗服藥已微除其人發煩目瞑劇者必衄衄乃解所以然者陽氣重故也麻黃湯主之

脈浮緊無汗發熱身疼痛太陽麻黃湯證也至八九日之久而不解表證仍在者仍宜以麻黃湯發之所謂治傷寒不可拘于日數但見表證脈浮者雖數日猶宜汗之是也乃服藥已病雖微除而其人發煩目瞑者衛中之邪得解而營中之熱未除

也。劇者血爲熱搏。勢必成衄。衄則營中之熱亦除而病乃解。所以然者陽氣太重。營衛俱實。故須汗血並出。而後邪氣乃解耳陽氣陽中之邪氣也。郭白雲云。麻黃湯主之五字。當在此當發其汗下是

傷寒脈浮緊。不發汗。因致衄者。麻黃湯主之。

太陽病。脈浮緊。發熱。身無汗。自衄者愈。

傷寒脈浮緊者。邪氣在表。法當汗解。而不發汗。則邪無從達泄。內搏于血。必致衄也。衄則其邪當去。而猶以麻黃湯主之者。此亦營衛並實。如上條所云陽氣重之證。上條衛已解而營未和。故雖已發

汗。猶須得衄而解。此條營雖通而衛尚塞。故既已自衄。而仍與麻黃湯發汗而愈。然必欲衄而血不流。雖衄而熱不解者。乃爲合法。不然靡有不竭其陰者。於是仲景復著奪血無汗之例。曰脈浮緊。發熱。身無汗。自衄者愈。謂陽氣重者須汗血並出以泄其邪。其稍輕者。設得衄血。邪必自解。身雖無汗。固不必更以麻黃湯發之也。

太陽病。十日已⑯去。脈浮細而嗜卧者。外已解也。設胸滿脇痛者。與小柴胡湯。脈但浮者。與麻黃湯。

太陽病。至十餘日之久。脈浮不緊而細。人不躁煩

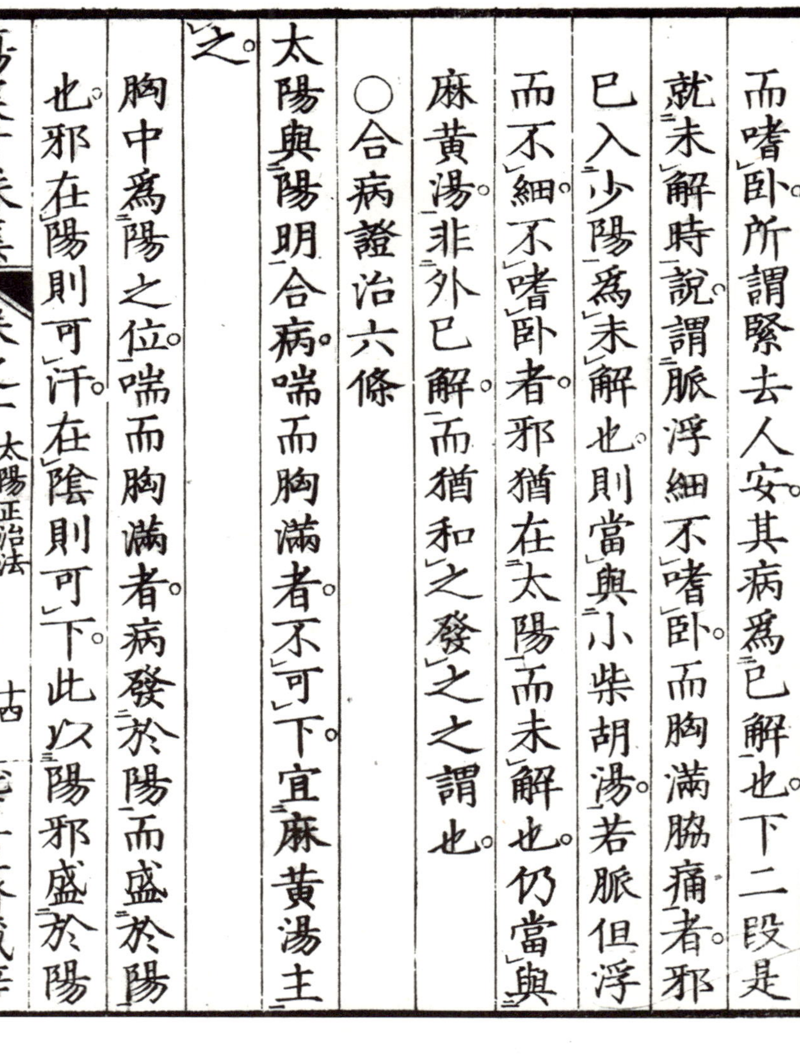

而嗜卧。所謂緊去人安。其病爲已解也。下二段是就未解時說。謂脈浮細不嗜卧。而胸滿脇痛者。邪已入少陽。爲未解也。則當與小柴胡湯。若脈但浮而不細不嗜卧者。邪猶在太陽而未解也。仍當與麻黄湯。非外已解而猶和之發之之謂也。

○合病證治六條

太陽與陽明合病。喘而胸滿者。不可下。宜麻黄湯主之。

胸中爲陽之位。喘而胸滿者。病發於陽而盛於陽也。邪在陽則可汗。在陰則可下。此以陽邪盛於陽

⑰位。故不可下之以虛其裏。裏虛則邪且陷矣。而宜
麻黃湯汗之。以踈其表。表踈則邪自解矣。合病者
兩經同病。邪氣盛者。其傷必多。甚則遍及三陽也。

太陽與陽明合病者。必自下利。葛根湯主之。

太陽與陽明合病。不下利。但嘔者。葛根加半夏湯主
之。

傷寒之邪在上則爲喘滿。入裏則爲下利。兩陽合
病。邪氣盛大。不特充斥于上。抑且浸滛于裏。故曰
⑱必自下利。其不下利者。則必上逆而嘔。析而言之。
合病下利者。裏氣得熱而下行也。不下利但嘔者。

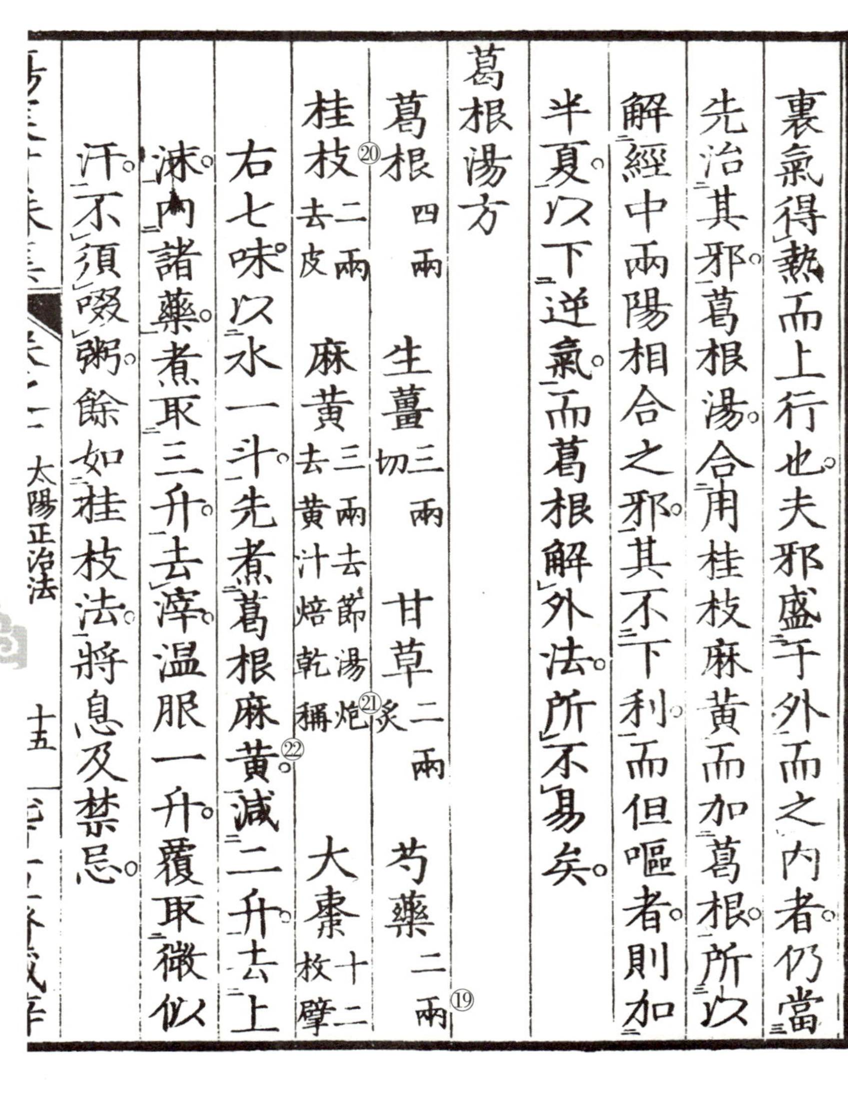
裏氣得熱而上行也。夫邪盛於外而之內者，仍當先治其邪。葛根湯合用桂枝麻黃而加葛根，所以解經中兩陽相合之邪。其不下利而但嘔者，則加半夏，以下逆氣。而葛根解外法，所不易矣。

葛根湯方

葛根四兩　生薑三兩切　甘草二兩炙　芍藥二兩⑲

桂枝⑳二兩去皮　麻黃三兩去節湯炮去黃汁焙乾稱㉑　大棗十二枚擘

右七味，以水一斗，先煮葛根麻黃㉒，減二升，去上沫，內諸藥，煮取三升，去滓，溫服一升，覆取微似汗，不須啜粥，餘如桂枝法將息及禁忌。

葛根加半夏湯方

於葛根湯方內加半夏半升洗

太陽與少陽合病自下利者與黃芩湯若嘔者黃芩加半夏生薑湯主之

少陽居表裏之間視陽明爲較深其熱氣尤易內侵是以太陽與少陽合病亦自下利而治法則不同矣太陽陽明合病者其邪近外驅之使從外出爲易太陽少陽合病者其邪近裏治之使從裏和爲易故彼用葛根而此與黃芩也夫熱氣內淫黃芩之苦可以清之腸胃得熱而不固芍藥之酸甘

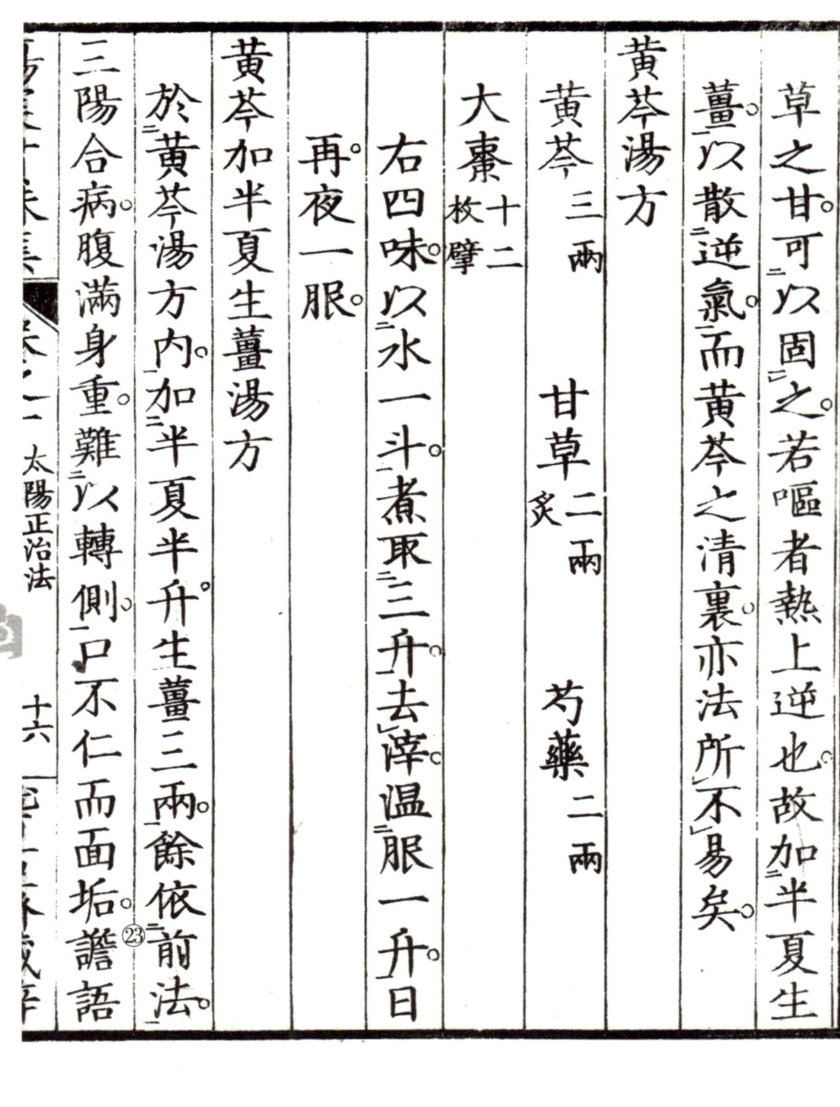

草之甘可以固之若嘔者熱上逆也故加半夏生薑以散逆氣而黃芩之清裏亦法所不易矣

黃芩湯方

黃芩三兩　甘草二兩炙　芍藥二兩

大棗十二枚擘

右四味以水一斗煮取三升去滓温服一升日再夜一服

黃芩加半夏生薑湯方

於黃芩湯方內加半夏半升生薑三兩餘依前法

三陽合病腹滿身重難以轉側口不仁而面垢譫語

遺尿。發汗則譫語。下之則額上生汗。手足逆冷。若自汗出者。白虎湯主之。此條叔和隸陽明篇中。

三陽合病。脈浮大上關上。但欲眠睡。目合則汗。此條叔和隸少陽篇中。

三陽合病。視諸合病。邪氣爲較大矣。而太陽之府膀胱。陽明之府胃。少陽之府膽。熱邪盛滿。自經入府。故腹滿身重。口不仁而面垢。譫語遺尿。及但欲眠睡。目合則汗。皆爲裏爲熱之徵也。夫裏而不表。故不可汗。汗之則津亡胃燥。而譫語。熱而不實。復不可下。下之則中傷氣竭。而額上生汗。手足逆冷。

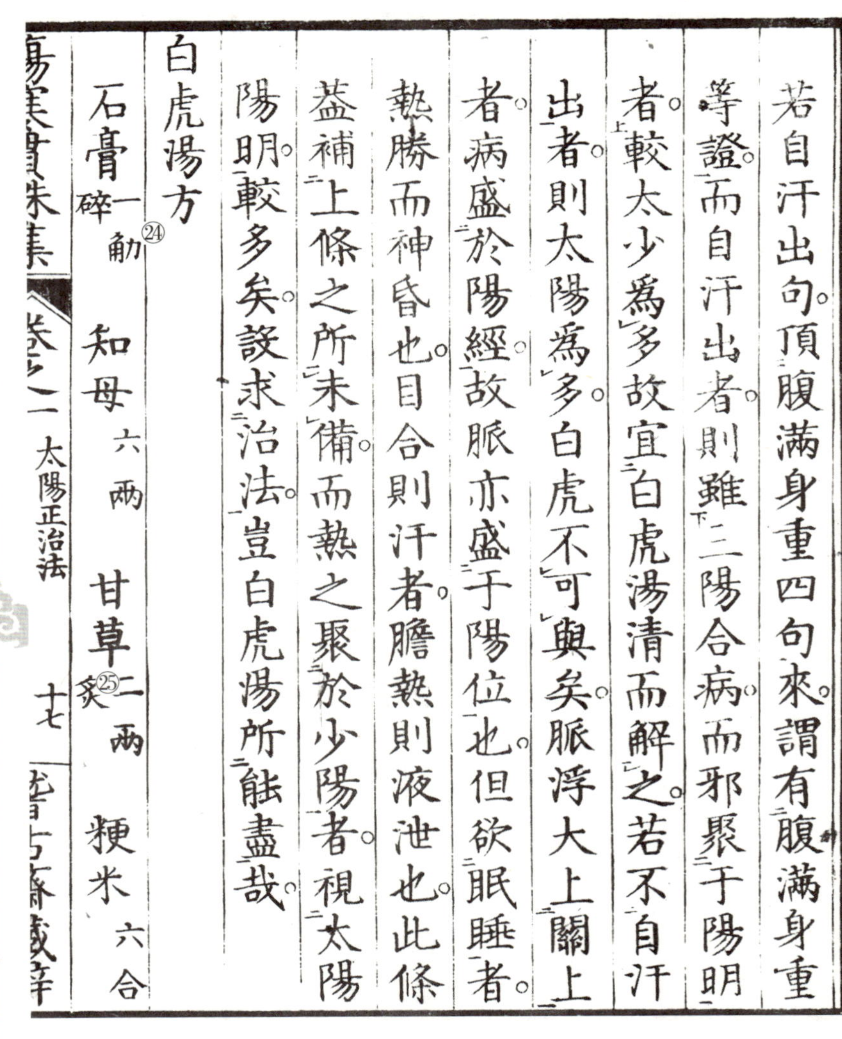

若自汗出句。須腹滿身重四句來。謂有腹滿身重等證。而自汗出者。則雖二陽合病。而邪聚于陽明者。較太少爲多。故宜白虎湯清而解之。若不自汗出者。則太陽爲多。白虎不可與矣。脉浮大上關上者。病盛於陽經。故脈亦盛于陽位也。但欲眠睡者。熱勝而神昏也。目合則汗者。膽熱則液泄也。此條蓋補上條之所未備。而熱之聚於少陽者。視太陽陽明。較多矣。設求治法。豈白虎湯所能盡哉。

白虎湯方

石膏一觔碎㉔　知母六兩　甘草二兩炙㉕　粳米六合

右四味。以水一斗。先煮石膏數十沸。再投藥米。㉖米熟湯成。去滓。温服一升。日三服。㉗

○辨傷寒受病陰陽不同一條

病有發熱惡寒者。發於陽也。無熱惡寒者。發於陰也。發於陽者。七日愈。發於陰者。六日愈。以陽數七。陰數六故也。

此條特舉陽經陰經受邪之異。而辨其病狀及其愈期。發於陽者。病在陽之經也。以寒加陽。陽氣被鬱。故發熱而惡寒。發於陰者。病在陰之經也。以陰加陰。無陽可鬱。故無熱而但惡寒耳。夫陽受邪者。

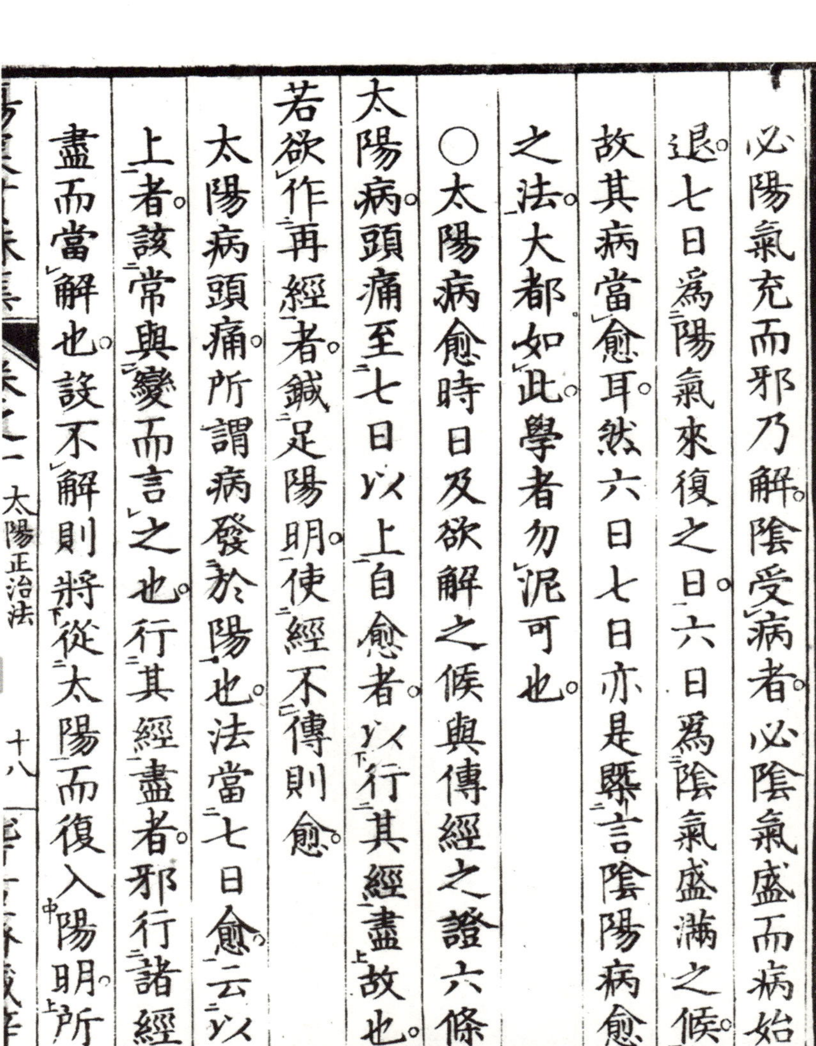
必陽氣充而邪乃解。陰受病者。必陰氣盛而病始退。七日爲陽氣來復之日。六日爲陰氣盛滿之候。故其病當愈耳。然六日七日亦是槩言陰陽病愈之法。大都如此。學者勿泥可也。

○太陽病愈時日及欲解之候與傳經之證六條

太陽病。頭痛至七日以上自愈者。以行其經盡故也。若欲作再經者。鍼足陽明。使經不傳則愈

太陽病頭痛。所謂病發於陽也。法當七日愈。云以上者。該常與變而言之也。行其經盡者。邪行諸經盡而當解也。設不解則將從太陽而復入陽明。所

謂作再經也。故鍼足陽明。以引邪外出。邪出則經不傳而愈矣。蓋傷寒之邪。有在經在腑在臟之異。行其經盡者。邪行諸經而未入臟腑之謂。而經脈陰陽相貫。如環無端。是以行陰極而復行陽者有之。若入厥陰之臟。則病深熱極而死耳。其或幸而不死者。則從臟出腑而愈。未聞有作經再傳者也。

此條諸註釋俱誤。蓋於經腑臟未審耳。

再按內經云。傷寒一日。巨陽受之云云。又云。七日太陽病衰。頭痛少愈云云。蓋傷寒之邪有離太陽而入陽明者。有遍傳諸經而猶未離太陽者。此太陽病頭痛至七日以上自愈。正與內經之旨相合。葢六日邪徧六經。至七日而太陽先受者當先解耳。則是所謂行其經盡者。不但未入腑臟。亦并未離太陽。所以當有頭痛。所謂作再經者。七日不愈而欲至十四日也。鍼足陽明者。以其經多氣多血。可以任受鍼石。且離太陽未遠。尤易逐邪外出耳。

太陽病欲解時。從巳至未上。

太陽經爲諸陽之長。巳午未時爲陽中之陽。太陽病解。必從巳至未。所謂陽受病者。必陽氣充而邪乃解也。與發于陽者七日愈同意。

風家表解而不了了者十二日愈

風家表解邪退而正安矣。而猶不能霍然無患者。邪去未盡故也。十二日經氣巳周。餘邪畢達。故必自愈。

欲自解者。必當先煩。乃有汗而解。何以知之。脈浮。故知汗出解也。

邪氣欲解之候。必先見之於證與脈。若其人自煩而脈浮者。知其邪必將從汗而解。蓋自煩爲邪正相爭之候。而脈浮爲邪氣外達之徵也。設脈不浮而沈。則雖煩豈能作汗。即汗亦豈得解哉。

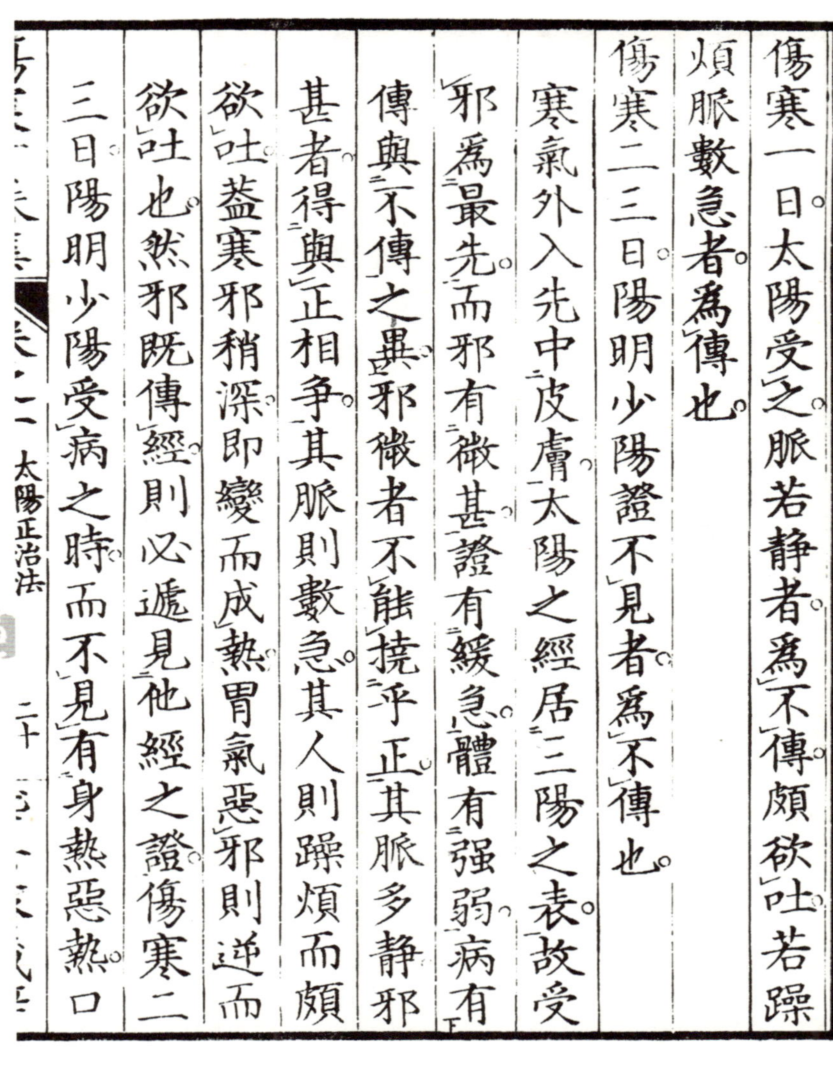

傷寒一日，太陽受之，脈若静者爲不傳；頗欲吐，若躁煩，脈數急者爲傳也。

傷寒二三日，陽明少陽證不見者，爲不傳也。

寒氣外入，先中皮膚，太陽之經居三陽之表，故受邪爲最先。而邪有微甚，證有緩急，體有强弱，病有傳與不傳之異。邪微者，不能撓乎正，其脈多静；邪甚者，得與正相爭，其脈則數急，其人則躁煩而頗欲吐。蓋寒邪稍深，即變而成熱；胃氣惡邪，則逆而欲吐也。然邪既傳經，則必遞見他經之證。傷寒二三日，陽明少陽受病之時，而不見有身熱惡熱口

苦咽乾目眩等證則邪氣止在太陽而不更傳陽明少陽可知仲景示人以推測病情之法如此

太陽權變法第二

○不可發汗例十條

咽喉乾燥者不可發汗

病寒之人非汗不解而亦有不可發汗者不可不審咽喉者諸陰之所集而乾燥則陰不足矣汗者出於陽而生于陰也故咽喉乾燥者雖有邪氣不可以温藥發汗若強發之乾燥益甚爲咳爲咽痛爲吐膿血無所不至矣云不可發汗者謂本當汗

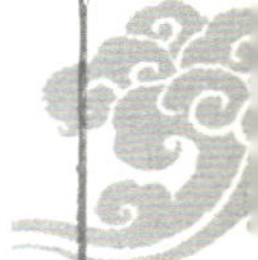

而不可發之。非本不當汗之證也。此所謂之變也。

下文倣此。

淋家不可發汗，發汗必便血。

巢氏云：淋者腎虚而膀胱熱也。更發其汗，損傷臟陰，增益腑熱，則必便血。如強發少陰汗而動其血之例也。

瘡家雖身疼痛，不可發汗，汗出則痓。㉘

身疼痛，表有邪也。瘡家膿血流溢，損傷陰氣，雖有表邪，不可發汗。汗之血虚生風，必發痓也。

衄家不可發汗，汗出必額上陷脈緊急，㉙目直視不能㉚

眴。不得眠。

額上陷。脉緊急者。額上兩旁之動脉。陷伏不起。或緊急不柔也。靈樞云。兩跗之上脉。陷竪者。足陽明陷謂陷伏。竪即緊急。與此正相發明。目直視。不能眴。不得眠。皆亡陰之證也。

亡血家。不可發汗。發汗則寒慄而振。

陰亡者陽不守。亡血復汗。寒慄而振者。陰氣先虛而陽氣後竭也。按瘡家衄家。並屬亡血。而此條復出亡血家者。該吐下跌仆金刃產後等證爲言也。

汗家重發汗。必恍惚心亂。小便已陰疼。與禹餘糧丸。

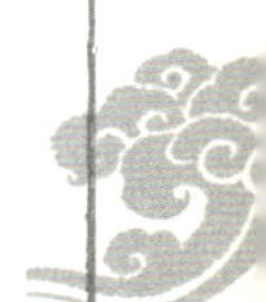

五液在心爲汗。心液亡者。心陽無附則恍惚心亂。心虛生熱。下流所合。則小便已陰疼。禹餘糧丸方缺。常器之云。只禹餘糧一味火煆服亦可。按禹餘糧體重。可以去怯。甘寒可以除熱。又性濇主下焦前後諸病也。

病人有寒。復發汗。胃中冷。必吐蚘。

有寒。裏有寒也。裏有寒者。雖有表邪。必先温裏而後攻表。如後四逆湯之法。乃不與温裏而反發汗。損傷陽氣。胃中虛冷。必吐蚘也。

形作傷寒。其脉不弦緊而弱。弱者必渴。被火者必譫語。弱者。發熱脈浮。解之。當汗出愈。

形作傷寒。其脈當弦緊。而反弱。爲病實而正虛也。脈弱爲陰不足而邪氣乘之。生熱損陰則必發渴。乃更以火劫汗。兩熱相合。胃中燥煩。汗必不出而譫語立至矣。若發熱脈浮則邪欲出表。陰氣雖虛可解之使從汗而愈。如下條桂枝二越婢一等法。若脈不浮則邪熱内擾。將致陰之不暇。而可更取其汗耶。

脈浮數者。法當汗出而愈。若下之身重心悸者。不可發汗。當自汗出乃解。所以然者。尺中脈微。此裏虛。須

表裏實津液自和便自汗出愈

脉浮數者其病在表法當汗出而愈所謂脉浮數者可發汗宜麻黄湯是也若下之邪入裏而身重氣内虚而心悸者表雖不解不可以藥發汗當俟其汗自出而邪乃解所以然者尺中脉微爲裏虚不足若更發汗則并虚其表裏無護衛而散亡隨之矣故必候其表裏氣復津液通和而後汗出而愈豈可以藥強迫之哉

脉浮緊者法當身疼痛宜以汗解之假令尺中遲者不可發汗何以知之然以營氣不足血少故也

脈浮緊者，寒邪在表，於法當身疼痛，而其治宜發汗。假令尺中脈遲，知其營虛而血不足，則雖身疼痛而不可發汗。所以然者，汗出于陽而生于陰，營血不足而強發之，汗必不出，汗即出而筋惕肉瞤，散亡隨之矣，可不慎哉。

○桂枝二越婢一湯脈證一條

太陽病，發熱惡寒，熱多寒少，脈微弱者，此無陽也，不可發汗，宜桂枝二越婢一湯。㉛

無陽與亡陽不同，亡陽者，陽外亡而不守也，其根在腎；無陽者，陽內竭而不用也，其源在胃。發熱惡

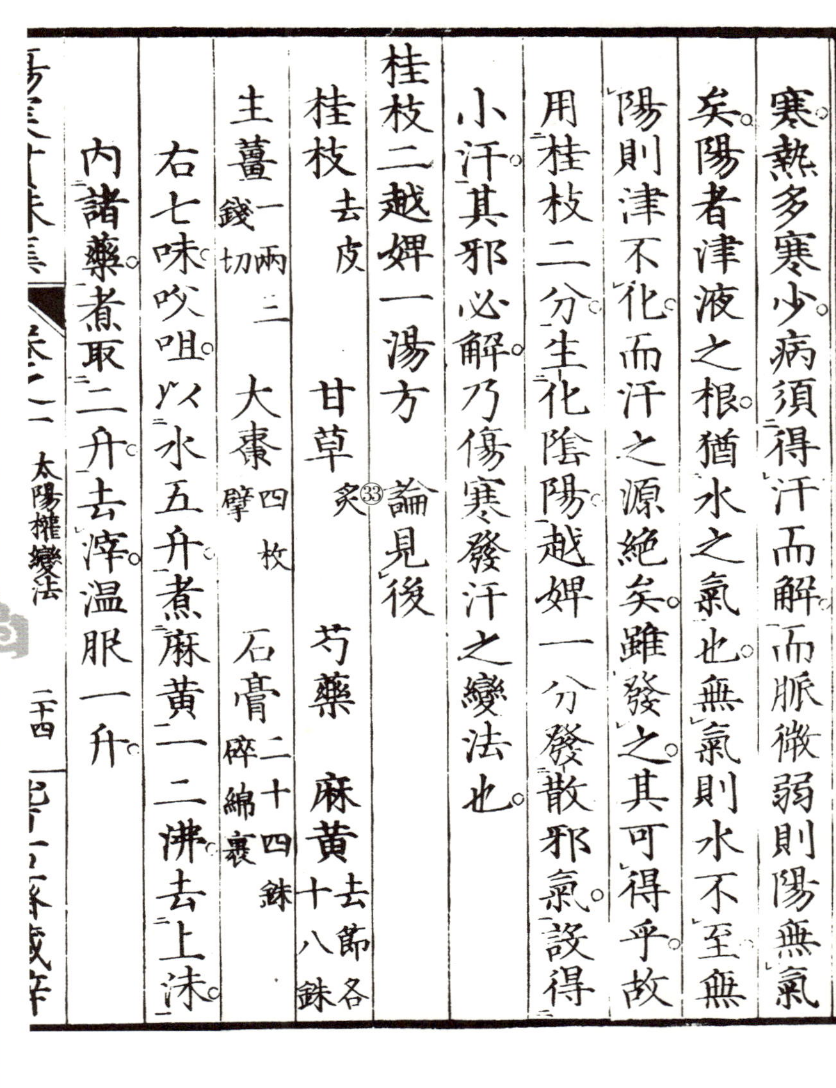

寒熱多寒少病須得汗而解而脈微弱則陽無氣矣陽者津液之根猶水之氣也無氣則水不至無陽則津不化而汗之源絶矣雖發之其可得乎故用桂枝二分生化陰陽越婢一分發散邪氣設得小汗其邪必解乃傷寒發汗之變法也

桂枝二越婢一湯方 ㉝ 論見後

桂枝去皮　甘草炙　芍藥　麻黃去節各十八銖

生薑一兩三錢切　大棗四枚擘　石膏二十四銖碎綿裹

右七味㕮咀以水五升煮麻黃一二沸去上沫内諸藥煮取二升去滓溫服一升

○桂枝麻黄各半湯脈證一條

太陽病得之八九日如瘧狀發熱惡寒熱多寒少其人不嘔清便欲自可一日二三度發脈微緩者爲欲愈也脈微而惡寒者此陰陽俱虚不可更發汗更下更吐也面色反有熱色者未欲解也以其不能得小汗出身必癢宜桂枝麻黄各半湯

病在太陽至八九日之久而不傳他經其表邪本微可知不嘔清便欲自可則裏未受邪可知病如瘧狀非真是瘧亦非傳少陽也乃正氣内勝數與邪爭故也至熱多寒少一日二三度發則邪氣不

勝而將退舍矣。更審其脉而參驗之。若得微緩則欲愈之象也。若脉微而惡寒者。此陰陽俱虛。當與温養。如新加湯之例。而發汗吐下均在所禁矣。若面色反有熱色者。邪氣欲從表出。而不得小汗。則邪無從出。如面色緣緣正赤。陽氣怫鬱在表。當解之熏之之類也。身癢者。邪盛而攻走經筋則痛。邪微而遊行皮膚則癢也。夫既不得汗出。則非桂枝所能解。而邪氣又微。亦非麻黄所可發。故合兩方爲一方。變大制爲小制。桂枝所以爲汗液之地。麻黄所以爲發散之用。且不使藥過病。以傷其正也。

桂枝麻黃各半湯方

桂枝一兩十六銖去皮　麻黃去節　甘草炙　芍藥

生薑各一兩　大棗四枚擘　杏仁二十四箇湯浸去皮㉟

右七味，以水五升，先煑麻黃一二沸，去上沫，內諸藥，煑取一升八合，去滓，溫服六合。

○合論桂枝麻黃各半湯、桂枝二麻黃一湯、桂枝二越婢一湯三方

按桂枝麻黃各半湯、桂枝二麻黃一湯、桂枝二越婢一湯，三方並兩方合用，乃古之所謂複方也。細審其制，桂枝麻黃各半湯，助正之力，㊱侔於散邪，桂

枝二麻黄一湯。則助正之力多。而散邪之力少。於法爲較和矣。其桂枝二越婢一湯。本無熱證而加石膏者。以其人無陽津液不足。不勝桂枝之任。故加甘寒於內。少變辛溫之性。且滋津液之用。而其方制之小。示微發於不發之中。則三方如一方也。故桂枝湯。不特發散邪氣。亦能補助正氣。以其方甘酸辛合用。具生陽化陰之妙。與麻黄合劑。則能盡麻黄之力。而并去其悍。與石膏同用。則能資石膏之益。而不撓平權。是雖麻石並行。而實以桂枝爲主。蓋非滋養營衛。則無以爲發汗散邪之地耳。

凡正氣不足。邪氣亦微。而仍須得汗而解者。宜於此三方取則焉。後人不能盡桂枝之用。而求之人參歸地之屬。立意則同。而用藥懸殊矣。

○大青龍湯脈證二條

太陽中風。脈浮緊。發熱惡寒。身疼痛。不汗出而煩躁者。大青龍湯主之。若脈微弱。汗出惡風者。不可服。服之。則厥逆筋惕肉瞤。此爲逆也。

此治中風而表實者之法。表實之人。不易得邪。設得之。則不能泄衛氣。而反以實陽氣。陽氣既實。表不得通。閉熱於經。則脈緊。身痛。不汗出而煩躁也。

是當以麻黃桂薑之屬。以發汗而泄表實。加石膏。以除裏熱。而止煩躁。非桂枝湯所得而治者矣。蓋其病已非中風之常病。則其法亦不得守桂枝之常法。仲景特舉此者。欲人知常知變。不使拘中風之名。而拘解肌之法也。若脈微弱汗出惡風。則表虛不實。設與大青龍湯。發越陽氣。必致厥逆筋惕肉瞤。甚則汗多而陽亡矣。故曰此爲逆。逆者虛以實治。於理不順。所以謂之逆也。

大青龍湯方

麻黃六兩去節　桂枝二兩去皮　甘草二兩炙　大棗十二枚擘

石膏如雞子大碎　生薑三兩切　杏仁四十箇去皮尖

右七味以水九升先煮麻黄減二升去上沫内諸藥煮取三升去滓温服一升取微似汗汗出多者温粉撲之一服汗者停後服汗多亡陽遂虚惡風煩躁不得眠也

按傷寒分立三綱桂枝主風傷衛麻黄主寒傷營大青龍主風寒兩傷營衛其說始於成氏許氏而成于方氏喻氏以愚觀之桂枝主風傷衛則是麻黄主寒傷營則非葢有衛病而營不病者矣未有營病而衛不病者也至於大青龍證其辨不在營

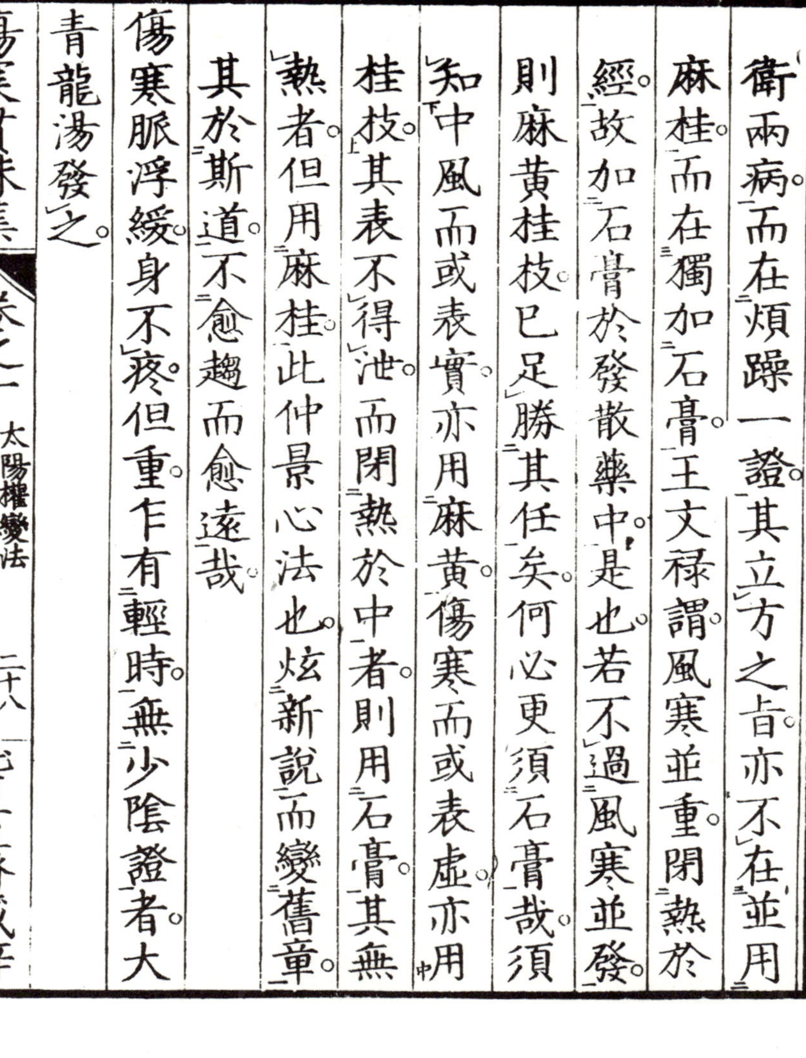
衛兩病而在煩躁一證其立方之旨亦不在並用麻桂而在獨加石膏王文祿謂風寒並重閉熱於經故加石膏於發散藥中是也若不過風寒並發則麻黃桂枝已足勝其任矣何必更須石膏哉須知中風而或表實亦用麻黃傷寒而或表虛亦用桂枝其表不得泄而閉熱於中者則用石膏其無熱者但用麻桂此仲景心法也炫新說而變舊章其於斯道不愈趨而愈遠哉

傷寒脈浮緩身不疼但重乍有輕時無少陰證者大青龍湯發之

傷寒脈浮緩者，脈緊去而成緩，爲寒欲變熱之證。經曰：脈緩者多熱是也。傷寒邪在表則身疼，邪入裏則身重。寒已變熱而脈緩，經脈不爲拘急，故身不疼而但重，而其脈猶浮，則邪氣有或進或退之時，故身體有乍重乍輕之候也。是以欲發其表，則經已有熱，欲清其熱，則表猶不解，而大青龍湯兼擅發表解熱之長，苟無少陰汗出厥逆等證者，則必以此法爲良矣。不云主之而云發之者，謂邪欲入裏，而以藥發之，使從表出也。舊註謂傷寒兼風，故並用麻黄者非。

○小青龍湯脈證二條

傷寒表不解，心下有水氣，乾嘔發熱而欬，或渴，或利，或噎，或小便不利，少腹滿，或喘者，小青龍湯主之。

表寒不解而心下有水飲，飲寒相摶，逆於肺胃之間，爲乾嘔發熱而欬，乃傷寒之兼證也。夫飲之爲物，隨氣升降，無處不到，或壅于上，或積于中，或滯於下，各隨其所之而爲病，而其治法雖各有加減，要不出小青龍之一法。麻黄桂枝散外入之寒邪，半夏細辛乾薑消内積之寒飲，芍藥五味監麻桂之性，且使表裏之藥相就而不相格耳。

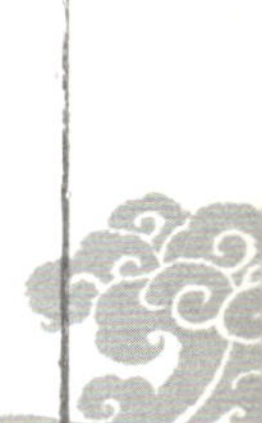

小青龍湯方

麻黃去節　桂枝去皮　芍藥　細辛　乾薑

甘草炙各三兩　五味　半夏洗各半升㊴

右八味以水一斗先煮麻黃減二升去上沫內諸藥煮取三升去滓温服一升

按說文云龍之爲靈能幽能明能大能小或登于天或入于川布雨之師亦行水之神也大青龍合麻桂而加石膏能發邪氣除煩躁小青龍無石膏有半夏乾薑芍藥細辛五味能散寒邪行水飲而通謂之青龍者以其有發汗蠲飲之功如龍之布

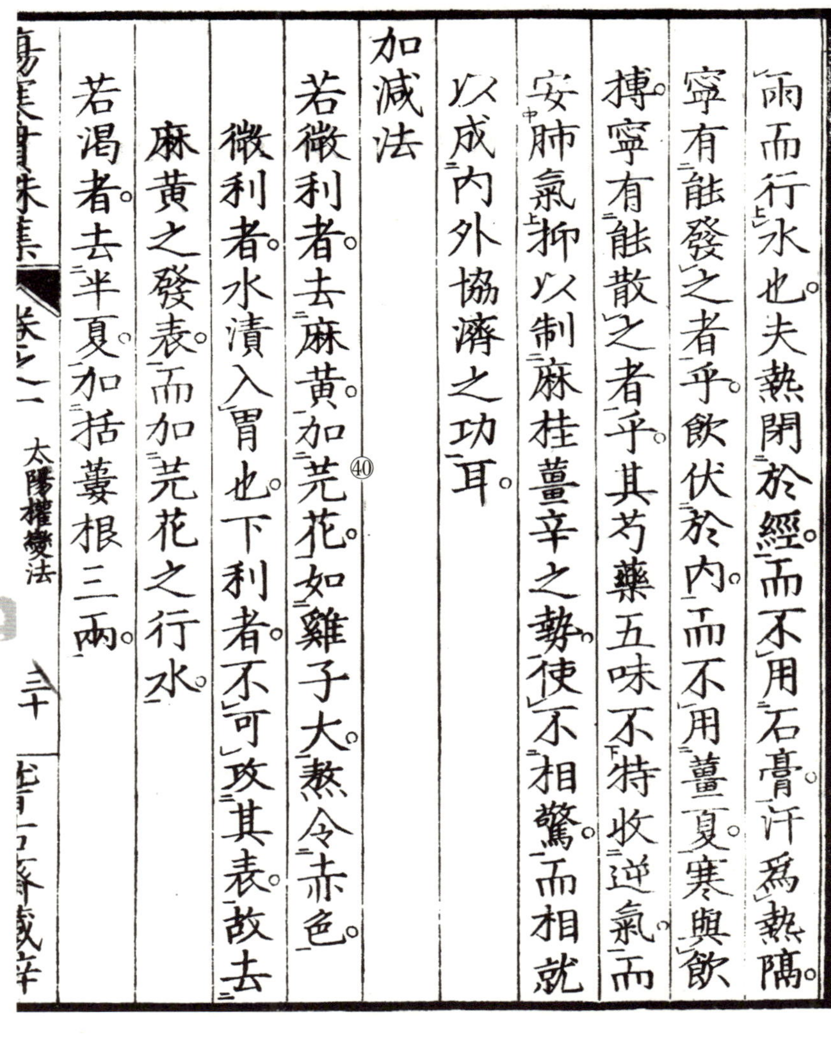

雨而行水也。夫熱閉於經。而不用石膏。汗爲熱隔。寧有能發之者乎。飲伏於內。而不用薑夏。寒與飲搏。寧有能散之者乎。其芍藥五味。不特收逆氣。而安肺氣。抑以制麻桂薑辛之勢。使不相驚。而相就以成內外協濟之功耳。

加減法

若微利者。去麻黃。加芫花。如雞子大。熬令赤色。

微利者。水漬入胃也。下利者。不可攻其表。故去麻黃之發表。而加芫花之行水。

若渴者。去半夏。加括蔞根三兩。

渴者津液不足故去半夏之辛燥而加栝蔞之苦潤若飲結不布而渴者似宜仍以半夏流濕而潤燥也

若噎者去麻黃加附子一枚炮

噎者寒飲積中也附子溫能散寒辛能破飲故加之麻黃發陽氣增胃冷故去之

若小便不利小腹滿者去麻黃加茯苓四兩

小便不利小腹滿水畜于下也故加茯苓以泄畜水不用麻黃恐其引氣上行致水不下也

若喘者去麻黃加杏仁半升去皮尖

喘者。水氣在肺。故加杏仁下氣泄肺。麻黃亦能治喘。而不用者。惡其發氣也。

傷寒心下有水氣。欬而微喘。發熱不渴。服湯已渴者。此寒去欲解也。小青龍湯主之。

內飲外寒。相得不解。氣凌於肺。爲欬而微喘發熱不渴。如上條之證也。是必以小青龍外解寒邪。內消水飲。爲主矣。若服湯已渴者。是寒外解而飲內行也。故爲欲解。小青龍湯主之。六字當在發熱不渴下。

或問水飲之證。或渴或不渴。云何。曰水積于中。故

不渴也其渴者水積一處而不得四布也然而不渴者常也其渴者變也服小青龍湯已而渴者乃寒去飲消之常道也

○十棗湯證治一條

㊷太陽中風下利嘔逆表解者乃可攻之其人漐漐汗出發作有時頭痛心下痞鞕滿引脇下痛乾嘔短氣汗出不惡寒者此表解裏未和也十棗湯主之

此外中風寒内有懸飲之證下利嘔逆飲之上攻而復下注也然必風邪已解而後可攻其飲若其人漐漐汗出而不惡寒爲表已解心下痞鞕滿引

脇下痛乾嘔短氣爲裏未和雖頭痛而發作有時知非風邪在經而是飲氣上攻也故宜十棗湯下氣逐飲

十棗湯方

芫花熬　甘遂　大戟㊸

右三味等分各別擣爲散以水一升半先煮大棗肥者十枚取八合去滓內㊹諸藥末强人服一錢匕羸人服半錢溫服之平旦服若下少病不除者明日更服加半錢得快下利後糜粥自養

按金匱云飲後水流在脇下欬吐引痛謂之懸飲

又云病懸飲者十棗湯主之此心下痞鞕滿引脇下痛所以知其爲懸飲也懸飲非攻不去芫花甘遂大戟並逐飲之峻藥而欲攻其飲必顧其正大棗甘温以益中氣使不受藥毒也

○五苓散證治一條

中風發熱六七日不解而煩有表裏證渴欲飲水水入則吐者名曰水逆五苓散主之

太陽風邪至六七日之久而不解則風變熱而傳裏故煩而渴有表裏證即身熱煩渴之謂渴欲飲水水氣不行而反上逆則吐名水逆者言因水氣

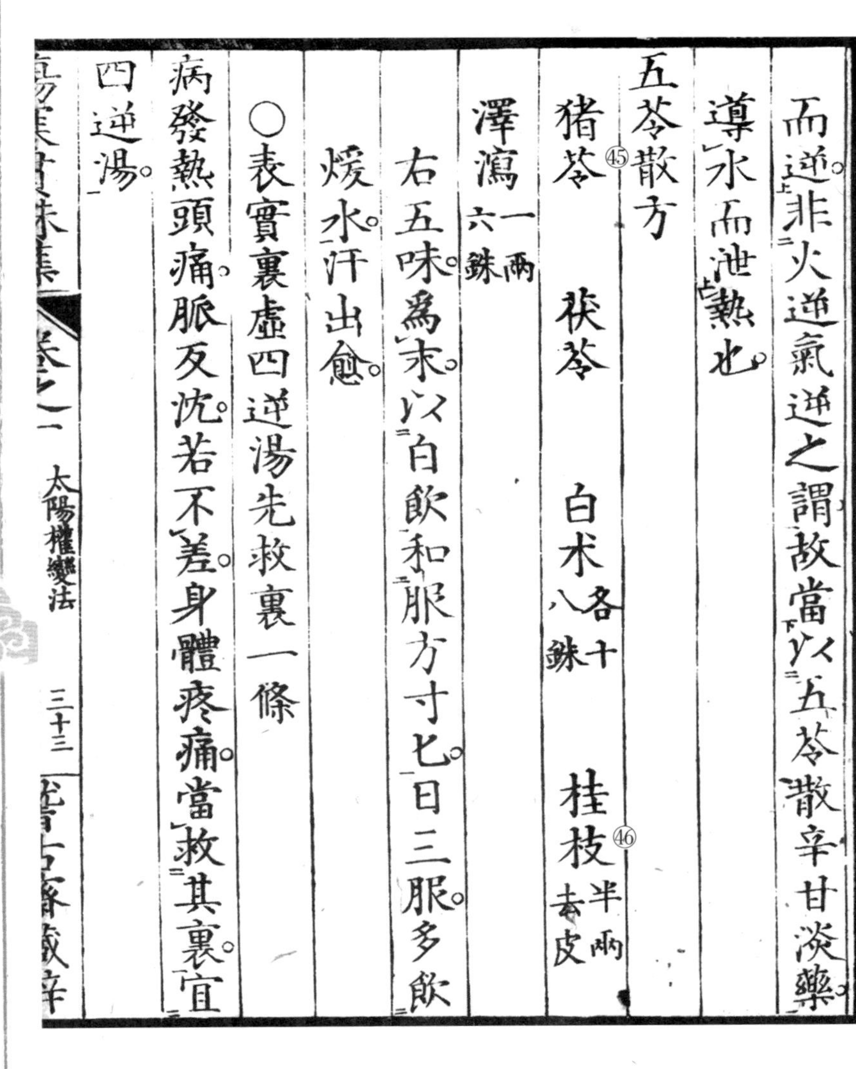

而逆，非火逆氣逆之謂，故當以五苓散辛甘淡藥導水而泄熱也。

五苓散方

猪苓㊺ 茯苓 白术各十八銖 桂枝半兩，去皮㊻

澤瀉一兩六銖

右五味，爲末，以白飲和服方寸匕，日三服，多飲煖水，汗出愈。

○表實裏虛四逆湯先救裏一條

病發熱頭痛，脈反沉，若不差，身體疼痛，當救其裏，宜四逆湯。

發熱身疼痛。邪在表也。而脈反沉。則脈與病左矣。不差者。謂以汗藥發之而不差也。以其裏氣虛寒。無以爲發汗散邪之地。故與四逆湯。舍其表而救其裏。如下利身疼痛之例也。

四逆湯方

附子一枚，生用，去皮，破八片　乾薑一兩半　甘草二兩，炙

右三味。㕮咀。以水三升。煮取一升二合。去滓。分温再服。强人可大附子一枚。乾薑三兩。

○陽微先汗陰微先下隨脈施治一條

太陽病未解。脈陰陽俱停。必先振慄汗出而解。但陽

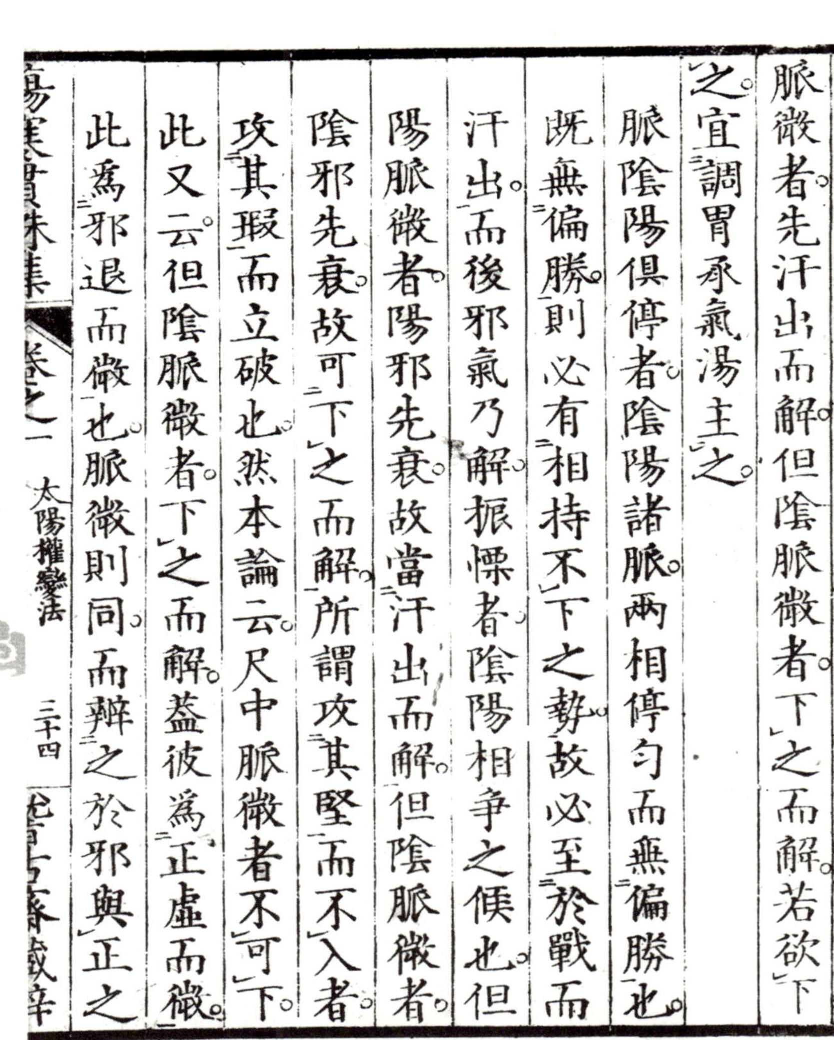

脈微者先汗出而解但陰脈微者下之而解若欲下之宜調胃承氣湯主之

脈陰陽俱停者陰陽諸脈兩相停勻而無偏勝也既無偏勝則必有相持不下之勢故必至於戰而汗出而後邪氣乃解振慄者陰陽相爭之候也但陽脈微者陽邪先衰故當汗出而解但陰脈微者陰邪先衰故可下之而解所謂攻其堅而不入者攻其瑕而立破也然本論云尺中脈微者不可下此又云但陰脈微者下之而解蓋彼爲正虛而微此爲邪退而微也脈微則同而辨之於邪與正之

間亦未易言之矣調胃承氣乃下藥之最輕者以因勢利導故不取大下而取緩行耳夫傷寒先汗後下者法之常也或先汗或先下隨脈轉移者法之變也設不知此而汗下妄施寧不爲逆耶

調胃承氣湯方

大黃四兩㊼去皮㊽　甘草二兩炙　芒硝半觔

右三味以水三升煮取一升去滓內芒硝更上火微煮令沸少少溫服之

○傷寒裏虛法先補裏二條

傷寒二三日心中悸而煩者小建中湯主之

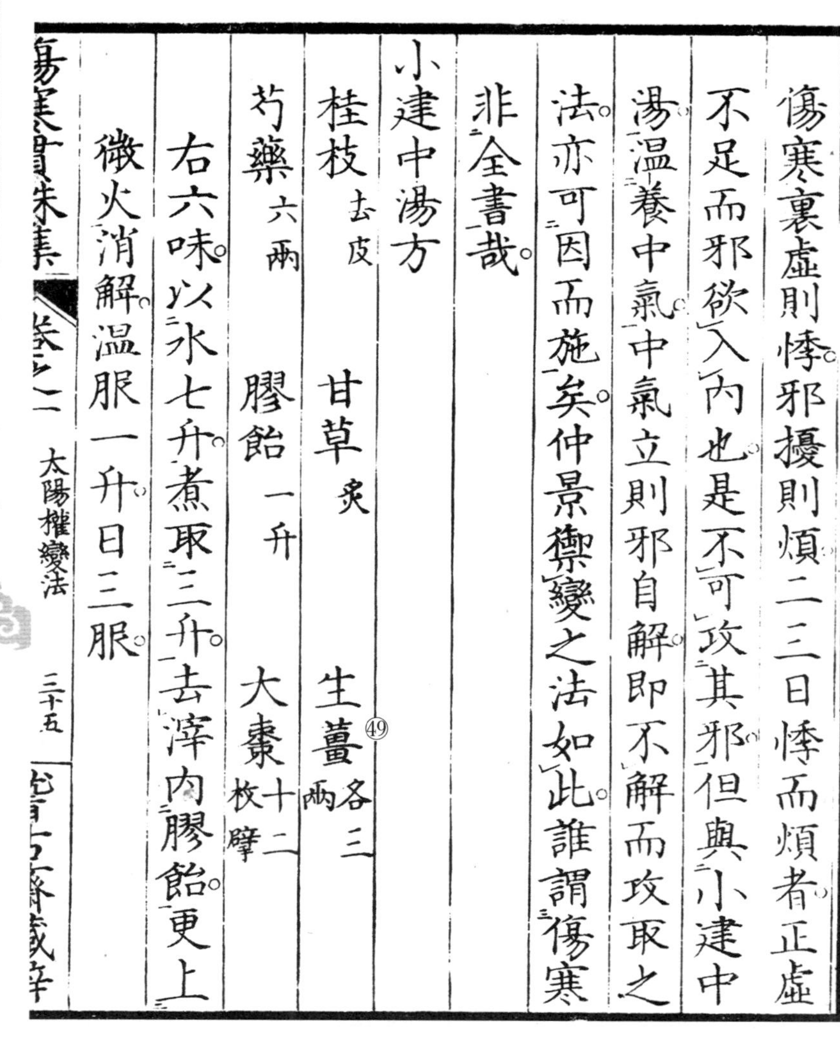

傷寒裏虛則悸，邪擾則煩。二三日悸而煩者，正虛不足而邪欲入內也。是不可攻其邪，但與小建中湯溫養中氣，中氣立則邪自解；即不解而攻取之法，亦可因而施矣。仲景禦變之法如此，誰謂傷寒非全書哉。

小建中湯方

桂枝去皮　甘草炙　生薑各三兩

芍藥六兩　膠飴一升　大棗十二枚擘

右六味，以水七升，煮取三升，去滓，內膠飴，更上微火消解，溫服一升，日三服。

傷寒脈結代心動悸炙甘草湯主之

脈結代者邪氣阻滯而營衛澁少也心動悸者神氣不振而都城震驚也是雖有邪氣而攻取之法無所施矣故宜人參薑桂以益衛氣膠麥麻地甘棗以益營氣營衛既充脈復神完而後從而取之則無有不脈者矣此又擴建中之制爲陰陽並調之法如此今人治病不問虛實概與攻發豈知真氣不立病雖去亦必不生況病未必去耶

炙甘草湯方　一名復脈湯

甘草四兩炙　生薑三兩　桂枝三兩去皮 ㊿

人參二兩　阿膠二兩[51]　麥門冬半升，去心
生地黃一斤　麻仁半升　大棗三十枚[52]

右九味，以清酒七升，水八升，先煮八味，取三升，去滓，內膠烊消盡，溫服一升，日三服。

○結陰代陰脈法一條

脈按之來緩，而時一止復來者，名曰結。又脈來動而中止，更來小數，中有還者反動，名曰結陰也。脈來動而中止，不能自還，因而復動，名曰代陰也。得此脈者，必難治。

脈來數，時一止復來者，名曰促。脈來緩，時一止復

來者名曰結。結者，邪氣結滯，而脈之行不利也。又結與代相似而實不同：結脈止而即還，不失至數，但少差遲耳；代脈止而不還，斷已復動，有此絕而彼來代之意，故名曰代。而俱謂之陰者，結代脈皆爲陰，故謂之結陰、代陰也。凡病得此脈者，攻之則邪未必去而正轉傷，補之則正未得益而邪反滯，故曰難治。仲景因上條脈結代，而詳言其狀如此。

已上並太陽權變之法。權變者，謂有汗證而不得徑用汗藥也。而其間或取小汗，或待其自解，或兼清熱，或兼消飲，或先救裏，或建中氣，或養營衛種種不同，世道日降，人心不古，凡所患病類多兼證，學者於此等變法尤當着意，故特類列於此，凡二十三條。

太陽斡旋法第三

○服桂枝湯後證治六條

太陽病，初服桂枝湯，反煩不解者，先刺風池、風府，却與桂枝湯則愈。

太陽病與桂枝湯，於法爲當矣，乃初服之反加煩熱而不解者，陽邪痺於陽而不去也。風池、風府，陽維之會，陽維者，諸陽之所維，刺之所以通陽痺，痺通然後與桂枝取汗則愈。此仲景法中之法也。

服桂枝湯。大汗出。脈洪大者。與桂枝湯。如前法。若形如瘧。日再發者。汗出必解。宜桂枝二麻黄一湯。

服桂枝湯。汗雖大出。而邪不去。所謂如水淋漓。病必不除也。若脈洪大。則邪猶甚。故宜更與桂枝取汗。如前法者。如啜熱稀粥溫覆取汗之法也。若其人病形如瘧。而一日再發。則正氣内勝。邪氣欲退之徵。設得汗出。其邪必從表解。然非重劑所可發者。桂枝二麻黄一湯。以助正而兼散邪。而又約小其制。乃太陽發汗之輕劑也。

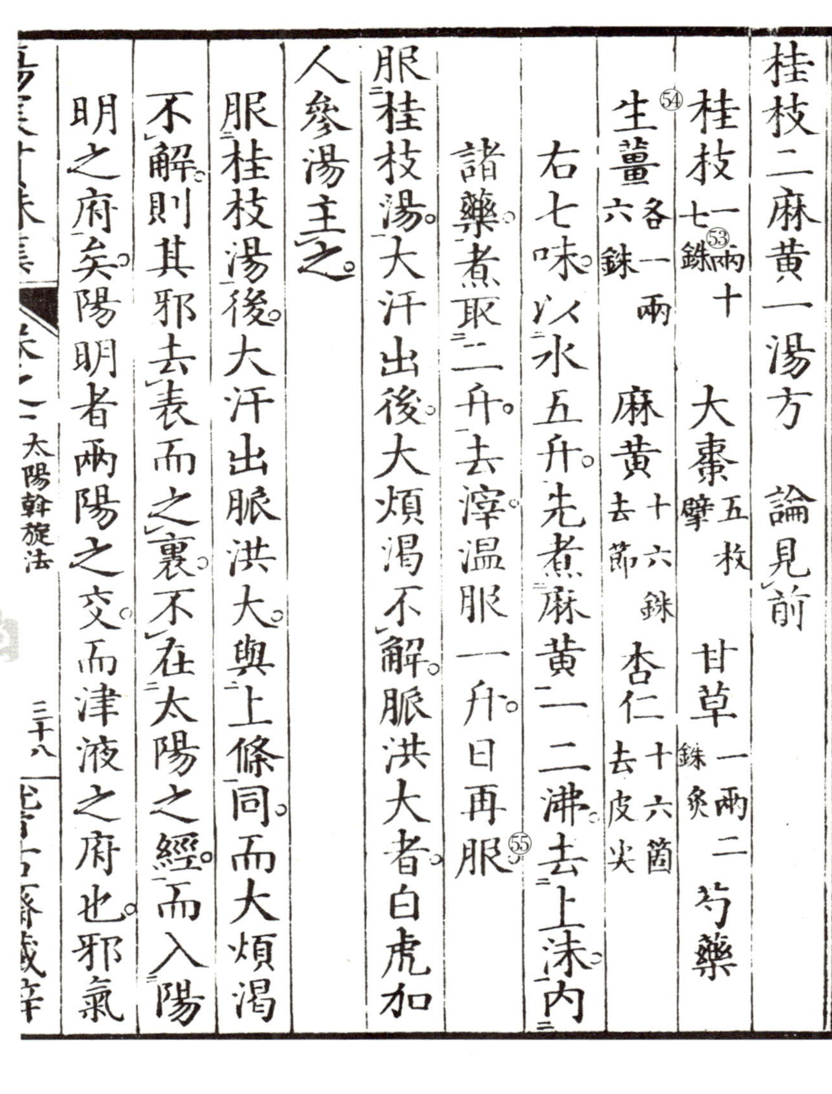

桂枝二麻黄一湯方　論見前

桂枝一兩十七銖 (53)　大棗五枚擘　甘草一兩二銖炙　芍藥

(54) 生薑各一兩六銖　麻黄十六銖去節　杏仁十六箇去皮尖

右七味以水五升先煮麻黄一二沸去上沫内諸藥煮取二升去滓温服一升日再服 (55)

服桂枝湯大汗出後大煩渴不解脈洪大者白虎加人參湯主之

服桂枝湯後大汗出脈洪大與上條同而大煩渴不解則其邪去表而之裏不在太陽之經而入陽明之府矣陽明者兩陽之交而津液之府也邪氣

入之。足以增熱氣而耗津液。是以大煩渴不解。方用石膏辛甘大寒。直清胃熱為君。而以知母之鹹寒佐之。人參甘草粳米之甘。則以之救津液之虛損。以制石膏之悍也。曰白虎者。蓋取金氣徹熱之義云耳。㊵

白虎加人參湯方

人參三兩 知母六兩 甘草二兩 粳米六合

石膏一斤碎

右五味。以水一斗。煮米熟。湯成㊷去滓。溫服一升。日三服。

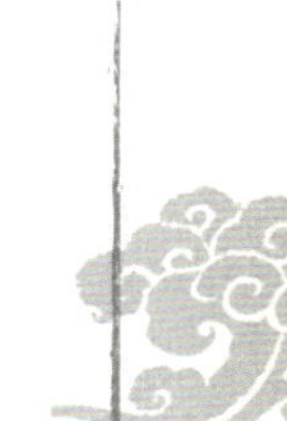

服桂枝湯或下之仍頭項強痛翕翕發熱無汗心下滿微痛小便不利者桂枝去桂加茯苓白术湯主之(58)

頭項強痛翕翕發熱無汗邪在表也心下滿微痛飲在裏也此表間之邪與心下之飲相得不解是以發之而不從表出奪之而不從下出也夫表邪挾飲者不可攻表必治其飲而後表可解桂枝湯去桂加茯苓白术則不欲散邪於表而但逐飲丁裏飲去則不特滿痛除而表邪無附亦自解矣

桂枝去桂加茯苓白术湯方

於桂枝湯方內去桂枝加茯苓白术各三兩餘依

前法煮服小便利則愈

傷寒脈浮自汗出小便數心煩微惡寒脚攣急反與桂枝湯欲攻其表此誤也得之便厥咽中乾煩躁吐逆者作甘草乾薑湯與之以復其陽若厥愈足温者更作芍藥甘草湯與之其脚即伸若胃氣不和讝語者少與調胃承氣湯若重發汗復加燒鍼者四逆湯主之

脈浮自汗出微惡寒者雖傷於寒而表不實乃桂枝湯證也然小便數心煩脚攣急則陰虛而裏熱矣是當以甘辛攻表而以甘寒顧裏乃反與桂枝

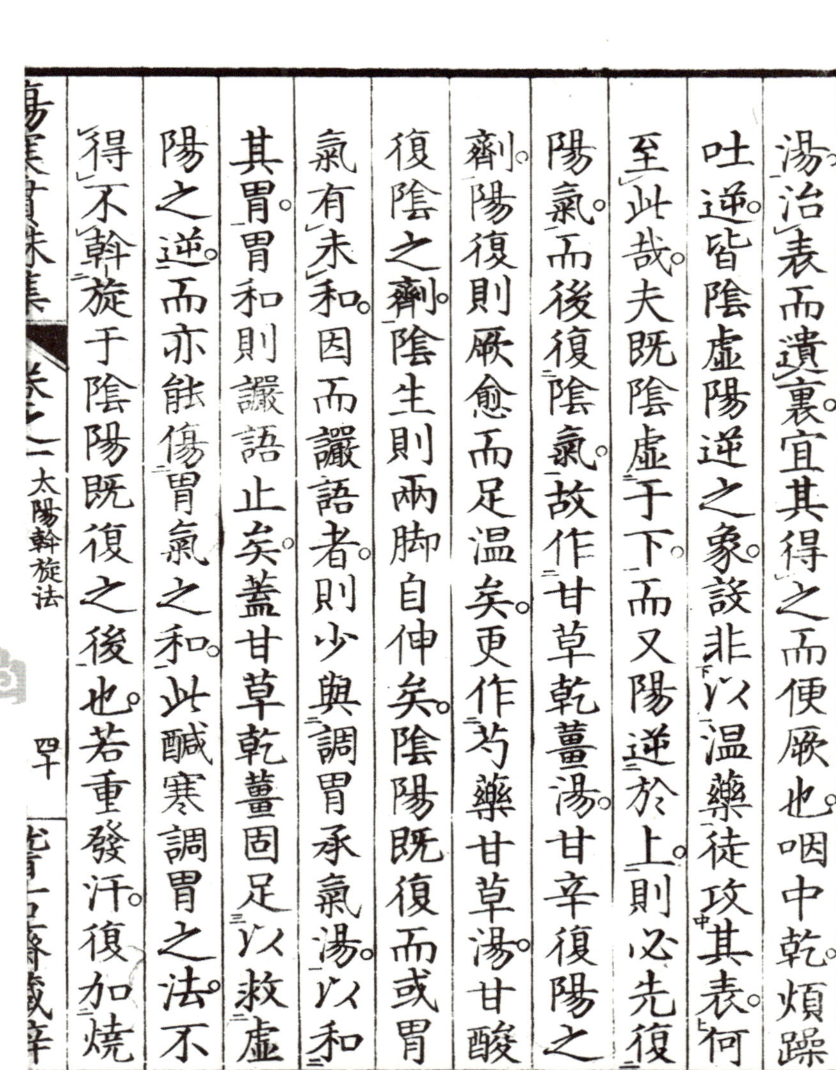
湯治表而遺裏。宜其得之而便厥也。咽中乾。煩躁吐逆。皆陰虛陽逆之象。設非以温藥徒攻其表。何至此哉。夫既陰虛于下。而又陽逆於上。則必先復陽氣。而後復陰氣。故作甘草乾薑湯。甘辛復陽之劑。陽復則厥愈而足温矣。更作芍藥甘草湯。甘酸復陰之劑。陰生則兩脚自伸矣。陰陽既復。而或胃氣有未和。因而讝語者。則少與調胃承氣湯以和其胃。胃和則讝語止矣。蓋甘草乾薑固足以救虛陽之逆。而亦能傷胃氣之和。此醎寒調胃之法。不得不斡旋于陰陽既復之後也。若重發汗復加燒鍼是逆而再逆其厥逆之象必有加于前而補救之法必非甘草乾薑所能勝任者矣四逆湯甘辛大熱乃克復陽氣之大藥也此條前後用藥温凉補瀉絶不相謀而適以相濟非深造自得卓有成見者烏能及此

甘草乾薑湯方

甘草四兩炙　乾薑二兩[59]

右二味[60]㕮咀以水三升煮取一升五合去滓分温再服

芍藥甘草湯方

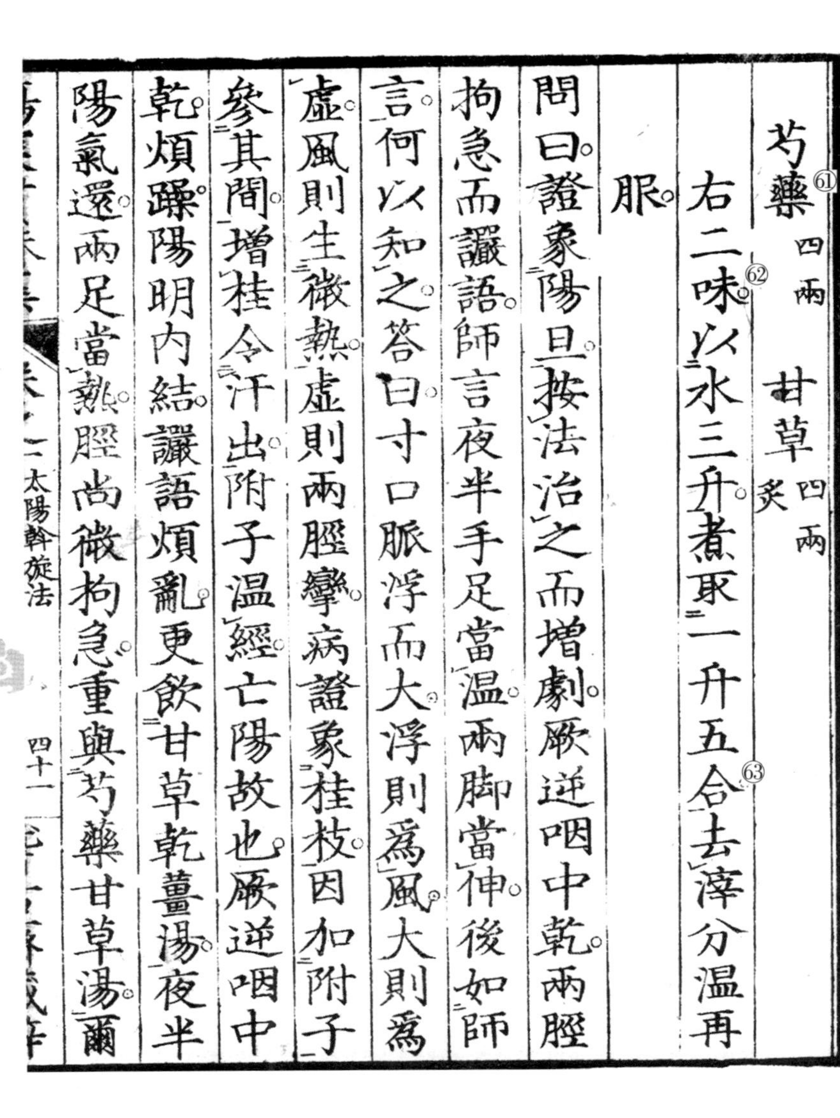

芍藥[61]四兩　甘草四兩炙

右二味[62]以水三升煮取一升五合[63]去滓分温再服

問曰證象陽旦按法治之而增劇厥逆咽中乾兩脛拘急而讝語師言夜半手足當温兩脚當伸後如師言何以知之答曰寸口脈浮而大浮則爲風大則爲虚風則生微熱虚則兩脛攣病證象桂枝因加附子參其間增桂令汗出附子温經亡陽故也厥逆咽中乾煩躁陽明内結讝語煩亂更飲甘草乾薑湯夜半陽氣還兩足當熱脛尚微拘急重與芍藥甘草湯爾

乃脛伸。以承氣湯微溏。則止其讝語。故知病可愈。此即前條之意。而設爲問答。以明所以增劇及所以病愈之故。然中間語意殊無倫次。此豈後人之文耶。昔人讀考工記。謂不類於周官。余於此條亦云。成氏云。陽旦。桂枝湯別名。

○發汗後脈證治法十五條

太陽病。發汗遂漏不止。其人惡風。小便難。四肢微急。難以屈伸者。桂枝加附子湯主之。

發汗傷陽。外風復襲。汗遂不止。活人所謂漏風是也。夫陽者。所以實腠理。行津液。運肢體者也。今陽

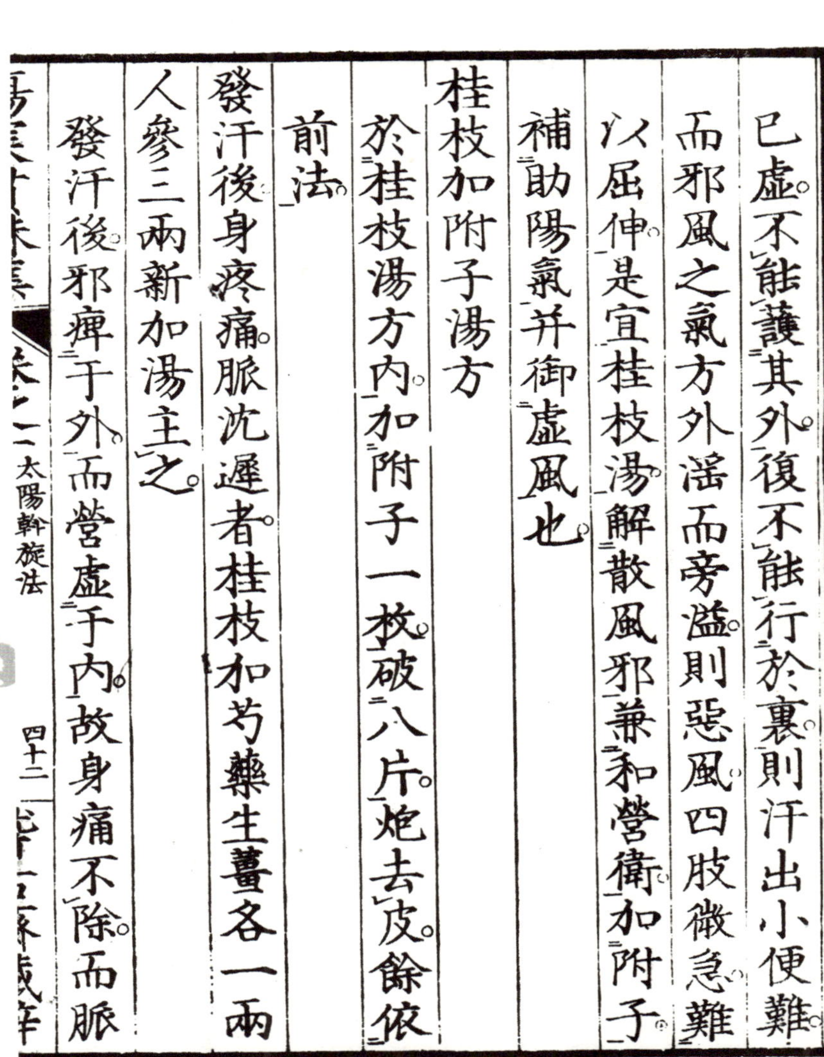

已虛不能護其外，復不能行於裏，則汗出小便難。而邪風之氣方外淫而旁溢，則惡風四肢微急，難以屈伸。是宜桂枝湯解散風邪，兼和營衛，加附子補助陽氣，并御虛風也。

桂枝加附子湯方

於桂枝湯方內加附子一枚，破八片，炮，去皮，餘依前法。

發汗後身疼痛，脈沈遲者，桂枝加芍藥、生薑各一兩、人參三兩新加湯主之。

發汗後邪痺于外，而營虛于內，故身痛不除而脈轉沉遲。經曰其脈沉者。營氣微也。又曰遲者營氣不足血少故也。故以桂枝加芍藥生薑人參。以益不足之血。而散未盡之邪。東垣云仲景於病人汗後。身熱亡血脈沉遲者。下利身涼脈微血虛者。並加人參。古人血脫者必益氣也。然人參味甘氣溫。溫固養氣甘亦實能生。血汗下之後。血氣虛衰者。非此不爲功矣。

發汗過多。其人叉㊹手自冒心。心下悸。欲得按者。桂枝甘草㊺湯主之。

心爲陽藏。而汗爲心之液。發汗過多。心陽則傷。其

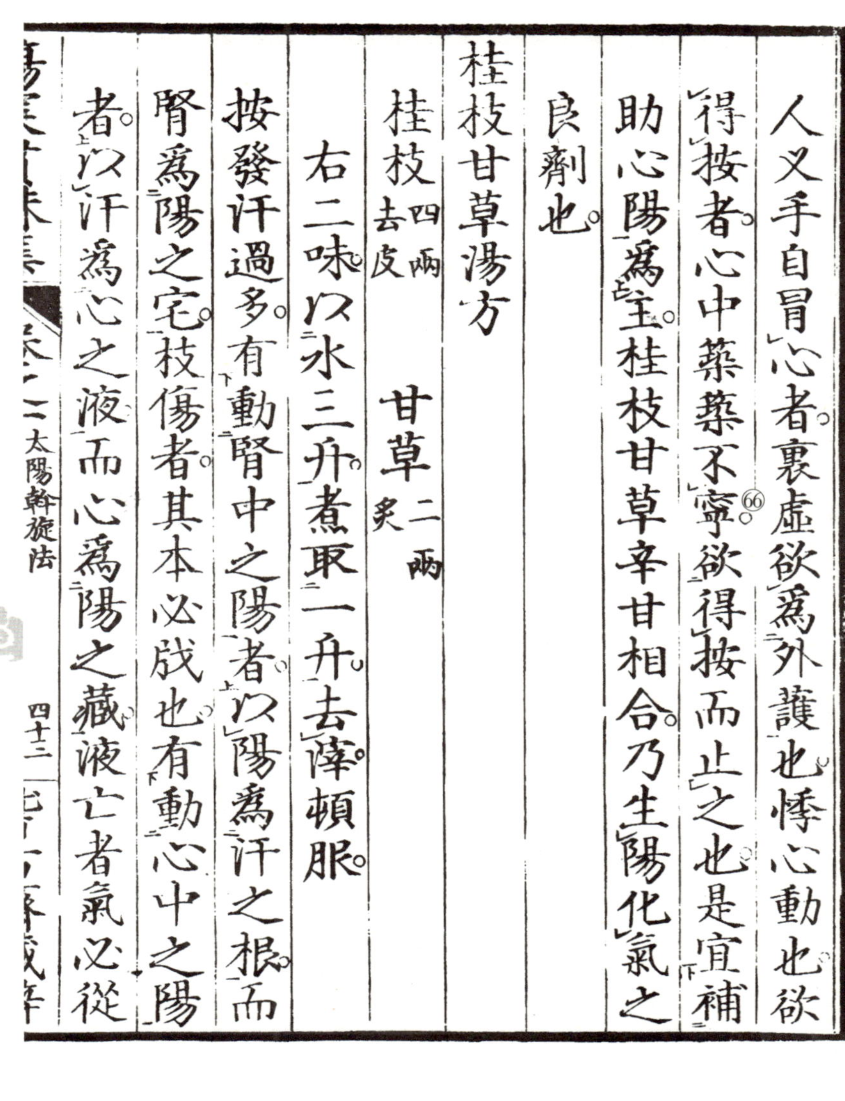
人叉手自冒心者裹虛欲爲外護也悸心動也欲得按者心中築築不寧欲得按而止之也是宜補助心陽爲主桂枝甘草辛甘相合乃生陽化氣之良劑也

桂枝甘草湯方

桂枝四兩去皮　甘草二兩炙

右二味以水三升煮取一升去滓頓服

按發汗過多有動腎中之陽者以陽爲汗之根而腎爲陽之宅枝傷者其本必戕也有動心中之陽者以汗爲心之液而心爲陽之藏液亡者氣必從

之也。救腎陽者，必以鹹溫；救心陽者，必以甘辛。鹹性善下而溫能返陽，故四逆爲救腎之劑；甘辛相合而陽氣乃生，故桂甘爲益心之法也。

未持脈時，病人叉手自冒心，師因教試令欬，而不欬者，此必兩耳聾無聞也。所以然者，以重發汗，虛故如此。

病人叉手自冒心者，心陽內虛，欲得外護，如上條所云也。耳聾者，陽氣上虛，陰反得而實之也。師因叉手冒心，而更試耳之聰否，以求陽之虛實。若耳聾無聞，其爲過汗致虛，當與溫養無疑。臨病之工宜。如是詳審耳。許叔微曰。傷寒耳聾發汗過多者。正氣虛也。邪不出者。邪氣閉也。虛之與閉。治法懸殊。學者更宜詳審。

太陽病發汗。汗出不解。其人仍發熱。心下悸。頭眩。身瞤動。振振欲擗地者。真武湯主之。

發汗過多。不能解太陽之邪。而反動少陰之氣。於是身仍發熱而悸。眩。瞤動等證作矣。少陰之氣。水氣也。心屬火而水乘之。故悸。頭為陽而陰加之。故眩。經脈綱維一身。以行血氣。故水入之。則振振瞤動也。擗。猶據也。眩。動之極。心體不安。思欲據地以

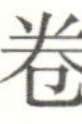

自因也此與陽虛外亡有別陽虛者但須四逆以復陽此兼水飲故必真武以鎮水方用白朮茯苓之甘淡以培土而行水附子生薑之辛以復陽而散邪芍藥之酸則入陰斂液使[67]汎濫之水盡歸大壑而已耳

真武湯方

茯苓三兩　芍藥三兩　白朮二兩　生薑三兩[68]

附子一枚炮去皮破八片

右五味以水八升煮取三升去滓溫服七合日三服

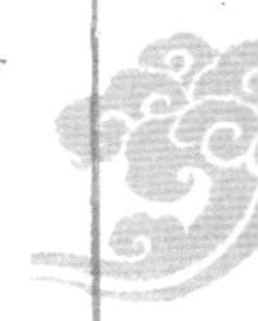

發汗後其人臍下悸者欲作奔豚茯苓桂枝甘草大棗湯主之

發汗後臍下悸者心氣不足而腎氣乘之也奔豚腎之積發則從少腹上冲心胸如豕之突故名奔豚又腎爲水藏豚爲水畜腎氣上冲故名奔豚茯苓能泄水氣故以爲君桂枝能伐腎邪故以爲臣然欲治其水必防其土故取甘草大棗補益土氣爲使甘瀾水者揚之令輕使水氣去不益腎邪也

茯苓桂枝甘草大棗湯方

茯苓半觔　桂枝四兩去皮　甘草三兩　大棗十五枚擘

⑥⑨

右四味以甘瀾水一斗先煮茯苓減二升内諸藥煮取三升去滓温服一升日三服

作甘瀾水法取水二斗置大盆内以杓揚之水上有珠子五六千顆相逐取用之

病人脈數數爲熱當消穀引食而反吐者此以發汗令陽氣微膈氣虚脈乃數也數爲客熱不能消穀以胃中虚冷故吐也

脈數爲熱乃不能消穀而反吐者浮熱在上而虚冷在下也浮熱不能消穀爲虚冷之氣逼而上浮如客之寄不久即散故曰客熱是雖脈數如熱而

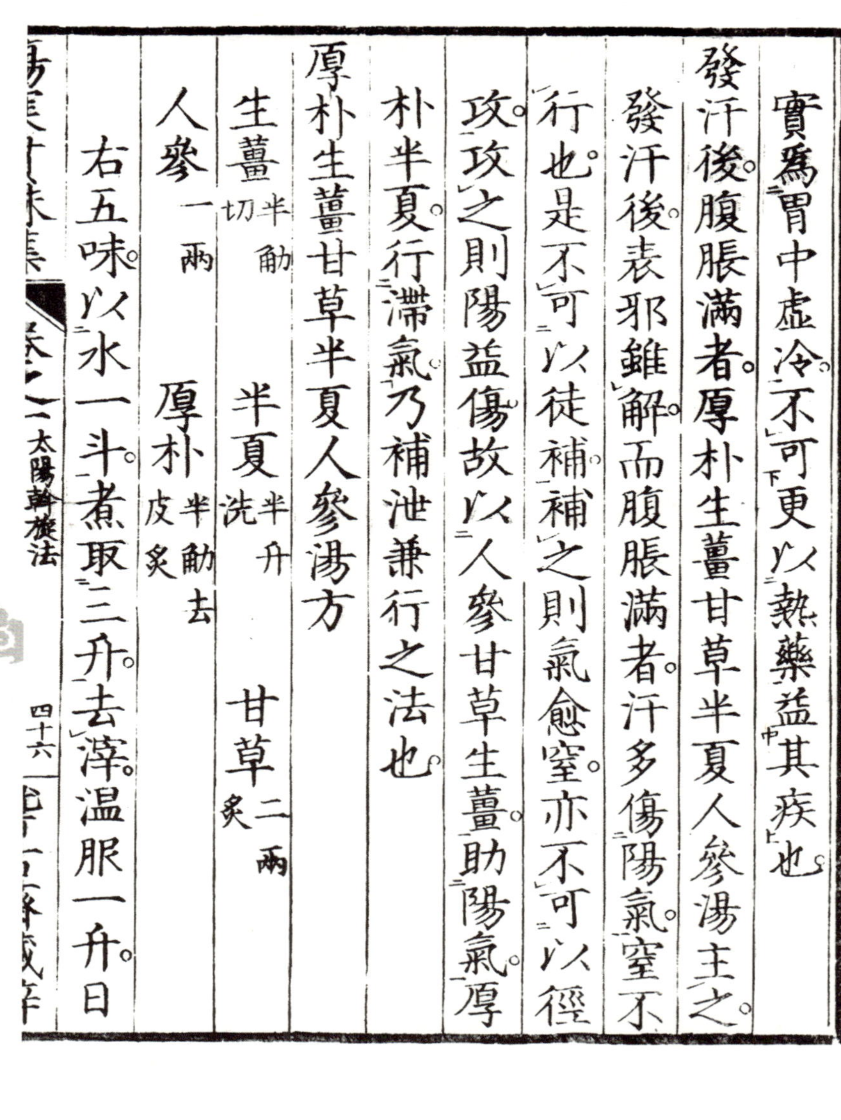
實爲胃中虚冷，不可更以熱藥益其疾也。

發汗後，腹脹滿者，厚朴生薑甘草半夏人參湯主之。

發汗後，表邪雖解，而腹脹滿者，汗多傷陽，氣窒不行也。是不可以徒補，補之則氣愈窒；亦不可以徑攻，攻之則陽益傷。故以人參、甘草、生薑助陽氣，厚朴、半夏行滞氣，乃補泄兼行之法也。

厚朴生薑甘草半夏人參湯方

生薑（半斤，切）　半夏（半升，洗）　甘草（二兩，炙）

人參（一兩）　厚朴（半斤，去皮，炙）

右五味，以水一斗，煮取三升，去滓，温服一升，日

傷寒發汗解半日許復煩脈浮數者可更發汗宜桂枝湯主之

三服

傷寒發汗解半日許復煩者非舊邪去而新邪復乘也餘邪未盡復集為病如餘寇未盡復合為亂耳脈浮數者邪氣在表之徵故可更發其汗以盡其邪但以已汗復汗故不宜麻黃之峻劑而宜桂枝之緩法此仲景隨時變易之妙也

發汗病不解反惡寒者虛故也芍藥甘草附子湯主之

發汗不解，反加惡寒者，邪氣不從汗而出，正氣反因汗而虛也。是不可更逐邪氣，當先復其正氣。是方芍藥之酸，可以益血；附子之辛，可以復氣；甘草甘平，不特安中補虛，且與酸合而化陰，與辛合而生陽也。

芍藥甘草附子湯方

芍藥三兩　甘草三兩，炙　附子一枚，炮，去皮，破八片

[71]右三味，以水五升，煮取一升五合，去滓，分溫三[72]服。

發汗後，惡寒者，虛故也。不惡寒，但熱者，實也。當和胃

氣與調胃承氣湯

汗出而惡寒者，陽不足而爲虛也，芍藥甘草附子湯治之，是已。汗出而不惡寒，但熱者，邪入裏而成實也，然不可以峻攻，但與調胃承氣湯和其胃氣而已。

73 發汗後，不可更行桂枝湯，汗出而喘，無大熱者，可與麻黄杏仁甘草石膏湯。

發汗後，汗出而喘，無大熱者，其邪不在肌腠，而入肺中，緣邪氣外閉之時，肺中已自蘊熱，發汗之後，其邪不從汗而出之表者，必從內而併於肺耳。故

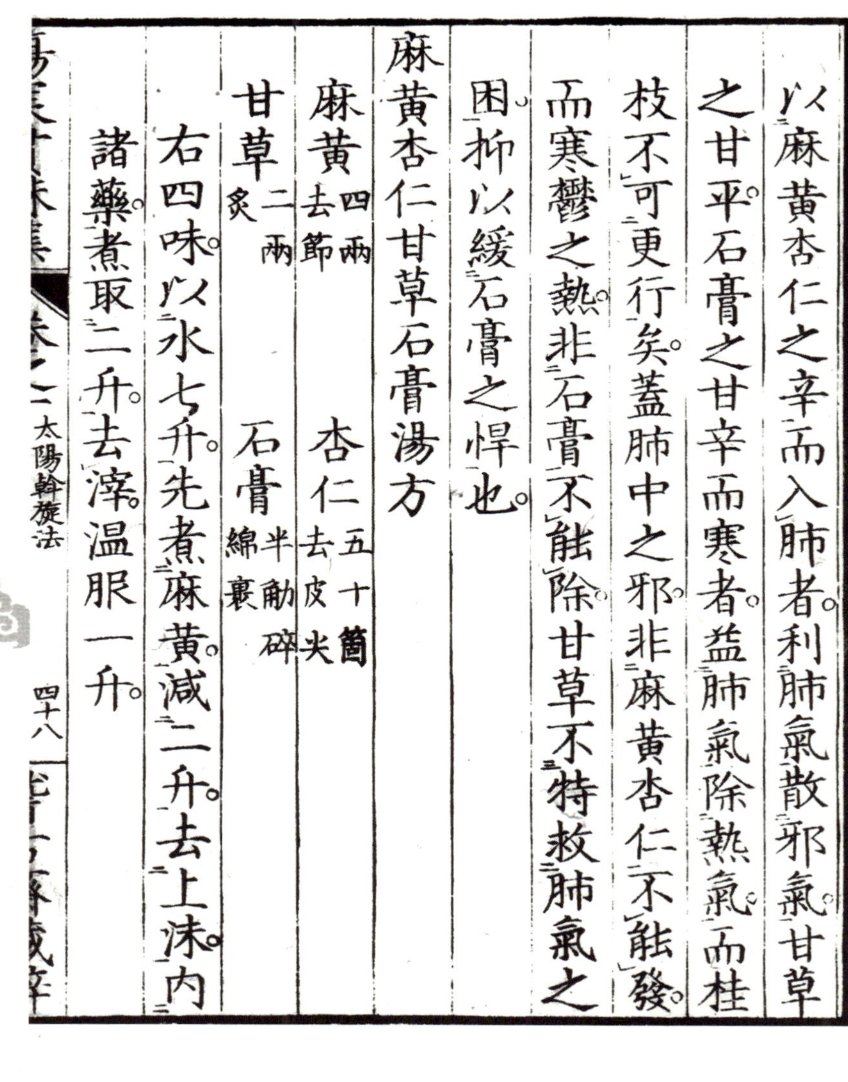

以麻黄杏仁之辛而入肺者，利肺氣，散邪氣；甘草之甘平，石膏之甘辛而寒者，益肺氣，除熱氣，而桂枝不可更行矣。蓋肺中之邪，非麻黄杏仁不能發；而寒鬱之熱，非石膏不能除；甘草不特救肺氣之困，抑以緩石膏之悍也。

麻黄杏仁甘草石膏湯方

麻黄四兩去節　杏仁五十箇去皮尖

甘草二兩炙　石膏半觔碎綿裹

右四味，以水七升，先煑麻黄減二升，去上沫，内諸藥，煑取二升，去滓，溫服一升。

發汗後。飲水多必喘。以水灌之亦喘。

發汗之後。肺氣必虛。設飲水過多。水氣從胃上射肺中。必喘。或以水灌洗致汗。水寒之氣從皮毛而內侵。其所合亦喘。成氏謂喘爲肺疾是也。

發汗後。水藥不得入口爲逆。若更發汗。必吐下不止。

發汗後吐逆。至水藥不得入口者。必其人素有積飲。乘汗藥升浮之性而上行也。是當消飲下氣。雖有表邪。不可更發其汗。設更發之。重傷陽氣。其飲

74

之在中者。不特上逆而仍嘔吐。亦且下注而成泄利矣。

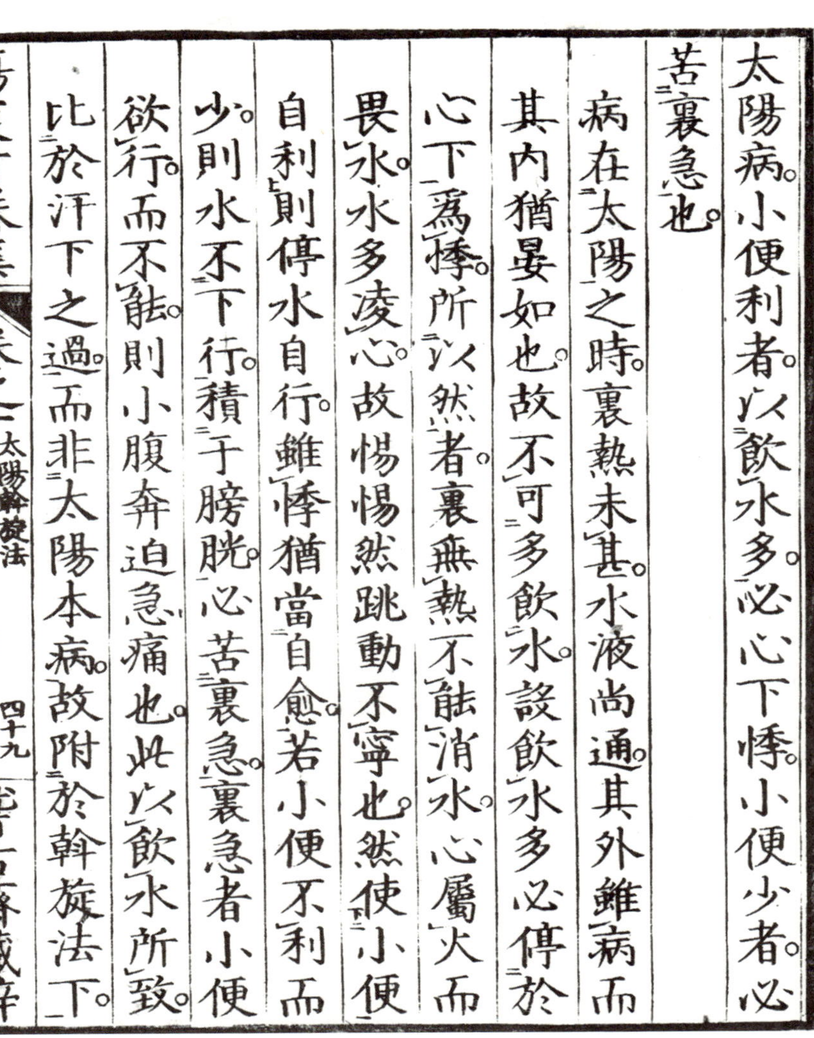

太陽病。小便利者。以飲水多。必心下悸。小便少者。必苦裏急也。

病在太陽之時。裏熱未甚。水液尚通。其外雖病而其內猶晏如也。故不可多飲水。設飲水多必停於心下為悸。所以然者。裏無熱不能消水。心屬火而畏水。水多凌心。故惕惕然跳動不寧也。然使小便自利。則停水自行。雖悸猶當自愈。若小便不利而少。則水不下行。積于膀胱。必苦裏急。裏急者小便欲行。而不能。則小腹奔迫急痛也。此以飲水所致比於汗下之過。而非太陽本病。故附於斡旋法下。

已上十五條。並發汗後證。而或傷衛陽。或損營血。或亡心陽。或動腎水。或傷胃陽。及傷脾氣。或邪仍不解。或解而轉屬陽明。及傳膀胱。或動飲氣。或傷肺氣。或入肺中。其變種種不同。其治因之各異。學者諳練在心。亦可以應變無窮矣。

○發汗吐下解後病脈證治三條

傷寒。發汗。若吐若下。解後。心下痞鞕。噫氣不除者。旋覆代赭石湯主之。

傷寒發汗。或吐或下。邪氣則解。而心下痞鞕。噫氣不除者。胃氣弱而未和。痰氣動而上逆也。旋覆花

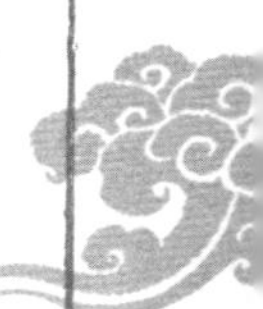

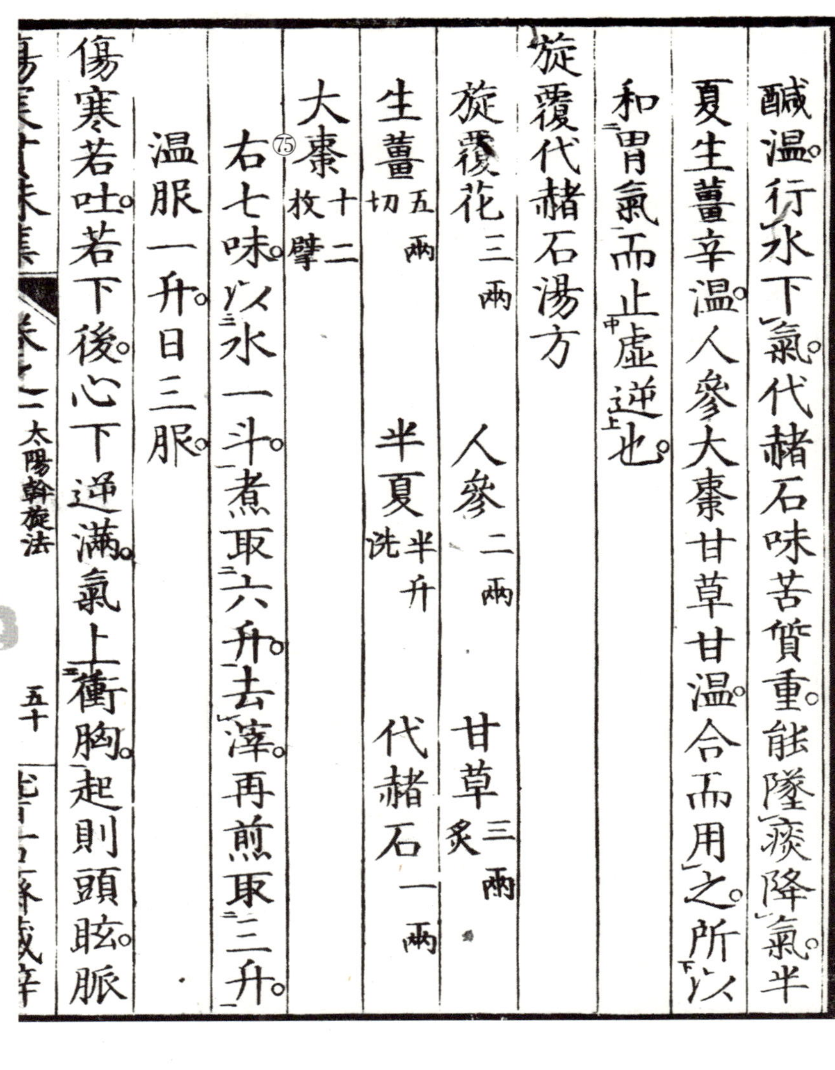

醎溫。行水下氣。代赭石味苦質重。能墜痰降氣。半夏生薑辛溫。人參大棗甘草甘溫。合而用之。所以和胃氣而止虛逆也。

旋覆代赭石湯方

旋覆花三兩　人參二兩　甘草三兩炙

生薑五兩切　半夏半升洗　代赭石一兩

大棗十二枚擘

右七味。以水一斗。煮取六升。去滓。再煎取三升。溫服一升。日三服。

傷寒若吐。若下後。心下逆滿。氣上衝胸。起則頭眩。脈沈緊。發汗則動經。身爲振振搖者。茯苓桂枝白术甘草湯主之。

此傷寒邪解。而飲發之證。飲停於中則滿。逆于上則氣冲而頭眩。入於經則身振振而動搖。金匱云。膈間支飲。其人喘滿。心下痞堅。其脈沈緊。又云。心下有痰飲。胸脇支滿目眩。又云。其人振振身瞤劇必有伏飲。是也。發汗則動經者。無邪可發。而反動其經氣。故與茯苓白术。以蠲飲氣。桂枝甘草。以生陽氣。所謂病痰飲者。當以温藥和之也。

茯苓桂枝白术甘草湯方

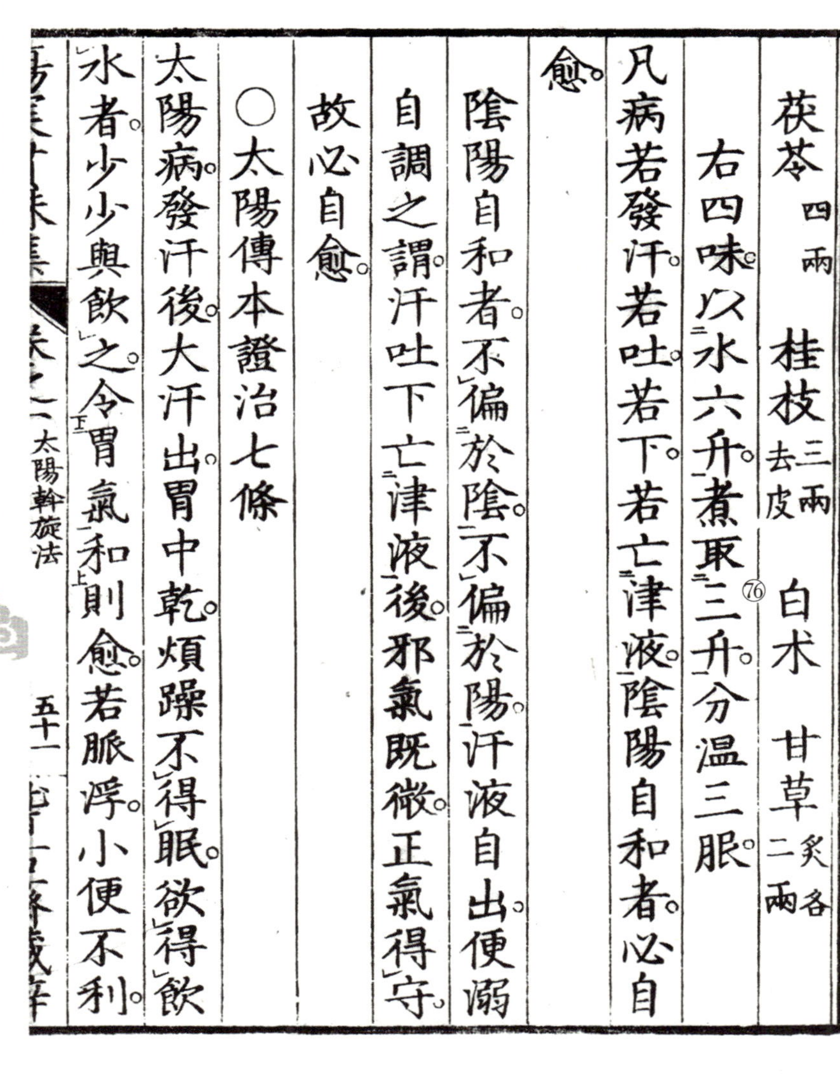

茯苓四兩　桂枝三兩去皮　白术　甘草炙各二兩

右四味。以水六升。煮取三升。分温三服。

凡病若發汗。若吐。若下。若亡津液。陰陽自和者。必自愈。

陰陽自和者。不偏於陰。不偏於陽。汗液自出。便溺自調之謂。汗吐下亡津液後。邪氣既微。正氣得守。故必自愈。

○太陽傳本證治七條

太陽病。發汗後。大汗出。胃中乾。煩躁不得眠。欲得飲水者。少少與飲之。令胃氣和則愈。若脈浮。小便不利。

微熱消渴者與五苓散主之。

傷寒之邪。有離太陽之經而入陽明之府者。有離太陽之標而入太陽之本者。發汗後汗出胃乾煩躁飲水者病去表而之裏爲陽明府熱證也脈浮。小便不利。微熱消渴者。病去標而之本爲膀胱府熱證也。在陽明者熱能消水與水即所以和胃在膀胱者水與熱結利水即所以去熱多服煖水汗出者。以其脈浮而身有微熱故以此兼徹其表。昔人謂五苓散爲表裏兩解之劑非以此耶。

五苓散方　見權變法

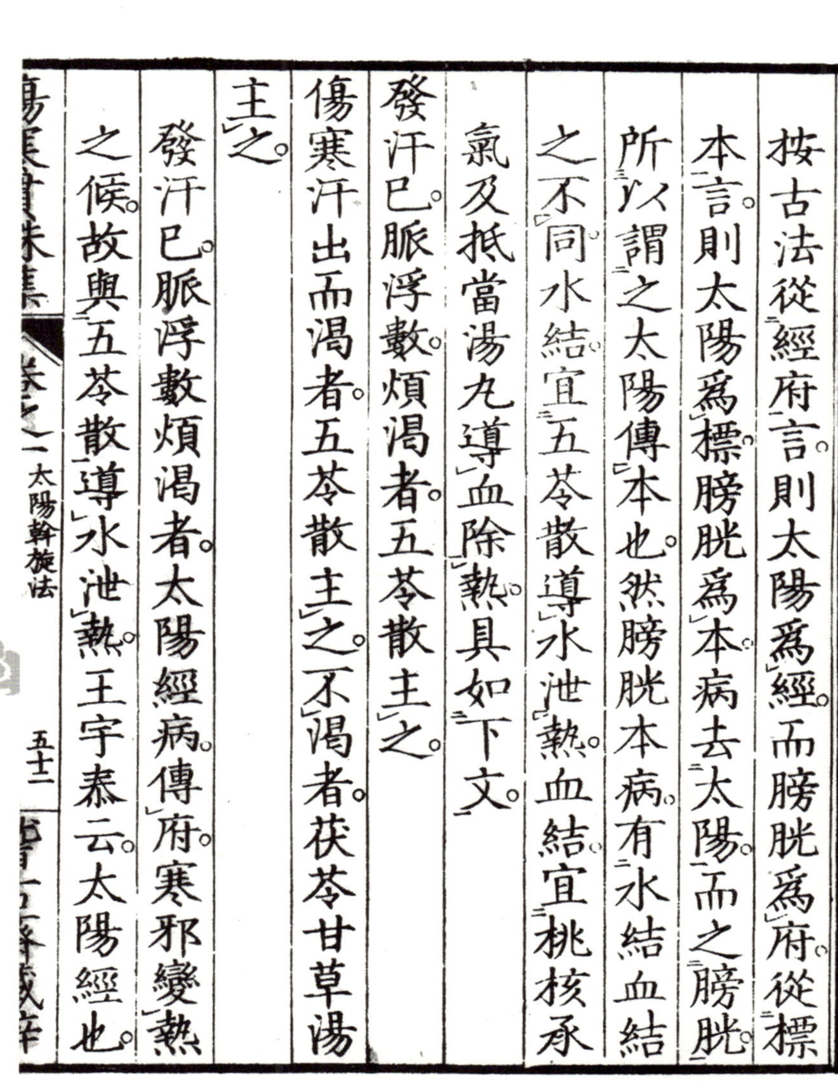

按古法從經府言。則太陽爲經。而膀胱爲府。從標本言。則太陽爲標。膀胱爲本。病去太陽而之膀胱。所以謂之太陽傳本也。然膀胱本病。有水結血結之不同。水結宜五苓散導水泄熱。血結宜桃核承氣及抵當湯丸導血除熱。具如下文。

發汗已。脈浮數。煩渴者。五苓散主之。

傷寒汗出而渴者。五苓散主之。不渴者。茯苓甘草湯主之。

發汗已。脈浮數煩渴者。太陽經病傳府。寒邪變熱之候。故與五苓散導水泄熱。王宇泰云。太陽經也膀胱府也。膀胱者，溺之室也。故東垣以渴爲膀胱經本病，然則治渴者，當瀉膀胱之熱。瀉膀胱之熱者，利小便而已矣。然府病又有渴與不渴之異，由府陽有盛與不足之故也。渴者熱盛，思水，水與熱得，故宜五苓散導水泄熱。不渴者熱雖入裏，不與水結，則與茯苓甘草湯行陽化氣。此膀胱熱盛熱微之辨也。

茯苓甘草湯方

茯苓二兩　桂枝二兩，去皮　生薑二兩，切　甘草一兩，炙

右四味，以水四升，煮取二升，去滓，分温三服。

(77)

太陽病。不解。熱結膀胱。其人如狂。血自下。下者愈。其外不解者。尚未可攻。當先解外。外解已。但少腹急結者。乃可攻之。宜桃核承氣湯。

太陽之邪。不從表出。而內傳於府。與血相搏。名曰畜血。其人當如狂。所謂畜血在下。其人如狂是也。其證當下血。血下則熱隨血出而愈。所謂血病見血自愈也。如其不愈。而少腹急結者。必以法攻而去之。然其外證不解者。則尚未可攻。攻之恐血去而邪復入裏也。是必先解其外之邪。而後攻其裏之血。所謂從外之內而盛於內者。先治其外。而後

調其內也。以下三條。並太陽傳本熱邪入血。血畜
下焦之證。與太陽傳本熱與水結。煩渴小便不利
之證。正相對照。所謂熱邪傳本者。有水結血結之
不同也。

桃核承氣湯方

桃核五十箇 去皮尖　桂枝二兩 去皮　芒硝二兩
甘草二兩 炙　大黃四兩
右五味。以水七升。煮取二升五合。去滓。內芒硝。 78
更上火。微沸下火。先食溫服五合。日三服。當微
利。

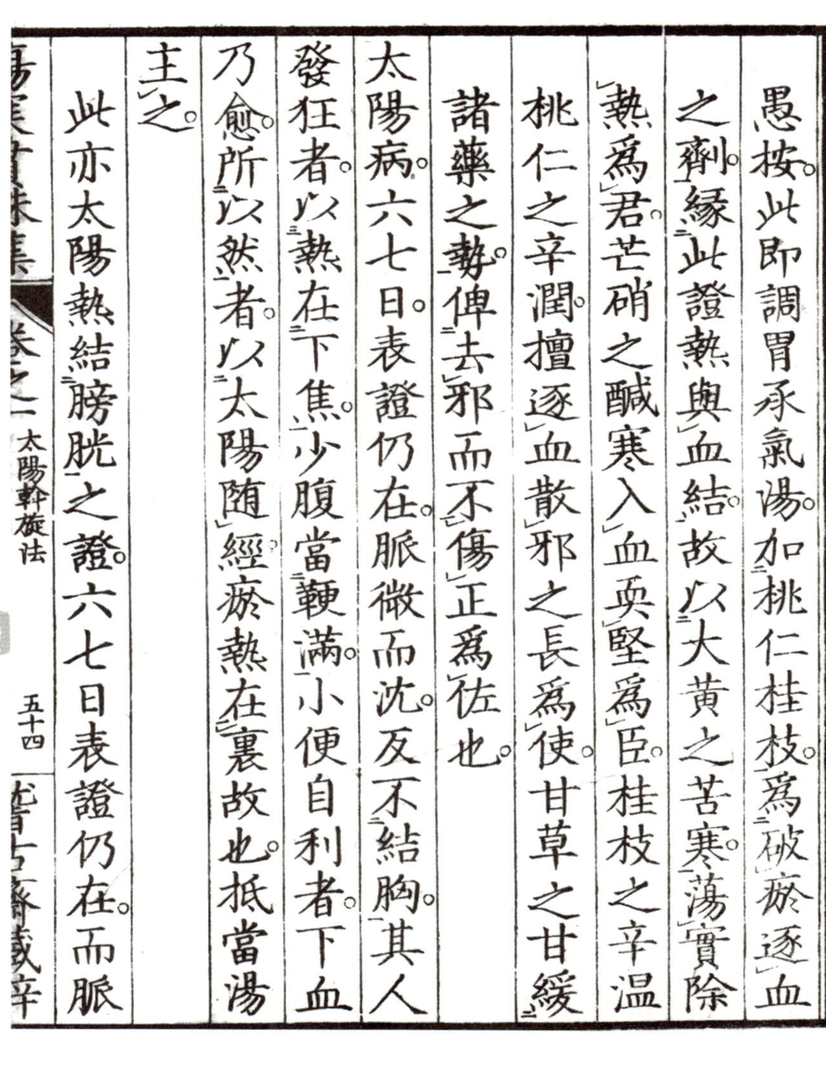

愚按。此即調胃承氣湯。加桃仁桂枝。爲破瘀逐血之劑。緣此證熱與血結。故以大黃之苦寒蕩實除熱爲君。芒硝之鹹寒入血耎堅爲臣。桂枝之辛温桃仁之辛潤。擅逐血散邪之長爲使。甘草之甘緩諸藥之勢。俾去邪而不傷正爲佐也。

太陽病。六七日。表證仍在。脉微而沉。反不結胸。其人發狂者。以熱在下焦。少腹當鞕滿。小便自利者。下血乃愈。所以然者。以太陽隨經。瘀熱在裏故也。抵當湯主之。

此亦太陽熱結膀胱之證。六七日表證仍在。而脉微沈者。病未離太陽之經。而已入太陽之府也。反不結胸。其人發狂者。熱不在上而在下也。少腹鞕滿。小便自利者。不結於氣。而結於血也。下血則熱隨血去。故愈。所以然者。太陽經也。膀胱府也。太陽之邪。隨經入裏。與血俱結於膀胱。所謂經邪入府。亦謂之傳本是也。抵當湯中水蛭䖟蟲。食血去瘀之力。倍於芒硝。而又無桂枝之甘辛。甘草之甘緩。視桃仁承氣湯。爲較峻矣。蓋血自下者。其血易動。故宜緩劑。以去未盡之邪。瘀熱在裏者。其血難動。故須峻藥。以破固結之勢也。

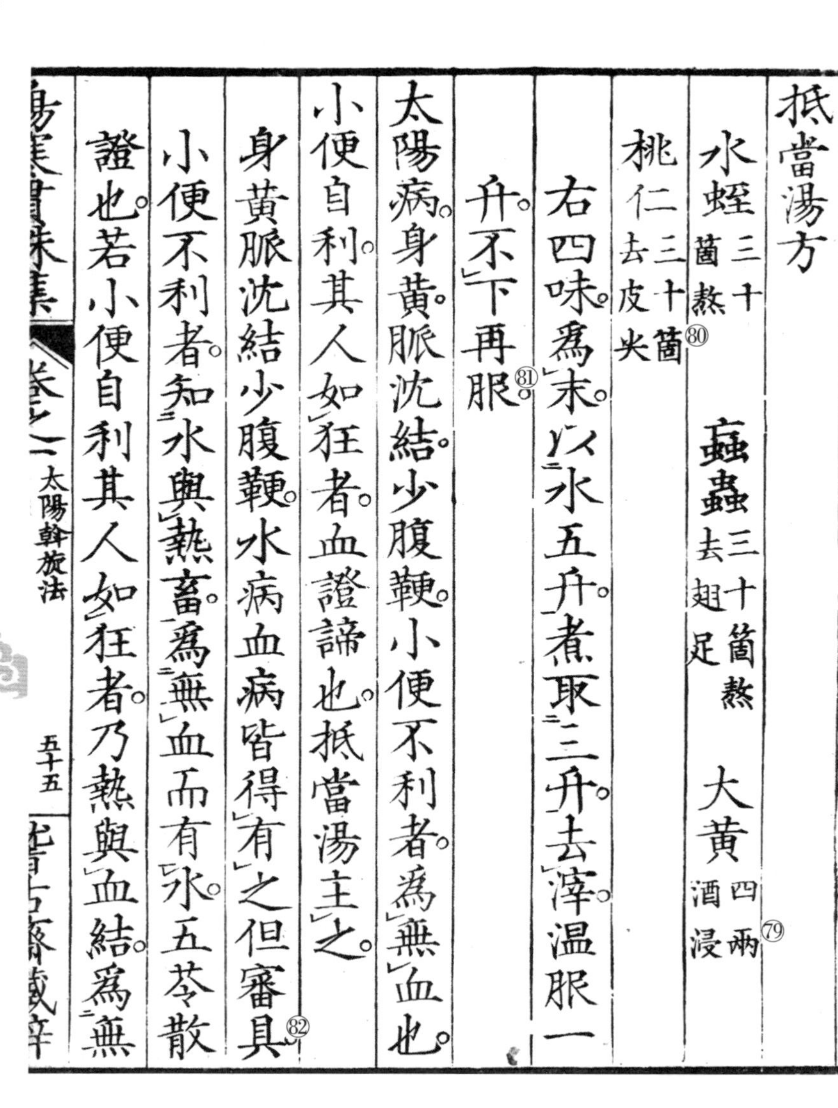

抵當湯方

水蛭三十箇熬 蝱蟲三十箇熬去翅足 大黃四兩酒浸[79]

桃仁三十箇去皮尖[80]

右四味。為末。以水五升。煮取三升。去滓。溫服一升。不下。再服。[81]

太陽病。身黃。脈沈結。少腹鞕。小便不利者。為無血也。小便自利。其人如狂者。血證諦也。抵當湯主之。

身黃脈沈結少腹鞕。水病血病皆得有之。但審其[82]小便不利者。知水與熱蓄。為無血。而有水。五苓散證也。若小便自利。其人如狂者。乃熱與血結。為無水而有血抵當湯證也。設更與行水，則非其治矣。仲景以太陽熱入膀胱，有水結血結之分，故反覆明辨如此。

傷寒有熱，少腹滿，應小便不利，今反利者，為有血也，當下之，不可餘藥，宜抵當丸。

有熱，身有熱也。身有熱而少腹滿，亦太陽熱邪傳本之證。膀胱者，水溺所由出，其變為小便不利；今反利者，乃血瘀而非水結，如上條抵當湯下之之例也。云不可餘藥者，謂非抵當丸不能以治之耳。

抵當丸方

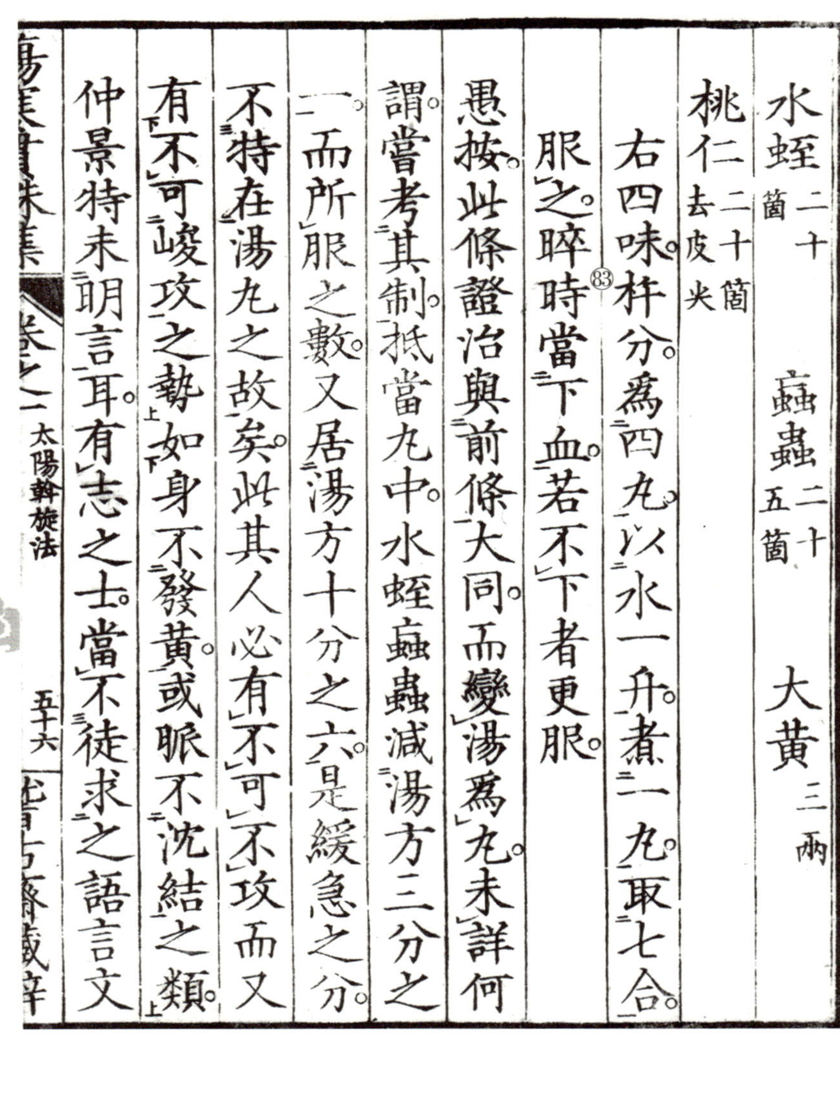

水蛭二十箇　蝱蟲二十五箇　大黃三兩

桃仁二十箇去皮尖

右四味，杵分爲四丸，以水一升，煮一丸，取七合，

83 服之。晬時當下血，若不下者，更服。

愚按：此條證治與前條大同，而變湯爲丸，未詳何謂。嘗考其制，抵當丸中水蛭、蝱蟲減湯方三分之一，而所服之數又居湯方十分之六，是緩急之分不特在湯丸之故矣。此其人必有不可不攻，而又有不可峻攻之勢，如身不發黃，或脈不沉結之類，仲景特未明言耳。有志之士，當不徒求之語言文

傷寒貫珠集　卷之一　香古齋藏板

字中也

卷一終

校注

①三十：朱本作『二十』。

②湯等：朱本作『等汤』。

③滛：朱本作『淫』，此处为形近之误。

④中暍（yē）：中暑。

⑤韙（wěi）：善，美。

⑥該：概括、包括。

⑦陽浮而陰弱：此阴阳指脉象而言，即脉虽浮但按之则缓弱，可知为浮弱脉也。

⑧□：底本脱漏，朱本作『抑』。

⑨謍：成本作『榮』，下同。

⑩謍弱衛強：后世提出三纲鼎立说，尤在泾认为这是『炫新说而变旧章』，他提醒学人，麻黄桂枝法的应用在于辨病证之有汗无汗，不必拘泥于营卫虚实之说，可谓深得仲景心法。

⑪當：成本作『常』。

⑫皆：朱本作『甘』。

⑬温熱：朱本作『濕熱』，此处为形近之误。

⑭二兩：朱本作『三兩』。

⑮陽氣重：此阳气重，并非指热盛迫血妄行之热证，而是指津气充盛。由于精气亢盛，机体鼓足力气以驱

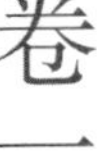

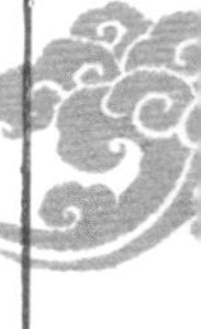

邪，只因不得汗出，致使津液充滞于体表而表现为阳气重，衄血，此证为麻黄汤的适应证。张仲景笔下之『阳』与《内经》之『阳』不是同一概念，前者是指胃气所化生之津液。

⑯已：成本作『以』。

⑰陥：同『陷』。

⑱析：朱本作『晰』。

⑲二兩：成本下有『切』字。

⑳桂枝：成本作『桂』。

㉑湯炮：成本无『湯炮，去黄汁焙乾稱』八字。

㉒葛根麻黄：成本作『麻黄葛根』。

㉓譫：成本作『讝』，下同。

㉔觔（jīn）：『斤』的异体字。

㉕炙：成本无『炙』字。

㉖先煮石膏數十沸，再投藥米：成本无此句。

㉗米熟：成本前有『煮』字。

㉘汗出則痓：成本作『發汗則痓』。

㉙脈緊急：成本作『脈急緊』。

㉚目：成本无『目』字。

㉛此無陽也：无阳指无津液。尤在泾提出，脉微弱的原因是胃气无力化生津液，津液不得化生，汗液无源。因此，虽有发热、恶寒之表证，不可纯用发汗以解表，需以桂枝汤养胃气，化津液，则麻黄发汗有源，表解而不伤津耗气。

㉜發汗：成本作『更汗』。

㉝炙：成本无『炙』字。

㉞清便：清，同『圊』，厕所之古名。此处作动词，此指大小便正常。

㉟去皮：成本下有『尖及二仁者』五字。

㊱侔（móu）：等同，相等。

㊲不撓平權：平，朱本作『乎』，此处为形近之误。这里指桂枝与石膏同用，并不阻挠桂枝汤补助正气这一主要功效的发挥。

㊳有：朱本作『在』。

㊴洗：成本作『湯洗』。

㊵芫花：成本作『蕘花』。

㊶小腹滿者：朱本作『小腹滿』，成本作『少腹滿』。

㊷鞕（yìng）：同『硬』。

㊸大戟：朱本下有『大棗十枚，擘』。

㊹諸：成本无『諸』字。

㊺猪苓：成本下有『去皮』二字。

㊻桂枝：成本作『桂』。

㊼去皮：成本下有『清酒浸』三字。

㊽右三味：成本下有『㕮咀』二字。

㊾生薑：成本下有『切』字。

㊿三兩：成本下有『切』字。

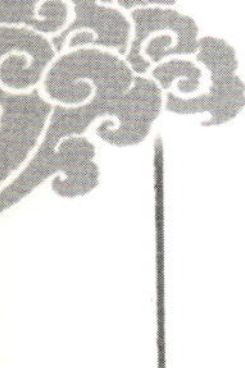

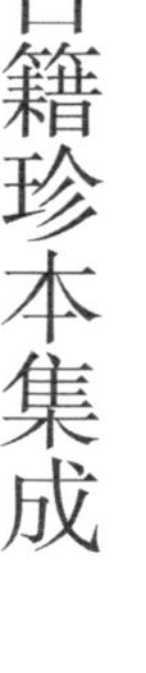
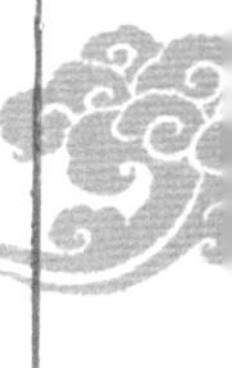

(51)麻仁：成本作『麻子仁』。

(52)三十枚：成本作『十二枚，擘』。

(53)一兩十七銖：成本下有『去皮』二字。

(54)生薑：成本下有『切』字。

(55)服：成本无『服』字。

(56)損：朱本作『抑』。

(57)成：朱本作『或』。

(58)桂枝去桂加茯苓白术湯：后世有去桂去芍之争，尤在泾持去桂之说。此证为表邪挟饮，不可强发汗，否则有引动内饮而发气上冲、奔豚等变证。尤氏分析也很妥帖。仲景于解表发汗药除了麻黄、桂枝、葛根外，还用了葱白、生姜等。此证因服桂枝汤发汗，或下之，津液虚少，但仍属外邪内饮，故去桂枝而遗生姜微发其汗，加苓术利饮，芍药除满痛。如外邪内饮而津伤较重者，仲景还有白术附子汤、真武汤法。

(59)二兩：成本下有『炮』字。

(60)右二味：朱本作『右』。

(61)芍藥：成本作『白芍藥』。

(62)右二味：成本下有『㕮咀』二字。

(63)五合：成本作『半』。

(64)义手：成本作『手叉』。

(65)桂枝甘草湯：桂枝甘草汤为仲景方根，桂枝汤类方多数都是在此方基础上衍化而来。由于汗吐下等各种误治造成津液大伤，『夺汗者亡血』，故心下悸，此为仲景所说之气上冲一证，仲景设桂枝甘草汤、苓桂枣甘汤、苓桂术甘汤、桂枝加桂汤等法以镇冲定悸，可知桂枝可治气上冲之证。

⑥⑥築築不寧：此处指心慌如有物冲撞、摇动。
⑥⑦汎（fàn）：「泛」的异体字。
⑥⑧三兩：成本下有「切」字。
⑥⑨三兩：成本作「二兩」，下有「炙」字。
⑦⓪瀾：成本作「爛」。
⑦①右：成本作「以上」。
⑦②分温三服：成本作「分温服」，下有「疑非仲景意」。
⑦③麻黄杏仁甘草石膏湯：桂枝加厚朴杏子汤证与本方证都治汗出而喘，需要鉴别。前者汗出质稀味淡，恶风，脉软弱，后者汗出质黏稠而味重，脉滑有力。无大热，并非无热，而是说表邪与内热兼而有之，故此证为太阳阳明合病。如汗出而身大热，不恶寒，则为阳明病。
⑦④嘔吐：朱本作「吐嘔」。
⑦⑤右：成本下有「件」字。
⑦⑥三升：成本下有「去滓」二字。
⑦⑦二兩：成本作「三兩」。
⑦⑧五合：成本作「半」。
⑦⑨四兩：成本作「三兩」。
⑧⓪三十箇：成本作「二十箇」。
⑧①再服：朱本作「更服」。
⑧②具：朱本作「其」。
⑧③晬（zuì）時：周时，整天。此处指一个时辰。

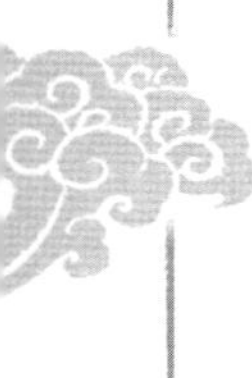

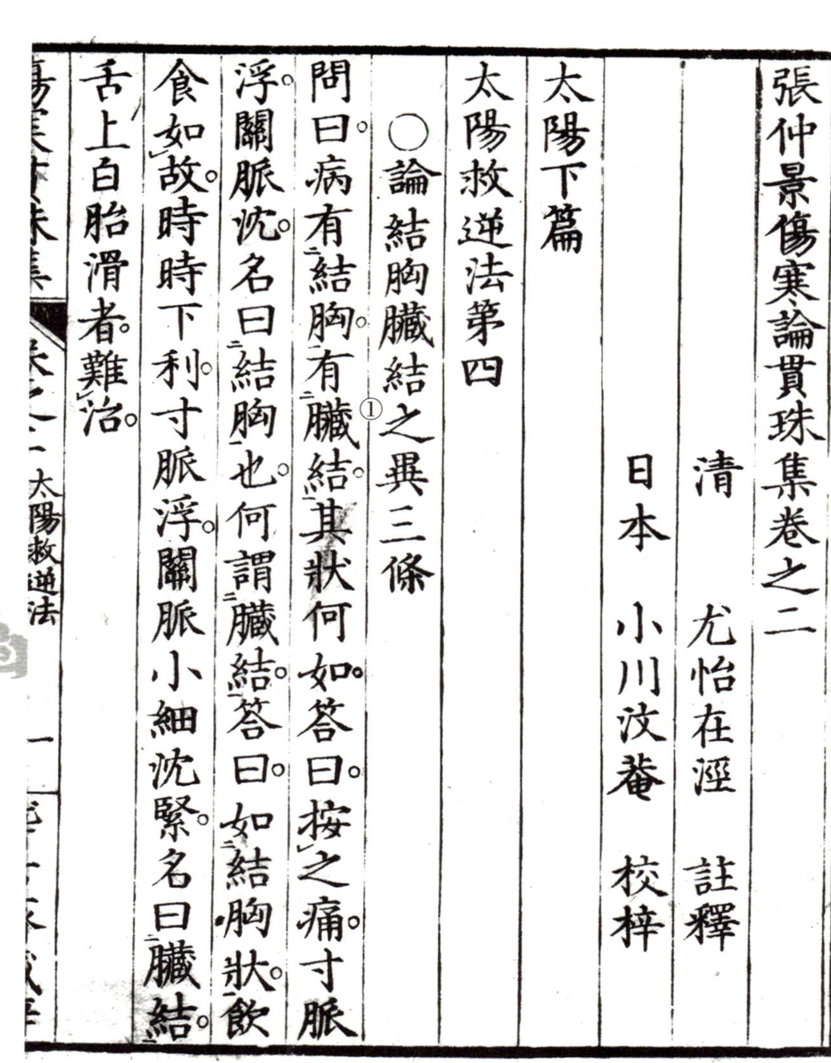

張仲景傷寒論貫珠集卷之二

清　尤怡在涇　註釋

日本　小川汶菴　校梓

太陽下篇

太陽救逆法第四

○論結胸臟結①之異三條

問曰病有結胸有臟結其狀何如答曰按之痛寸脈浮關脈沉名曰結胸也何謂臟結答曰如結胸狀飲食如故時時下利寸脈浮關脈小細沉緊名曰臟結舌上白胎滑者難治

此設爲問答。以辨結胸臟結之異。結胸者。邪結胸中。按之則痛。臟結者。邪結脇間。按之亦痛。如結胸狀者。謂如結胸按②之而痛也。然胸高而臟下。胸陽而臟陰。病狀雖同。而所處之位則不同。是以結胸不能食。臟結則飲食如故。結胸不必下利。臟結則時時下利。結胸關脈沈。臟結則更小細緊。而其病之從表入裏。與表猶未盡之故。則又無不同。故結胸臟結。其寸脈俱浮也。舌上白胎滑者。在裏之陽不振。入結之邪已深。結邪非攻不去。而臟虛又不可攻。故曰難治。

臟結無陽證。不往来寒熱。其人反靜。舌上胎滑者。不可攻也。

邪結在臟。必陽氣内動。或邪氣外達。而後可施攻取之法。若無陽證。不往来寒熱。則内動外達之機俱泯。是以其人反靜。其舌胎反滑。邪氣伏而不發。正氣弱而不振。雖欲攻之。無可攻。已蓋即上文難治之端。而引其說如此

病脇下素有痞。連在臍傍。痛引少腹。入陰筋者。此名臟結。死。

臟結之證。不特傷寒。即雜病亦有之。曰脇下素有

痞則其病久而非暴矣曰連在臍傍痛引少腹入陰筋則其邪深而非淺矣既深且久攻之不去補之無益雖不卒死亦無愈期矣故曰死

○論結胸及痞之源一條

病發於陽而反下之熱入因作結胸病發於陰而反下之因作痞所以成結胸者以下之太早故也

此原所以結胸與痞之故病發於陽者邪在陽之經病發於陰者邪在陰之經也陽經受邪鬱即成熱其氣內陷則為結胸陰經受邪未即成熱其氣內陷則作痞所以然者病邪在經本當發散而反

下之裏氣則虛邪氣因入與飲相搏而爲病也要之陽經受邪原有可下之例特以裏未成實而早行下法故有結胸之變證審其當下而後下之何至是哉仲景復申明所以成結胸之故而不及痞豈非以陰經受邪則無論遲早俱未可言下耶

○論結胸證治十條

太陽病脈浮而動數浮則爲風數則爲熱動則爲痛數則爲虛頭痛發熱微盜汗出而反惡寒者表未解也醫反下之動數變遲膈内拒痛胃中空虛客氣動膈短氣躁煩心中懊憹陽氣内陷心下因鞕則爲結

胸大陷胸湯主之。若不結胸。但頭汗出。餘無汗。劑頸而還。小便不利。身必發黃也。

脈浮動數。皆陽也。故爲風爲熱爲痛。而數則有正爲邪迫。失其常度之象。故亦爲虛。頭痛發熱。微盜汗出。而復惡寒。爲邪氣在表。法當發散。而反下之。正氣則虛。邪氣乃陷。動數變遲者。邪自表而入裏。則脈亦去陽而之陰也。膈內拒痛者。邪欲入而正拒之。正邪相擊則爲痛也。胃中空虛。客氣動膈者。胃氣因下而裏虛。客氣乘虛而動膈也。短氣躁煩。心中懊憹者。膈中之飲爲邪所動。氣乃不舒。而神明不寧也由是陽邪內陷與飲相結痞鞕不消而結胸之病成矣大陷胸湯則正治陽邪內結胸中之藥也若其不結胸者熱氣散漫既不能從汗而外泄亦不得從溺而下出蒸鬱不解浸淫肌體勢必發黄也

大陷胸湯方

大黄六兩去皮　芒硝一升　甘遂一錢匕

右三味以水六升先煮大黄取二升去滓內芒硝煮一二沸內甘遂末溫服一升得快利止後服

按大陷胸與大承氣其用有心下與胃中之分以

愚觀之仲景所云心下者正胃之謂所云胃中者正大小腸之謂也胃爲都會水穀並居清濁未分邪氣入之夾痰雜食相結不解則成結胸大小腸者精華已去糟粕獨居邪氣入之但與穢物結成燥糞而已大承氣專主腸中燥糞大陷胸并主心下水食燥糞在腸必藉推逐之力故須枳朴水食在胃必兼破飲之長故用甘遂且大承氣先煮枳朴而後內大黃大陷胸先煮大黃而後內諸藥夫治上者制宜緩治下者制宜急而大黃生則行速⑤熟則行遲蓋即一物而其用又有不同如此

傷寒六七日結胸熱實脈沈而緊心下痛按之石鞕者大陷胸湯主之

邪氣内結既熱且實脈復沈緊有似大承氣證然結在心下而不在腹中雖按之石鞕而痛亦是水食互結與陽明之燥糞不同故宜甘遂之破飲而不宜枳朴之散氣如上條之說也

傷寒十餘日熱結在裏復往来寒熱者與大柴胡湯但結胸無大熱者此爲水結在胸脇也但頭微汗出者大陷胸湯主之

熱結在裏而復往来寒熱是謂表裏俱實不得以

十餘日之久，而獨治其裏也。故宜大柴胡表裏兩解之法。若但結胸而無大熱，如口燥渴心煩等證者，此爲水飲結在胸脇之間，所謂水結胸者是也。蓋邪氣入裏，必挾身中所有以爲依附之地，是以在腸胃則結於糟粕，在胸膈則結於水飲，各隨其所有而爲病耳。水結在胸而但頭汗出者，邪隔於上而氣不下通也。故與大陷胸湯以破飲而散結。

太陽病，重發汗而復下之，不大便五六日，舌上燥而渴，日晡所小有潮熱，從心下至少腹鞕滿而痛不可近者，大陷胸湯主之。

汗下之後。津液重傷。邪氣內結。不大便五六日。舌上燥而渴。日晡所。小有潮熱。皆陽明胃熱之徵也。從心下至少腹。鞕滿而痛不可近。則不特徵諸兆。抑且顯諸形矣。乃不用大承氣而用大陷胸者。亦以水食互結。且雖至少腹。而未離心下故也。不然下證悉具。下藥已行。何以不臣枳朴。而臣甘遂哉。

結胸者。項亦強。如柔痓狀。下之則和。宜大陷胸丸。

痓病之狀。頸項强直。結胸之甚者。熱與飲結。胸膈緊實。上連於項。但能仰而不能俯。亦如痓病之狀也。曰柔而不曰剛者。以陽氣內陷者。必不能外閉而汗常自出。是宜下其胸中結聚之實。則強者得和而愈。然胸中盛滿之邪。固非小陷胸所能去。而水熱互結之實。亦非承氣湯所可治。故與葶藶之苦。甘遂之辛。以破結飲而泄氣閉。杏仁之辛。白蜜之甘。以緩下趨之勢。而去上膈之邪。其芒硝大黃則資其軟堅蕩實之能。

大陷胸丸方

大黃半斤　葶藶半升⑦　芒硝半升

杏仁半升去皮尖熬⑧

右四味。搗篩二味。內杏仁芒硝。合研如脂。和散。

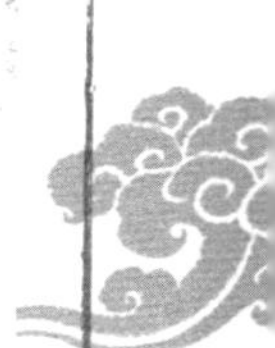

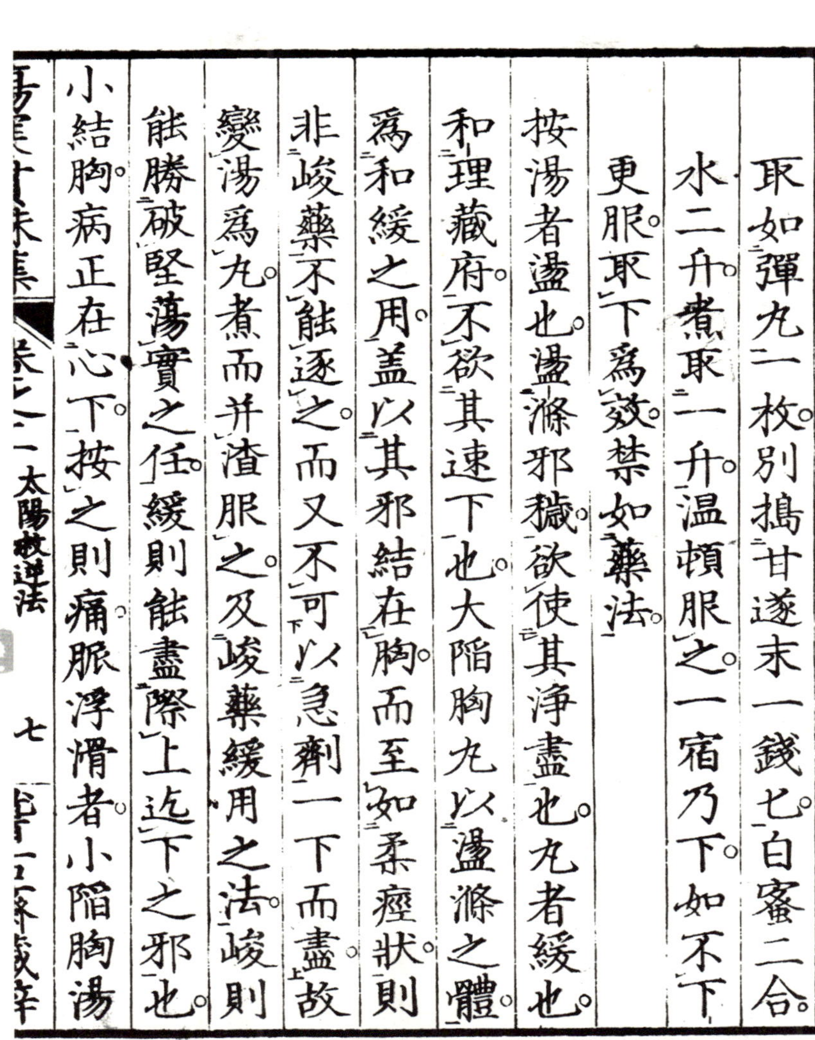

取如彈丸一枚別搗甘遂末一錢匕白蜜二合水二升煮取一升溫頓服之一宿乃下如不下更服取下爲效禁如藥法

按湯者盪也盪滌邪穢欲使其淨盡也丸者緩也和理藏府不欲其速下也大陷胸丸以盪滌之體爲和緩之用蓋以其邪結在胸而至如柔痓狀則非峻藥不能逐之而又不可以急劑一下而盡故變湯爲丸煮而并渣服之及峻藥緩用之法峻則能勝破堅蕩實之任緩則能盡際上迄下之邪也

小結胸病正在心下按之則痛脉浮滑者小陷胸湯

主之。

胸中結邪。視結胸較輕者。爲小結胸。其證正在心下。按之則痛。不似結胸之心下至少腹鞕滿而痛不可近也。其脈浮滑。不似結胸之脈沈而緊也。是以黃連之下熱。輕於大黃。半夏之破飲。緩於甘遂。栝蔞之潤利。和於芒硝。而其蠲除胸中結邪之意。則又無不同也。故曰小陷胸湯。

小陷胸湯方

黃連一兩 半夏半升洗 栝蔞實大者一枚

右三味。以水六升。先煮栝蔞實。取三升。去滓。内諸藥。煮取二升。去滓。分溫三服。

病在陽。應以汗解之。反以冷水潠⑩之。若灌之。其熱被劫不得去。彌更益煩。肉上粟起。意欲飲水。反不渴者。服文蛤散。⑪若不差者。與五苓散。寒實結胸。無熱證者。與三物小陷胸湯。白散亦可服。

病在陽者。邪在表也。當以藥取汗。而反以冷水潠之。或灌濯⑫之。其熱得寒。被劫⑬而又不得竟去。於是熱伏水內。而彌更益煩。水居熱外。而肉上粟起。而其所以為熱。亦非甚深而極盛也。故意欲飲水而口反不渴。文蛤鹹寒而性燥。能去表間水熱互結之氣。若服之而不差者。其熱漸深而內傳入本也。五苓散辛散而淡滲。能去膀胱與水相得之熱。若其外不鬱於皮膚。內不傳於膀胱。則水寒之氣。必結於胸中。而成寒實結胸。寒實者。寒邪成實。與結胸熱實者不同。審無口燥渴心煩等證見者。當與三物白散溫下之劑。以散寒而除實也。本文小陷胸湯及亦可服七字疑衍。蓋未有寒熱而仍用黃連栝蔞者。或久而變熱者。則亦可與服之耳。

文蛤散方

文蛤 五兩

右一味爲散以沸湯和一錢匕服湯用五合

三物白散方⑭

桔梗三分 貝母三分 巴豆⑮一分去皮心熬黑

右⑯三味爲末内巴豆更於臼中杵之以白飲和服強人半錢匕羸者減之病在膈上必吐在膈下必利不利進熱粥一杯利過不止進冷粥一杯身熱皮粟不解欲引衣自覆者若以水潠之洗之益令熱劫不得出當汗而不汗則煩假令汗出已腹中痛與芍藥三兩如上法

太陽少陽併病而反下之成結胸心下鞕下利不止

水漿不下，其人心煩。

太陽病未罷[17]，而併於少陽，法當和散，如柴胡加桂枝之例，而反下之，陽邪內陷，則成結胸，亦如太陽及少陽誤下之例也。但邪既上結，則當不復下注，乃結胸心下鞕，而又下利不止者，邪氣甚盛，而淫溢上下也。於是胃氣失其和，而水漿不下，邪氣亂其心，而煩擾不寧。所以然者，太少二陽之熱，併而入裏，充斥三焦心胃之間，故其爲病，較諸結胸有獨甚焉。仲景不出治法者，非以其盛而不可制耶。

結胸證，其脈浮大者，不可下，下之則死。

結胸證原有可下之例。如大陷胸湯及丸諸法。是也。若其脈浮大者。心下雖結。而表邪猶盛。則不可徑與下法。下之則臟氣重傷。邪氣復入。既不能受又不可制。則難爲生矣。故曰下之則死。

結胸證悉具。煩躁者死。下利者亦死。⑱

傷寒邪欲入而煩躁者。正氣與邪争也。邪既結而煩躁者。正氣不勝而將欲散亂也。結胸證悉具。謂脈沉緊。心下痛。按之石鞕。及不大便。舌上燥而渴。日晡所潮熱。如上文所云是也。而又煩躁不寧。則邪結甚深。而正虛欲散。或下利者。是邪氣淫溢。際

上極下所謂病勝臟者也雖欲不死其可得乎

○痞證七條

脈浮而緊而復下之緊反入裏則作痞按之自濡但氣痞耳

此申言所以成痞之故浮而緊者傷寒之脈所謂病發於陰也緊反入裏者寒邪因下而內陷與熱入因作結胸同意但結胸心下鞕滿而痛痞則按之濡而不鞕且痛所以然者陽邪內陷止於胃中與水穀相結則成結胸陰邪內陷止於胃外與氣液相結則爲痞是以結胸爲實而按之鞕痛痞病

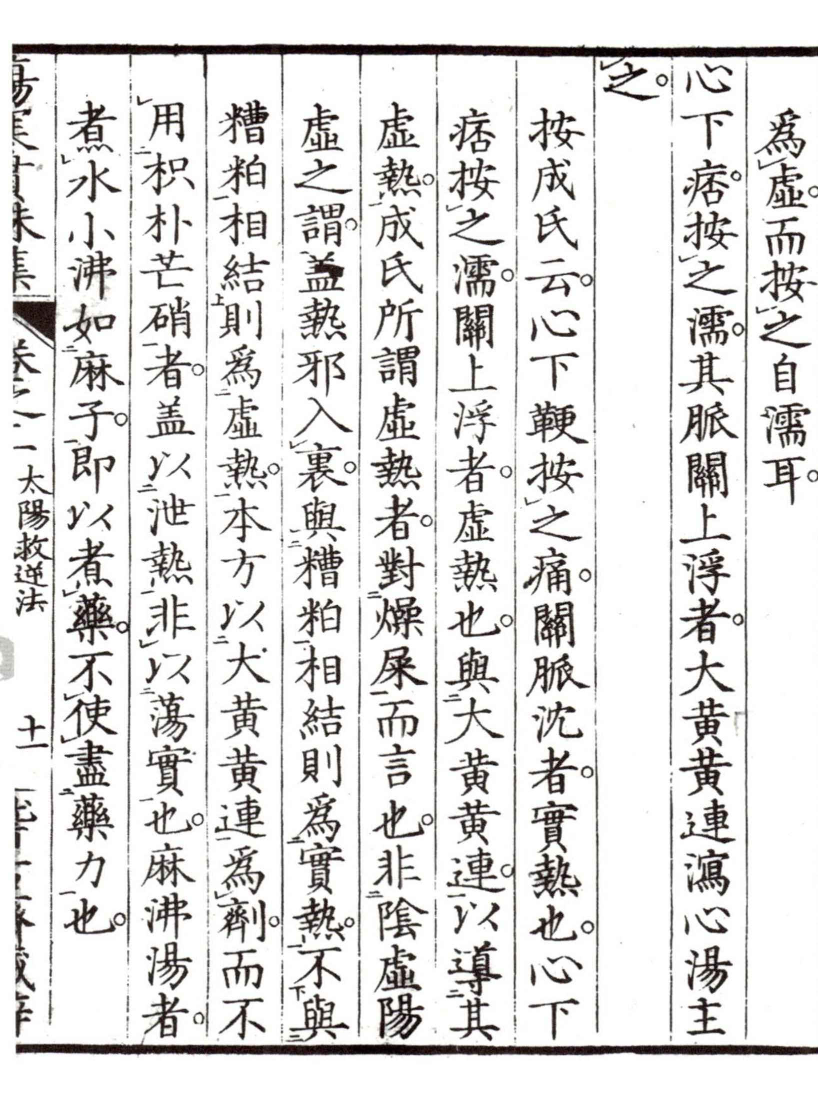

爲虛而按之自濡耳

心下痞按之濡其脉關上浮者大黄黄連瀉心湯主之

按成氏云心下鞕按之痛關脉沈者實熱也心下痞按之濡關上浮者虛熱也與大黄黄連以導其虛熱成氏所謂虛熱者對燥屎而言也非陰虛陽虛之謂蓋熱邪入裏與糟粕相結則爲實熱不與糟粕相結則爲虛熱本方以大黄黄連爲劑而不用枳朴芒硝者蓋以泄熱非以蕩實也麻沸湯者煮水小沸如麻子即以煮藥不使盡藥力也

大黄黄連瀉心湯方

大黄二兩　黄連一兩

右二味。以麻沸湯二升漬之。須臾絞去滓。分温再服。

心下痞而復惡寒汗出者。附子瀉心湯主之。

此即上條而引其說。謂心下痞按之濡關上浮者。當與大黄黄連瀉心湯瀉心下之虚熱。若其人復惡寒而汗出。證兼陽虚不足者。又須加附子以復表陽之氣。乃寒熱並用邪正兼治之法也。

附子瀉心湯方

大黄二两　黄連一两　黄芩一两

附子一枚炮去皮破別煮取汁

右四味。切三味。以麻沸湯二升漬之。須臾絞去滓。内附子汁。分温再服。

按此證邪熱有餘。而正陽不足。設治邪而遺正。則惡寒益甚。或補陽而遺熱。則痞滿愈增。此方寒熱補瀉並投互治。誠不得已之苦心。然使無法以制之。鮮不混。而無功矣。方以麻沸湯漬寒藥。別煮附子。取汁合和與服。則寒熱異其氣。生熟異其性。藥雖同行。而功則各奏。乃先聖之妙用也。

傷寒五六日嘔而發熱者。柴胡湯證具。而以他藥下之。柴胡證仍在者。復與柴胡湯。此雖已下之。不爲逆。必蒸蒸而振。却發熱汗出而解。若心下滿而鞕痛者。此爲結胸也。大陷胸湯主之。但滿而不痛者。此爲痞。柴胡不中與之。宜半夏瀉心湯。

結胸及痞。不特太陽誤下有之。即少陽誤下亦有之。柴胡湯證具者。少陽嘔而發熱及脈弦口苦等證具在也。是宜和解。而反下之。於法爲逆。若柴胡證仍在者。復與柴胡湯和之即愈。此雖已下之不爲逆也。蒸蒸而振者。氣內作而與邪爭勝。則發熱

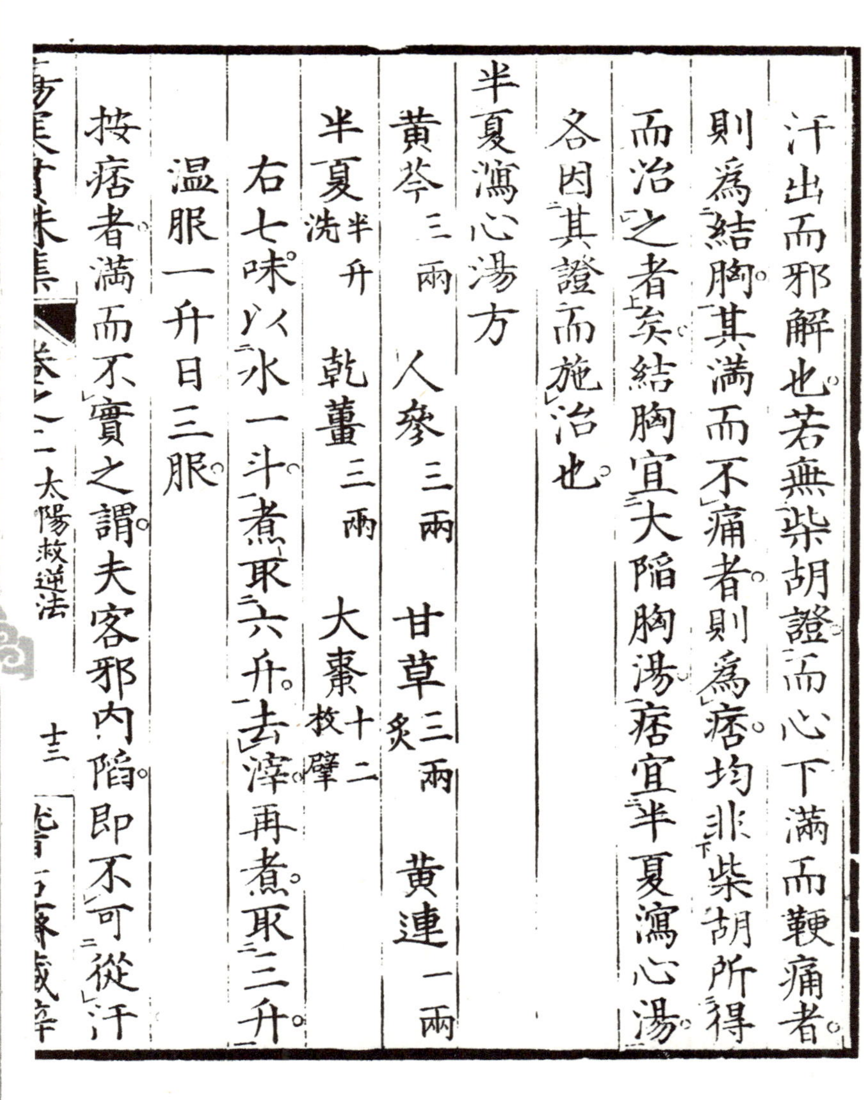

汗出而邪解也。若無柴胡證，而心下滿而鞕痛者，則爲結胸；其滿而不痛者，則爲痞。均非柴胡所得而治之者矣。結胸宜大陷胸湯，痞宜半夏瀉心湯，各因其證而施治也。

半夏瀉心湯方

黃芩三兩　人參三兩　甘草三兩炙　黃連一兩

半夏半升洗　乾薑三兩　大棗十二枚擘

右七味，以水一斗，煮取六升，去滓，再煮，取三升，溫服一升，日三服。

按：痞者，滿而不實之謂。夫客邪內陷，即不可從汗泄。而滿而不實。又不可從下奪。故惟半夏乾薑之辛能散其結。黃連黃芩之苦能泄其滿。而其所以泄與散者。雖藥之能。而實胃氣之使也。用參草棗者。以下後中虛。故以之益氣。而助其藥之能也。

傷寒汗出解之後。胃中不和。心下痞鞕。乾噫食臭。脅下有水氣。腹中雷鳴下利者。生薑瀉心湯主之。

汗解之後。胃中不和。既不能運行真氣。並不能消化飲食。於是心中痞鞕。乾噫食臭。金匱所謂中焦氣未和。不能消穀。故令人噫是也。噫噯食氣也。脅下有水氣。腹中雷鳴下利者。土德不及而水邪為

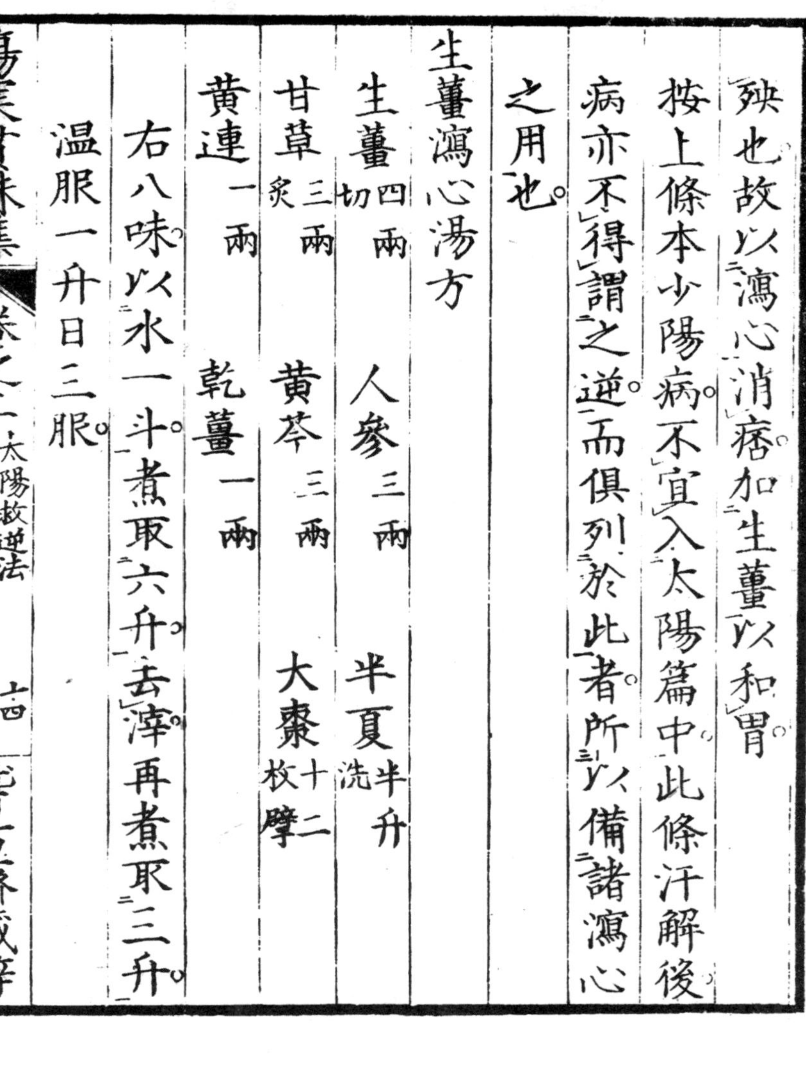

殃也。故以瀉心消痞，加生薑以和胃。

按上條本少陽病，不宜入太陽篇中。此條汗解後病，亦不得謂之逆，而俱列於此者，所以備諸瀉心之用也。

生薑瀉心湯方

生薑四兩切　人參三兩　半夏半升洗

甘草三兩炙　黃芩三兩　大棗十二枚擘

黃連一兩　乾薑一兩

右八味，以水一斗，煮取六升，去滓，再煮取三升，溫服一升，日三服。

傷寒中風，醫反下之，其人下利日數十行，穀不化，腹中雷鳴，心下痞鞕而滿，乾嘔心煩不得安。醫見心下痞，謂病不盡，復下之，其痞益甚。此非結熱，但以胃中虛，客氣上逆，故使鞕也。甘草瀉心湯主之。

傷寒中風者，成氏所謂傷寒或中風者是也。邪盛於表而反下之，爲下利穀不化，腹中雷鳴，爲心下痞鞕而滿，爲乾嘔心煩不得安，是表邪內陷心間，而復上攻下注，非中氣空虛，何致邪氣淫溢至此哉？醫以爲結熱未去而復下之，是已虛而益虛也。虛則氣不得化，邪愈上逆，而痞鞕有加矣。故與瀉

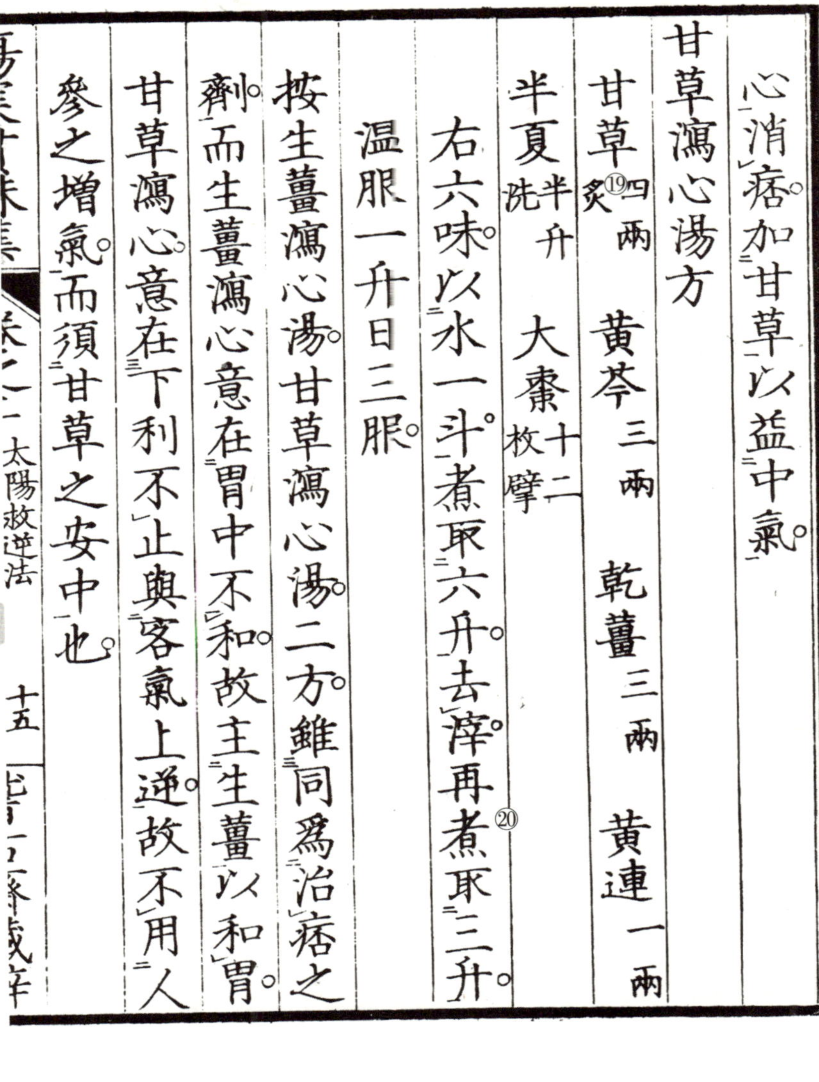

心消痞加甘草以益中氣

甘草瀉心湯方

甘草四兩炙[19] 黃芩三兩 乾薑三兩 黃連一兩

半夏半升洗 大棗十二枚擘

右六味以水一斗煮取六升去滓再煮[20]取三升

溫服一升日三服

按生薑瀉心湯甘草瀉心湯二方雖同爲治痞之劑而生薑瀉心意在胃中不和故主生薑以和胃甘草瀉心意在下利不止與客氣上逆故不用人參之增氣而須甘草之安中也

傷寒大下後。復發汗。心下痞。惡寒者。表未解也。不可攻痞。㉑當先解表。表解㉒乃可攻痞。㉓解表。宜桂枝湯。㉔攻痞。宜大黃黃連瀉心湯。

大下復汗。正虛邪入。心下則痞。當與瀉心湯如上法矣。若其人惡寒者。邪雖入裏而表猶未罷。則不可徑攻其痞。當先以桂枝湯解其表。而後以大黃黃連瀉心湯攻其痞。不然。恐痞雖解而表邪復入裏爲患也。况痞亦未必能解耶。

按傷寒下後。結胸痞滿之外。又有懊憹煩滿下利等證。蓋邪入裏而未集。而其位又高。則爲懊憹。其

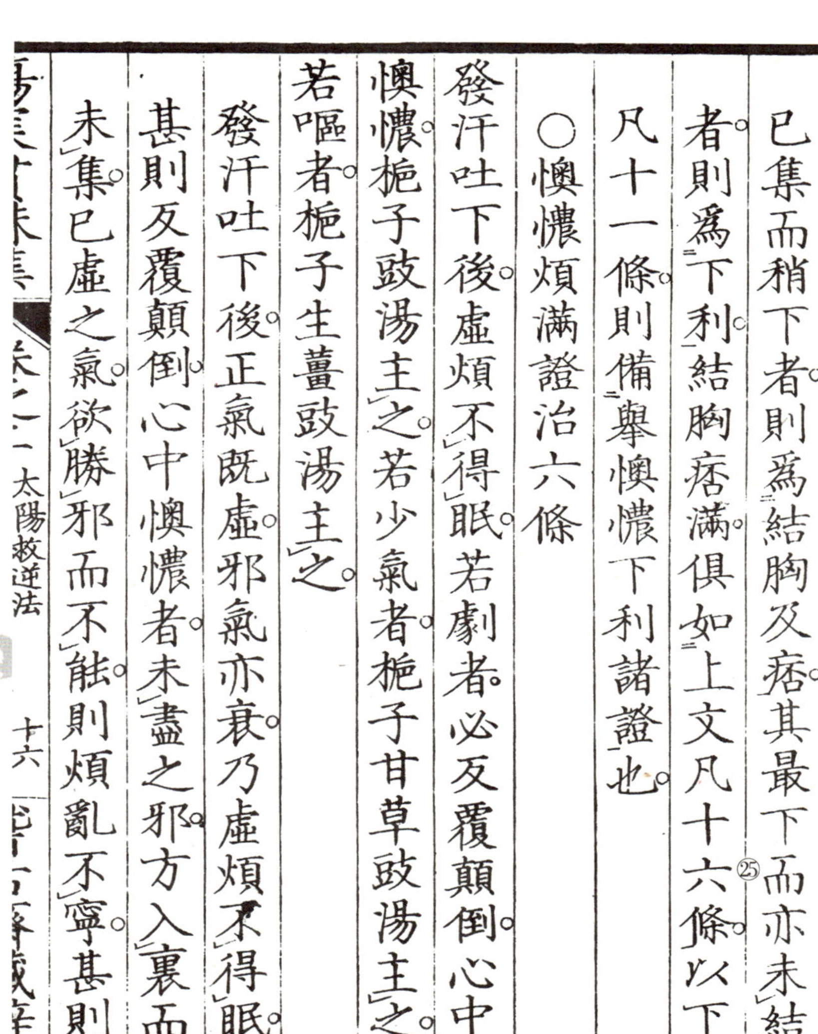

已集而稍下者則爲結胸及痞其最下而亦未結者則爲下利結胸痞滿俱如上文凡十六㉕條以下凡十一條則備舉懊憹下利諸證也

○懊憹煩滿證治六條

發汗吐下後虛煩不得眠若劇者必反覆顛倒心中懊憹梔子豉湯主之若少氣者梔子甘草豉湯主之若嘔者梔子生薑豉湯主之

發汗吐下後正氣既虛邪氣亦衰乃虛煩不得眠甚則反覆顛倒心中懊憹者未盡之邪方入裏而未集已虛之氣欲勝邪而不能則煩亂不寧甚則

心中懊憹，鬱悶而不能自已也。梔子體輕，味苦微寒；豉經蒸署，可升可降。二味相合，能徹散胸中邪氣，爲除煩止躁之良劑。少氣者，呼吸少氣，不足以息也。甘草之甘可以益氣。嘔者，氣逆而不降也。生薑之辛可以散逆。得吐則邪氣散而當愈，不可更吐，以傷其氣，故止後服。

梔子豉湯方

梔子十四枚，擘　香豉四合，綿裹

右二味，以水四升，先煮梔子，得二升半，内豉，煮取一升半，去滓，分二服，温進一服，得吐者，止後

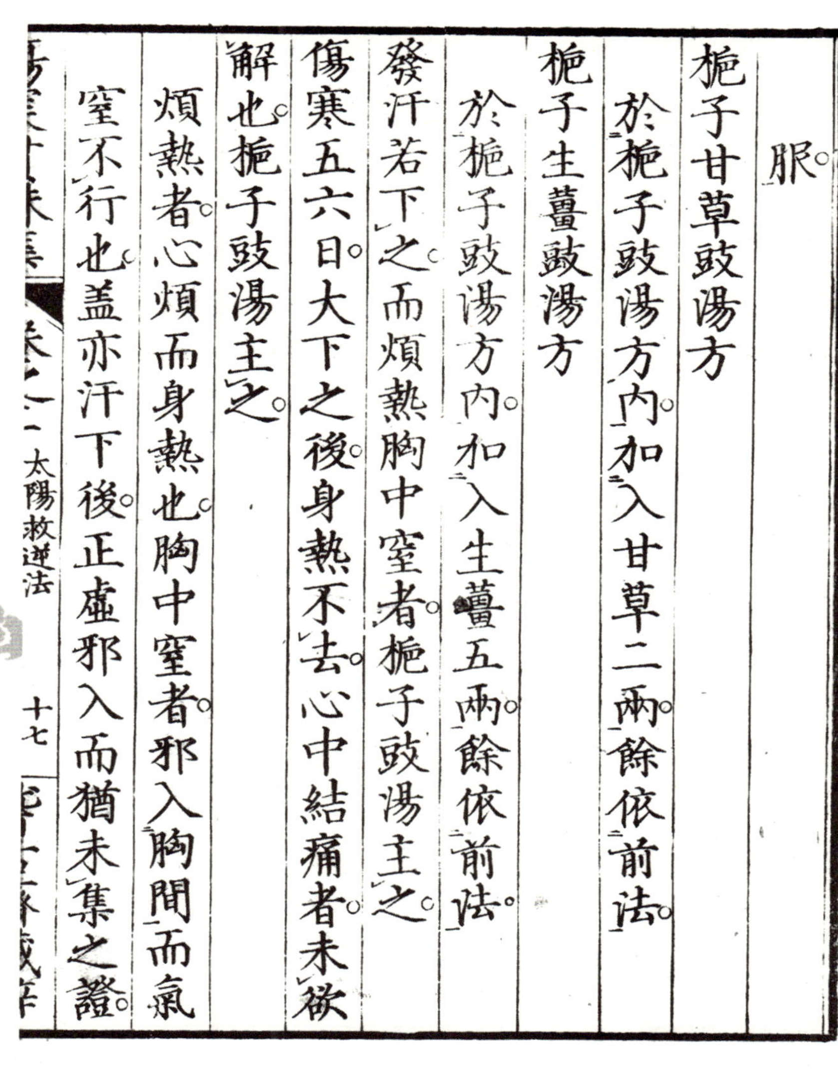

服。

梔子甘草豉湯方

於梔子豉湯方內。加入甘草二兩。餘依前法。

梔子生薑豉湯方

於梔子豉湯方內。加入生薑五兩。餘依前法。

發汗若下之。而煩熱胸中窒者。梔子豉湯主之。

傷寒五六日。大下之後。身熱不去。心中結痛者。未欲解也。梔子豉湯主之。

煩熱者。心煩而身熱也。胸中窒者。邪入胸間而氣窒不行也。蓋亦汗下後。正虛邪入而猶未集之證。

故亦宜梔子豉湯散邪徹熱爲主也。心中結痛者邪結心間而爲痛也。然雖結痛而身熱不去則其邪亦未盡入與結胸之心下痛而身不熱者不同。此梔子豉湯之散邪徹熱所以輕於小陷胸之蕩實除熱也。

傷寒下後心煩腹滿臥起不安者梔子厚朴湯主之。

下後心煩證與上同而加腹滿則邪入較深矣成氏所謂邪氣壅於心腹之間者是也故去香豉之升散而加枳朴之降泄若但滿而不煩則邪入更深又當去梔子之輕清而加大黃之沉下矣此梔

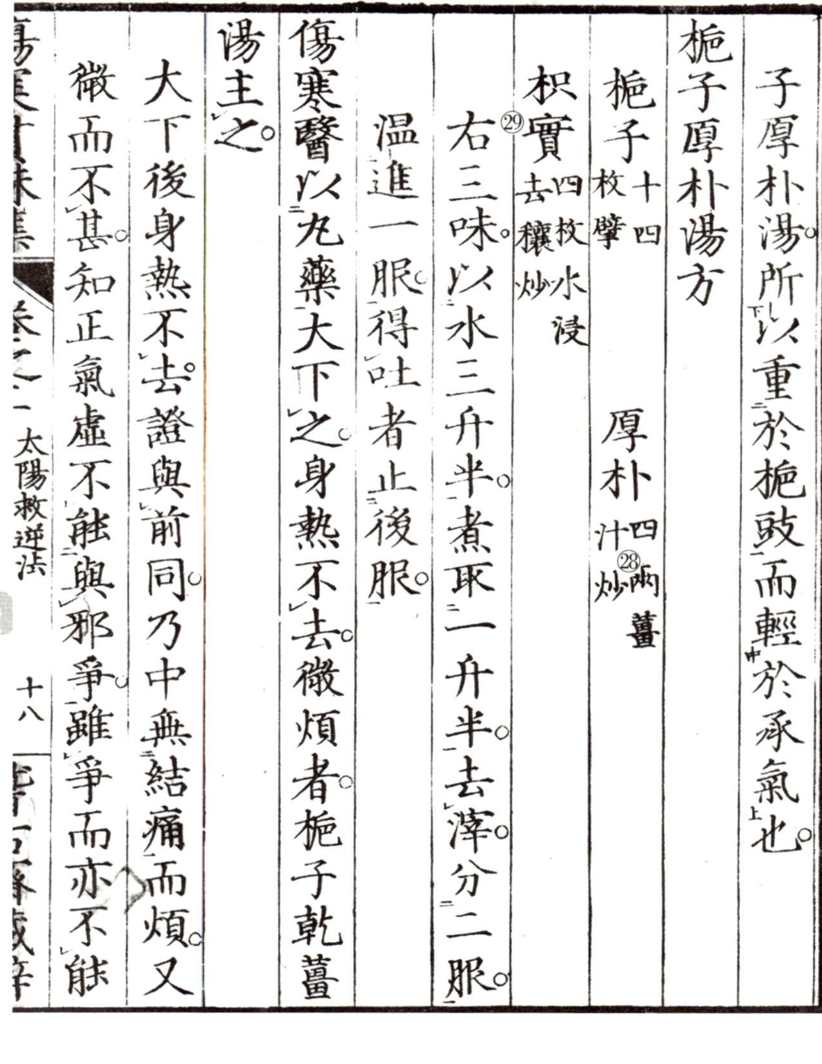

子厚朴湯所以重於梔豉而輕於承氣也

梔子厚朴湯方

梔子十四枚擘　厚朴四兩薑汁炒㉘

枳實四枚水浸去穰炒㉙

右三味以水三升半煮取一升半去滓分二服

温進一服得吐者止後服

傷寒醫以丸藥大下之身熱不去微煩者梔子乾薑湯主之

大下後身熱不去證與前同乃中無結痛而煩又微而不甚知正氣虛不能與邪爭雖爭而亦不能

勝之也。故以梔子徹胸中陷入之邪。乾薑復下藥損傷之氣。

梔子乾薑湯方

梔子十四枚擘　乾薑二兩

右二味。以水三升半。煮取一升半。去滓。分二服。溫進一服。得吐者。止後服。

凡用梔子湯。病人舊微溏者。不可與服之。

病人舊微溏者。未病之先大便本自微溏。爲裏虛而寒在下也。梔子湯本瀉泄胸中客熱之劑。舊微溏者。中氣不固。與之。恐藥氣乘虛下泄而不能上

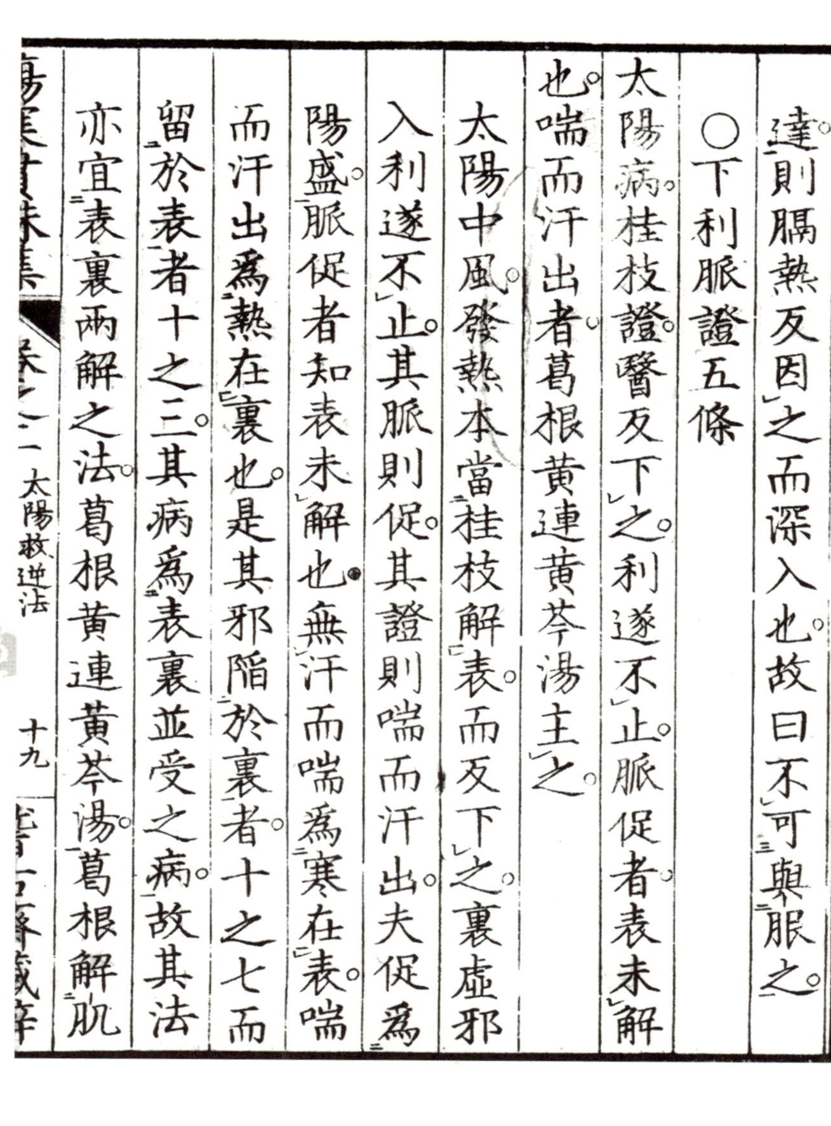

達則隔熱反因之而深入也故曰不可與服之

○下利脈證五條

太陽病桂枝證醫反下之利遂不止脈促者表未解也喘而汗出者葛根黃連黃芩湯主之

太陽中風發熱本當桂枝解表而反下之裏虛邪入利遂不止其脈則促其證則喘而汗出夫促為陽盛脈促者知表未解也無汗而喘為寒在表喘而汗出為熱在裏也是其邪陷於裏者十之七而留於表者十之三其病為表裏並受之病故其法亦宜表裏兩解之法葛根黃連黃芩湯葛根解肌

於表芩連清熱於裏甘草則合表裏而並和之耳

蓋風邪初中病爲在表一入於裏則變爲熱矣故治表者必以葛根之辛凉治裏者必以芩連之苦寒也而古法汗者不以偶下者不以奇故葛根之表則數多而獨行芩連之裏則數少而並須仲景矩矱秩然不紊如此

葛根黄連黄芩湯方

葛根半觔 甘草二兩，炙 黄芩二兩

黄連三兩

右四味以水八升先煮葛根減二升內諸藥煮

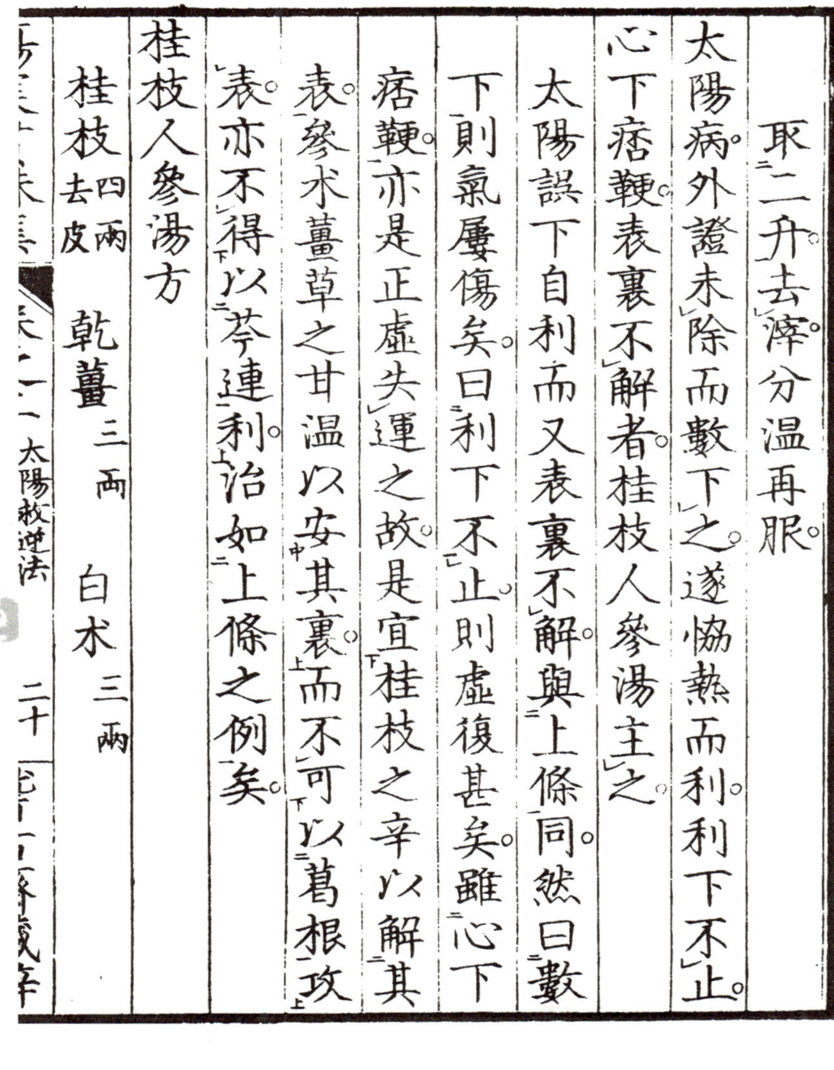

取二升去滓分温再服

太陽病外證未除而數下之遂協熱而利利下不止心下痞鞕表裏不解者桂枝人參湯主之

太陽誤下自利而又表裏不解與上條同然曰數下則氣屢傷矣曰利下不止則虛復甚矣雖心下痞鞕亦是正虛失運之故是宜桂枝之辛以解其表參朮薑草之甘温以安其裏而不可以葛根攻表亦不得以苓連利治如上條之例矣

桂枝人參湯方

桂枝四兩去皮　乾薑三兩　白朮三兩

人參三兩　甘草四兩炙

右五味，以水九升，先煮四味，取五升，内桂，更煮取三升，温服一升，日再夜一服。

傷寒醫下之，續得下利清穀不止，身疼痛者，急當救裏；後身疼痛，清便自調者，急當救表。救裏宜四逆湯，救表宜桂枝湯。

傷寒下後，邪氣變熱，乘虛入裏者，則爲挾熱下利。其邪未入裏而藏虛生寒者，則爲下利清穀，各因其人邪氣之寒熱與藏氣之陰陽而爲病也。身疼痛者，邪在表也。然藏氣不充，則無以爲發汗散邪之地。故必以溫藥。舍其表而救其裏。服後清便自調。裏氣已固而身痛不除。則又以甘辛發散爲急。不然表之邪。又將入裏而增患矣。而救裏用四逆。救表用桂枝。與厥陰篇下利腹脹滿身體疼痛條略同。彼爲寒邪中陰。此爲寒藥傷裏。而其溫中散邪先表後裏之法則一也。

太陽病二三日。不能卧。但欲起。心下必結。脈微弱者。此本有寒分也。反下之。若利止必作結胸。未止者四日復下之。此作協熱利也。

太陽病二三日。爲病未久也。不能卧但欲起者。心下結滿臥則氣愈壅而不安也脈微弱陽氣衰少也夫二三日爲病未久則寒未變熱而脈又微弱知其結於心下者爲寒分而非熱分矣寒分者病屬於寒故謂寒分猶金匱所謂血分氣分水分也寒則不可下而醫反下之裏虛寒入必爲下利不止若利止必作結胸者寒邪從陽之化而上結於陽位也若未止四日復下之者寒已變熱轉爲協熱下利故須復下以盡其邪所謂在下者引而竭之也總之寒邪中人久必變熱而邪不上結勢必下注仲景反覆詳論所以詔示後人者深矣

傷寒服湯藥。下利不止。心下痞鞕。服瀉心湯已。復以他藥下之。利不止。醫以理中與之。利益甚。理中者理中焦。此利在下焦。赤石脂禹餘糧湯主之。復利不止者。當利其小便。

湯藥亦下藥也。下後下利痞鞕。瀉心湯是也。而復以他藥下之。以虛益虛。邪氣雖去。下焦不約。利無止期。故不宜參朮薑草之安中。而宜赤脂禹糧之固下也。乃服之而利猶不止。則是下焦分注之所。清濁不別故也。故當利其小便。

赤石脂禹餘糧湯方

赤石脂一觔碎　禹餘糧一觔碎

㉛右二味。以水六升。煮取二升。去滓。分温㉜三服。

○下後諸變證治九條

太陽病下之。其脈促。不結胸者。此爲欲解也。脈浮者。必結胸也。脈緊者。必咽痛。脈弦者。必兩脇拘急。脈細數者。頭痛未止。脈沉緊者。必欲嘔。脈沉滑者。協熱利。脈浮滑者。必下血。

此因結胸。而并詳太陽誤下諸變。謂脈促爲陽盛而不結於胸。則必無下利痞滿之變。其邪將從外解。若脈浮者。下後邪已入裏。而猶在陽分。則必作

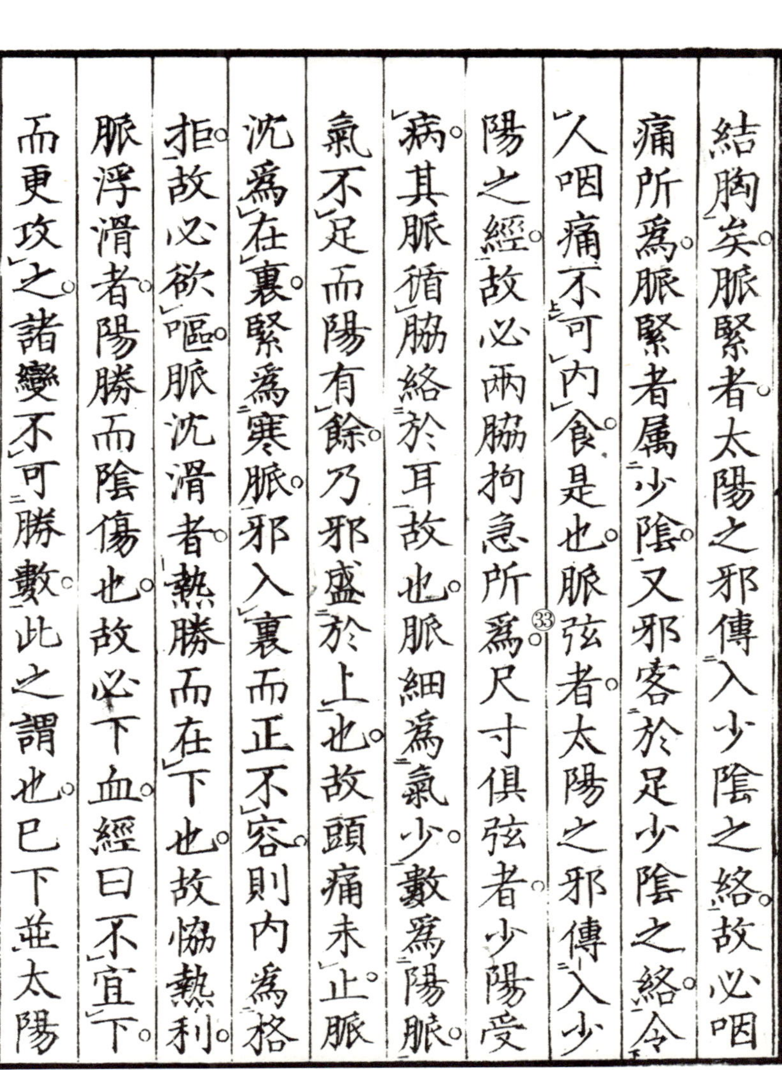
結胸矣脉緊者太陽之邪傳入少陰之絡故必咽痛所爲脉緊者屬少陰又邪客於足少陰之絡令人咽痛不可內食是也脉弦者太陽之邪傳入少陽之經故必兩脇拘急所爲㉝尺寸俱弦者少陽受病其脉循脇絡於耳故也脉細爲氣少數爲陽脉氣不足而陽有餘乃邪盛於上也故頭痛未止脉沉爲在裏緊爲寒脉邪入裏而正不容則內爲格拒故必欲嘔脉沉滑者熱勝而在下也故協熱利脉浮滑者陽勝而陰傷也故必下血經曰不宜下而更攻之諸變不可勝數此之謂也已下並太陽

下後之證。而或胸滿。或喘。或煩驚譫語。或脇痛發黃。是結胸痞滿煩躁下利。外尚有種種諸變如此。

太陽病下之後。脈促胸滿者。桂枝去芍藥湯主之。若微惡寒者。去芍藥方中加附子湯主之。

陽邪被抑不復浮盛於表。亦未結聚於裏。故其胸滿。其脈促。促者數而時一止也。夫促為陽脈。胸中為陽之府。脈促胸滿。則雖誤下。而邪氣仍在陽分。故以桂甘薑棗甘辛溫藥。從陽引而去之。去芍藥者。恐酸寒氣味。足以留胸中之邪。且奪桂枝之性也。若微惡寒者。其人陽不足。必加附子以助陽氣

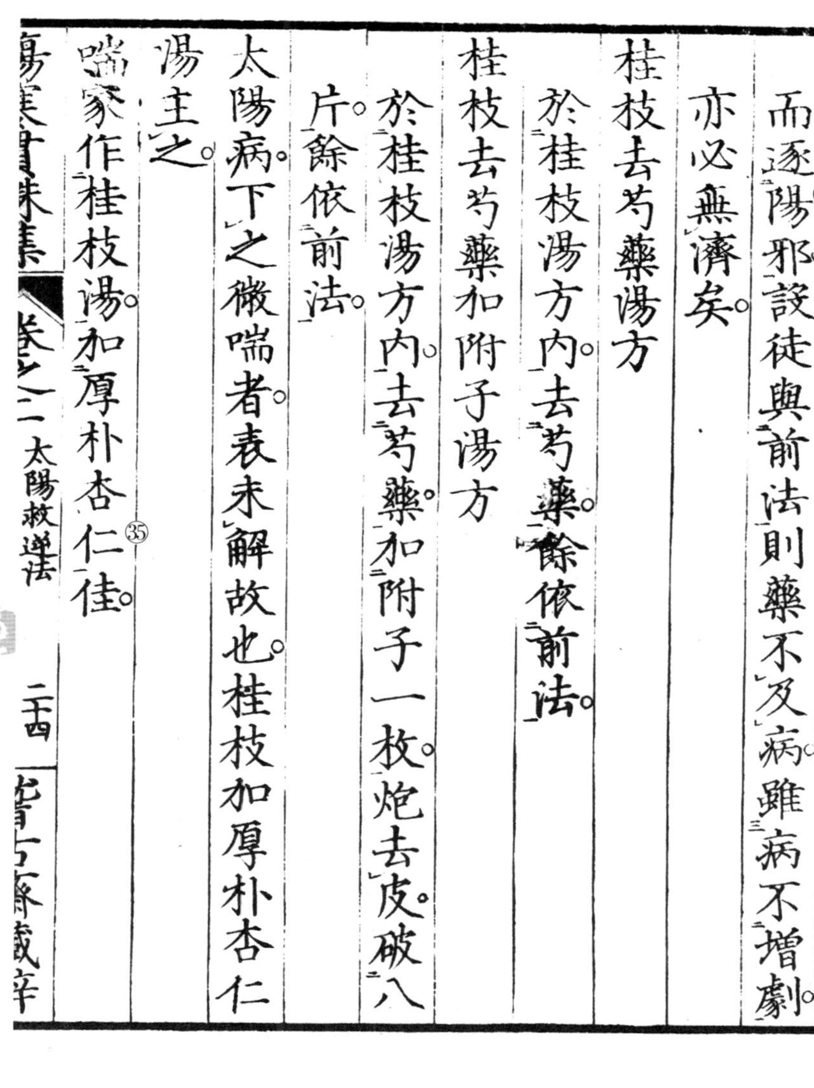

而逐陽㉞邪。設徒與前法。則藥不及病。雖病不增劇。亦必無濟矣。

桂枝去芍藥湯方

於桂枝湯方內。去芍藥。餘依前法。

桂枝去芍藥加附子湯方

於桂枝湯方內。去芍藥。加附子一枚。炮去皮。破八片。餘依前法。

太陽病。下之微喘者。表未解故也。桂枝加厚朴杏仁湯主之。

喘家。作桂枝湯。加厚朴杏㉟仁佳。

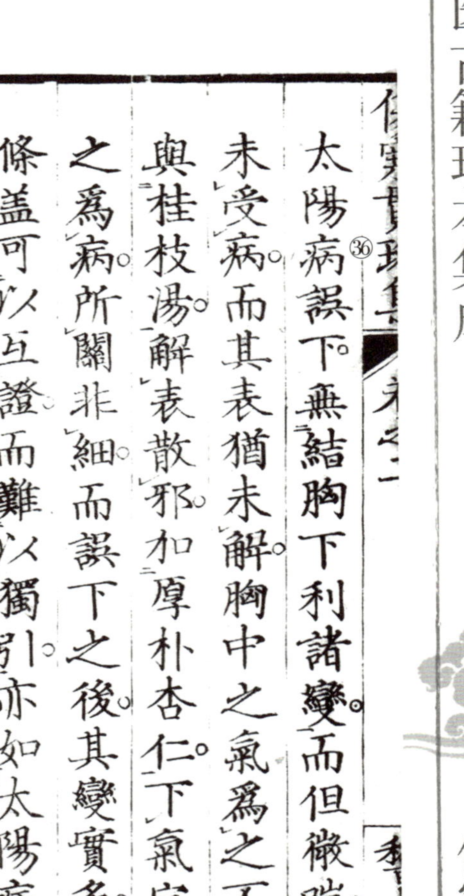

㊱太陽病誤下。無結胸下利諸變。而但微喘。知其裏未受病。而其表猶未解。胸中之氣。爲之不利也。故與桂枝湯。解表散邪。加厚朴杏仁。下氣定喘。然喘之爲病。所關非細。而誤下之後。其變實多。仲景此條。蓋可以互證。而難以獨引。亦如太陽病脉浮者。可發汗。宜麻黄湯之文也。學者辨諸。

太陽病下之後。其氣上衝者。可與桂枝湯。方用前法。若不上衝者。不可與之。

病在太陽。而反下之。正氣遂虚。邪氣則陷。乃其氣反上冲者。陽邪被抑而復揚。仍欲出而之表也。故可與桂枝湯從陽引而去之因其輕而揚之之意也用前法者即啜熱稀粥以助藥力之法盖欲以救被傷之氣而引欲出之邪耳若不上冲者邪正内陷不復外攻當隨脉證而調其内不可更以桂枝攻其表也

傷寒八九日下之胸滿煩驚小便不利譫語一身盡重不可轉側者柴胡加龍骨牡蠣湯主之

傷寒下後其邪有併歸一處者如結胸下利諸候是也有散漫一身者如此條所云諸證是也胸滿者邪痺於上小便不利者邪痺於下煩驚者邪動

於心。譫語者邪結於胃。此病之在裏者也。一身盡重不可轉側者。筋脈骨肉並受其邪。此病之在表者也。夫合表裏上下而爲病者。必兼陰陽合散以爲治。方用柴胡桂枝以解其外而除身重。龍蠣鉛丹以鎮其內而止煩驚。大黄以和胃氣止譫語。茯苓以泄膀胱利小便。人參薑棗益氣養營衛以爲驅除邪氣之本也。如是表裏虛實泛應曲當而錯雜之邪庶幾盡解耳。

柴胡加龍骨牡蠣湯方

半夏二合洗　柴胡四兩　人參　龍骨

鉛丹　牡蠣熬㊳　桂枝去皮　生薑

茯苓各一兩半　大棗六枚擘　大黃二兩

右十一味，以水八升，煮取四升，内大黃切如碁子，更煮一二沸，去滓，温服一升。

得病六七日，脈遲浮弱，惡風寒，手足温，醫二三下之，不能食而脇下滿痛，面目及身黄，頸項強，小便難者，與柴胡湯後必下重，本渴而飲水嘔者，柴胡湯不中與也。食穀者噦。

病六七日，脈浮不去，惡風寒不除，其邪猶在表也。醫反二三下之，胃氣重傷，邪氣入裏，則不能食而脇下滿痛且面目及身黄頸項強小便難所以然者其人脈遲弱而不數手足温而不熱爲太陰本自有濕而熱又入之相得不解交蒸互鬱而面目身體悉黄矣頸項強者濕痹於上也脇下滿痛者濕聚於中也小便難者濕不下走也皆與熱相得之故也醫以其脇下滿痛與柴胡湯以解其邪後必下重者邪外解而濕下行將欲作利也設熱濕並除則汗液俱通而愈矣何至下重哉本渴而飲水嘔者金匱所謂先渴却嘔者爲水停心下此屬飲家也飲在心下則食穀必噦所謂諸嘔吐穀不

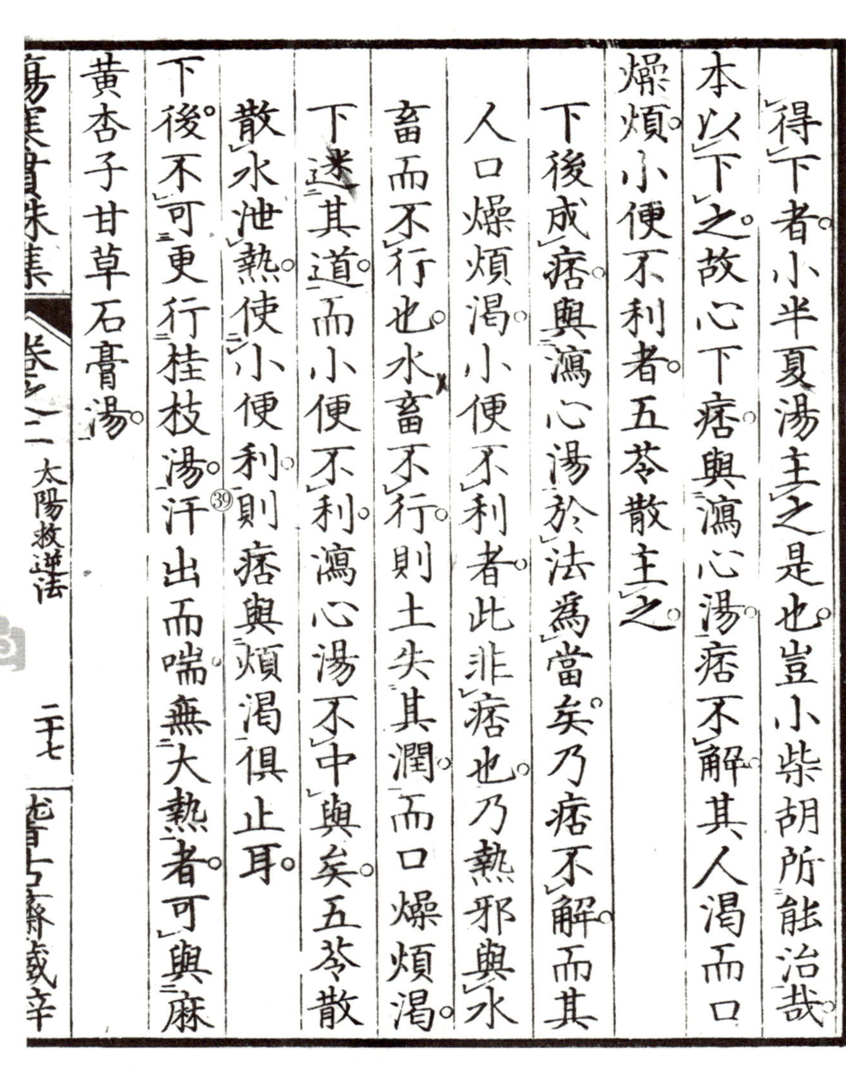

得下者小半夏湯主之是也豈小柴胡所能治哉本以下之故心下痞與瀉心湯痞不解其人渴而口燥煩小便不利者五苓散主之

下後成痞與瀉心湯於法爲當矣乃痞不解而其人口燥煩渴小便不利者此非痞也乃熱邪與水畜而不行也水畜不行則土失其潤而口燥煩渴下遂其道而小便不利瀉心湯不中與矣五苓散散水泄熱使小便利則痞與煩渴俱止耳

下後不可更行桂枝湯汗出而喘無大熱者可與麻黄杏子甘草石膏湯

此與汗後不可更行桂枝湯條大同。雖汗下不同，其爲邪入肺中則一，故其治亦同。

○誤汗下及吐後諸變脈證十三條

(40) 本發汗而復下之，此爲逆也；若先發汗，治不爲逆。本先下之而反汗之，此爲逆也；若先下之，治不爲逆。

此泛言汗下之法，各有所宜，當隨病而施治，不可或失其度也。如頭痛發熱惡寒者，本當發汗而反下之，是病在表而治其裏也，故曰逆。腹滿便閉惡熱者，本當下之而反汗之，是病在裏而治其表也，故亦爲逆。若審其當汗而汗之，或當下而下之，則

亦何逆之有。外臺云、表病裏和、汗之則愈、下之則死。裏病表和、下之則愈、汗之則死、不可不慎也

太陽病。先發汗不解。而復下之、脉浮者不愈。浮為在外。而反下之。故令不愈。今脉浮故知在外、當須解外則愈。宜桂枝湯主之

既汗復下邪氣不從表散而又不從裏出者以其脉浮而邪在外。故雖復下之。而病不愈也夫病在外者仍須從外引而去之。今雖已汗下而其脉仍浮。知其邪猶在外。故須桂枝湯解散外邪則愈。少陽篇云。柴胡湯證具而以他藥下之。柴胡證仍在

者復與柴胡湯必蒸蒸而振却發熱汗出而解與此同意所當互參

太陽病先下之而不愈因復發汗以此表裏俱虛其人因致冒冒家汗出自愈所以然者汗出表和故也得裏未和然後復下之

下之則傷其裏汗之則傷其表既下復汗表裏俱虛而邪仍不解其人則因而爲冒冒昏冒也以邪氣蔽其外陽氣被鬱欲出不能則時自昏冒如有物蒙蔽之也若得汗出則邪散陽出而冒自愈金匱云冒家欲解必大汗出也然亦正氣得復而後

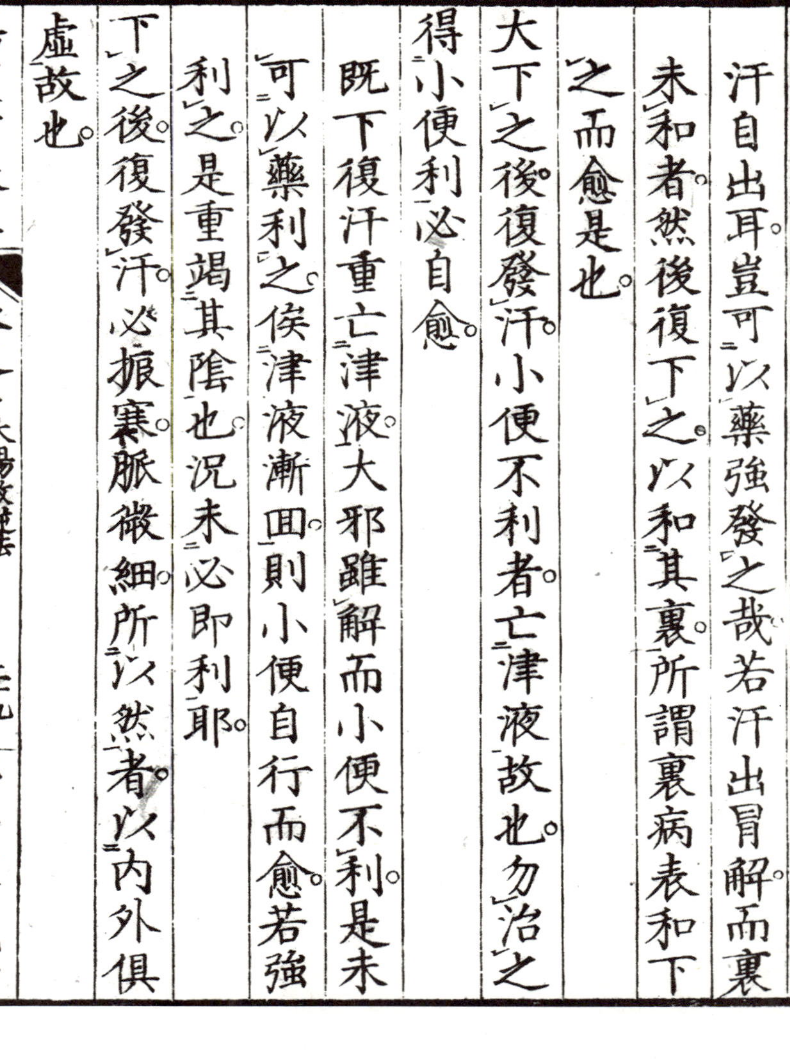

汗自出耳。豈可以藥強發之哉。若汗出冒解。而裏未和者。然後復下之。以和其裏。所謂裏病表和下之而愈是也。

大下之後。復發汗。小便不利者。亡津液故也。勿治之得小便利。必自愈。

既下復汗。重亡津液。大邪雖解。而小便不利。是未可以藥利之。俟津液漸回。則小便自行而愈。若強利之。是重竭其陰也。況未必即利耶。

下之後。復發汗。必振寒。脈微細。所以然者。以內外俱虛故也。

振寒振栗而寒也脈微爲陽氣虛細爲陰氣少既下復汗身振寒而脈微細者陰陽並傷而內外俱虛也是必以甘溫之劑和之養之爲當矣

下之後復發汗晝日煩燥不得眠夜而安靜不嘔不渴無表證脈沉微身無大熱者乾薑附子湯主之

大法晝靜夜劇病在腎陰夜靜晝劇病在胃陽汗下之後晝日煩躁不得眠夜而安靜者邪未盡而陽已虛晝日陽虛欲復而與邪爭則煩躁不得眠夜而陰旺陽虛不能與邪爭則反安靜也不嘔不渴裏無熱也身無大熱表無熱也而又無頭痛惡

寒之表證其脈又不浮而沈不洪而微其爲陽氣衰少無疑故當與乾薑附子以助陽虛而逐殘陰也以上三條並是汗下後小便不利者傷其陰也振寒脈微細者陰陽並傷也晝日煩躁不得眠夜而安靜者傷陽而不及陰也於此見病變之不同

乾薑附子湯方

乾薑一兩　附子一枚生用去皮切八片㊶

右二味以水三升煮取一升去滓頓服

發汗若下之病仍不解煩躁者茯苓四逆湯主之

發汗若下不能盡其邪而反傷其正於是正氣欲

復而不得復邪氣雖微而不即去正邪交爭乃生煩躁是不可更以麻桂之屬逐其邪及以梔豉之類止其煩矣是方乾薑生附之辛所以散邪茯苓人參甘草之甘所以養正乃强主弱客之法也

茯苓四逆湯方

茯苓六兩　人參一兩　乾薑一兩半

甘草二兩炙　附子一枚生用去皮破八片

右五味以水五升煮取三升去滓温服七合日三服

按汗下後煩躁一證悉是正虚邪擾之故而有邪

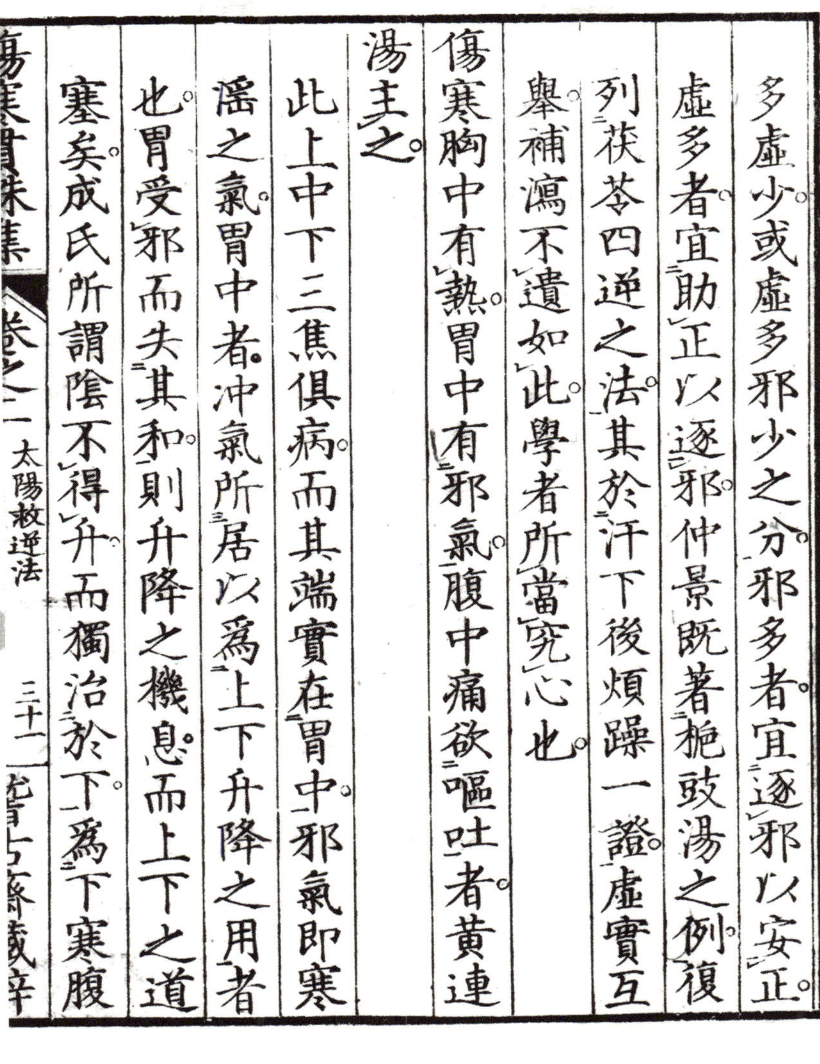

多虛少或虛多邪少之分。邪多者宜逐邪以安正。虛多者宜助正以逐邪。仲景既著梔豉湯之例，復列茯苓四逆之法。其於汗下後煩躁一證，虛實互舉，補瀉不遺如此。學者所當究心也。

傷寒胸中有熱，胃中有邪氣，腹中痛，欲嘔吐者，黃連湯主之。

此上中下三焦俱病，而其端實在胃中。邪氣即寒淫之氣，胃中者，冲氣所居，以爲上下升降之用者也。胃受邪而失其和，則升降之機息，而上下之道塞矣。成氏所謂陰不得升而獨治於下，爲下寒，腹中痛陽不得降而獨治於上爲胸中熱欲嘔吐者是也故以黃連之苦寒以治上熱桂枝之甘温以去下寒上下既平升降乃復然而中焦不治則有升之而不得升降之而不得降者矣故必以人參半夏乾薑甘草大棗以助胃氣而除邪氣也此蓋痞證之屬多從寒藥傷中後得之本文雖不言及而其爲誤治後證可知故其藥亦與瀉心相似而多桂枝耳

黃連湯方

黃連　桂枝去皮　乾薑　甘草炙各三兩

人參二兩　半夏半升洗　大棗十二枚擘

右七味，以水一斗，煮取六升，去滓，温服一升，日三服，夜二服。

太陽病，當惡寒發熱，今自汗出，不惡寒發熱，關上脈細數者，以醫吐之故也。一二日吐之者，腹中飢，口不能食；三四日吐之者，不喜糜粥，欲食冷食，朝食暮吐，以醫吐之所致也，此爲小逆。

病在表而醫吐之，邪氣雖去，胃氣則傷，故自汗出，無寒熱，而脈細數也。一二日胃氣本和，吐之則胃空思食，故腹中飢，而胃氣因吐而上逆，則又口不能食也。三四日胃氣生熱，吐之則其熱上動，故不喜糜粥，欲食冷食，而胃氣自虛，不能消穀，則又朝食而暮吐也。此非病邪應爾，以醫吐之所致，曰小逆者，謂邪已去而胃未和，但和其胃，則病必自愈。

傷寒吐下後，復發汗，虛煩，脈甚微，八九日心下痞鞕，脇下痛，氣上衝咽喉，眩冒，經脈動惕者，久而成痿。

吐下復汗，津液疊傷，邪氣陷入，則為虛煩。虛煩者，正不足而邪擾之，為煩心不寧也。至八九日，正氣復，邪氣退則愈。乃反心下痞鞕，脇下痛，氣上沖咽喉眩冒者，邪氣搏飲，內聚而上逆也。內聚者不能

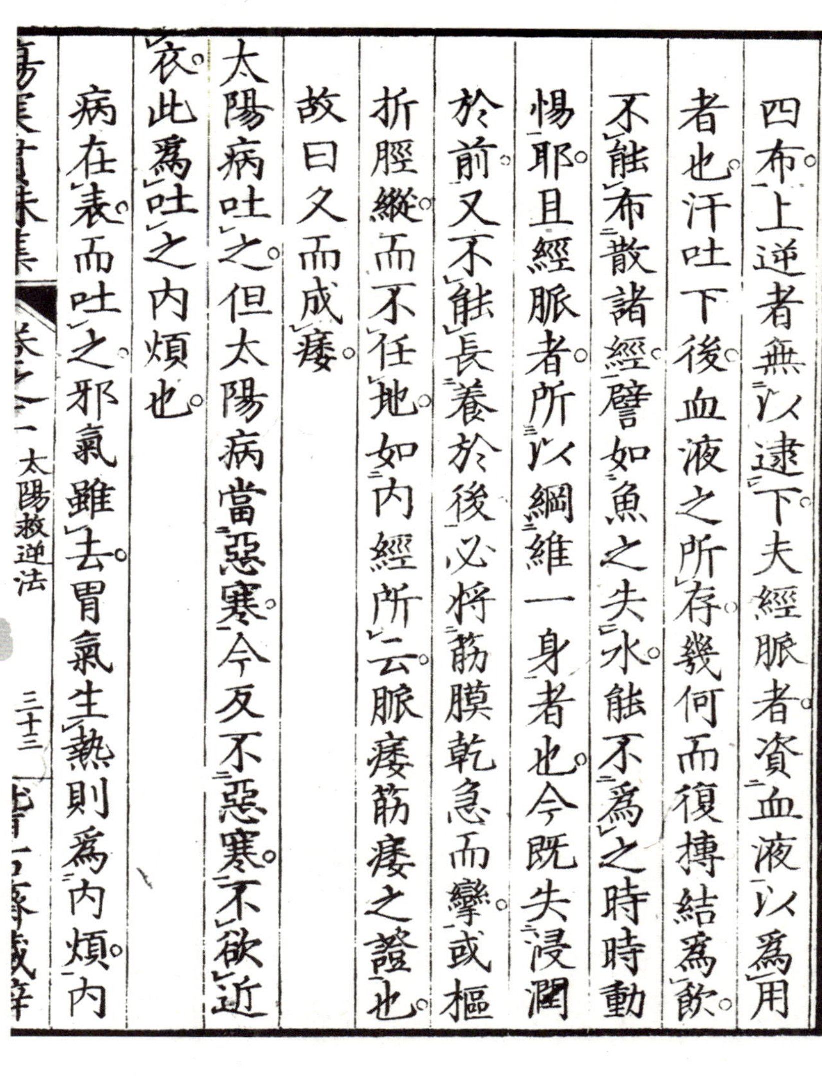

四布上逆者無以逮下夫經脈者資血液以爲用者也汗吐下後血液之所存幾何而復搏結爲飲不能布散諸經譬如魚之失水能不爲之時時動惕耶且經脈者所以綱維一身者也今既失浸潤於前又不能長養於後必將筋膜乾急而攣或樞折脛縱而不任地如內經所云脈痿筋痿之證也故曰久而成痿

太陽病吐之但太陽病當惡寒今反不惡寒不欲近衣此爲吐之內煩也

病在表而吐之邪氣雖去胃氣生熱則爲內煩內

煩者熱從內動而生煩也

太陽病過經十餘日心下溫溫欲吐而胸中痛大便反溏腹微滿鬱鬱微煩先此時自極吐下者與調胃承氣湯若不爾者不可與但欲嘔胸中痛微溏者此非柴胡證以嘔知極吐下也

過經者病過一經不復在太陽矣詳見陽明篇中心下溫溫欲吐而胸中痛者上氣因吐而逆不得下降也與病人欲吐者不同大便溏而不實者下氣因下而注不得上行也與大便本自溏者不同設見腹滿鬱鬱微煩知其熱積在中者猶甚則必

以調胃承氣湯盡其邪矣。邪盡則不特腹中之煩滿釋，即胸中之嘔痛亦除矣。此因勢利導之法也。若不因吐下而致者，則病人欲吐者與大便自溏者，均有不可下之戒，豈可漫與調胃承氣湯哉。但欲嘔腹中痛，有似柴胡證，而係在極吐下後，則病在中氣，非柴胡所得而治者矣。所以知其爲極吐大下者，以大便溏而仍復嘔也。不然，病既在下，豈得復行於上哉。

太陽病三日，已發汗，若吐，若下，若溫鍼，仍不解者，此爲壞病，桂枝不中與也。觀其脈證，知犯何逆，隨證治之。

若與或同。言或汗或吐或下或温鍼。而病仍不解。即為壞病。不必諸法雜投也。壞病者。言為醫藥所壞。其病形脈證不復如初。不可以原法治也。故曰桂枝不中與也。須審其脈證。知犯何逆。而後隨證依法治之。

○火逆十條

脈浮宜以汗解。用火灸之。邪無從出。因火而盛。病從腰以下。必重而痺。名火逆也。

脈浮者病在表。不以汗解。而以火攻。肌腠未開則

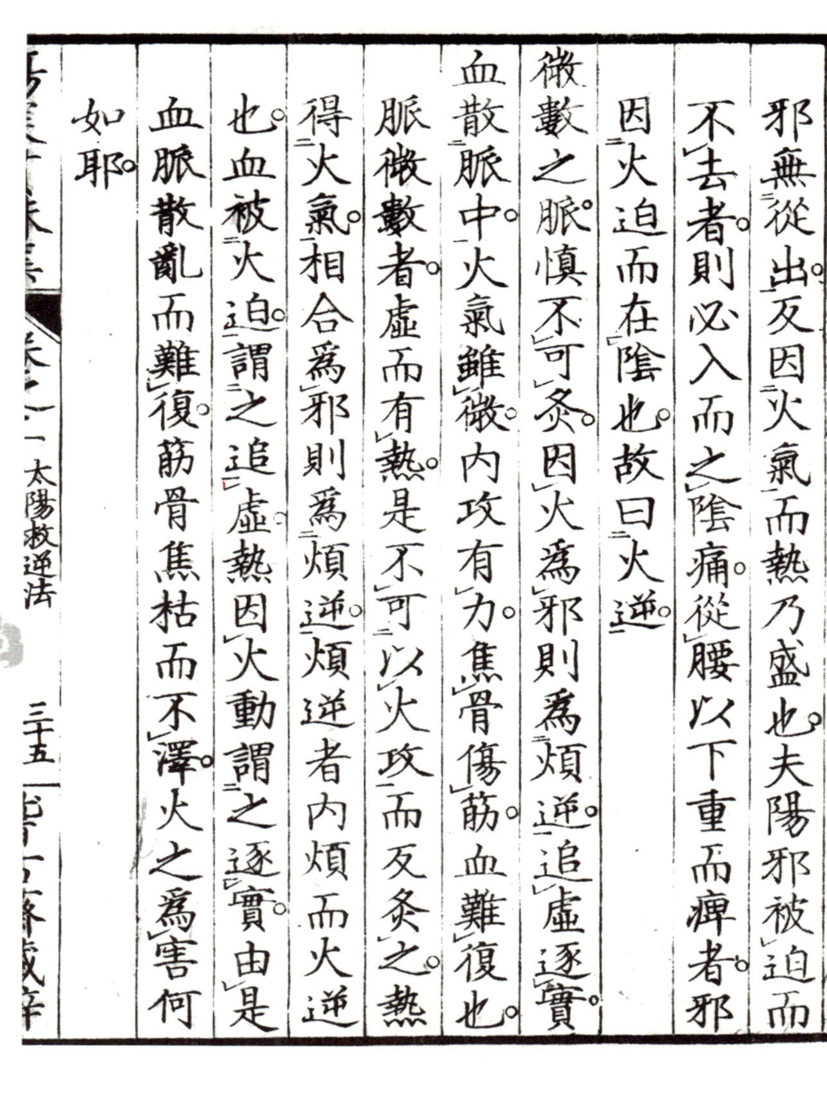
邪無從出。反因火氣而熱乃盛也。夫陽邪被迫而不去者。則必入而之陰。痛從腰以下重而痹者。邪因火迫而在陰也。故曰火逆。

微數之脈。慎不可灸。因火為邪。則為煩逆。追虛逐實。血散脈中。火氣雖微。內攻有力。焦骨傷筋。血難復也。

脈微數者。虛而有熱。是不可以火攻。而反灸之。熱得火氣。相合為邪。則為煩逆。煩逆者。內煩而火逆也。血被火迫。謂之追。虛熱因火動。謂之逐實。由是血脈散亂而難復。筋骨焦枯而不澤。火之為害何如耶。

脈浮熱甚。反灸之。此爲實。實以虛治。因火而動。必咽燥唾血。

此火邪迫血而血上行者也。脈浮熱甚。此爲表實。古法瀉多用鍼。補多用灸。醫不知而反灸之。是實以虛治也。兩實相合。迫血妄行。必咽燥而唾血。

45 太陽病。以火熏之。不得汗。其人必躁。到經不解。必圊

46 血。名爲火邪。

此火邪迫血而血下行者也。太陽表病。用火熏之。而不得汗。則邪無從出。熱氣內攻。必發躁也。六日傳經盡。至七日則病當解。若不解。火邪迫血下走

腸間則必圊血圊血便血也。

太陽傷寒者，加温鍼必驚也。

寒邪在表，不以汗解，而以温鍼，心虚熱入，必作驚也。成氏曰：温鍼損營血而動心氣。

太陽病中風，以火劫發汗，邪風被火熱，血氣流溢，失其常度，兩陽相薰灼，其身發黄。陽盛則欲衄，陰虚則小便難。陰陽俱虚竭，身體則枯燥，但頭汗出，劑頸而還，腹滿微喘，口乾咽爛，或不大便，久則譫語，甚者至噦，手足躁擾，捻衣摸牀。小便利者，其人可治。

風爲陽邪，火爲陽氣，風火交煽，是爲兩陽。陽盛而熱勝為發黃。陽盛則血亡而陰竭。為欲衄為小便難也。陰陽俱虛竭。非陽既盛而復虛也。盛者陽邪自盛。虛者陽氣自虛也。身體枯燥以下。並陰陽虛竭火氣熏灼之徵。於法不治。乃小便本難而反利知其陰氣未絕。猶可調之使復也。故曰其人可治

太陽病二日。反躁。反熨其背而大汗出。火熱入胃。胃中水竭。躁煩。必發譫語。十餘日振慄自下利者。此為欲解也。故其汗從腰已下不得汗。欲小便不得。反嘔欲失溲。足下惡風。大便鞕。小便當數而反不數及不多。大便已。頭卓然而痛。其人足心必熱。穀氣下流故也

太陽病二日不應發躁而反躁者熱氣行於裏也是不可以火攻之而反熨其背汗出熱入胃乾水竭爲躁煩爲譫語勢有所必至者至十餘日火氣漸衰陰氣復生忽振慄自下利者陽得陰而和也故曰欲解因原其未得利時其人從腰以下無汗欲小便不得者陽不下通於陰也反嘔者陽邪上逆也欲失溲足下惡風者陽上逆足下無氣也大便鞕津液不下行也諸皆陽氣上盛升而不降之故及乎津液入胃大便得行於是陽氣暴降而頭反痛穀氣得下而足心熱則其腰下有汗小便得

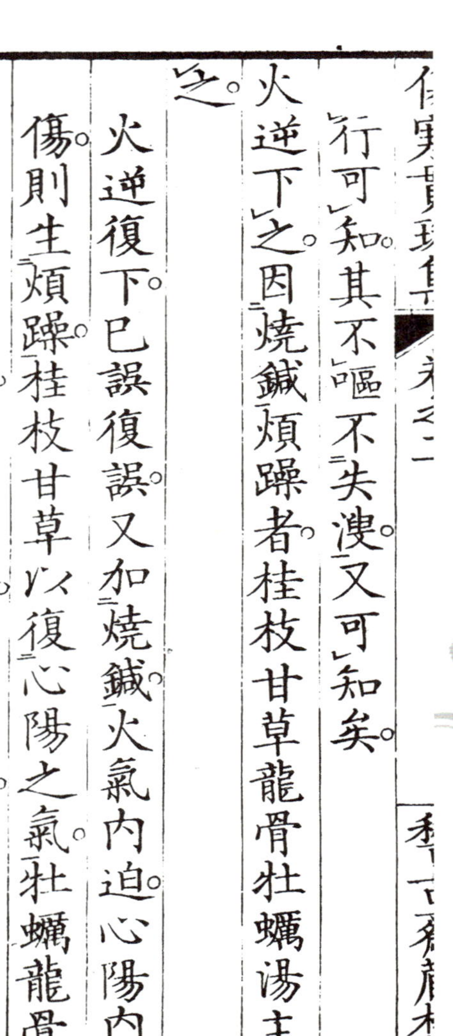

行可知。其不嘔不失溲。又可知矣。

火逆下之。因燒鍼煩躁者。桂枝甘草龍骨牡蠣湯主之。

火逆復下。已誤復誤。又加燒鍼。火氣內迫。心陽內傷。則生煩躁。桂枝甘草以復心陽之氣。牡蠣龍骨以安煩亂之神。此與下條。參看更明。

桂枝甘草龍骨牡蠣湯方

桂枝一兩去皮　甘草二兩炙　牡蠣熬　龍骨各二兩

右爲末。以水五升。煮取二升半。去滓。溫服八合。日三服。

傷寒脈浮。醫以火迫劫之。亡陽必驚狂。起卧不安者。桂枝去芍藥加蜀漆牡蠣龍骨救逆湯主之

陽者心之陽。即神明也。亡陽者火氣通於心神。被火迫而不守。此與發汗亡陽者不同。發汗者搖其精。則厥逆筋惕肉瞤。故當用四逆。被火者動其神則驚狂起卧不安。故當用龍蠣。其去芍藥者。蓋欲以甘草急復心陽。而不須酸味。更益營氣也。與發汗後。其人叉手自冒心。心下悸欲得按者。用桂枝甘草湯同意。蜀漆即常山苗。味辛能去胸中邪結氣。此證火氣內迫心胞。故須之以逐邪而安正耳。

桂枝去芍藥加蜀漆牡蠣龍骨救逆湯方

桂枝三兩去皮　生薑三兩切　蜀漆三兩洗去腥

甘草二兩炙　牡蠣五兩熬　龍骨四兩

大棗十二枚擘

右爲末，以水一斗二升，先煮蜀漆，減二升，内諸藥，煮取三升，去滓，温服一升。

燒鍼令其汗，鍼處被寒，核起而赤者，必發奔豚，氣從少腹上衝心者，灸其核上各一壯，與桂枝加桂湯。

燒鍼發其汗，鍼處被寒者，故寒雖從汗而出，新寒復從鍼孔而入也。核起而赤者，鍼處紅腫如核，寒

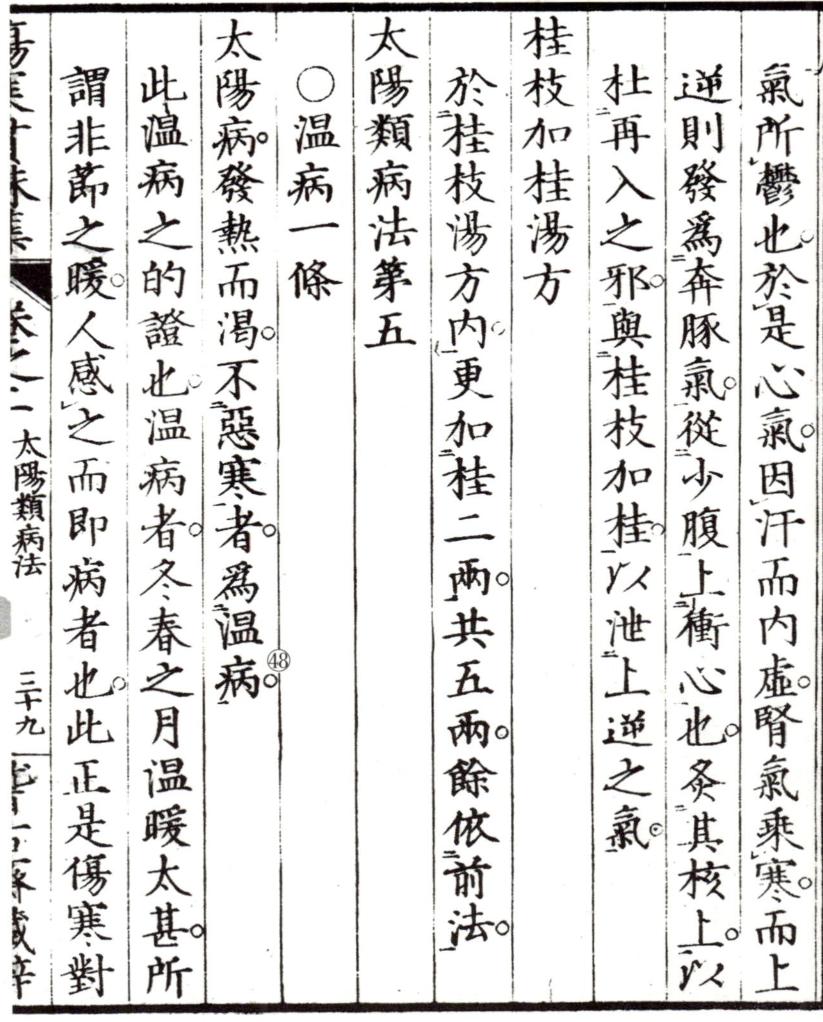
氣所鬱也於是心氣因汗而內虛腎氣乘寒而上逆則發爲奔豚氣從少腹上衝心也灸其核上以杜再入之邪與桂枝加桂以泄上逆之氣

桂枝加桂湯方

於桂枝湯方內更加桂二兩共五兩餘依前法

太陽類病法第五

○温病一條

太陽病發熱而渴不惡寒者爲温病

此温病之的證也温病者冬春之月温暖太甚所謂非節之暖人感之而即病者也此正是傷寒對

傷寒貫珠集　卷二　太陽類病法　三十九

照處傷寒變乃成熱故必傳經而後渴溫邪不待傳變故在太陽而即渴也傷寒陽爲寒鬱故身發熱而惡寒溫病陽爲邪引故發熱而不惡寒也然其脈浮身熱頭痛則與傷寒相似所以謂之傷寒類病也

㊾

○風溫一條

若發汗已身灼熱者名曰風溫風溫爲病脈陰陽俱浮自汗出身重多眠睡鼻息必鼾語言難出若被下者小便不利直視失溲若被火者微發黄色劇則如驚癇時瘈瘲若火熏之一逆尚引日再逆促命期

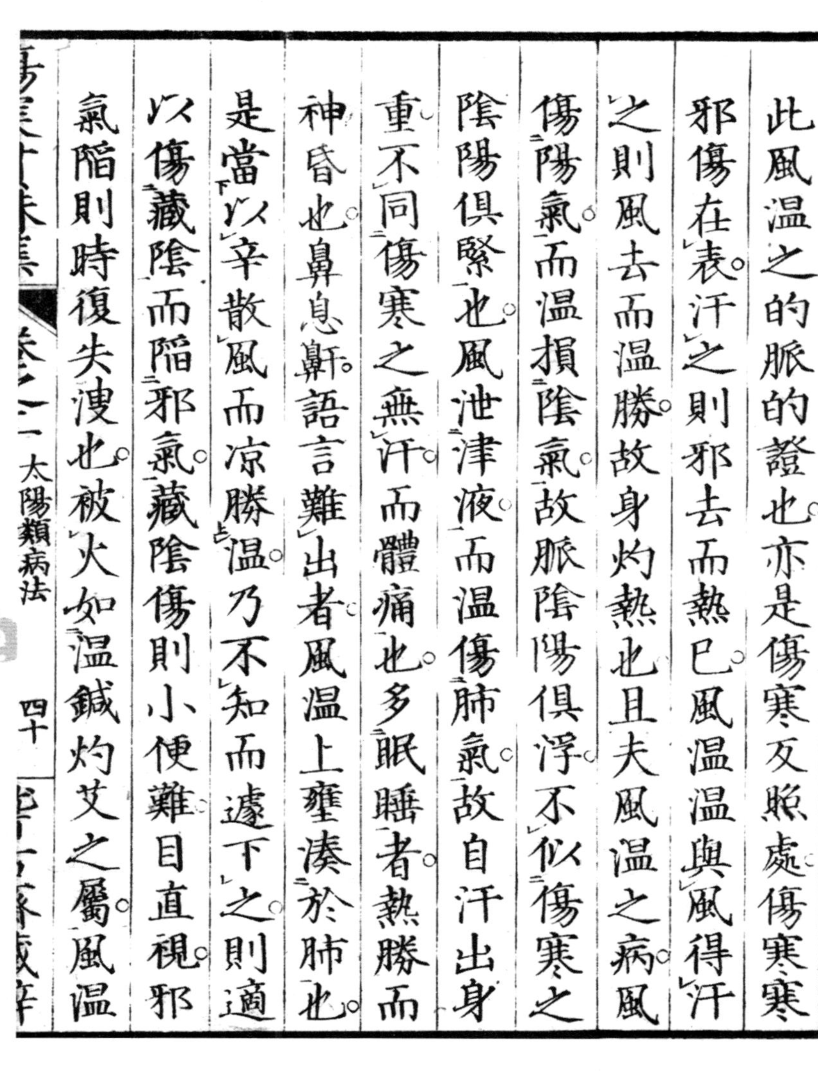

此風温之的脉的證也亦是傷寒反照處傷寒寒邪傷在表汗之則邪去而熱已風温温與風得汗之則風去而温勝故身灼熱也且夫風温之病風傷陽氣而温損陰氣故脉陰陽俱浮不似傷寒之陰陽俱緊也風泄津液而温傷肺氣故自汗出身重不同傷寒之無汗而體痛也多眠睡者熱勝而神昏也鼻息鼾語言難出者風温上壅湊於肺也是當以辛散風而凉勝温乃不知而遽下之則適以傷藏陰而陷邪氣藏陰傷則小便難目直視邪氣陷則時復失溲也被火如温鍼灼艾之屬風温

爲陽邪火爲陽氣以陽遇陽所謂兩陽相薰灼其身必發黃也然火微則薰於皮膚而身發黃色火劇則逼入心藏而如發驚癎且風從火出而時時瘈瘲乃所以爲逆也若已被火而復以火薰之是謂逆而再逆一逆尚延時日再逆則促命期此醫家之大罪也仲景示人風溫溫病之大戒如此

按傷寒序例云從霜降以後至春分以前凡有觸冒霜露體中寒即病者謂之傷寒至冬有非節之暖者名曰冬溫冬溫之毒與傷寒大異從立春節後其中無暴大寒又不冰雪而有人壯熱爲病者

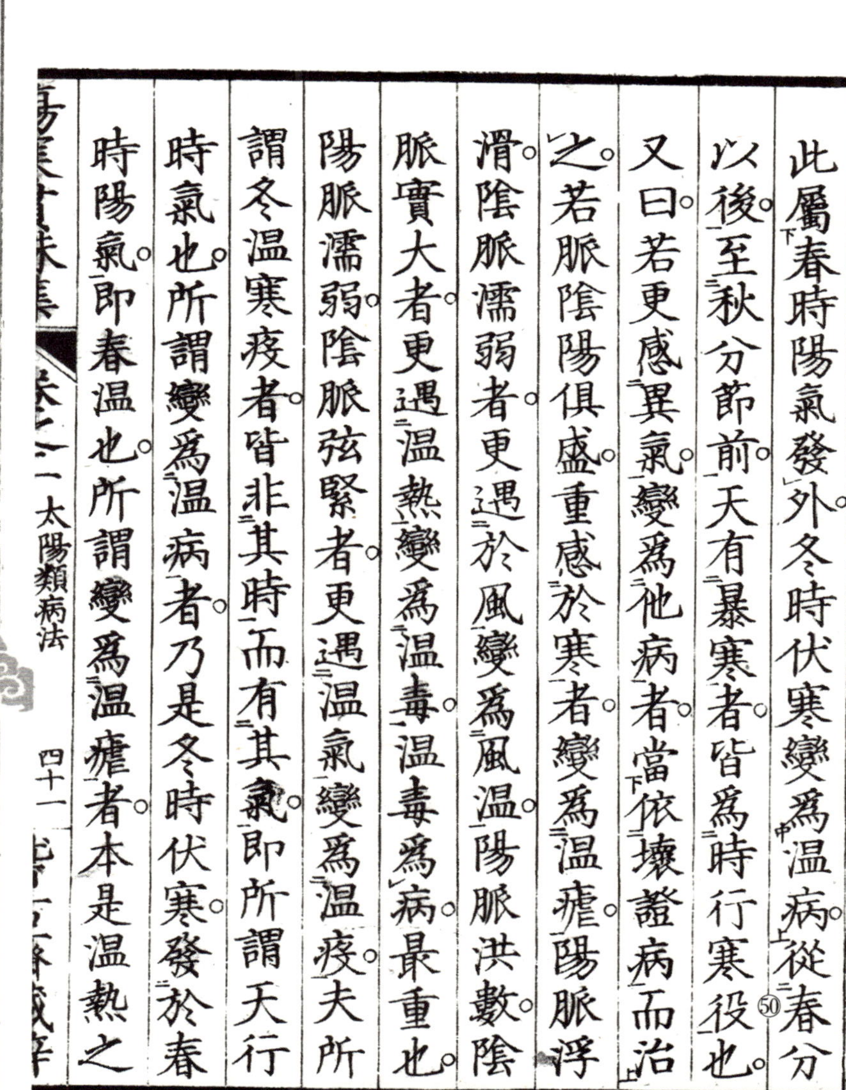

此屬春時陽氣發外冬時伏寒變爲温病從春分以後至秋分節前天有暴寒者皆爲時行寒役也又曰若更感異氣變爲他病者當依壞證病而治之若脈陰陽俱盛重感於寒者變爲温瘧陽脈浮滑陰脈濡弱者更遇於風變爲風温陽脈洪數陰脈實大者更遇温熱變爲温毒温毒爲病最重也陽脈濡弱陰脈弦緊者更遇温氣變爲温疫夫所謂冬温寒疫者皆非其時而有其氣即所謂天行時氣也所謂變爲温病者乃是冬時伏寒發於春時陽氣即春温也所謂變爲温瘧者本是温熱之

病。重感新寒。熱為寒鬱故為瘧也。所謂變為風溫者。前風未絕而後風繼之以陽遇陽相得益熾也。所謂變為溫毒者。前熱未已而又感溫熱表裏皆熱蘊隆為患故謂毒也。所謂變為溫疫者本有溫病。而又感癘氣故為溫疫也。夫治病者必先識病欲識病者必先正名名正而後證可辨法可施矣惜乎方法並未專詳然以意求之。無不可得在人之致力何如耳

○痓病七條

太陽病。發熱無汗。反惡寒者。名曰剛痓。

太陽病。發熱汗出不惡寒者。名曰柔痓。

此分痓病剛柔之異。以無汗惡寒者爲陰爲剛。有汗不惡寒者爲陽爲柔。陰性勁切。而陽性舒散也。然必兼有頭動面赤口噤背反張頸項強等證。仲景不言者。以痓字該之也。不然何異太陽中風傷寒證。而謂之痓證耶。活人亦云。痓證發熱惡寒與傷寒相似。但其脈沈遲弦細。而項背反張爲異耳。

太陽病。發熱脈沈而細者。名曰痓。爲難治。

太陽脈本浮。今反沈者。風得濕而伏也。痓脈本緊弦。今反細者。真氣適不足也。攻則正不能任。補則

邪不得去此痙病之難治者也

太陽病發汗太多因致痙

痙病有太陽風寒不解重感寒濕而成者亦有亡血竭氣損傷陰陽筋脈不榮而變成痙者病在太陽發汗太多因致成痙知其爲液脫筋急之痙而非風淫濕鬱之痙矣經云氣主煦之血主濡之又云陽氣者精則養神柔則養筋陰陽既衰筋脈失其濡養而強直不柔也此痙病標本虛實之辨也

52 病者身熱足寒頸項强急惡寒時頭熱面赤目 53 赤獨頭動搖卒口噤背反張者痙病也

痙病不離乎表故身熱惡寒痙爲風強病而筋脈受之故口噤頭項強背反張脈強直經云諸暴強直皆屬於風也頭熱足寒面目赤頭動搖者風爲陽邪其氣上行而又主動也

按以上五條王叔和本編入痙濕暍篇中在三百九十七法之外茲特録之所以廣類病之法也以下二條係太陽原文而實爲痙病故移置此篇以資辨證非好爲變亂前文也學者辨諸

太陽病項背強几几反汗出惡風者桂枝加葛根湯主之

太陽病。項背強几几。無汗。惡風。葛根湯主之。

二條本是痓證而有表虛表實之分。表實者無汗。表虛者汗反自出。即所謂剛痓柔痓也。然痓筋病也。亦風病也。故雖有剛柔之異。而其項背强几几惡風則一也。几几。項強連背不能展顧之貌。桂枝加葛根湯如太陽桂枝湯例。葛根湯如太陽麻黃湯例。而並加葛根者。以項背几几筋骨肌肉並痺而不用。故加葛根以疏肌肉之邪。且並須桂芍薑棗。以通營衛之氣。

桂枝加葛根湯方

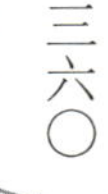

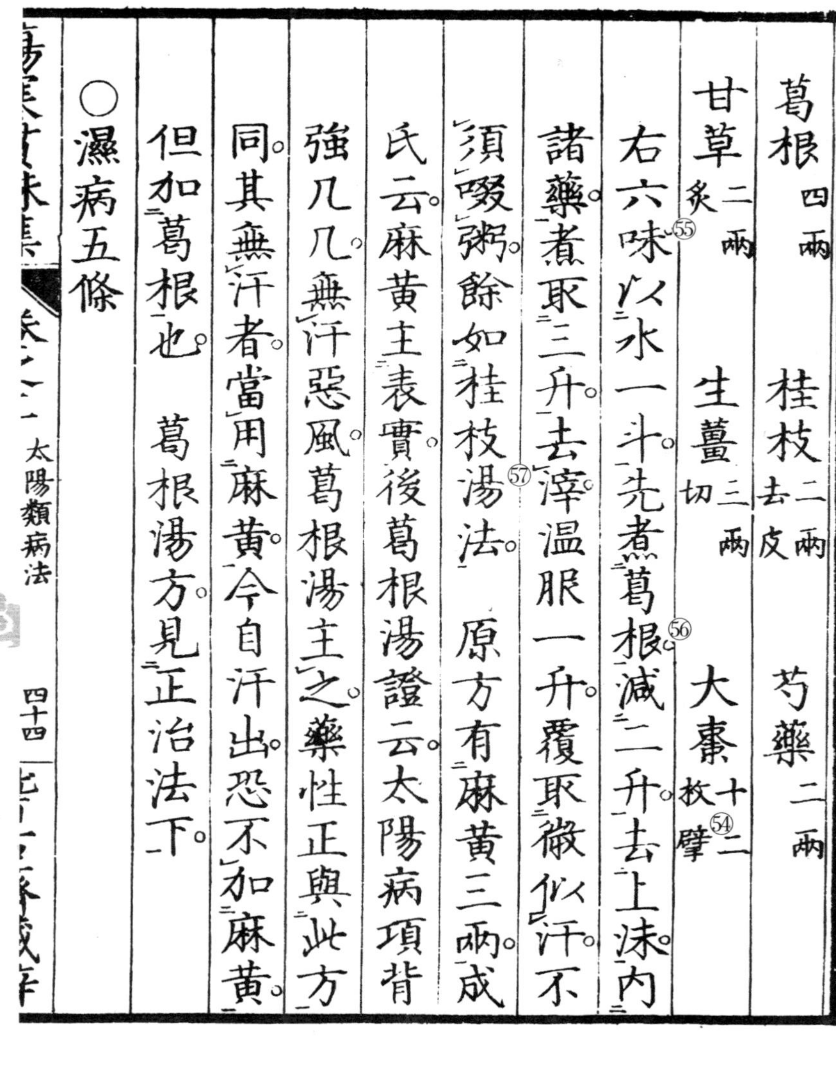

葛根四兩　桂枝二兩去皮　芍藥二兩

甘草二兩炙　生薑三兩切　大棗十二枚擘[54]

右六味[55]以水一斗。先煮葛根[56]減二升。去上沫。內諸藥。煮取三升。去滓。溫服一升。覆取微似汗。不須啜粥。餘如桂枝湯法。[57]　原方有麻黃三兩。成氏云。麻黃主表實。後葛根湯證云。太陽病項背強几几。無汗惡風。葛根湯主之。藥性正與此方同。其無汗者。當用麻黃。今自汗出。恐不加麻黃。但加葛根也。　葛根湯方見正治法下。

○濕病五條

太陽病。關節疼痛而煩。脈沈而細者。此名濕痹。其候小便不利。大便反快。但當利其小便。

濕爲六淫之一。故其感人亦如風寒之先在太陽。但風寒傷於肌腠。而濕則流入關節。風脈浮。寒脈緊。而濕脈則沈而細。濕性濡滯而氣重着。故名濕痹。痹者閉也。然中風者必先有內風而後召外風。中濕者亦必先有內濕而後感外濕。由其人平日土德不及。而濕動於中。由是氣化不速。而濕侵於外。外內合邪。爲關節疼痛。爲小便不利。大便反快。治之者。必先逐內濕。而後可以除外濕。故當利其

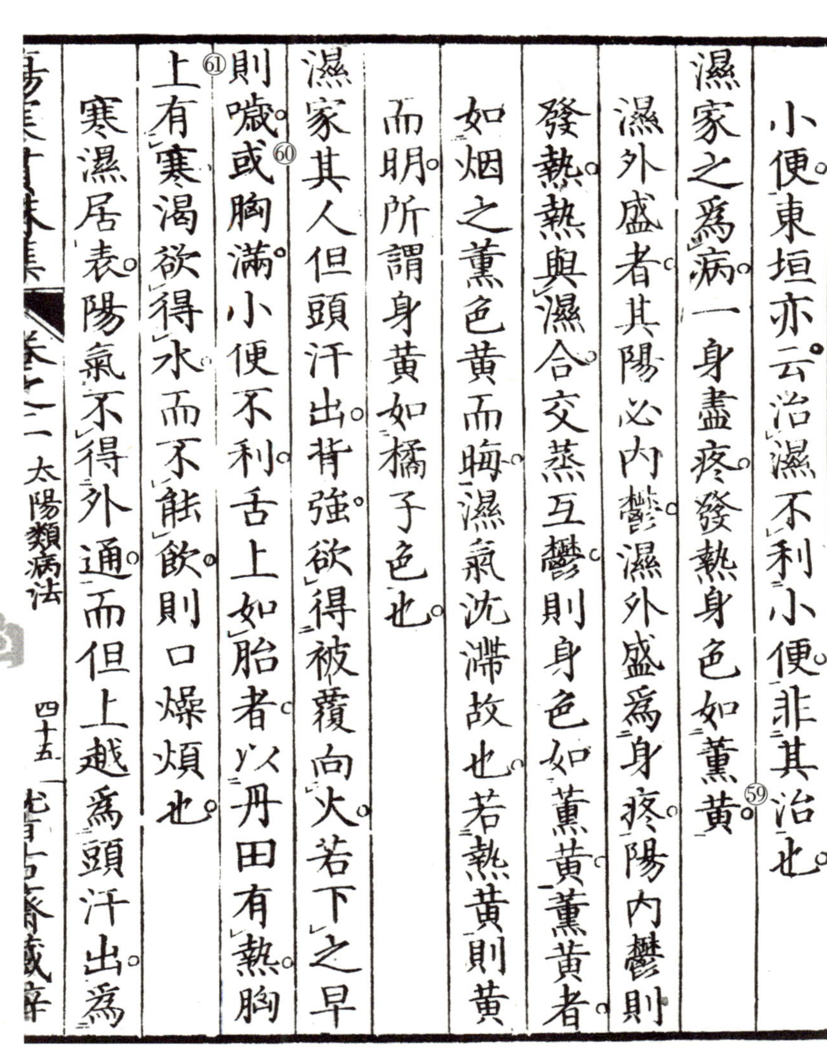

小便。東垣亦云。治濕不利小便。非其治也。

濕家之爲病。一身盡疼。發熱。身色如薰黃。(59)

濕外盛者。其陽必內鬱。濕外盛爲身疼。陽內鬱則發熱。熱與濕合。交蒸互鬱。則身色如薰黃。薰黃者。如烟之薰。色黃而晦。濕氣沉滯故也。若熱黃則黃而明。所謂身黃如橘子色也。

濕家其人但頭汗出。背強。欲得被覆向火。若下之早則噦。(60)或胸滿。小便不利。舌上如胎者。以丹田有熱。胸上有寒。渴欲得水而不能飲。則口燥煩也。(61)

寒濕居表。陽氣不得外通。而但上越。爲頭汗出。爲背強。欲得被覆向火。是宜用溫藥以通陽。不可與攻法以逐濕。乃反下之。則陽更被抑而噦乃作矣。或上焦之陽不布。而胸中滿。或下焦之陽不化而小便不利。隨其所傷之處。而為病也。舌上如胎者。本非胃熱。而舌上津液燥聚如胎之狀。實非胎也。蓋下後陽氣反陷於下。而寒濕仍聚於上。於是丹田有熱。而渴欲得水。胸上有寒。而復不能飲。則口舌燥煩。而津液乃聚耳。

濕家下之。額上汗出。微喘。小便利者死。若下利不止者亦死。

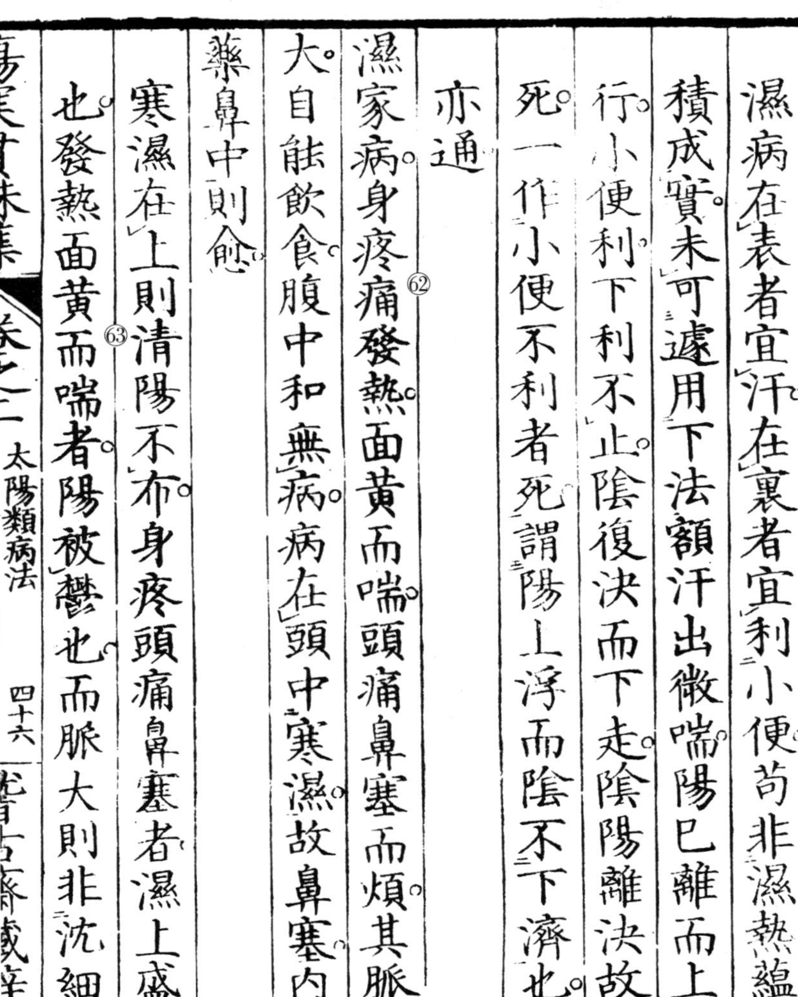

濕病在表者宜汗。在裏者宜利小便。苟非濕熱蘊積成實。未可遽用下法。額汗出微喘。陽已離而上行。小便利。下利不止。陰復決而下走。陰陽離決故死。一作小便不利者死。謂陽上浮而陰不下濟也。亦通

濕家病。身疼痛[62]發熱。面黃而喘。頭痛鼻塞而煩。其脈大。自能飲食。腹中和無病。病在頭中寒濕。故鼻塞。內藥鼻中則愈。

寒濕在上則清陽不布。身疼頭痛鼻塞者。濕上盛也。發熱面黃而喘者。陽被鬱也。而脈大則非沉細

之比。腹和無病。則非小便不利。大便反快之比。是其病不在腹中。而在頭。療之者。宜但治其頭。而無犯其腹。內藥鼻中。如瓜蒂散之屬。使黃水出。則寒濕去而愈。不必服藥以傷其中也。

○風濕四條

病者。一身盡疼。發熱。日晡所劇者。此名風濕。此病傷於汗出當風。或久傷取冷所致也。

一身盡疼發熱者。濕也。日晡所劇者。風也。蓋濕無來去。而風有休作。故疼痛發熱。每至日晡則劇也。成氏曰。若汗出。當風而得之者。則先客濕而後感

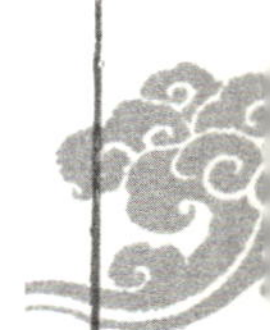

風若久傷取冷所致者則先感風而後客濕風與濕合故曰此名風濕

問曰風濕相搏一身盡疼痛法當汗出而解值天陰雨不止醫云此可發汗汗之病不愈者何也答曰發其汗汗大出者但風氣去濕氣在是故不愈也若治風濕者發其汗但微微似欲汗出者風濕俱去也

風濕雖並爲六淫之一然風無形而濕有形風氣迅而濕氣滯值此雨淫濕勝之時自有風易却而濕難驅之勢而又發之速而驅之過宜其風去而濕不與俱去也故欲濕之去者但使陽氣內蒸而

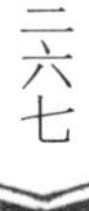

不驟泄肌肉關節之間充滿流行而濕邪自無地可容矣此發其汗但微微似欲汗出之旨歟

已上七條亦從王叔和痙濕暍篇中録出非太陽原文也

傷寒八九日風濕相搏身體疼煩不能自轉側不嘔不渴脈浮虛而濇者桂枝附子湯主之若其人大便鞕小便自利者去桂枝加白朮湯主之

傷寒至八九日之久而身痛不除至不能轉側知不獨寒淫爲患乃風與濕相合而成疾也不嘔不渴裏無熱也脈浮虛而濇風濕外持而衛陽不振

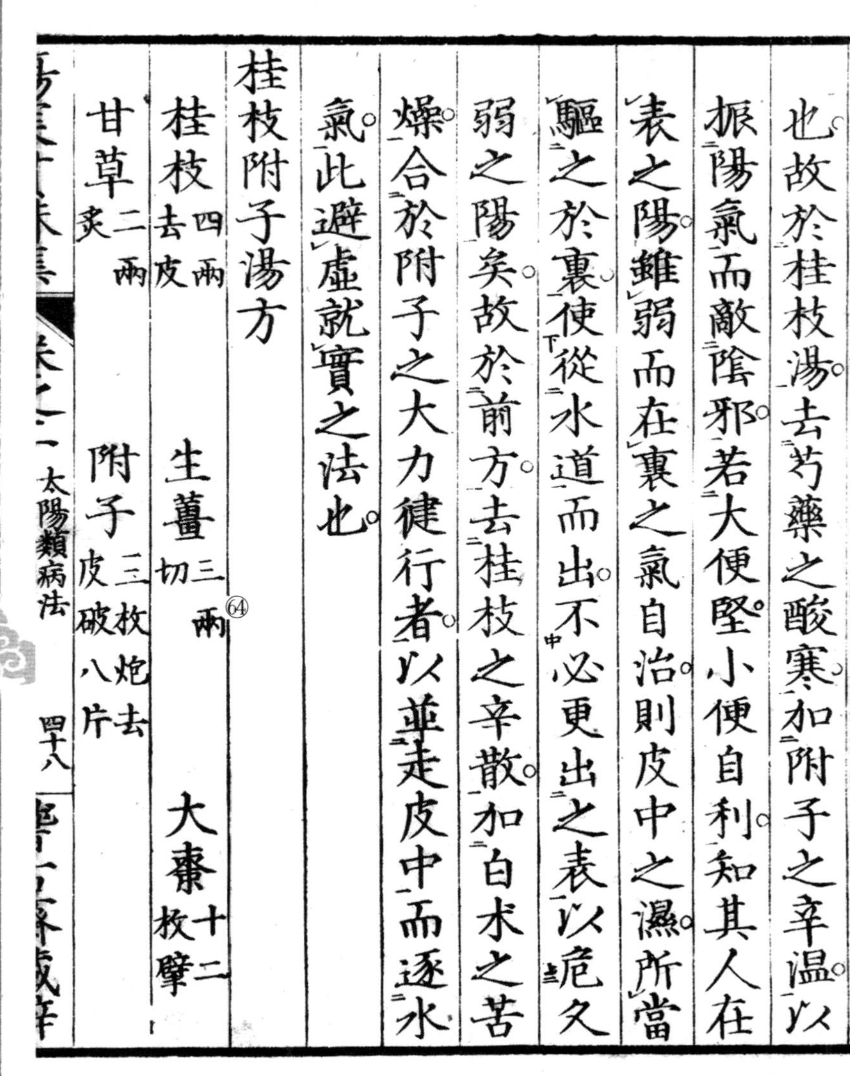
也。故於桂枝湯去芍藥之酸寒。加附子之辛溫。以振陽氣而敵陰邪。若大便堅。小便自利。知其人在表之陽。雖弱而在裏之氣自治。則皮中之濕。所當驅之於裏。使從水道而出。不必更出之表。以危久弱之陽矣。故於前方去桂枝之辛散。加白术之苦燥。合於附子之大力健行者。以並走皮中而逐水氣。此避虛就實之法也。

桂枝附子湯方

桂枝四兩去皮　生薑三兩切　大棗十二枚擘

甘草二兩炙　附子三枚炮去皮破八片

⑥④

右五味以水六升煮取二升去滓分溫三服

風濕相搏骨節煩疼掣痛不得屈伸近之則痛劇汗出短氣小便不利惡風不欲去衣或身微腫者甘草附子湯主之

此亦濕勝陽微之證其治亦不出助陽驅濕如上條之法也蓋風濕在表本當從汗而解而汗出表虛者不宜重發其汗惡風不欲去衣衛虛陽弱之徵故以桂枝附子助陽氣白术甘草崇土氣云得微汗則解者非正發汗也陽勝而陰自解耳

甘草附子湯方

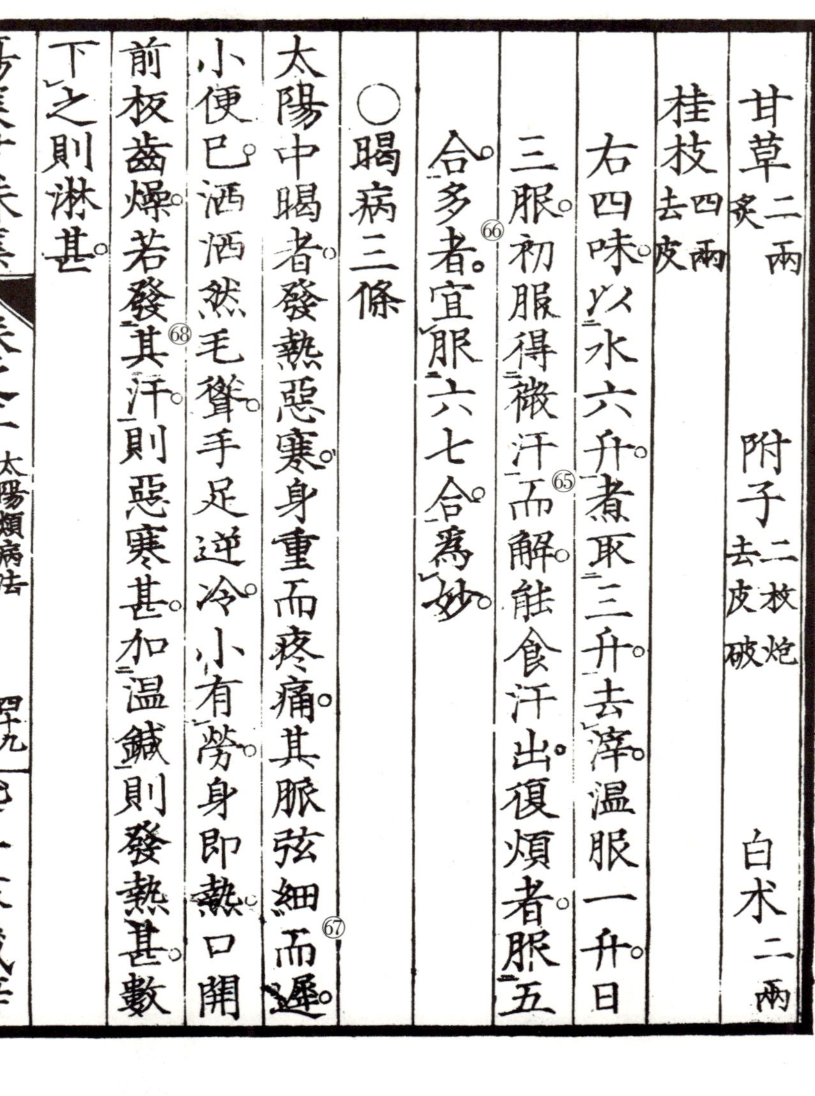

甘草二两炙　附子二枚炮去皮破　白术二两

桂枝四两去皮

右四味以水六升煮取三升去滓温服一升日三服初服得微汗[65]而解能食汗出復煩者服五合多[66]者宜服六七合為妙

○暍病三條

太陽中暍者發熱惡寒身重而疼痛其脈弦細[67]而遲小便已洒洒然毛聳手足逆冷小有勞身即熱口開前板齒燥若發[68]其汗則惡寒甚加温鍼則發熱甚數下之則淋甚

中暍即中暑暑亦六淫太陽受之則爲寒熱也然暑陽邪也乃其證反身重疼痛脉反弦細而遲者雖名中暍而實兼濕邪也小便已洒洒毛聳者太陽主表内合膀胱便已而氣餒也手足逆冷者陽内聚而不外達故小有勞即氣出而身熱也口開前板齒燥者熱盛於内而氣淫於外也蓋暑雖陽邪而氣恒與濕相合陽求陰之義也暑因濕入而暑反居濕之中陰包陽之象也治之者一如分解風濕之法辛以散濕寒以清暑可矣若發汗則徒傷其表温鍼則更益其熱下之則熱且内陷變證

隨出皆非正治暑濕之法也

太陽中熱者暍是也汗出惡(69)寒身熱而渴也

中熱亦即中暑暍即暑之氣也惡寒者熱氣入則皮膚緩腠理開開則洒洒然寒與傷寒惡寒者不同汗出發熱而渴知其表裏熱熾胃陰(70)特涸求救於水乃中暑而無濕者之證也

太陽中暍(71)身熱疼重而脈微弱此以夏月傷冷水水行皮中所致也

暑之中人也陰虛而多火者暑即寓於火之中爲汗出而煩渴陽虛而多濕者暑即伏於濕之內爲

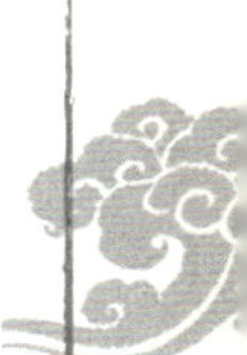

身熱而疼重故暑病恒以濕爲病而治濕即所以治暑故金匱以一物瓜蒂去身面四肢之水水去而暑無所依將不治而自解此中暑兼濕之證也

○霍亂十一條

問曰病有霍亂者何答曰嘔吐而利名曰霍亂

此設爲問答以明霍亂之病謂邪在上者多吐邪在下者多利邪在中焦上逆爲嘔吐復下注而利者則爲霍亂霍亂揮霍撩亂成於頃刻變動不安而其發熱惡寒亦與陽明相類也

問曰病發熱頭痛身疼惡寒吐利者此屬何病答曰

此名霍亂自吐下又利止復更發熱也

此即上條之意而詳言之蓋霍亂之病本自外來以其人中氣不足邪得乘虛入裏傷於脾胃而作吐利所以有發熱頭痛身疼惡寒之證或邪氣直侵脾胃先自吐下迨利止裏和則邪氣復還之表而爲發熱令人吐利之後往往發熱煩渴者是也

傷寒脈微而濇者本是霍亂今是傷寒却四五日至陰經上轉入陰必利本嘔下利者不可治也欲似大便而反失氣仍不利者屬陽明也便必鞕十三日愈所以然者經盡故也

脈微爲少氣，濇爲無血。傷寒脈不應微濇而反微濇者，以其爲霍亂吐下之後也。本是霍亂，今是傷寒者，吐不止而復更發熱，如上條所云也。熱則邪還於表，常從陽而解矣。乃四五日至陰經上轉入陰必利者，邪氣不從陽而解而復入陰爲利也。夫霍亂之時，既嘔且利，裏氣已傷，今邪轉入裏而復作利，則裏氣再傷，故不可治。若欲大便而反失氣仍不利者，胃氣復而成實，邪氣衰而欲退也，故可期之十三日愈。所以然者，十二日經氣再週，大邪自解，更過一日，病必愈耳。

下利後當便鞕，鞕則能食者愈。今反不能食，到後經中頗能食，復過一經能食，過之一日當愈。不愈者，不屬陽明也。

下利後便鞕者，病從太陰而轉屬陽明也。陽明病能食者爲胃和，不能食者爲胃未和。是以下利後便鞕而能食者愈。或始先不能食，繼復轉而能食者，過於前一日亦愈。其不愈者，則病不屬陽明，雖能食，不得爲胃和，故病不愈也。

73

惡寒脈微而利，利止亡血也，四逆加人參湯主之。

惡寒脈緊者，寒邪在外也。惡寒脈微者，陽虛而陰勝也則其利爲陰寒而非陽熱其止亦非邪盡而爲亡血矣故當與四逆以温裏加人參以補虛益血也按此條本非霍亂證仲景以爲霍亂之後多有裏虛不足而當温養者故特隸於此歟

四逆加人參湯方

於四逆湯方內加人參一兩餘依四逆湯法服

霍亂頭痛發熱身疼痛熱多欲飲水者五苓散主之寒多不用水者理中丸主之

霍亂該吐下而言頭痛發熱身疼痛則霍亂之表證也而有熱多寒多之分以中焦爲陰陽之交故

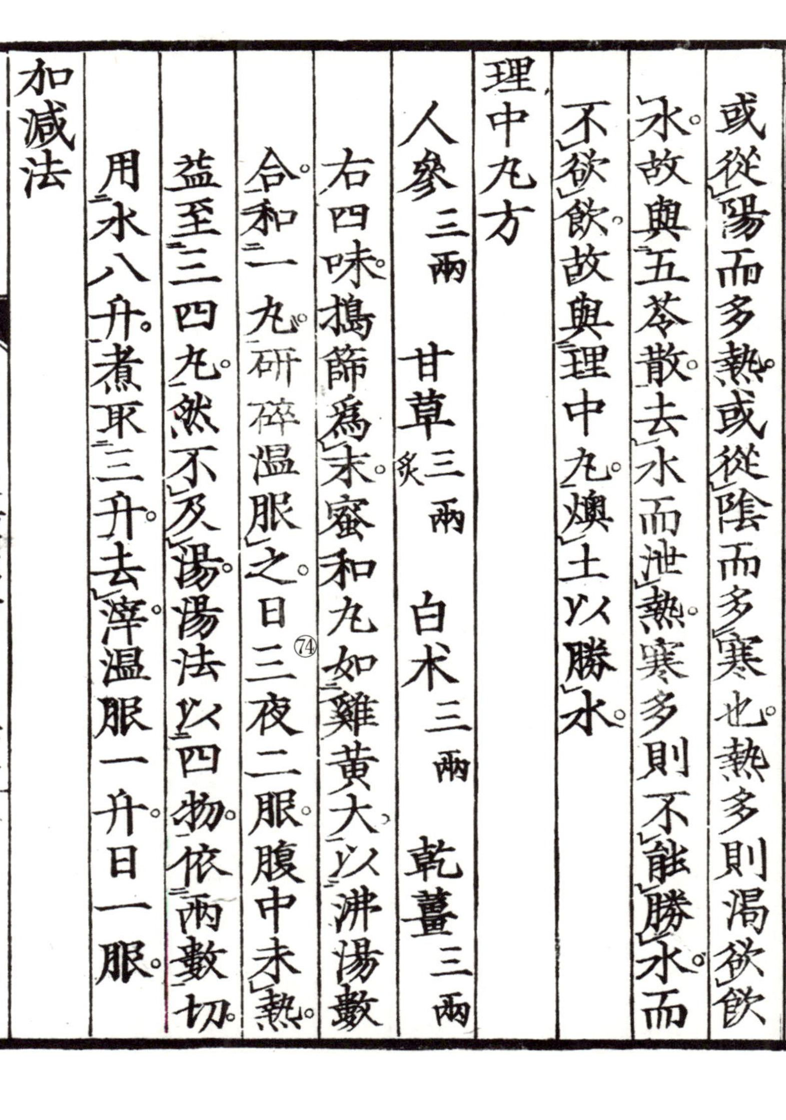

或從陽而多熱，或從陰而多寒也。熱多則渴欲飲水，故與五苓散去水而泄熱；寒多則不能勝水而不欲飲，故與理中丸煖土以勝水。

理中丸方

人參三兩 甘草炙三兩 白术三兩 乾薑三兩

右四味，擣篩爲末，蜜和丸如雞黃大，以沸湯數合和一丸，研碎溫服之，日三夜二服。腹中未熱，益至三四丸，然不及湯。湯法以四物依兩數切，用水八升，煮取三升，去滓，溫服一升，日一服。

加減法

若臍上築者，腎氣動也，去术加桂四兩。

臍上築者，臍上築築然跳動，腎氣上而之脾也。脾方受氣，术之甘能壅脾氣，故去之；桂之辛能下腎氣，故加之。

吐多者，去术加生薑三兩。

吐多者，氣方上壅，甘能壅氣，故去术；辛能散氣，故加生薑。

下多者，還用术；悸者，加茯苓二兩。

下多者，脾氣不守，故須术以固之；悸者，腎水上逆，故加茯苓以導之。

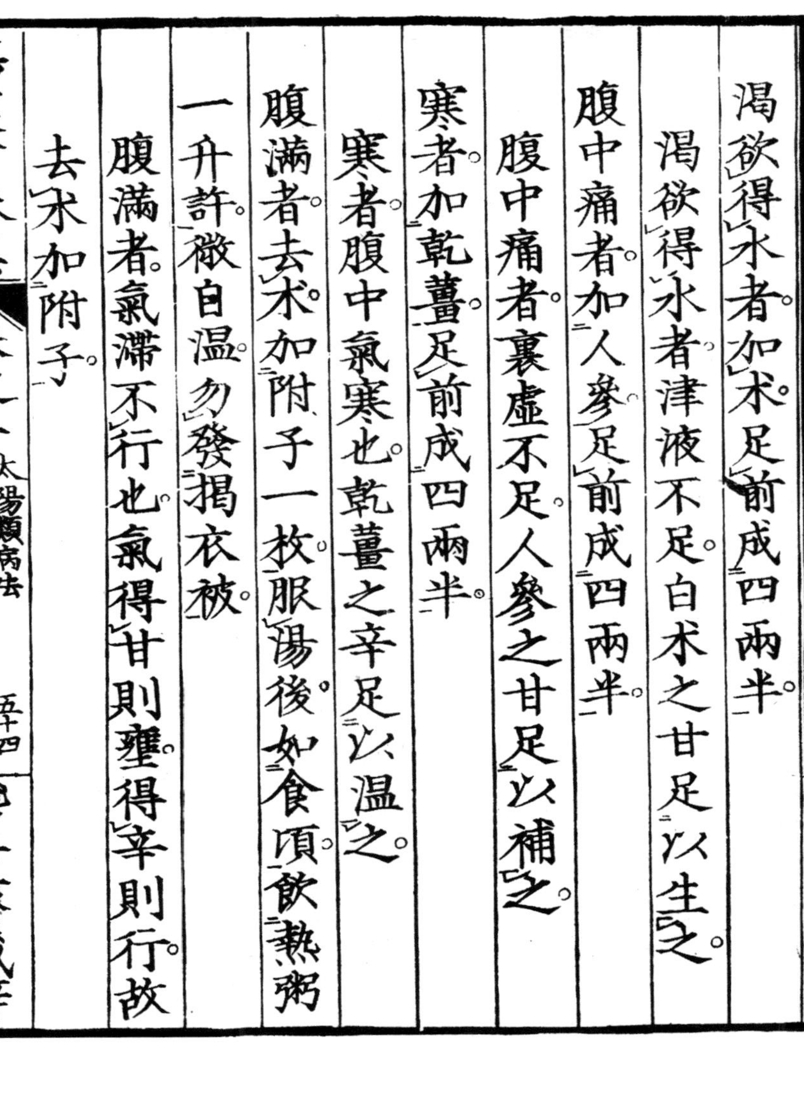
渴欲得水者。加术。足前成四兩半。

渴欲得水者。津液不足。白术之甘。足以生之。

腹中痛者。加人參。足前成四兩半。

腹中痛者。裏虚不足。人參之甘。足以補之。

寒者。加乾薑。足前成四兩半。

寒者。腹中氣寒也。乾薑之辛。足以温之。

腹滿者。去术。加附子一枚。服湯後。如食頃。飲熱粥一升許。微自温。勿發揭衣被。

腹滿者。氣滯不行也。氣得甘則壅。得辛則行。故去术加附子。

吐利止而身痛不休者。當消息和解其外。宜桂枝湯小和之。

吐利止。裏已和也。身痛不休者。表未解也。故須桂枝和解其外。所謂表病裏和。汗之則愈也。曰消息曰小和之者。以吐利之餘。裏氣已傷。故必消息其可汗而後汗之。亦不可大汗。而可小和之也。

吐利汗出。發熱惡寒。四肢拘急。手足厥逆者。四逆湯主之。

此陽虛霍亂之候。發熱惡寒者。身雖熱而惡寒。身熱爲陽格之假象。惡寒爲虛冷之真諦也。四肢拘

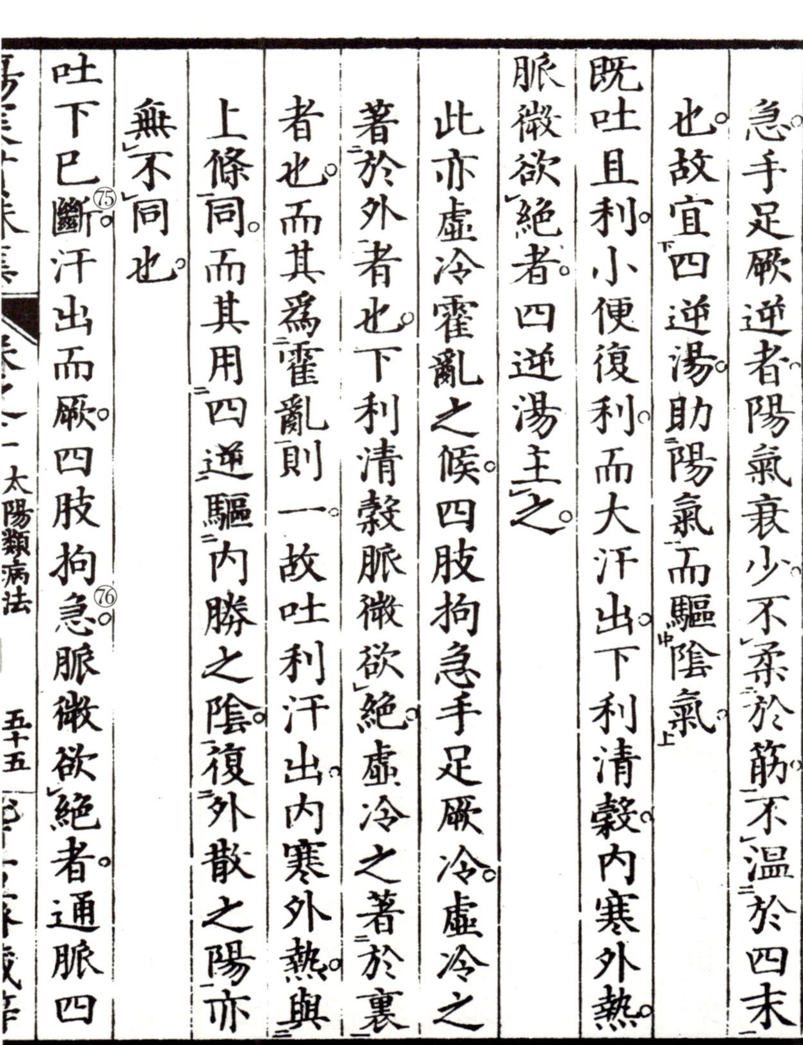

急手足厥逆者，陽氣衰少，不柔於筋，不溫於四末也。故宜四逆湯助陽氣而驅陰氣。

既吐且利，小便復利，而大汗出，下利清穀，內寒外熱，脈微欲絕者，四逆湯主之。

此亦虛冷霍亂之候。四肢拘急，手足厥冷，虛冷之著於外者也；下利清穀，脈微欲絕，虛冷之著於裏者也。而其爲霍亂則一，故吐利汗出，內寒外熱，與上條同。而其用四逆驅內勝之陰，復外散之陽，亦無不同也。

吐下已斷[75]，汗出而厥，四肢拘急[76]，脈微欲絕者，通脈四

太陽類病法　五十五

逆加猪膽汁湯主之。

吐下已止。陽氣當復。陰邪當解。乃汗出而厥。四肢拘急。而又脈微欲絕。則陰無退散之期。陽有散亡之象。於法爲較危矣。故於四逆加乾薑一倍。以救欲絕之陽。而又慮溫熱之過。反爲陰氣所拒而不入。故加猪膽汁之苦寒。以爲向導之用。內經盛者從之之意也。

四逆加猪膽汁湯方

於四逆湯方內。加入猪膽汁半合。餘依前法服。如無猪膽。以羊膽代之。

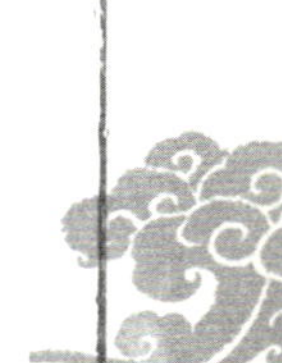

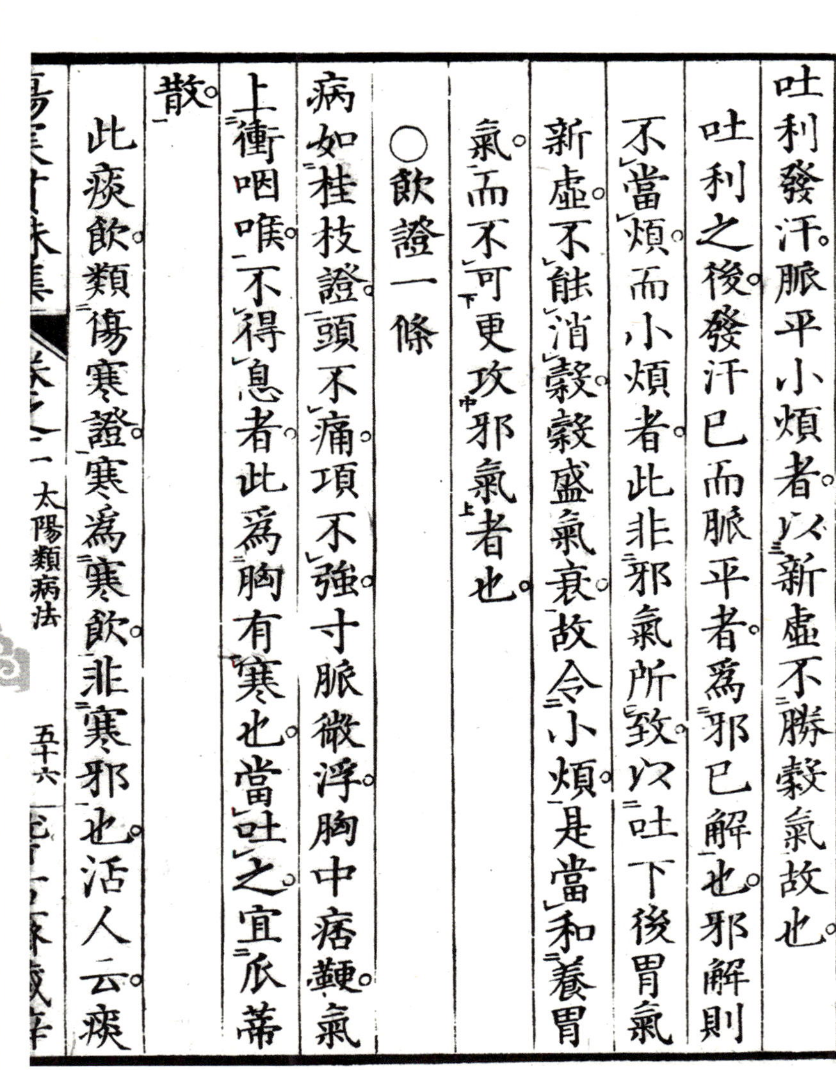
吐利發汗。脉平小煩者。以新虛不勝穀氣故也。

吐利之後。發汗已而脉平者。爲邪已解也。邪解則不當煩。而小煩者。此非邪氣所致。以吐下後胃氣新虛。不能消穀。穀盛氣衰。故令小煩。是當和養胃氣。而不可更攻邪氣者也。

○飲證一條

病如桂枝證。頭不痛。項不強。寸脉微浮。胸中痞鞕。氣上衝咽喉。不得息者。此爲胸有寒也。當吐之。宜瓜蒂散。

此痰飲類傷寒證。寒爲寒飲。非寒邪也。活人云。痰飲之爲病能令人憎寒發熱狀類傷寒但頭不痛項不強爲異正此之謂脈浮者病在膈間而非客邪故不盛而微也胸有寒飲足以阻清陽而礙肺氣故胸中痞鞕氣上衝咽喉不得息也經曰其高者因而越之千金云氣浮上部填塞心胸胸中滿者吐之則愈瓜蔕散能吐胸中與邪相結之飲也

瓜蔕散方

瓜蔕熬黄　赤小豆各一分即糧食中蟹[77]眼緊細之赤豆是也

右二味各別擣篩爲[78]散合治之取一錢匕以香豉一合用熱湯七合煮作稀糜去滓取汁和散

温頓服之。不吐者。少少加。得快吐。乃止。諸亡血虚家。不可與。⑲

卷二終

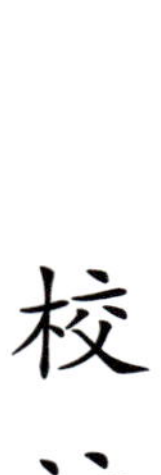

校注

①臟：成本作『藏』，下同。

②按之：朱本作『之按』。

③餘：成本作『餘處』。

④匕：成本无此字。

⑤熟：朱本作『熱』。

⑥痙：成本作『痓』，下同。

⑦半升：成本下有『熬』字。

⑧熬：成本下有『黑』字。

⑨枚：成本作『個』。

⑩潠（sùn）：喷洒，古代以冷水喷洒使病人降温的一种外治法。

⑪文蛤散：文蛤性味咸寒，酸敛止渴。此证外有表邪，内热郁热，理应解表清里，一味文蛤散显然难以奏效，恐是《金匮要略》文蛤汤（麻杏石甘汤合越婢汤）之误也。

⑫濯（zhuó）：洗。

⑬刼：成本作『卻』，下同。

⑭三物白散：成本作『白散』。

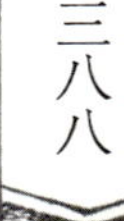

⑮巴豆：成本作『芭豆』。
⑯右：成本下有『件』字。
⑰罷：朱本作『能』。
⑱煩躁者死下利者亦死：成本作『煩躁者亦死』。
⑲灸：成本无『灸』字。
⑳煮：成本作『煎』。
㉑痞：朱本无『痞』字。
㉒表解：朱本无『表解』二字。
㉓痞：朱本无『痞』字。
㉔湯：朱本无『湯』字。
㉕十六：朱本同，按『論結胸證治十條』、『痞證七條』，实为十七条。
㉖罯（ǎn）：覆盖。
㉗分：成本作『分為』。
㉘薑汁炒：成本作『薑炙』。
㉙右：成本作『已上』。
㉚葛根黄連黄芩湯：成本作『葛根黄芩黄連湯』。
㉛右：成本作『已上』。
㉜分温：成本无『分温』二字。
㉝為：朱本同，当为『謂』之误。

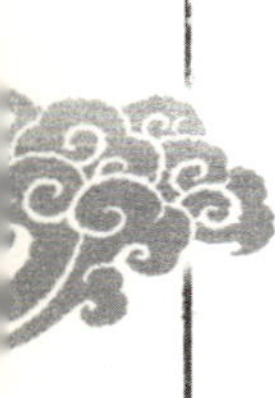

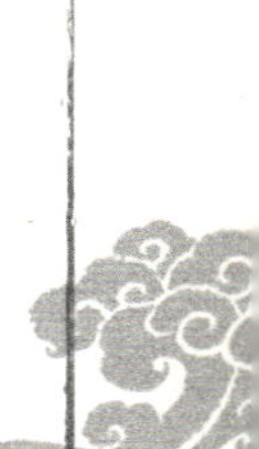

㉞陽：朱本同，当为『陰』。

㉟杏仁：成本作『杏子』。

㊱太陽病：朱本作『太陽』。

㊲正：朱本作『已』。

㊳熬：成本作『煆』。

㊴汗：成本前有『若』字。

㊵此為逆也：成本作『為逆』。

㊶切：成本作『破』。

㊷復：成本无『復』字。

㊸知：成本作『故知』。

㊹腹中痛：朱本作『腹下痛』。

㊺大：朱本作『太』。

㊻圊（qīng）血：指便血。成本作『清』。

㊼腥：成本作『腳』。

㊸温病：后世认为张仲景专治伤寒而不及温病，此未读仲景书也。太阳病发热而渴，不恶寒者为温病，明示后人不可再按太阳病来治疗。仲景在阳明病篇中说得很清楚，阳明外证可见身热、汗自出、不恶寒反恶热，故温病即《伤寒论》阳明病也。仲景设白虎类方、承气类方以及太阳阳明合病、少阳阳明合病等诸法治疗温病，不可不知。不过，后世温病学派所创清热凉血、醒脑开窍等法确也可补仲景之未逮。

㊾也：朱本作『雲』。

㊿役：朱本作『疫』。
51為難治：成本无此三字。
52者：成本无此字。
53目赤：成本作『目脈赤』。
54擘：朱本无此字。
55右六味：成本作『右七味』。方中有『麻黄三黄，去節』。
56葛根：成本前有『麻黄』。
57湯：成本无此字。
58其候：成本作『濕痹之候』。
59薰黄：成本前有『似』字。
60或：成本无此字。
61胸上：成本作『胸中』。
62身疼痛：成本作『身上疼痛』。
63而：朱本作『煩』。
64三兩：朱本作『二兩』。
65而：成本作『則』。
66多者：成本前有『恐一升』三字。
67而：成本作『芤』
68其：成本无此字。

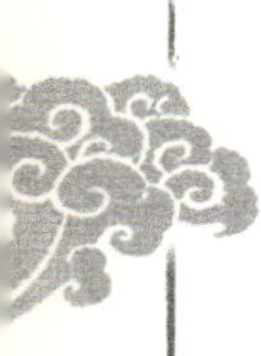

⑲汗出惡寒：成本前有「其人」二字。
⑳特：朱本作「待」。
㉑中暍：成本下有「者」字。
㉒脈微而濇者：成本作「其脈微濇者」。
㉓利：成本前有「復」字。
㉔日三：成本作「日三四」。
㉕吐下已斷：成本作「吐已下斷」。
㉖四肢拘急：成本下有「不解」。
㉗即糧食中蟹眼緊細之赤豆是也：成本无此句，为尤氏补注。
㉘散：成本下有「已」字。
㉙不可與：成本下有「瓜蒂散」三字。

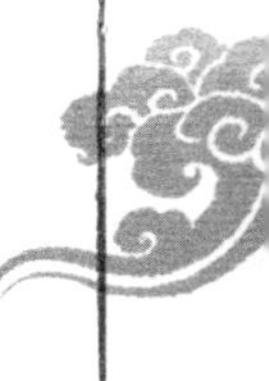

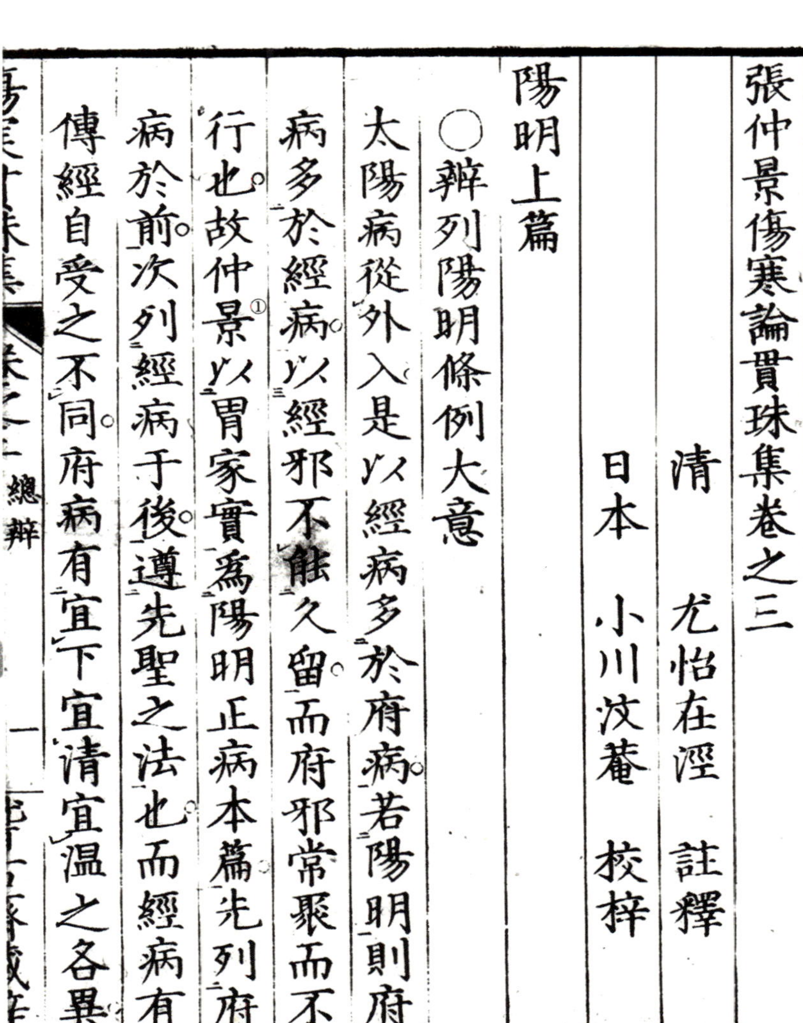

張仲景傷寒論貫珠集卷之三

清　尤怡在涇　註釋

日本　小川汶菴　校梓

陽明上篇

〇辨列陽明條例大意

太陽病從外入，是以經病多於府病。若陽明則府病多於經病，以經邪不能久留，而府邪常聚而不行也。故仲景①以胃家實爲陽明正病。本篇先列府病於前，次列經病于後，遵先聖之法也。而經病有傳經、自受之不同，府病有宜下、宜清、宜温之各異。

詳見各條要皆不出爲正治之法也此爲上篇凡四十九條[2]其次則爲明辨法蓋陽明以胃實爲病之正以攻下爲法之的而其間有經府相連虛實交錯或可下或不可下或可下而尚未可下及不可大下之時故有脈實潮熱轉失氣小便少等辨及外導潤下等法又其次爲雜治法謂病變發黃畜血諸候非復陽明胃實及經邪留滯之時所可比例或散或下所當各隨其證而異其治者也此爲下篇凡三十三條

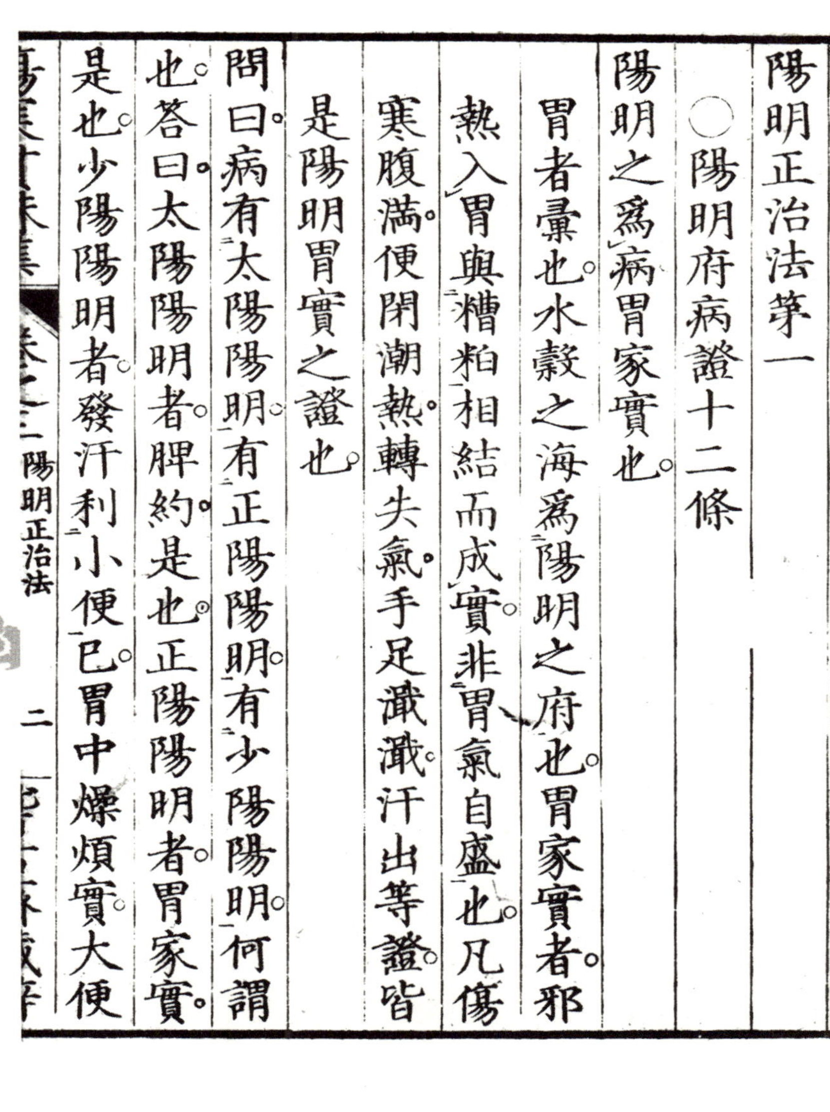

陽明正治法第一

○陽明府病證十二條

陽明之爲病胃家實也

胃者彙也水穀之海爲陽明之府也胃家實者邪熱入胃與糟粕相結而成實非胃氣自盛也凡傷寒腹滿便閉潮熱轉失氣手足濈濈汗出等證皆是陽明胃實之證也

問曰病有太陽陽明有正陽陽明有少陽陽明何謂也答曰太陽陽明者脾約是也正陽陽明者胃家實是也少陽陽明者發汗利小便已胃中燥煩實大便

難是也

太陽陽明者病在太陽而兼陽明內實以其人胃陽素盛脾陰不布尿少而鞕病成脾約於是太陽方受邪氣而陽明已成內實也正陽陽明者邪熱入胃糟粕內結爲陽明自病活人所謂病人本穀盛氣實是也少陽陽明者病從少陽而轉屬陽明得之發汗利小便津液去而胃燥實如本論所謂傷寒十餘日熱結在裏復往來寒熱者與大柴胡湯是也此因陽明之病有是三者之異故設爲問答以明之而其爲胃家實則一也

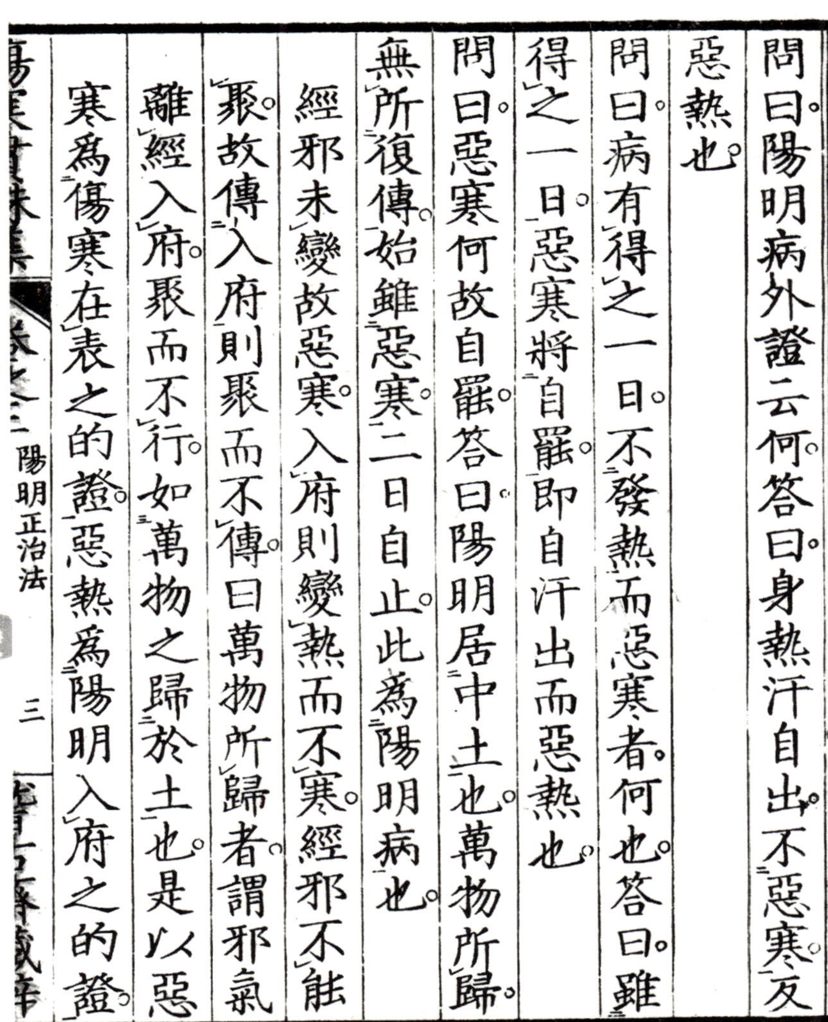

問曰陽明病外證云何答曰身熱汗自出不惡寒反惡熱也

問曰病有得之一日不發熱而惡寒者何也答曰雖得之一日惡寒將自罷即自汗出而惡熱也

問曰惡寒何故自罷答曰陽明居中土也萬物所歸無所復傳始雖惡寒二日自止此爲陽明病也

經邪未變故惡寒入府則變熱而不寒經邪不能聚故傳入府則聚而不傳曰萬物所歸者謂邪氣離經入府聚而不行如萬物之歸於土也是以惡寒爲傷寒在表之的證惡熱爲陽明入府之的證

始雖惡寒，不久即止，豈若太陽始終有寒者哉？此三條並論陽明受病之證也。

問曰：何緣得陽明病？答曰：太陽病，發汗，若下，若利小便，此亡津液，胃中乾燥，因轉屬陽明，不更衣，内實大便難者，此名陽明也。

胃者，津液之府也。汗、下、利小便，津液外亡，胃中乾燥，此時寒邪已變爲熱，熱猶火也，火必就燥，所以邪氣轉屬陽明也。而太陽轉屬陽明，其端有二：太陽初得病時，發其汗，汗先出不徹，因轉屬陽明者，爲邪氣未盡而傳，其病在經也。太陽病③若汗若下

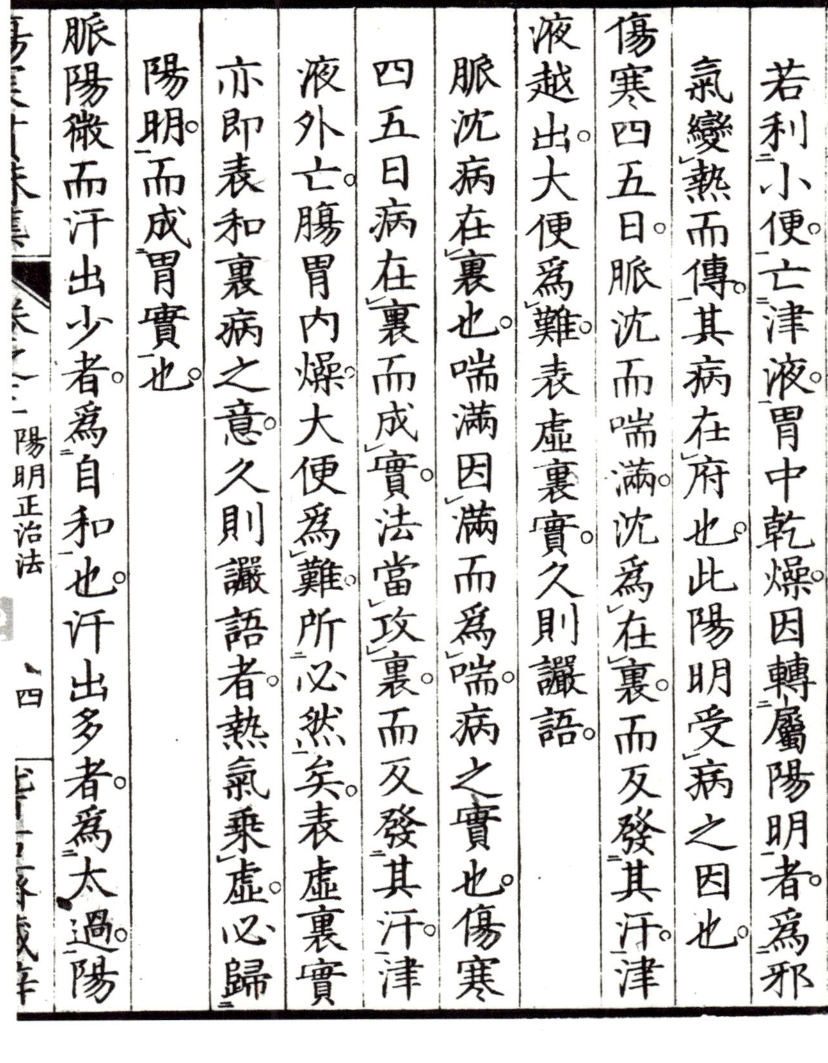
若利小便亡津液胃中乾燥因轉屬陽明者爲邪氣變熱而傳其病在府也此陽明受病之因也

傷寒四五日脈沉而喘滿沉爲在裏而反發其汗津液越出大便爲難表虛裏實久則譫語

脈沉病在裏也喘滿因滿而爲喘病之實也傷寒四五日病在裏而成實法當攻裏而反發其汗津液外亡腸胃内燥大便爲難所必然矣表虛裏實亦即表和裏病之意久則譫語者熱氣乘虛必歸陽明而成胃實也

脈陽微而汗出少者爲自和也汗出多者爲太過陽

脉實。因發其汗。出多者。亦爲太過。太過爲陽絶於裏。亡津液。大便因鞕也。

脉陽微者。諸陽脉微。即正之虚也。故汗出少者。邪適去。而正不傷。爲自和。汗出多者。邪雖却而正亦衰。爲太過也。陽脉實者。邪之實也。然發其汗出多者。亦爲太過。爲其津亡於外。而陽絶於裏也。夫陽爲津液之源。津液爲陽之根。汗出過多。津液竭矣。陽氣雖存。根本則離。故曰陽絶。陽絶津亡。大便焉得不鞕耶。

脉浮而芤。浮爲陽。芤爲陰。浮芤相搏。胃氣生熱。其陽

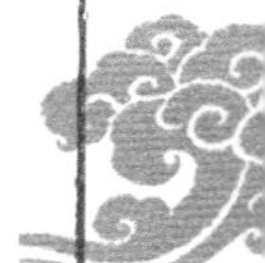

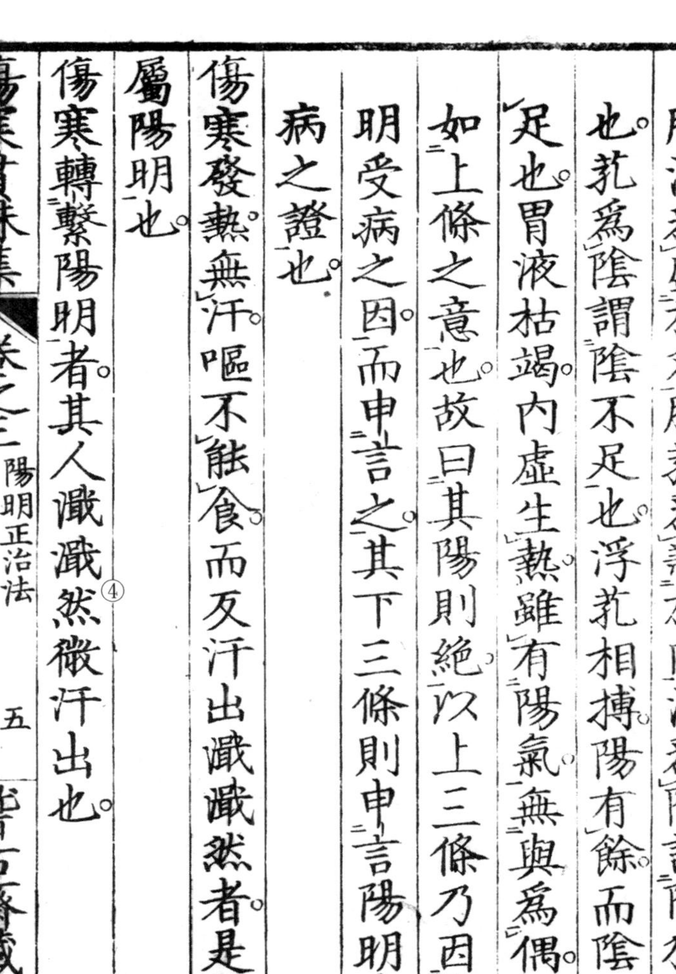

則絶。

脈浮爲盛於外，脈芤爲歉於內。浮爲陽，謂陽獨盛也。芤爲陰，謂陰不足也。浮芤相搏，陽有餘而陰不足也。胃液枯竭，内虛生熱，雖有陽氣，無與爲偶，亦如上條之意也。故曰其陽則絶。以上三條乃因陽明受病之因，而申言之。其下三條則申言陽明受病之證也。

傷寒發熱無汗，嘔不能食，而反汗出濈濈然者，是轉屬陽明也。

傷寒轉繫陽明者，其人濈濈然微汗出也。④

發熱無汗爲太陽病在表。嘔不能食者邪欲入裏而正氣拒之也。至汗出濈濈則太陽之邪陽明已受之矣。故曰轉繫陽明。太陽寒在皮毛。腠理閉塞故無汗。陽明熱在肌肉。腠開液泄。故濈濈然汗自出也。

病人不大便五六日。繞臍痛。煩燥發作有時者。此有燥屎。故使不大便也。

熱結陽明爲不大便五六日。爲繞臍痛煩燥發作有時。皆燥屎在胃之徵。有時謂陽明王時爲日晡也。陽明燥結不得大便。意非大承氣不爲功矣。

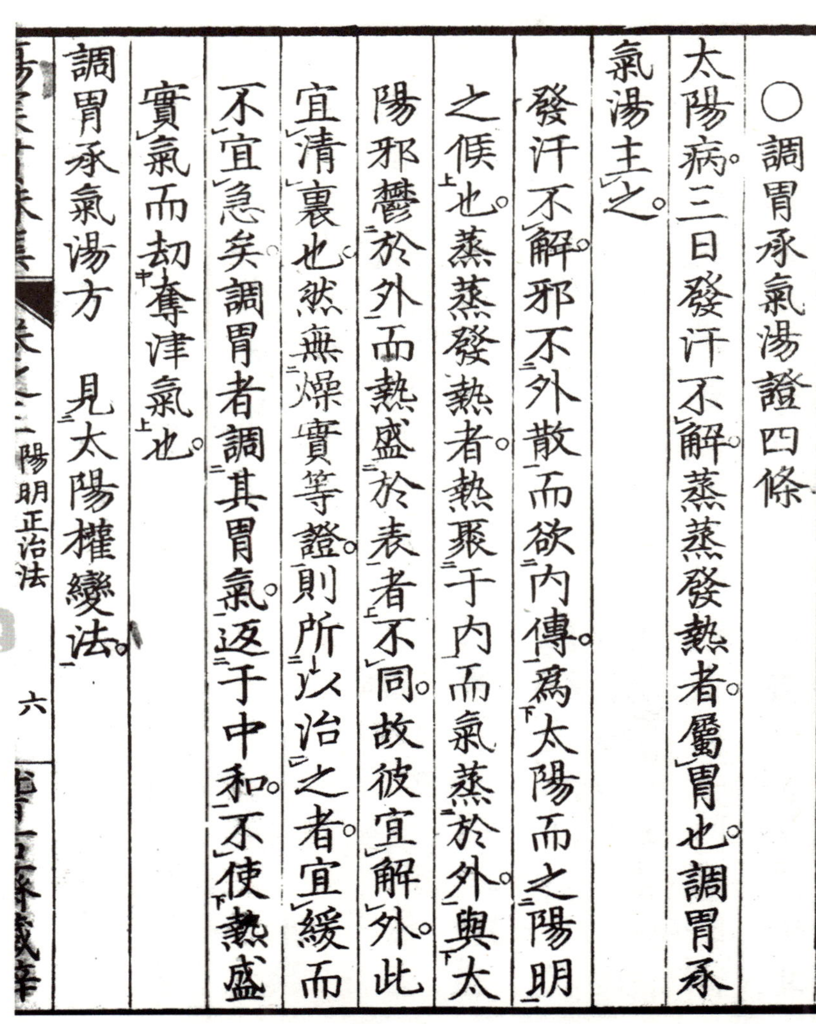

○調胃承氣湯證四條

太陽病。三日。發汗不解。蒸蒸發熱者。屬胃也。調胃承氣湯主之。

發汗不解。邪不外散而欲內傳。爲太陽之陽明之候也。蒸蒸發熱者。熱聚于內而氣蒸於外。與太陽邪鬱於外而熱盛於表者不同。故彼宜解外。此宜清裏也。然無燥實等證。則所以治之者宜緩而不宜急矣。調胃者。調其胃氣。返于中和。不使熱盛實氣而劫奪津氣也。

調胃承氣湯方　見太陽權變法。

傷寒十三日不解過經譫語者以有熱也當以湯下之若小便利者大便當鞕而反下利脈調和者知醫以丸藥下之非其治也若自下利者脈當微厥今反和者此爲内實也調胃承氣湯主之

此亦邪氣去太陽而之陽明之證過經者邪氣去此而之彼之謂非必十三日不解而後謂之過經也觀少陽篇第二十條云太陽病過經十餘日又本篇第六十五條云此爲風也須下之過經乃可下之則是太陽病罷而入陽明或傳少陽者即謂之過經其未罷者即謂之併病耳譫語胃有熱也

則熱當以湯下之。若小便利者，津液偏滲，其大便必鞕，而反下利，脈調和者，醫知宜下而不達宜湯之旨，故以丸藥下之，非其治也。脈微厥，脈乍不至也。言自下利者，裏氣不守，脈當微厥，今反和者，以其内實，雖下利而胃有燥屎，本屬可下之候也。故當以調胃承氣湯下其内熱。此條太陽篇移入

陽明病，不吐不下，心煩者，可與調胃承氣湯。

病在陽明，既不上湧，又不下泄，而心煩者，邪氣在中土，鬱而成熱也。經曰：上鬱則奪之。調胃承氣蓋以通土氣，非以下燥屎也。

傷寒吐後腹脹滿者與調胃承氣湯

吐後腹脹滿者邪氣不從吐而外散反因吐而內陷也然脹形已具因必攻之使去而吐後氣傷又不可以大下故亦宜大黃甘草芒硝調之俾反於利而已設遇庸工見其脹滿必以枳朴爲急矣

○小承氣湯證二條

太陽病若吐若下若發汗微煩小便數大便因鞕者與小承氣湯和之愈

若與或同病在太陽或吐或下或汗邪仍不解而後微煩邪氣不之表而之裏也小便數大便因鞕

者。熱氣不之太陽之本。而之陽明之府。可與小承氣和胃除熱爲主。不取大下者。以津液先亡。不欲更傷其陰耳。

小承氣湯方

大黄四兩　厚朴二兩去皮炙　枳實三枚炙

⑥右三味。以水四升。煮取一升二合。去滓。分温二服。初服湯當更衣。不爾者。盡飲之。若更衣者。勿服之。

陽明病。其人多汗。以津液外出。胃中燥。大便必鞕。鞕則譫語。小承氣湯主之。若一服譫語止。更莫復服。

汗生於津液，津液資於穀氣，故陽明多汗，則津液外出也。津液出于陽明，而陽明亦藉養於津液，故陽明多汗，則胃中無液而燥也。胃燥則大便鞕，大便鞕則譫語，是宜小承氣湯以和胃而去實。若一服譫語止，更莫復服者，以津液先亡，不欲多下以竭其陰，亦如上條之意也。

○大承氣湯證九條

陽明病，譫語有潮熱，反不能食者，胃中必有燥屎五六枚也。若能食者，但鞕耳，宜大承氣湯下之。

傷寒胃熱而虛者，能食；胃寒而實者，則不能食，而

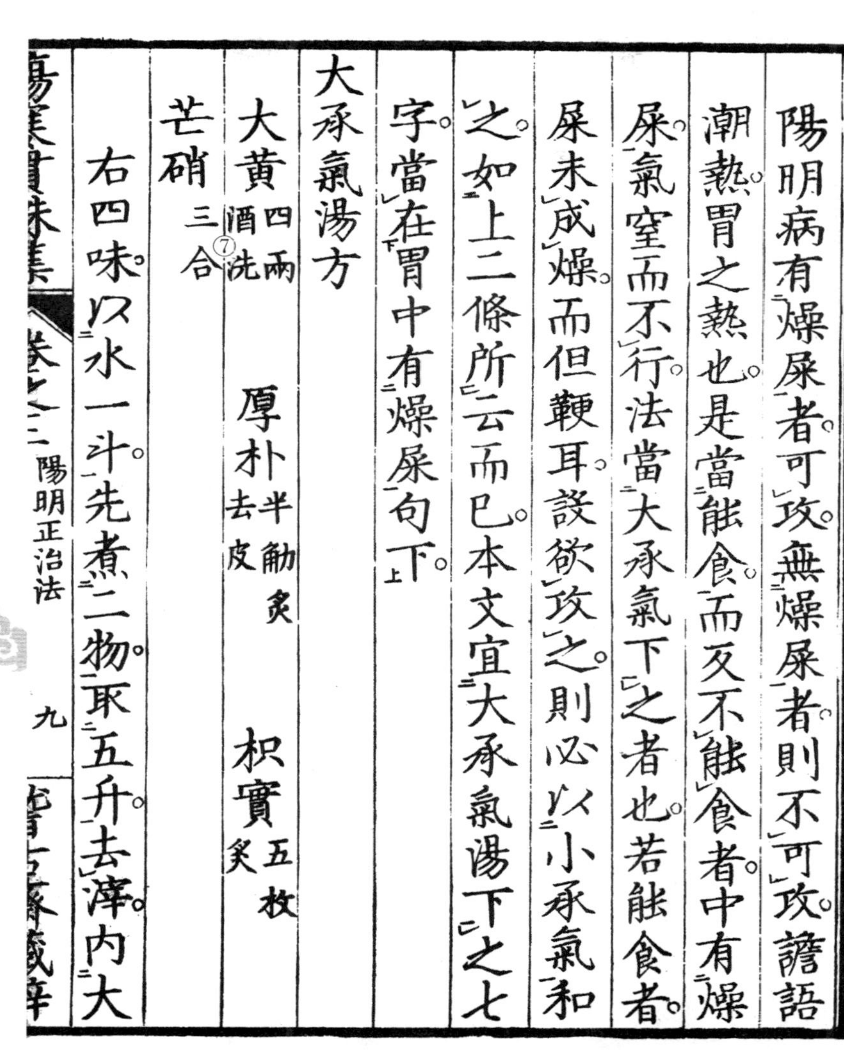

陽明病有燥屎者可攻無燥屎者則不可攻譫語潮熱胃之熱也是當能食而反不能食者中有燥屎氣窒而不行法當大承氣下之者也若能食者屎未成燥而但鞕耳設欲攻之則必以小承氣和之如上二條所云而已本文宜大承氣湯下之七字當在胃中有燥屎句下

大承氣湯方

大黃四兩酒洗⑦　厚朴半觔炙去皮　枳實五枚炙

芒硝三合

右四味以水一斗先煮二物取五升去滓內大

黃。煮取二升。去滓。內芒硝。更上微火一兩沸。分溫再服。得下餘勿服。

病人小便不利。大便乍難乍易。時有微熱。喘冒不能卧者。有燥屎也。宜大承氣湯。

小便不利者。其大便必溏。而有燥屎者。水液雖還入胃。猶不足以潤之。故大便乍有難時。而亦乍有易時也。若時有微熱。喘冒不得卧。則熱氣外攻內擾。而復上逆。知其聚於中者盛也。故曰有燥屎也。大便雖有易時。亦必以大承氣爲主矣。

大下後。六七日不大便。煩不解。腹滿痛者。此有燥屎

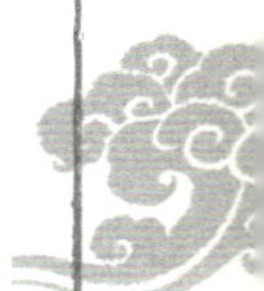

也。所以然者本有宿食故也。宜大承氣湯。

大下之後。胃氣復實。煩滿復增者。以其人本有宿食未去。邪氣復得而據之也。不然下後胃虛豈得更與大下哉。蓋陽明病。實則邪易聚而不傳。虛則邪不得聚而傳。是以雖發潮熱而大便溏者。邪氣轉屬少陽。爲胸脇滿不去。雖經大下而有宿食者。邪氣復集胃中。爲不大便煩滿腹痛有燥屎。而彼與小柴胡。此宜大承氣。一和一下。天然不易之法也。小柴胡證見本篇四十一條。宜互參。

傷寒若吐若下後不解。不大便五六日上至十餘日。

日晡所發潮熱，不惡寒，獨語如見鬼狀。若劇者，發則不識人，循衣摸牀，惕而不安，微喘直視，脈弦者生，濇者死。微者，但發熱譫語者，大承氣湯主之。若一服利，止後服。

吐下之後，邪氣不從外解，而仍內結，熱入胃府，聚而成實，致不大便五六日或十餘日也。陽明內實，則日晡所發潮熱，蓋申酉為陽明王時，而日晡為申酉時也。表和裏病，則不惡寒，傷寒以惡熱為裏，而惡寒為表也。熱氣熏心，則獨語如見鬼狀，蓋腎藏於心，而陽明之絡通於心也。若熱甚而劇者，發則不識人。循衣摸牀⑧。惕而不安。微喘直視。是不特邪盛而正亦衰矣。若脈弦則陰未絶。而猶可治。脈濇則陰已絶。而不可治。所謂傷寒陽勝而陰絶者。死也。其熱微而未至於劇者。則但發熱譫語不大便而已。是可以大承氣下之而愈也。一服利止後服者。以熱未至劇。故不可過下以傷其正耳。

二陽併病。太陽證罷。但發潮熱。手足漐漐汗出。大便難而譫語者。下之則愈。宜大承氣湯。

此太陽併於陽明之證。然併病有併而未罷之證。雖入陽明。未離太陽。則可汗而不可下。如本篇第三十九條之證是也。此條為併而已罷之證。雖曰併病，實為陽明，故可下而不可汗。潮熱，手足漐漐汗出，大便難，譫語，皆胃實之徵，故曰下之則愈，宜大承氣湯。

陽明少陽合病，必下利。其脈不負者，順也；負者，失也。互相尅賊，名為負也。脈滑而數者，有宿食也，當下之，宜大承氣湯。

陽明少陽合病，視太陽陽明合病為尤深矣，故必下利。而陽明土，少陽木，於法又有互相尅賊之機，故須審其脈，不負者為順，其有負者為失也。負者

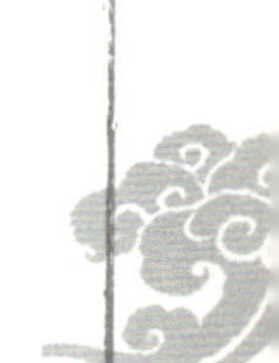

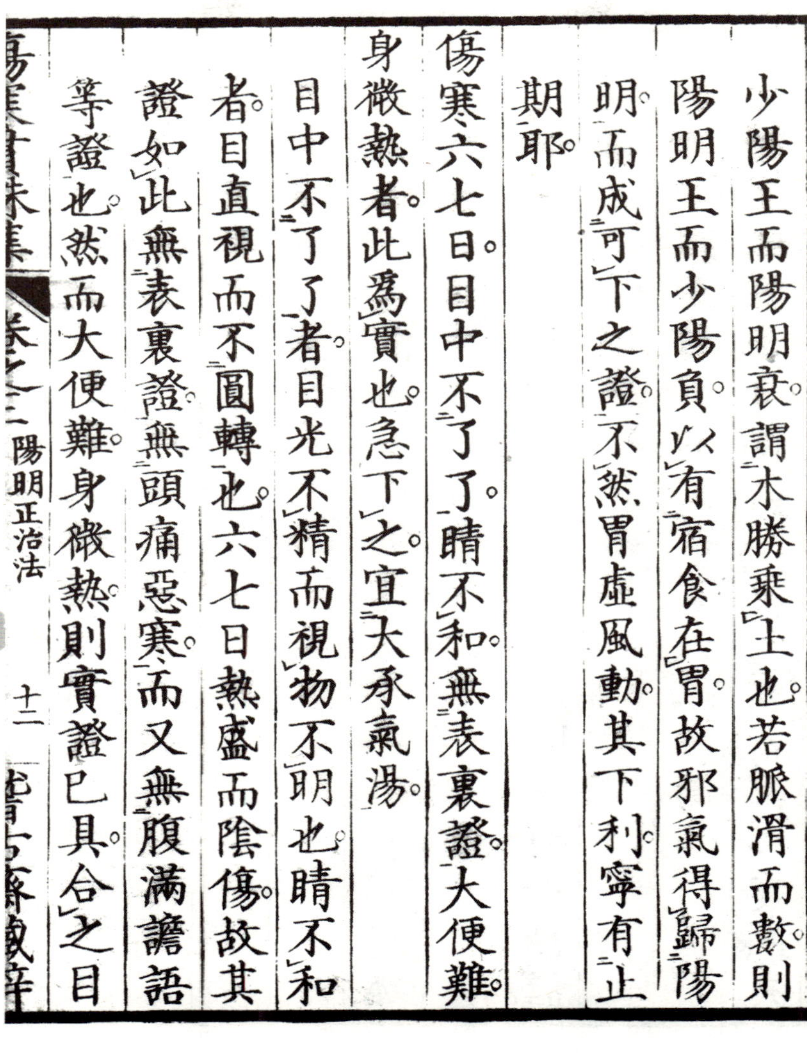

少陽王而陽明衰謂木勝乘土也若脈滑而數則陽明王而少陽負以有宿食在胃故邪氣得歸陽明而成可下之證不然胃虛風動其下利寧有止期耶

傷寒六七日目中不了了睛不和無表裏證大便難身微熱者此爲實也急下之宜大承氣湯

目中不了了者目光不精而視物不明也睛不和者目直視而不圓轉也六七日熱盛而陰傷故其證如此無表裏證無頭痛惡寒而又無腹滿譫語等證也然而大便難身微熱則實證已具合之目

中不了了睛不和其爲熱極陰傷無疑故雖無大滿大實亦必以大承氣湯急下若稍遲則陰竭不復而死耳

陽明病⑨發熱汗多者急下之宜大承氣湯

發熱汗多者熱盛於内而津迫於外也不下則熱不除不除則汗不止而陰乃亡矣故宜急下然必有實滿之證而後可下不然則是陽明白虎湯證宜清而不宜下矣學者辨諸

發汗不解腹滿痛者急下之宜大承氣湯

發汗不解腹滿痛者病去表之裏而盛於裏也夫

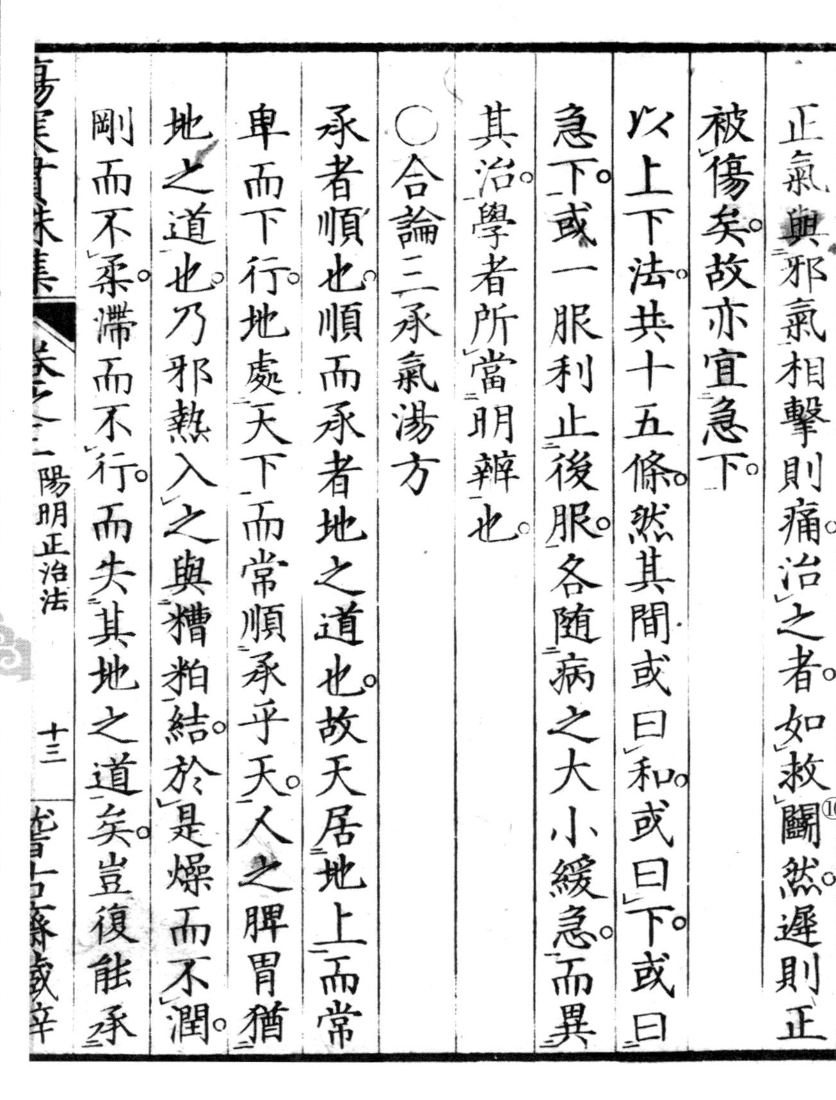

正氣與邪氣相擊則痛。治之者。如救⑩鬬。然遲則正被傷矣。故亦宜急下。

以上下法共十五條。然其間或曰和。或曰下。或曰急下。或一服利止後服。各隨病之大小緩急。而異其治。學者所當明辨也。

○合論三承氣湯方

承者順也。順而承者地之道也。故天居地上。而常卑而下行。地處天下。而常順承乎天。人之脾胃猶地之道也。乃邪熱入之。與糟粕結。於是燥而不潤剛而不柔。滯而不行。而失其地之道矣。豈復能承天之氣哉。大黄芒硝枳朴之屬。滌蕩脾胃。使糟粕一行。則熱邪畢出。地道既平。天氣乃降。清寧復舊矣。曰大。曰小。曰調胃。則各因其制。而異其名耳。葢以硝黄之潤下。而益以枳朴之推逐。則其力頗猛。故曰大。其無芒硝。而但有枳朴者。則下趨之勢緩。故曰小。其去枳朴之苦辛。而加甘草之甘緩。則其力尤緩。但取和調胃氣。使歸於平而已。故曰調胃。

○白虎加人參湯證三條

傷寒病若吐若下後七八日不解。熱結在裏。表裏俱熱。時時惡風。大渴。舌上乾燥而煩。欲飲水數升者。白

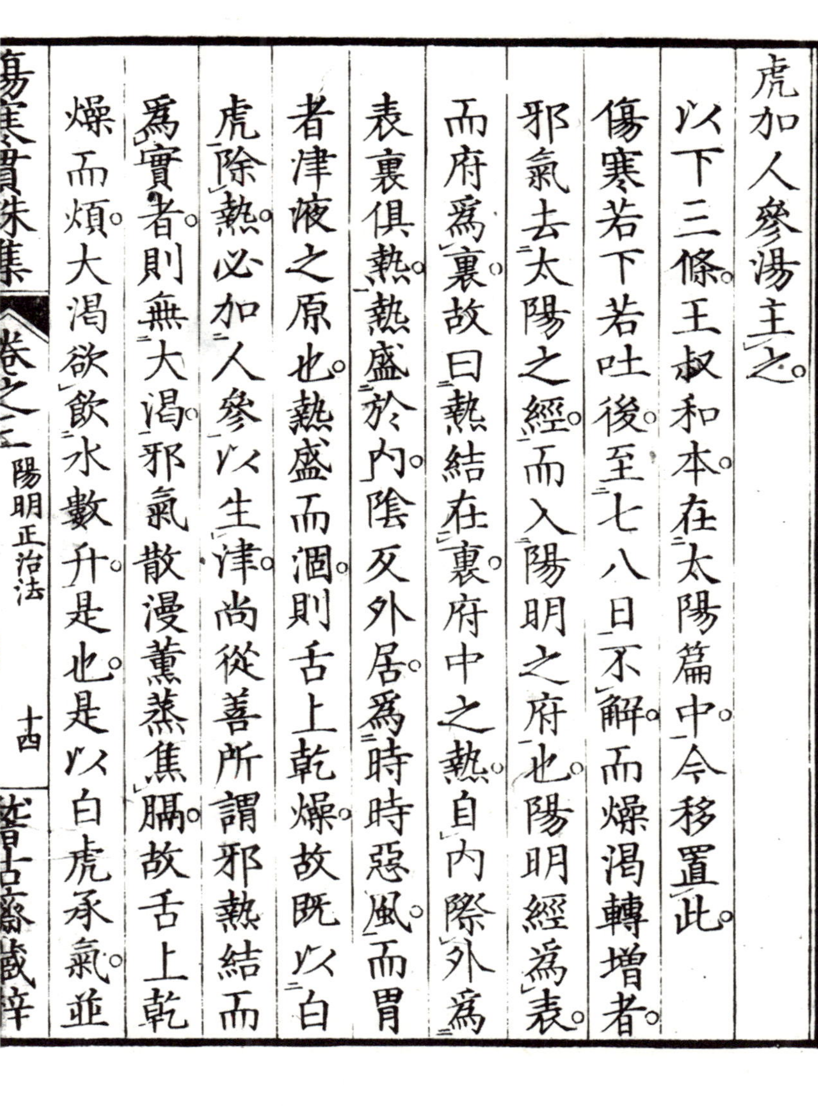

虎加人參湯主之。

以下三條。王叔和本在太陽篇中。今移置此。

傷寒若下若吐後。至七八日不解。而燥渴轉增者。邪氣去太陽之經。而入陽明之府也。陽明經爲表。而府爲裏。故曰熱結在裏。府中之熱。自內際外。爲表裏俱熱。熱盛於內。陰反外居。爲時時惡風。而胃者津液之原也。熱盛而涸。則舌上乾燥。故既以白虎除熱。必加人參以生津。尚從善所謂邪熱結而爲實者。則無大渴。邪氣散漫薰蒸焦膈。故舌上乾燥而煩。大渴欲飲水數升是也。是以白虎承氣並

爲陽明府病之方。而承氣苦寒。逐熱蕩實。爲熱而且實者設。白虎甘寒。逐熱生津。爲熱而不實者設。乃陽明邪熱入府之兩大法門也。故從太陽分出三條。並列於此云。

白虎加人參湯　方見太陽斡旋法

傷寒無大熱。口燥渴。心煩。背微惡寒者。白虎加人參湯主之。

無大熱。表無大熱也。口燥渴心煩。裏熱極盛也。背微惡寒。與時時惡風同意。蓋亦太陽經邪傳入陽明胃府。熏蒸焦膈之證。故宜白虎加人參。以徹熱

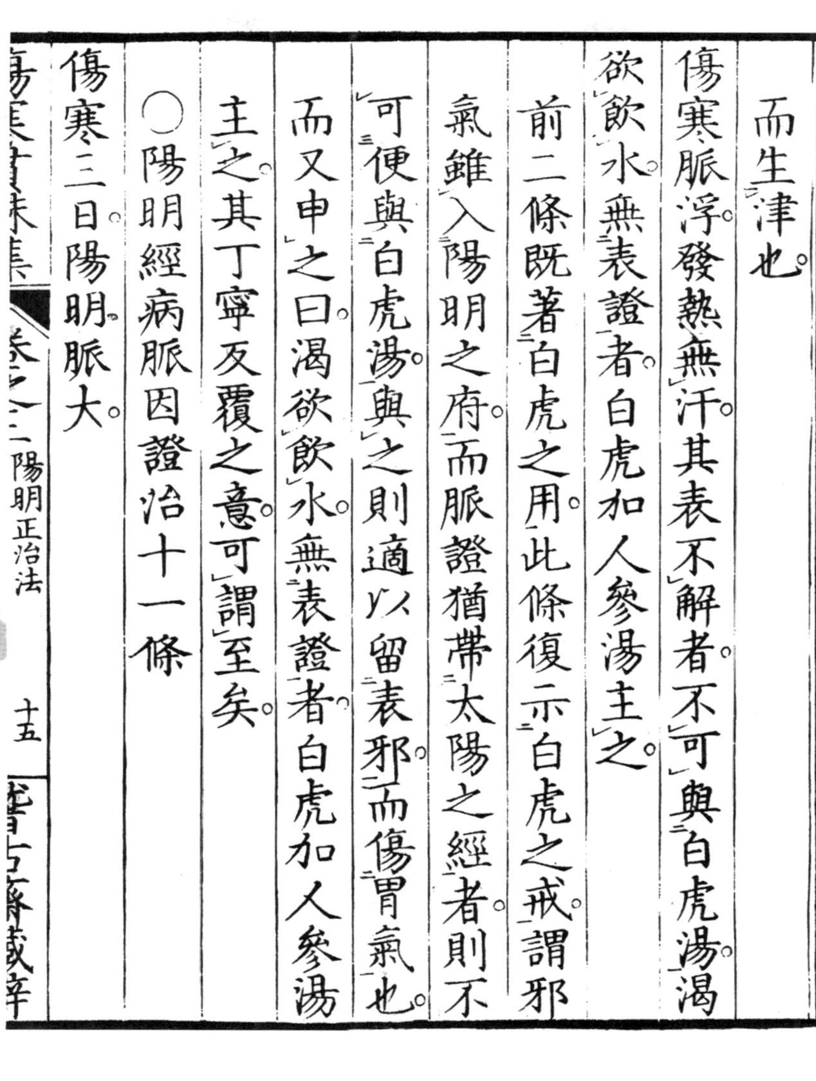

而生津也

傷寒脈浮發熱無汗其表不解者不可與白虎湯渴欲飲水無表證者白虎加人參湯主之

前二條既著白虎之用此條復示白虎之戒謂邪氣雖入陽明之府而脈證猶帶太陽之經者則不可便與白虎湯與之則適以留表邪而傷胃氣也而又申之曰渴欲飲水無表證者白虎加人參湯主之其丁寧反覆之意可謂至矣

○陽明經病脈因證治十一條

傷寒三日陽明脈大

邪氣併於太陽則浮。併於陽明則大。云三日者。舉傳經次第之大凡也。又陽明之脈人迎趺陽皆是傷寒三日邪入陽明。則是二脈當大。不得獨診於右手之附上也。

本太陽初得病時。發其汗。汗先出不徹。因轉屬陽明也。

徹達也。汗雖欲出。而不達於皮膚。則邪不外出而反內入。此太陽之邪。傳陽明之經。與汗下後入府者不同也。

陽明病脈浮而緊者。必潮熱發作有時。但浮者。必盜

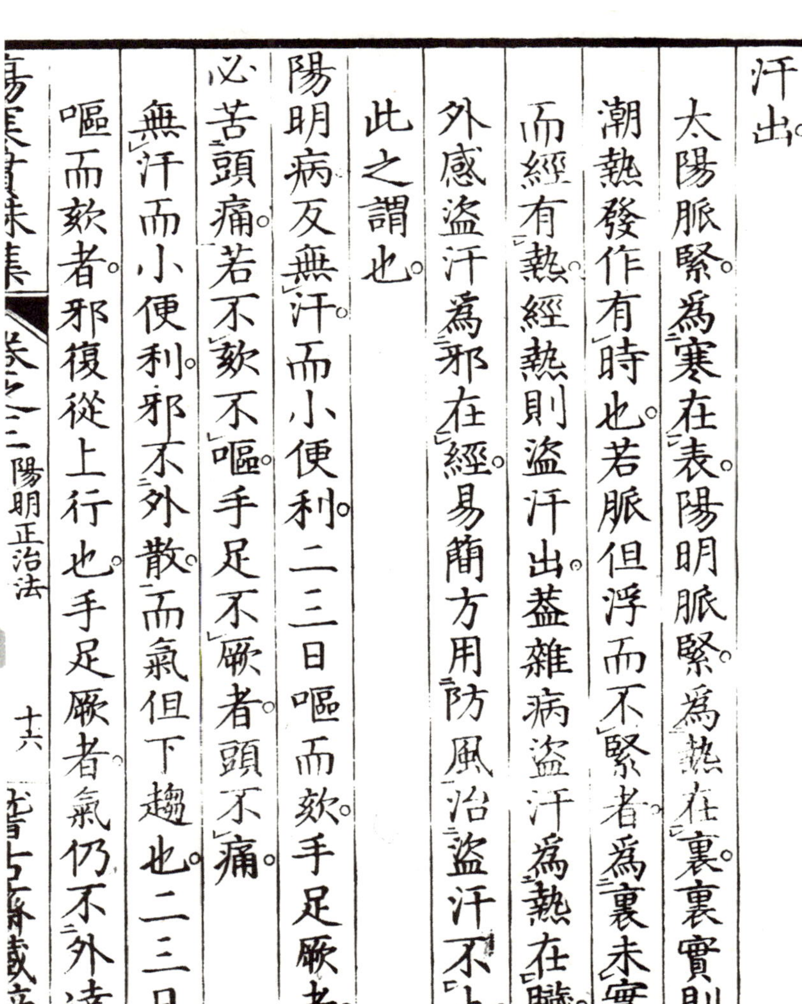
汗出。

太陽脈緊。爲寒在表。陽明脈緊。爲熱在裏。裏實則潮熱發作有時也。若脈但浮而不緊者。爲裏未實而經有熱。經熱則盗汗出。蓋雜病盗汗爲熱在臟外感盗汗爲邪在經。易簡方用防風治盗汗不止。此之謂也。

陽明病反無汗。而小便利。二三日嘔而欬手足厥者。必苦頭痛。若不欬不嘔手足不厥者頭不痛。

無汗而小便利。邪不外散。而氣但下趨也。二三日嘔而欬者。邪復從上行也。手足厥者氣仍不外達也。故必苦頭痛。所以然者。下趨而極。勢必上行。外達。無由上攻。必猛也。若不欬不嘔。則氣且下行。手足不厥。則氣得四達。何至上逆而頭痛哉。讀此可以知陽明邪氣上下進退之機。

陽明病。口燥但欲漱水不欲嚥者。此必衄。

陽明口燥。欲飲水者。熱在氣而屬府。口燥但欲漱水不欲嚥者。熱在血而屬經。經中熱甚。血被熱迫。必妄行爲衄也。

脈浮發熱。口乾鼻燥。能食者則衄。

脈浮發熱。口乾鼻燥。亦熱邪壅盛於經之證。能食者。風多熱迫。安得不勝陰血被衂耶。

陽明病脉遲。汗出多微惡寒者。表未解也。可發汗。宜桂枝湯。

陽明病。脉浮。無汗而喘者。發汗則愈。宜麻黄湯。

此二條乃風寒初中陽明之證。其見證與太陽中風傷寒相類。而陽明比太陽稍深。故中風之脉不浮而遲。傷寒之脉不緊而浮。以風寒之氣入肌肉之分。則閉固之力少。而壅遏之力多也。而其治法則必與太陽少異。見有汗而惡寒者。必桂枝可解。無汗而喘者。非麻黄不發矣。

二陽併病，太陽初得病時，發其汗，汗先出不徹，因轉屬陽明，續自微汗出，不惡寒。若太陽病證不罷者，不可下，下之爲逆。如此可小發汗。設面色緣緣正赤者，陽氣怫鬱在表，當解之熏之。若發汗不徹，不足言陽氣怫鬱不得越。當汗不汗，其人躁煩，不知痛處，乍在腹中，乍在四肢，按之不可得，其人短氣但坐，以汗出不徹故也。更發汗則愈。何以知汗出不徹？以脈濇故知也。　此條從太陽篇移入

二陽併病者，太陽病未罷而併於陽明也。太陽得病時，發汗不徹，則邪氣不得外出，而反內走陽明

此併之由也。續自微汗出，不惡寒，此陽明證續見，乃併之證也。若太陽證不罷者，不可下，下之爲逆，所謂本當發汗，而反下之，此爲逆是也。如是者可小發汗，以病兼陽明，故不可大汗，而可小發，此併病之治也。若發其小汗已，面色緣緣正赤者，陽氣怫鬱在表，而不得越散，當解之、薰之，以助其散，又併病之治也。發汗不徹下，疑脫一徹字，謂發汗不徹。雖徹而不足，云徹，猶腹滿不減，減不足言之文。汗出不徹，則陽氣怫鬱不得越，陽不得越，則當汗而不得汗，於是邪無從出，攻走無常，其人躁煩不

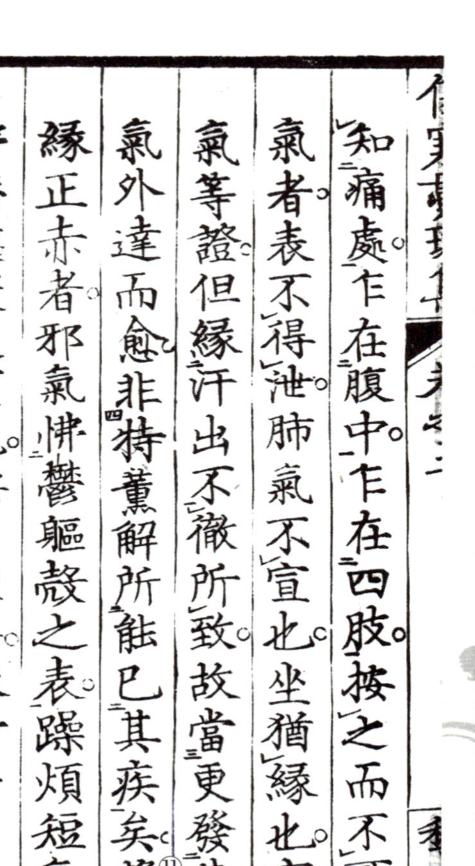

知痛處。乍在腹中。乍在四肢。按之而不可得也。短氣者。表不得泄。肺氣不宣也。坐猶緣也。言躁煩短氣等證。但緣汗出不徹所致。故當更發其汗。則邪氣外達而愈。非特薰解所能已其疾矣。設面色緣緣正赤者。邪氣怫鬱軀殼之表。躁煩短氣者。邪氣怫鬱軀殼之裏也。按内經云。脈滑者多汗。又曰。脈濇者。陰氣少。陽氣多也。夫汗出於陽。而生於陰。因診其脈濇。而知其汗出不徹也。此又併病之治也。

陽明病。發潮熱。大便溏。小便自可。胸脇滿不去者。小柴胡湯主之。

潮热者。胃实也。胃实则大便鞕。乃大便溏。小便自可。胸胁满不去。知其邪不在于阳明之府。而入于少阳之经。由胃实而肠虚。是以邪不得聚而复传也。是宜小柴胡以解少阳邪气。

阳明病。胁下鞕满。不大便而呕。舌上白胎者。可与小柴胡汤。上焦得通。津液得下。胃气因和。身濈然而汗出解也。

此亦阳明传入少阳之证。胁下鞕满而呕。舌上胎白。皆少阳经病见证。虽不大便。不可攻之。亦宜小柴胡和解少阳邪气而已。夫胁下满痛而呕。则邪方上壅。而津液不得下行。與小柴胡。和散其邪。則上焦得通。而脇不鞕滿矣。津液得下。而嘔不作矣。氣通津下。胃氣因和。便從裏出。汗從表出。而邪自渙然冰釋矣。是以胃中鞕滿。不大便。而無少陽證者可攻。其有少陽證者。雖不大便。亦不可攻。而可和也。

○陽明病風寒不同證治八條

陽明病。若能食名中風。不能食名中寒。

陽明府病。有傳經自受之異。傳經者。風寒已變。其病多熱。自受者。風寒初入。其病多冷。而風之與寒。

則又有辨此條蓋陽明胃府自中風寒之辨也太陽主肌表故有有汗無汗之分陽明爲胃府故有能食不能食之辨風爲陽而寒爲陰陽能消穀而陰不能消穀之意也夫風寒中人無有常經是以傷寒不必定自太陽中寒不必定自三陰論中凡言陽明中風陽明病若中寒及少陽中風太陰少陰厥陰中風等語皆是本經自受風寒之證非從太陽傳來者也學者辨諸

陽明病若中寒不能食小便不利手足濈然汗出此欲作固瘕必大便初鞕後溏所以然者以胃中冷水

穀不別故也。

手足濈然汗出。於法爲胃家實。而寒邪適中。小便復不利。則是胃有堅積。而水寒勝之。所以知其欲作固瘕。固瘕者。胃寒成聚。久泄不已也。已下四條。並陽明胃府自中寒邪之證。

脈浮而遲。表熱裏寒。下利清穀者。四逆湯主之。若胃中虛冷。不能⑫食。與⑬水則噦。

脈遲爲寒。而病係陽明。則脈不沉而浮也。寒中于裏。故下利清穀。而陽爲陰迫。則其表反熱也。四逆湯爲復陽散寒之劑。故得主之。而陽明土也。土惡

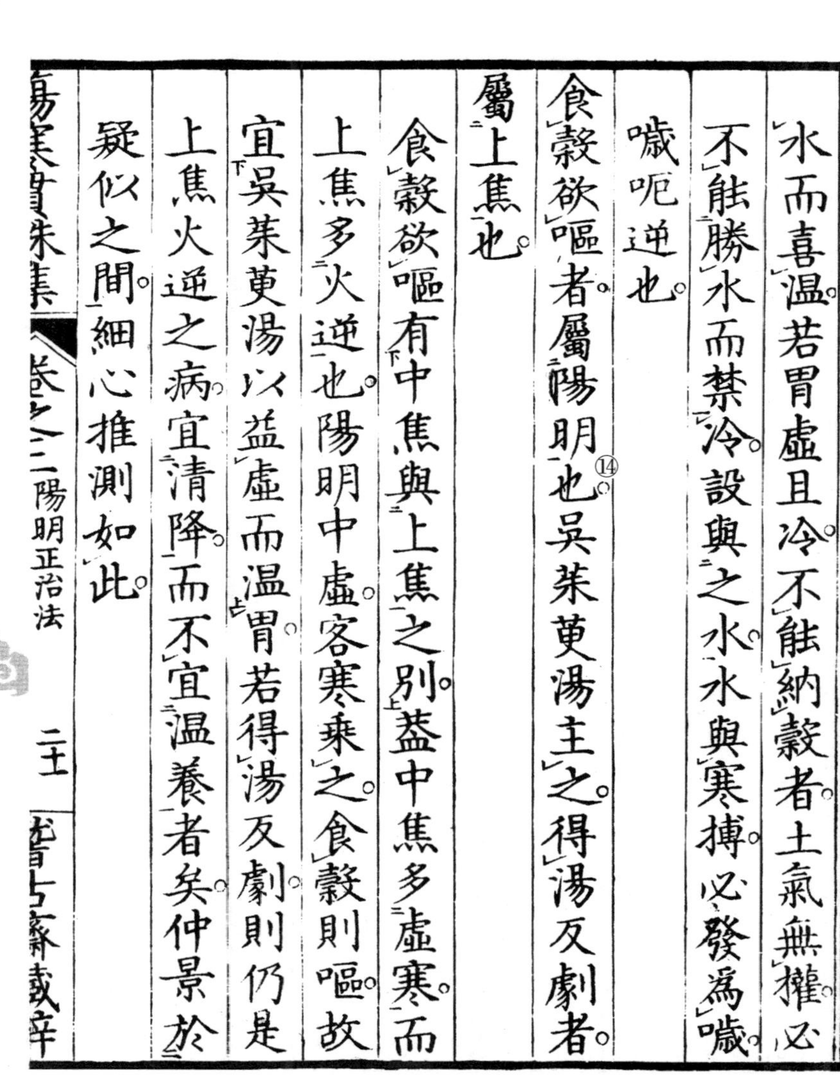

水而喜温。若胃虚且冷。不能納穀者。土氣無權。必不能勝水而禁冷。設與之水。水與寒搏。必發為噦噦呃逆也。

食穀欲嘔者。屬陽明也。⑭吳茱萸湯主之。得湯反劇者。屬上焦也。

食穀欲嘔。有中焦與上焦之别。蓋中焦多虚寒。而上焦多火逆也。陽明中虚。客寒乘之。食穀則嘔。故宜吳茱萸湯以益虚而温胃。若得湯反劇。則仍是上焦火逆之病。宜清降而不宜温養者矣。仲景於疑似之間。細心推測如此。

吳茱萸湯方

吳茱萸一升洗　人參三兩

生薑六兩切　大棗十二枚擘

右四味，以水七升，煮取二升，去滓，溫服七合，日三服。

陽明中風，口苦咽乾，腹滿微喘，發熱惡寒，脈浮而緊，若下之則腹滿小便難也。

口苦咽乾，陽邪內侵也；腹滿微喘，裏氣不行也；發熱惡寒，表邪方盛也。夫邪在裏者，已實而在表者猶盛，於法則不可下，下之則邪氣盡陷，脾乃不化腹加滿而小便難矣。此陽明自中風邪。而表裏俱受之證。是以脈浮而緊。蓋太陽脈緊爲表有寒。陽明脈緊爲裏有實。前第三十三條云陽明病脈浮而緊者。必潮熱發作有時。意可參考。

陽明中風。脈弦浮大而短氣。腹都滿。脇下及心痛。久按之氣不通。鼻乾不得汗。嗜卧。一身及面目悉黄。小便難。有潮熱。時時噦。耳前後腫。刺之小差。外不解。病過十日。脈續浮者。與小柴胡湯。脈但浮。無餘證者。與麻黄湯。若不尿。腹滿加噦者。不治。

此條雖係陽明。而已兼少陽。雖名中風。而實爲表實。乃陽明少陽邪氣閉鬱於經之證也。陽明閉鬱。故短氣腹滿。鼻乾不得汗。嗜卧。一身及面目悉黄。小便難。有潮熱。少陽閉鬱。故脇下及心痛。久按之氣不通。時時噦。耳前後腫。刺之小差。外不解者。脈證少平。而大邪不去也。病過十日。而脈續浮。知其邪猶在經。故與小柴胡和解邪氣。若脈但浮而無少陽證兼見者。則但與麻黄湯發散邪氣而已。蓋以其病兼少陽。故不與葛根而與柴胡。以其氣實無汗。故雖中風。而亦用麻黄。若不得尿。故腹滿加噦。加甚者。正氣不化。而邪氣獨盛。雖欲攻之。神不

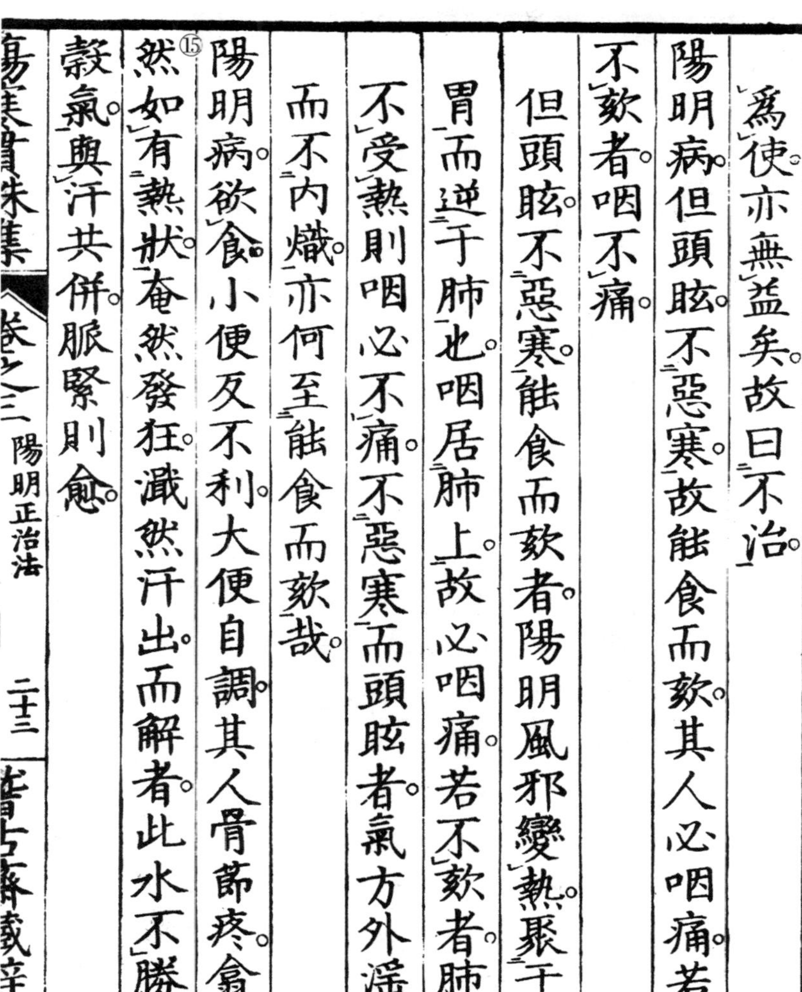

爲使亦無益矣。故曰不治。

陽明病，但頭眩，不惡寒，故能食而欬。其人必咽痛，若不欬者，咽不痛。

但頭眩，不惡寒，能食而欬者，陽明風邪變熱，聚于胃而逆于肺也。咽居肺上，故必咽痛。若不欬者，肺不受熱，則咽必不痛。不惡寒而頭眩者，氣方外淫而不内熾，亦何至能食而欬哉。

陽明病，欲食，小便反不利，大便自調，其人骨節疼，翕然如有熱狀，奄然發狂，濈然汗出而解者，此水不勝穀氣，與汗共併，脈緊則愈。

此陽明風濕爲痺之證。金匱云。濕痺之候。小便不利。大便反快。又濕病關節疼痛而煩是也。奄然發狂者。胃中陽勝。所謂怒狂生于陽也。濈然汗出者。穀氣內盛。所爲汗出於穀也。穀氣盛而水濕不能勝之。則隨汗外出。故曰與汗共併。汗出邪解。脈氣自和。故曰脈緊則愈。前第四十三條中寒不能食。所以雖有堅屎。而病成固瘕。此條胃强欲食。所以雖有水濕。而忽從汗散。合而觀之。可以知陰陽進退之機。

卷三終

校注

①仲景：朱本作『仲師』。
②四十九：朱本作『五十』。
③太陽病：朱本作『此太陽病』。
④濈濈然：成本作『濈然』。
⑤第六十五條：朱本作『六十一條』，有误，应作六十五条。
⑥右：成本作『已上』。
⑦三合：朱本作『二合』。
⑧狀：朱本作『牀』。
⑨陽明病：成本无『病』字。
⑩鬬（dòu）：『斗』的异体字。
⑪詃：朱本作『以』。
⑫不能食：成本下有『者』字。
⑬與水：成本作『飲水』。
⑭屬陽明也：这是仲景常用的倒插或注释笔法。阳明病本为胃家实的里热证，治疗应清里实热。食谷欲呕属阳明者，是强调病位在阳明胃部。吴茱萸汤用一升吴茱萸温中祛寒，六两生姜温中止呕，胃有寒饮甚明，故本证应属太阴证。
⑮翕然：成本作『翕翕』。

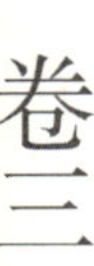

張仲景傷寒論貫珠集卷之四

清　尤怡在涇　註釋

日本　小川汶菴　校梓

陽明下篇

陽明明明辨法第二

○表裏虛實生死之辨九條

病人煩熱。汗出則解。又如瘧狀。日晡所發熱者。屬陽明也。脈實者宜下之。脈浮虛者宜發汗。下之與大承氣湯。發汗宜桂枝湯。

煩熱。熱而煩也。是爲在裏。裏則雖汗出不當解。而反解者知表猶有邪也如瘧者寒熱往來如瘧之狀是爲在表表則日晡所不當發熱而反發熱者知裏亦成實也是爲表裏錯雜之候故必審其脈之浮沉定其邪之所在而後從而治之若脈實者知氣居於裏故可下之使從裏出脈浮而虛者知氣居於表故可汗之使從表出而下藥宜大承氣湯汗藥宜桂枝湯則天然不易之法矣

陽明病脈浮而緊咽燥口苦腹滿而喘發熱汗出不惡寒反惡熱身重若發汗則躁心憒憒①反譫語若加燒鍼必怵惕煩躁不得眠若下之則胃中空虛客氣

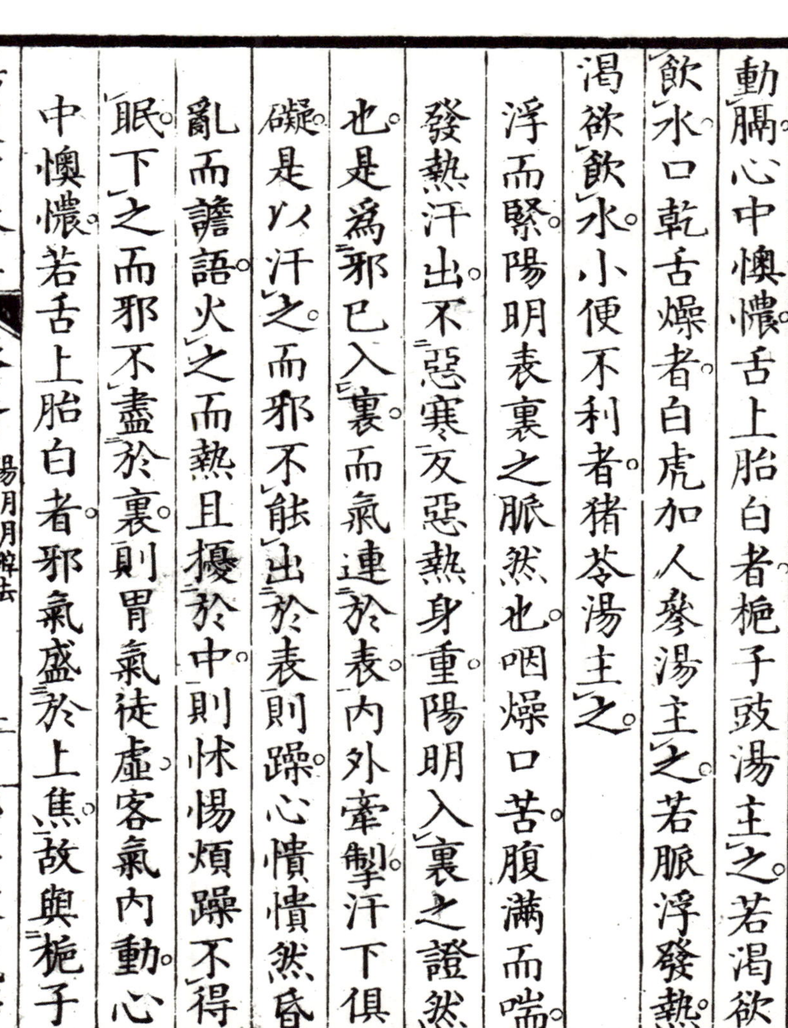
動膈心中懊憹舌上胎白者梔子豉湯主之若渴欲飲水口乾舌燥者白虎加人參湯主之若脈浮發熱渴欲飲水小便不利者猪苓湯主之

浮而緊陽明表裏之脈然也咽燥口苦腹滿而喘發熱汗出不惡寒反惡熱身重陽明入裏之證然也是爲邪已入裏而氣連於表內外牽掣汗下俱礙是以汗之而邪不能出於表則躁心憒憒然昏亂而譫語火之而熱且擾於中則怵惕煩躁不得眠下之而邪不盡於裏則胃氣徒虛客氣內動心中懊憹若舌上胎白者邪氣盛於上焦故與梔子

豉湯。以越胸中之邪。所謂病在胸中。當須吐之是也。若渴欲飲水。口乾舌燥者。則邪氣不在上而在中。故以白虎加人參以清胃熱。益胃液。所謂熱淫于內。治以甘寒也。若脈浮發熱。渴欲飲水。小便不利者。邪熱不在上中。而獨在下。故與猪苓湯以利水泄熱。兼滋陰氣。所謂在下者。引而竭之也。

猪苓湯方

猪苓去皮　茯苓　阿膠　滑石碎　澤瀉

右五味。各一兩。以水四升。先煮四味。取二升。去滓。②內阿膠烊消。溫服七合。日三服。

陽明病。汗出多而渴者。不可與猪苓湯。以汗多胃中燥。猪苓湯復利小便故也。

上條於脉浮發熱渴而小便不利之證。既著猪苓湯之用矣。此條復示猪苓湯之戒。謂雖渴欲飲水而汗出多者。則不可以猪苓利其小便。所以然者。汗之與溺。同出而異歸者也。靈樞云。水穀入於口。輸于腸胃。其液別為五。天寒衣薄則為溺與氣。天暑衣厚則為汗。故雖清濁不同。其為府中之液則一也。汗出既多。胃液已耗。而復以猪苓利之。是已燥而益燥也。故曰不可與猪苓湯。

陽明病下之。其外有熱。手足溫。不結胸。心中懊憹飢不能食。但頭汗出者。梔子豉湯主之。

陽明下後。其邪既不從裏而出。又不因下而結。其外有熱。手足溫者。邪雖陷而未深也。心中懊憹飢不能食者。熱客胸中。而胃虛不能納穀也。但頭汗出者。胸中之熱。薰蒸於上。而陽受邪氣。復不能降而下行也。是爲邪氣入裏而未成聚之證。故宜梔子豉湯以徹胸中之邪。亦高者因而越之之意也。

陽明病。法多汗。反無汗。其身如蟲行皮中狀者。此以久虛故也。

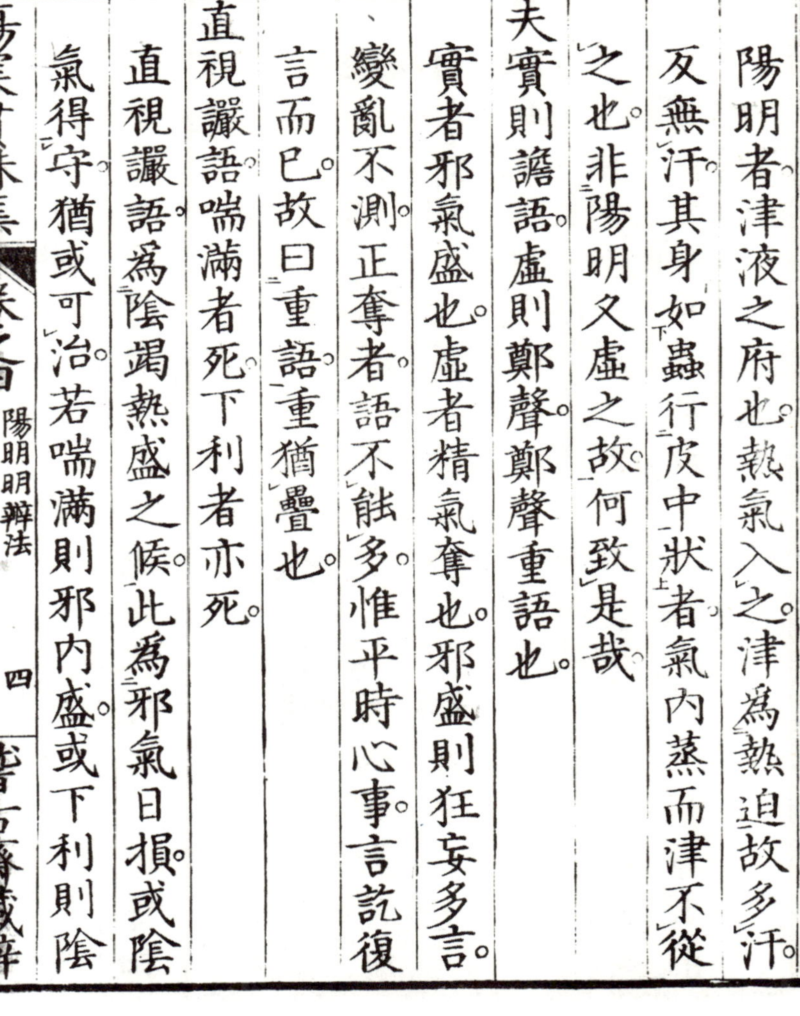

陽明者津液之府也。熱氣入之。津爲熱迫。故多汗。反無汗。其身如蟲行皮中狀者。氣內蒸而津不從之也。非陽明久虛之故。何致是哉。

夫實則譫語。虛則鄭聲。鄭聲重語也。

實者邪氣盛也。虛者精氣奪也。邪盛則狂妄多言。變亂不測。正奪者。語不能多。惟平時心事。言訖復言而已。故曰重語。重猶疊也。

直視讝語喘滿者死。下利者亦死。

直視讝語。爲陰竭熱盛之候。此爲邪氣日損。或陰氣得守。猶或可治。若喘滿則邪內盛。或下利則陰內泄。皆死證也。

發汗多。若重發汗者。亡其陽。譫語。脈短者死。脈自和者不死。

汗多復汗。陽氣重傷。而邪復不解。爲譫語而脈短。譫語爲邪之盛。脈短爲氣之少。病盛勝藏。故死。脈自和者。邪氣雖盛。而正氣猶足相持。故得不死。

陽明病。欲解時。從申至戌上。

申酉戌時。日晡時也。陽明潮熱。發于日晡。陽明病解亦於日晡。則申酉戌爲陽明之時。其病者邪氣於是發。其解者正氣於是復也。

○陽明可下不可下之辨十五條

陽明病。脈遲。雖汗出。不惡寒者。其身必重。短氣腹滿而喘。有潮熱者。此外欲解。可攻裏也。手足濈然而汗出者。此大便已鞕也。大承氣湯主之。若汗多。微發熱惡寒者。外未解也。其熱不潮。未可與承氣湯。若腹大滿不通者。可與小承氣湯。微和胃氣。勿令大泄下。

傷寒以身熱惡寒爲在表。身熱不惡寒爲在裏。而陽明病無表證者可下。有表證者則不可下。此汗出不惡寒。身重短氣。腹滿而喘。潮熱皆裏證也。脈雖遲猶可攻之。以腹滿便閉裏氣不行。故脈爲之濡滯不利。非可比于遲。則爲寒之例也。若手足濈然汗出者。陽明熱甚。大便已鞕。欲攻其病。非大承氣不爲功矣。若汗多微發熱惡寒。則表猶未解。其熱不潮。則裏亦未實。豈可漫與大承氣。遺其表而攻其裏哉。即腹大滿不通。而急欲攻之者。亦宜與小承氣微和胃氣。而不可以大承氣大泄大下。恐裏虛邪陷。變證百出。則難挽救矣。已下七條。於可攻證而復審其小便之多少。大便之溏鞕。脈之實與不實。經之過與不過。熱之潮與不潮。而後從而治之。故知下法不可不慎也。

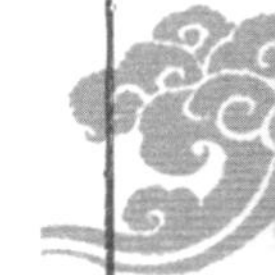

陽明病。潮熱大便微鞕者。可與大承氣湯。不鞕者不③可與之。若不大便六七日。恐有燥屎。欲知之法。少與小承氣湯。湯入腹中。轉失氣者。此有燥屎。④可攻之。若不轉失氣者。此但初頭鞕。後必溏。不可攻之。攻之必脹滿不能食也。欲飲水者。與水則噦。其後發熱者。必大便復鞕而少也。以小承氣湯和之。不轉失氣者。慎不可攻也。

陽明病。有潮熱者。爲胃實。熱不潮者。爲胃未實。而大承氣湯。有燥屎者可與。初鞕後溏者。則不可與故欲與大承氣。必先與小承氣。恐胃無燥屎。邪氣未聚攻之則病未必去而正已大傷也服湯後轉失氣者便堅藥緩屎未能出而氣先下趨也故可更以大承氣攻之不轉失氣者胃未及實但初頭鞕後必溏雖小承氣已過其病況可以大承氣攻之哉胃虛無氣脹滿不食所必至矣又陽明病能飲水者為實不能飲水者為虛如雖欲飲而與水則噦所謂胃中虛冷欲飲水者與水則噦也其後却發熱者知熱氣還入於胃則大便鞕而病從虛冷所變故雖鞕而仍少也亦不可與大承氣湯但與小承氣微和胃氣而已蓋大承氣為下藥之峻

劑仲景恐人不當下而誤下或雖當下而過下故反覆辨論如此而又申之曰不轉失氣者慎不可攻也嗚呼仁人之心可謂至矣

陽明病下之心中懊憹而煩胃中有燥屎者可攻腹微滿初頭鞕後必溏不可攻之若有燥屎者宜大承氣湯

陽明下後心中懊憹而煩胃中有燥屎者與陽明下後心中懊憹飢不能食者有別矣彼為邪擾於上此為熱實於中也熱實則可攻故宜大承氣若腹微滿初頭鞕後必溏者熱而不實邪未及結則

不可攻攻之必脹滿不能食也

陽明病譫語發潮熱脉滑而疾者小承氣湯主之因與承氣湯一升腹中轉失氣者更服一升若不轉失氣勿更與之明日不大便脉反微濇者裏虚也爲難治不可更與承氣湯也

譫語發潮熱胃實之徵也脉滑而疾則與滑而實者差異矣故不與大承氣而與小承氣也若服一升而轉失氣者知有燥屎在胃中可更服一升若不轉失氣者此必初鞕後溏不可更與服之一如前二條之意也乃明日不大便而脉反微濇則邪

氣未去而正氣先衰補則礙邪攻則傷正故曰難治便雖未通豈可更以承氣攻之哉

得病二三日脈弱無太陽柴胡證煩躁心下鞕至四五日雖能食以小承氣湯少少與微和之令小安至六日與承氣湯一升若不大便六七日小便少者雖不能食但初頭鞕後必溏未定成鞕攻之必溏須小便利屎定鞕乃可攻之宜大承氣湯

傷寒能食者為胃熱而不實不能食者為胃熱而實而胃實之證小便數者可攻小便少者則不可攻得病二三日脈不浮而弱而又無太陽柴胡之

證知其病獨在陽明之表也煩躁心下鞕至四五日不解則裏證復具故雖能食亦必以小承氣微和胃氣至六日熱漸成實當更與大承氣一升以盡其病也若不大便六七日於法當下而小便少者則水穀不分知其初鞕後溏然雖不能食亦不可便與攻法須俟其小便利屎鞕然後以大承氣與之夫不大便而津液竭者不可下須俟其津液還入胃中而大便自行不大便而小便少者亦不可下必俟其津液偏滲水道而後可與下法蓋津液已竭而強攻之則正虛不復大便未鞕而輒攻

之。則邪去不盡。學者不可。不審。勿輕用下藥也。

傷寒不大便六七日。頭痛有熱者。與承氣湯。其小便清者。知不在裏。仍在表也。當須發汗。若頭痛者。必衄。宜桂枝湯。

太陽風寒外束。令人頭痛。陽明熱氣上冲。亦令人頭痛。傷寒不大便六七日。頭痛有熱證者。知其熱盛於裏。而氣蒸於上。非風寒在表之謂矣。故可與承氣湯下之。然熱盛於裏者。其小便必短赤。若小便清者。知其熱不在於裏。而仍在於表。當以桂枝湯發其汗。而不可以承氣湯攻其裏也。若頭痛不

除者熱留於經必發鼻衄宜桂枝湯四字疑在當須發汗句下　此條從太陽篇中移入

汗出譫語者以有燥屎在胃中此爲風也須下之過經乃可下之下之若早語言必亂以表虛裏實故也下之則愈宜大承氣湯

汗出譫語謂風未去表而胃已成實也故曰有燥屎在胃中又曰此爲風也須下之過經乃可下之見胃實須下而風未去表則必過經而後可下不然表間邪氣又將入裏胃益增熱而語言錯亂矣表虛裏實即表和裏病之意言邪氣入而併於裏

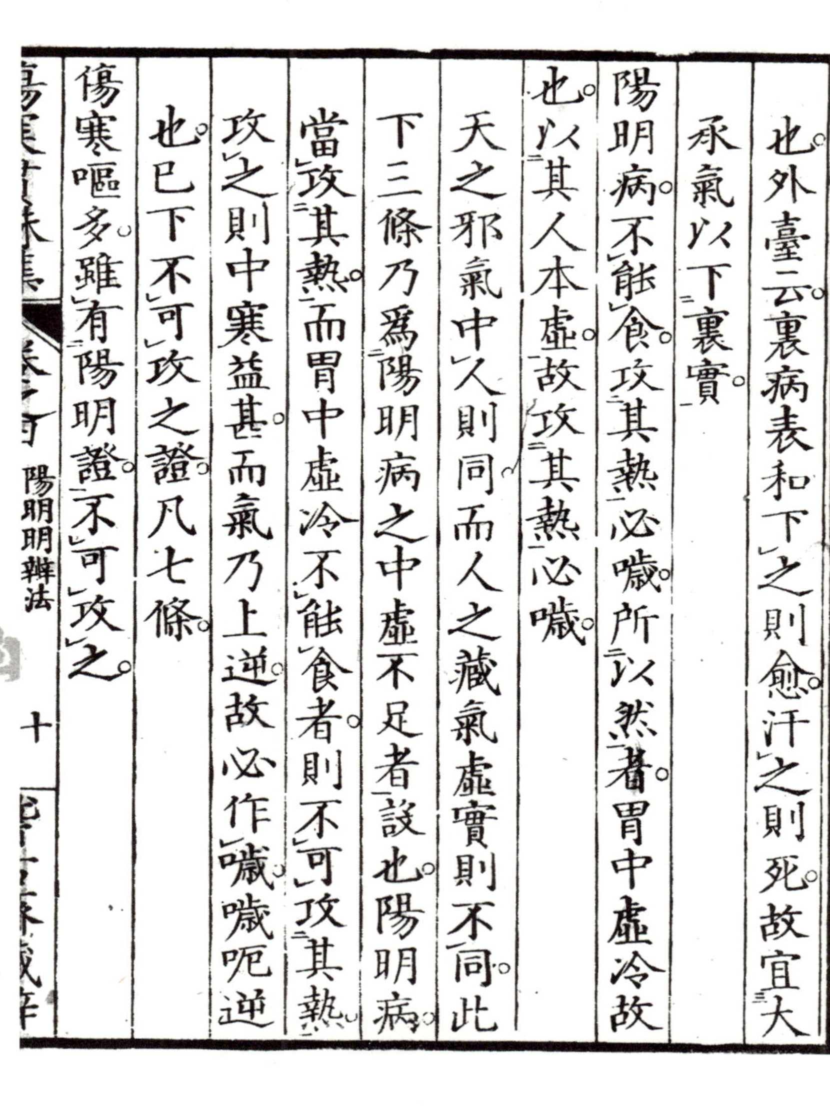

也。外臺云。裏病表和。下之則愈。汗之則死。故宜大承氣。以下裏實。

陽明病。不能食。攻其熱必噦。所以然者。胃中虛冷故也。以其人本虛。故攻其熱必噦。

天之邪氣中人則同。而人之藏氣虛實則不同。此下三條。乃爲陽明病之中虛不足者設也。陽明病當攻其熱。而胃中虛冷。不能食者。則不可攻其熱。攻之則中寒益甚。而氣乃上逆。故必作噦。噦，呃逆也。已下不可攻之證。凡七條。

傷寒嘔多。雖有陽明證。不可攻之。

夫陽明病心下鞕滿者，不可攻之，攻之利遂不止者死，利止者愈。

陽明病面合赤色，不可攻之，攻之⑤必發熱色黄，小便不利。⑥

陽明雖有可下之例，然必表證全無，而熱結在腸中者，方可攻之。若嘔多者，邪在膈也；心下鞕滿者，邪未下于胃也；面合赤色者，邪氣怫鬱在表也；故皆不可攻之。攻之則裏虚而熱入，其淫溢於下者，則下利不止；其蓄聚于中者，則發熱色黄，小便不利。其或幸而不死者，邪氣竟從下奪而愈耳。然亦難矣。

陽明病脈遲。食難用飽。飽則微煩頭眩。必小便難。此欲作穀疸。雖下之。腹滿如故。所以然者。脈遲故也。

脈遲者。氣弱而行不利也。氣弱不行。則穀化不速。穀化不速。則穀氣鬱而生熱。其熱上冲則作頭眩。氣上冲者。不下走。則小便難。而熱之鬱於中者。不得下行。濁道。必將蒸積爲黄。故曰欲作穀疸。然以穀氣鬱而成熱。而非胃有實熱。故雖下之而腹滿不去。不得與脈數胃實者同論也。

陽明病本自汗出。醫更重發汗。病已差。尚微煩不了了者此大便必鞕故也以亡津液胃中乾燥故令大便鞕當問其小便日幾行若本小便日三四行今日再行故知大便不久出今爲小便數少以津液當還入胃中故知不久必大便也

陽明病不大便有熱結與津竭兩端熱結者可以寒下可以鹹軟津竭者必津回燥釋而後便可行也兹已汗復汗重亡津液胃燥便鞕是當求之津液而不可復行攻逐矣小便本多而今數少則肺中所有之水精不直輸於膀胱而還入于胃府於是燥者得潤鞕者得軟結者得通故曰不久必大

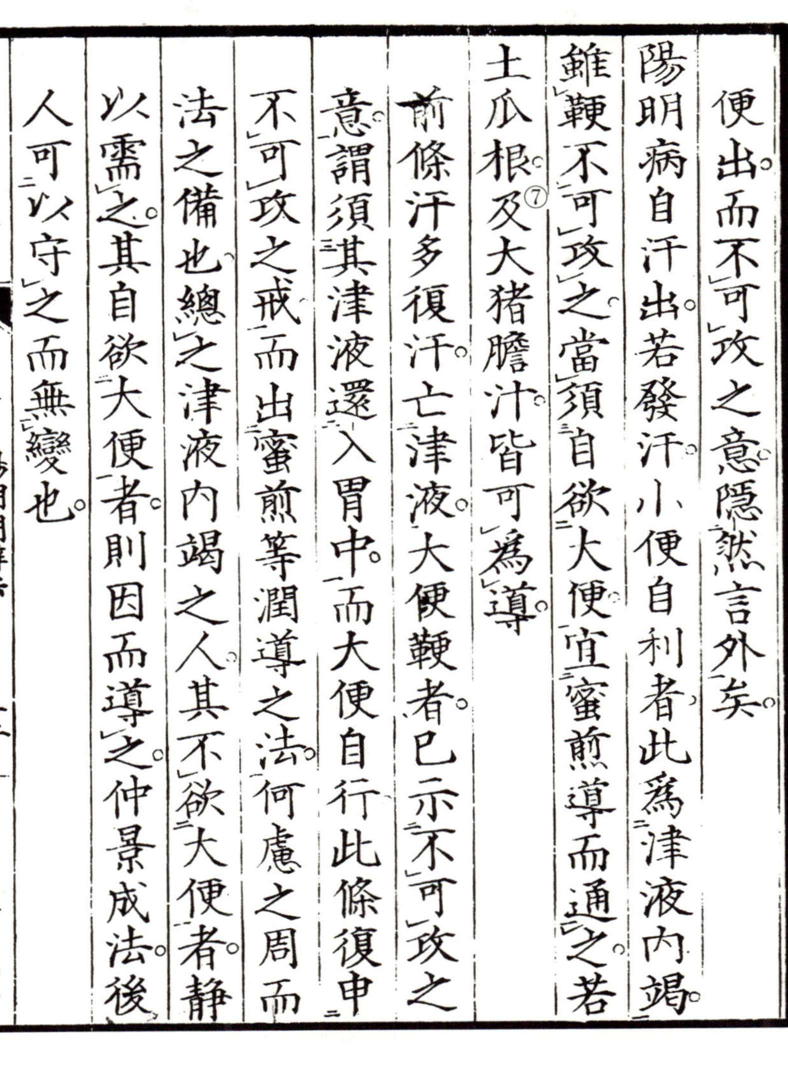

便出而不可攻之意隱然言外矣

陽明病自汗出若發汗小便自利者此爲津液内竭雖鞕不可攻之當須自欲大便宜蜜煎導而通之若土瓜根⑦及大猪膽汁皆可爲導

前條汗多復汗亡津液大便鞕者已示不可攻之意謂須其津液還入胃中而大便自行此條復申不可攻之戒而出蜜煎等潤導之法何慮之周而法之備也總之津液内竭之人其不欲大便者静以需之其自欲大便者則因而導之仲景成法後人可以守之而無變也

蜜煎導方

蜜七合

右一味，內銅器中，微火煎之，稍凝似飴⑧狀，攪之勿令焦著，欲可丸，併手捻作梃，令頭銳，大如指，長二寸許，當熱時急作，冷則硬，以內穀道中，以手急抱，欲大便時乃去之。

猪膽汁方

大猪膽一枚，瀉汁，和醋少許，以灌穀道中，如一食頃，當大便出。

趺陽脈浮而濇，浮則胃氣強，濇則小便數，浮濇相搏，大便则難。其脾爲約。麻仁丸主之。

浮者陽氣多。濇者陰氣少。而趺陽見之。是爲胃強而脾弱。約約束也。猶弱者受強之約束。而氣餒不用也。脾不用而胃獨行。則水液併趨一處。而大便失其潤矣。大黄枳實厚朴所以瀉令胃弱。麻仁杏仁芍藥所以滋令脾厚。用蜜丸者。恐速下而傷其脾也。蓋即取前條潤導之意。而少加之力。亦傷寒下藥之變法也。

麻仁⑨丸方

麻仁二升　芍藥半升⑩　枳實半觔炙

大黃一斤[11]　杏仁一升[12]　厚朴一尺炙去皮

右六味。爲末。煉蜜爲丸。桐子大。飲服十丸。日三服。漸加。以和爲度。

陽明雜治法第三

○發黃證治七條

陽明病。無汗。小便不利。心中懊憹者。身必發黃。

陽明病。被火。額上微汗出。小便不利者。必發黃。

邪入陽明。寒已變熱。若更被火。則邪不得去。而熱反內增矣。且無汗則熱不外越。小便不利則熱不下泄。蘊蓄不解。集於心下。而聚於脾間。必惡熱爲

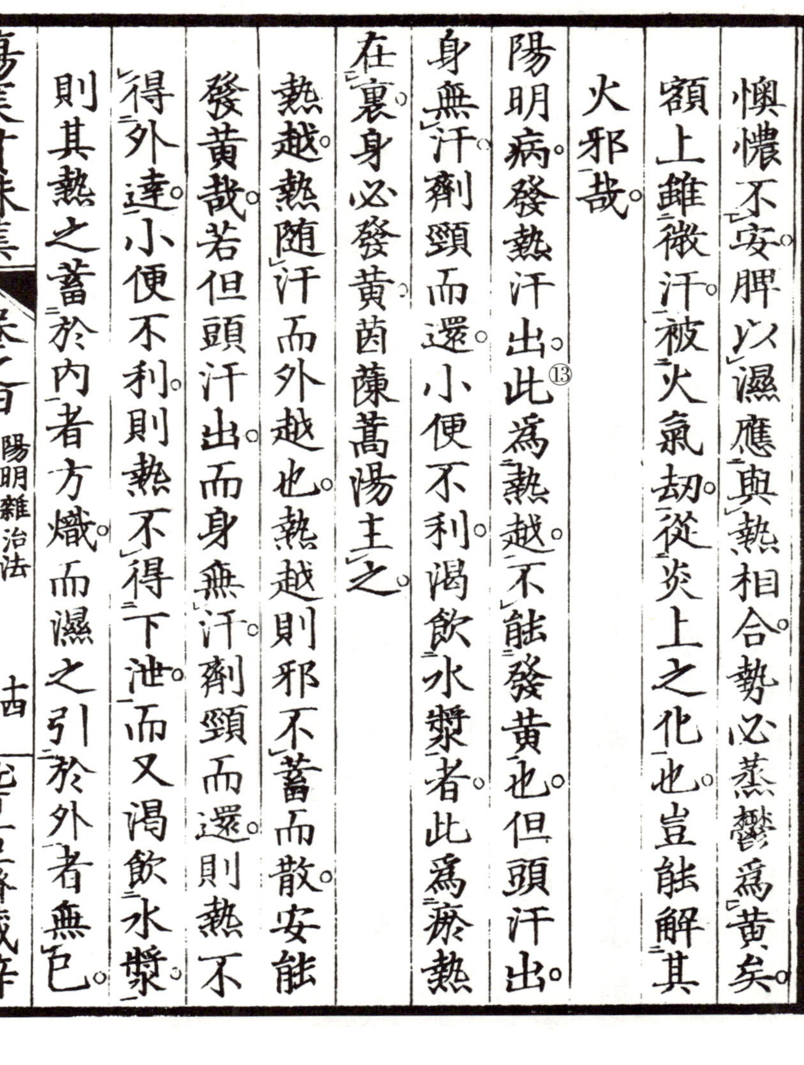

懊憹不安。脾以濕應，與熱相合。勢必蒸鬱爲黄矣。額上雖微汗。被火氣劫。從炎上之化也。豈能解其火邪哉。

陽明病。發熱汗出。⑬此爲熱越。不能發黄也。但頭汗出。身無汗。劑頸而還。小便不利。渴飲水漿者。此爲瘀熱在裏。身必發黄。茵蔯蒿湯主之。

熱越。熱隨汗而外越也。熱越則邪不蓄而散。安能發黄哉。若但頭汗出。而身無汗。劑頸而還。則熱不得外達。小便不利。則熱不得下泄。而又渴飲水漿。則其熱之蓄於内者方熾。而濕之引於外者無已。

濕與熱得瘀鬱不解則必蒸發爲黃矣茵蔯蒿湯苦寒通泄使病從小便出也

茵蔯蒿湯方

茵蔯蒿六兩　梔子十四枚擘　大黃二兩去皮

右三味以水一斗二⑭升先煮茵蔯減六升內二味煑取三升去滓分温三服小便當利尿如皂角汁狀色正赤一宿腹減黃從小便去也

傷寒發汗已身目爲黃所以然者以寒濕在裏不解故也以爲不可下也於寒濕中求之

傷寒發汗已熱與汗越不能發黃而反身目爲黃

者。以寒濕深入在裏。汗雖出而寒濕不與俱出也。寒濕在裏。必傷於脾。脾傷而色外見。則身目爲黃。是不可比於瘀熱在裏之例而輒用下法也。云於寒濕中求之者。意非溫脾燥濕不可耳。

傷寒七八日。身黃如橘子色。小便不利。腹微滿者。茵蔯蒿⑮湯主之。

此則熱結在裏之證也。身黃如橘子色者。色黃而明。爲熱黃也。若濕黃則色黃而晦。所謂身黃如薰黃也。熱結在裏。爲小便不利腹微滿。故宜茵蔯蒿湯下熱通瘀爲主也。

傷寒身黃發熱者。梔子蘗皮湯主之。

此熱瘀而未實之證。熱瘀故身黃。熱未實故發熱而腹不滿。梔子徹熱於上。蘗皮清熱於下。而中未及實。故須甘草以和之耳。

梔子蘗皮湯方

梔子十五[16]枚[17]擘 甘草[18]一兩炙 蘗皮二兩

右三味。以水四升。煮取一升半。去滓分溫再服。

傷寒瘀熱在裏。身必發黃。麻黃連軺赤小豆湯主之。

此亦熱瘀而未實之證。瘀熱在裏者。汗不得出而熱瘀於裏也。故與麻黃杏仁生薑之辛溫。以發越

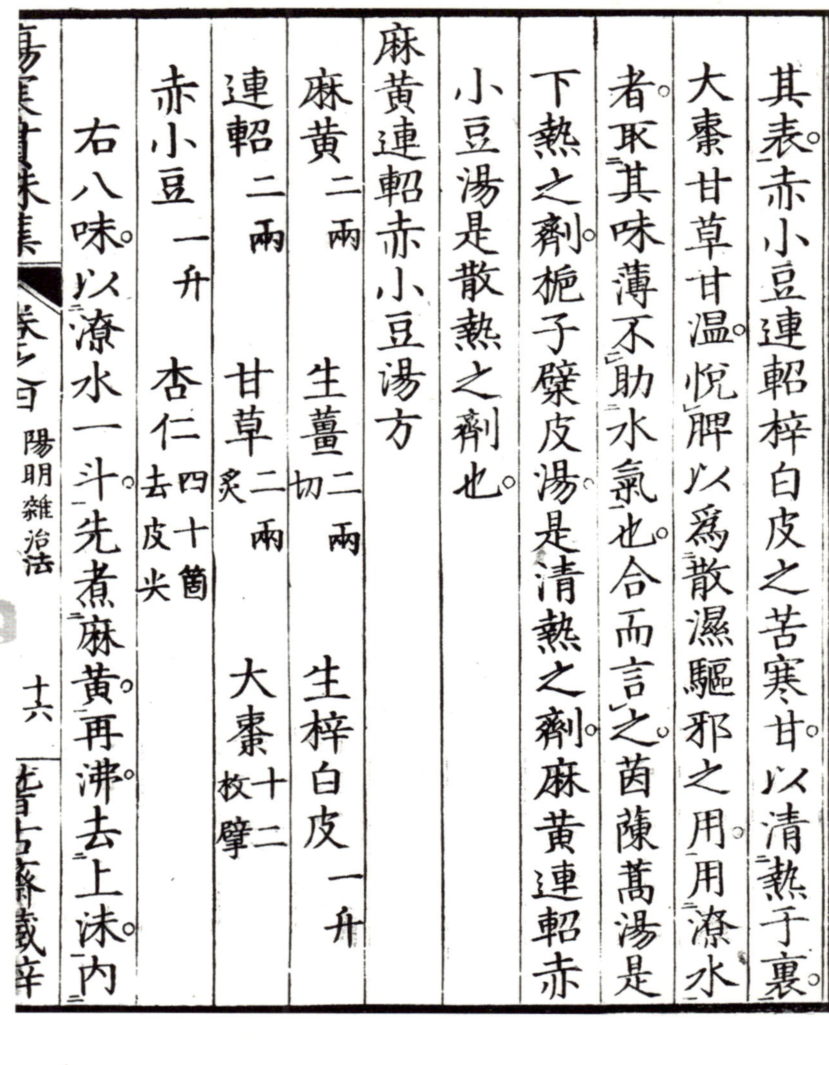

其表赤小豆連軺梓白皮之苦寒甘以清熱于裏大棗甘草甘温悅脾以爲散濕驅邪之用用潦水者取其味薄不助水氣也合而言之茵蔯蒿湯是下熱之劑梔子蘗皮湯是清熱之劑麻黃連軺赤小豆湯是散熱之劑也

麻黃連軺赤小豆湯方

麻黃二兩　生薑二兩切　生梓白皮一升

連軺二兩　甘草二兩炙　大棗十二枚擘

赤小豆一升　杏仁四十箇去皮尖

右八味以潦水一斗先煮麻黃再沸去上沫内

諸藥煮取三升分溫三服半日服盡

○畜血證治二條

陽明證其人喜忘者必有畜血所以然者本有久瘀血故令喜忘屎雖鞕大便反易其色必黑宜抵當湯下之

喜忘即善忘畜血者熱與血畜於血室也以衝任之脈並陽明之經而其人又本有瘀血久留不去適與邪得即畜積而不解也畜血之證其大便必鞕然雖鞕而其出反易者熱結在血而不在糞也其色必黑者血瘀久而色變黑也是宜入血破結

之劑下其瘀血，血去則熱亦不留矣。

病人無表裏證，發熱七八日，雖脈浮數者，可下之。假令已下，脈數不解，合熱則消穀善飢，至六七日不大便者，有瘀血也，宜抵當湯。若脈數不解，而下不止，必協熱而便膿血也。⑲

無表裏證，與前第二十五條同。發熱七八日而無太陽表證，知其熱盛於內，而氣蒸於外也。脈雖浮數，亦可下之，以除其熱，令身熱去，脈數解則愈。假令已下，脈浮去而數不解，知其熱不在氣而在血也。熱在血，則必病於血，而其變亦有二。合，猶併也。

言熱氣併於胃。為消穀善飢。至六七日不大便者。其血必畜於中。若不併於胃而下利不止者。其血必走於下。畜於中者。為有瘀血。宜抵當湯結者散之。亦留者攻之也。走于下者。為協熱而便膿血。則但宜入血清熱而已。

卷四終

校注

①憒（kuì）：烦乱。
②内：成本下有『下』字。
③不可：成本无『可』字。
④可：成本作『乃可』。
⑤攻之：成本无此二字。
⑥不利：成本下有『也』字。
⑦及：成本下有『與』字。
⑧似餳：成本作『如飴』。
⑨麻仁：成本作『麻子仁』。
⑩半升：成本作『半斤』。
⑪一觔：成本下有『去皮』二字。
⑫一升：成本作『一觔』，下有『去皮尖，熬，别作脂』。
⑬此：朱本作『世』。
⑭二升：成本无此二字。
⑮茵蔯蒿湯：成本无『蒿』字。

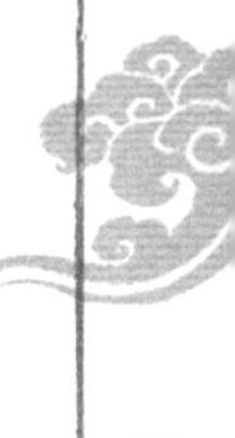

⑯十五枚：成本作『一十五個』。

⑰擘：成本无『擘』字。

⑱炙：成本无『炙』字。

⑲也：成本无『也』字。

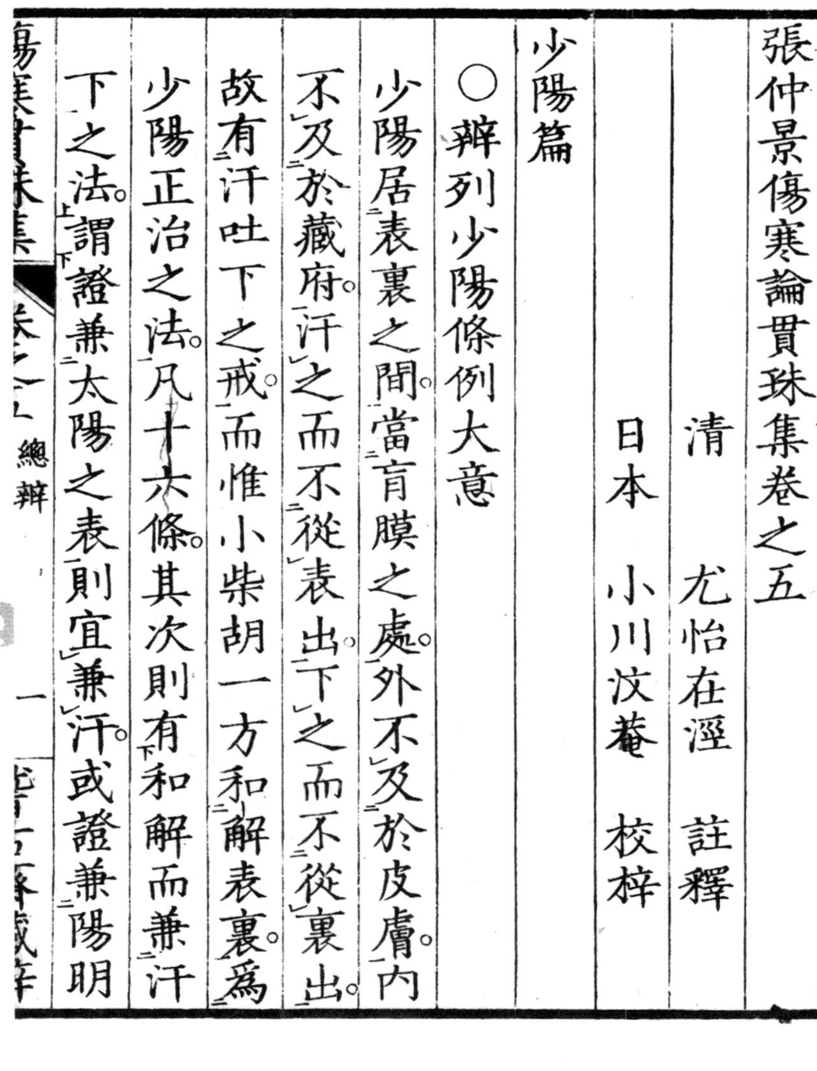

張仲景傷寒論貫珠集卷之五

清　尤怡在涇　註釋
日本　小川汶菴　校梓

少陽篇

○辨列少陽條例大意

少陽居表裏之間。當肓膜之處。外不及於皮膚。內不及於藏府。汗之而不從表出。下之而不從裏出。故有汗吐下之戒。而惟小柴胡一方和解表裏。爲少陽正治之法。凡十六條。其次則有和解而兼汗下之法。謂證兼太陽之表。則宜兼汗。或證兼陽明之裏。則宜兼下。如柴胡桂枝湯。柴胡桂枝乾薑湯。柴胡加芒硝湯。大柴胡湯等方。是也。夫有汗下之禁。而或汗之。或下之。此亦少陽權變法也。凡四條。

又其次爲刺法。如縱横脇滿合併之病。當刺期門大椎肺俞肝俞諸穴。是也。凡四條。

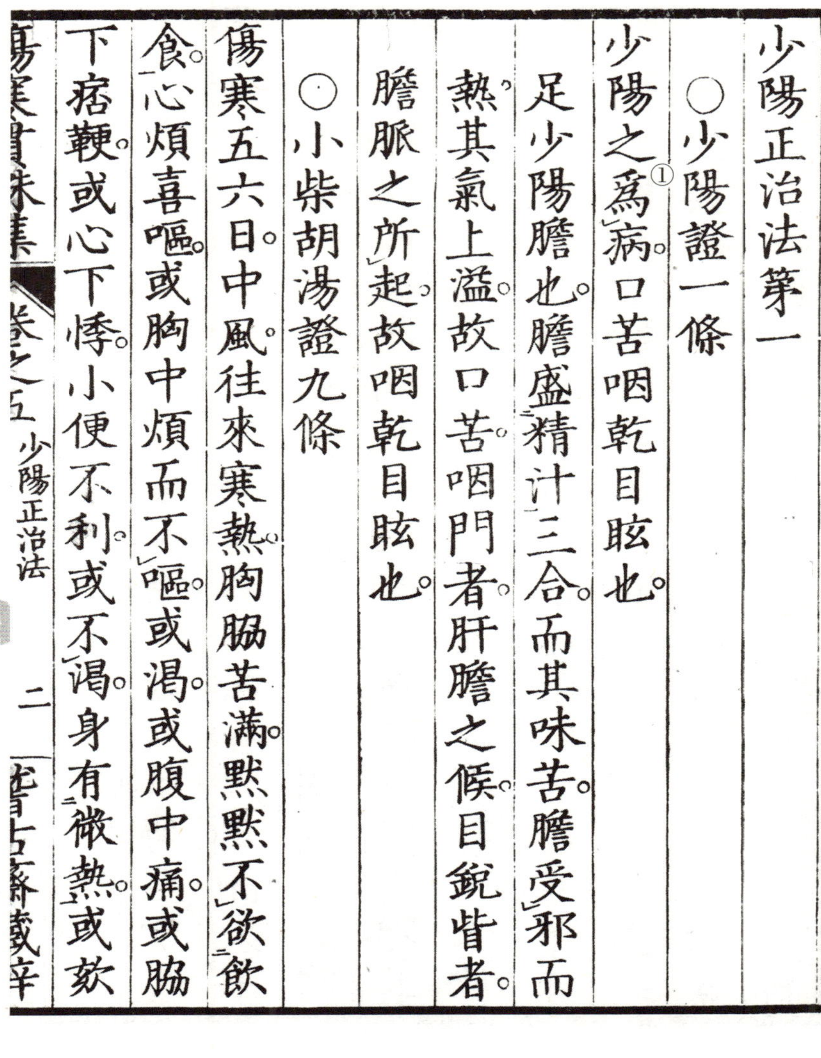

少陽正治法第一

○少陽證一條

少陽之爲①病。口苦咽乾目眩也。

足少陽膽也。膽盛精汁三合。而其味苦。膽受邪而熱。其氣上溢。故口苦。咽門者肝膽之候。目銳眥者膽脈之所起。故咽乾目眩也。

○小柴胡湯證九條

傷寒五六日。中風。往來寒熱。胸脇苦滿。默默不欲飲食。心煩喜嘔。或胸中煩而不嘔。或渴。或腹中痛。或脇下痞鞕。或心下悸。小便不利。或不渴。身有微熱。或欬者。與小柴胡湯主之。

傷寒五六日。中風者。言或傷寒五六日。傳至少陽。或少陽本經自中風邪。非既傷寒五六日而又中于風也。往來寒熱者。少陽居表裏之間。進而就陰則寒。退而從陽則熱也。胸脇苦滿者。少陽之脈。其直者從缺盆下腋循胸過季脇故也。默默不欲飲食。心煩喜嘔者。木火相通。而膽喜犯胃也。或者未定之辭。以少陽爲半表半裏。其氣有乍進乍退之機。故其病有或然或不然之異。而少陽之病。但見有往來寒熱胸脇苦滿之證。便當以小柴胡和解

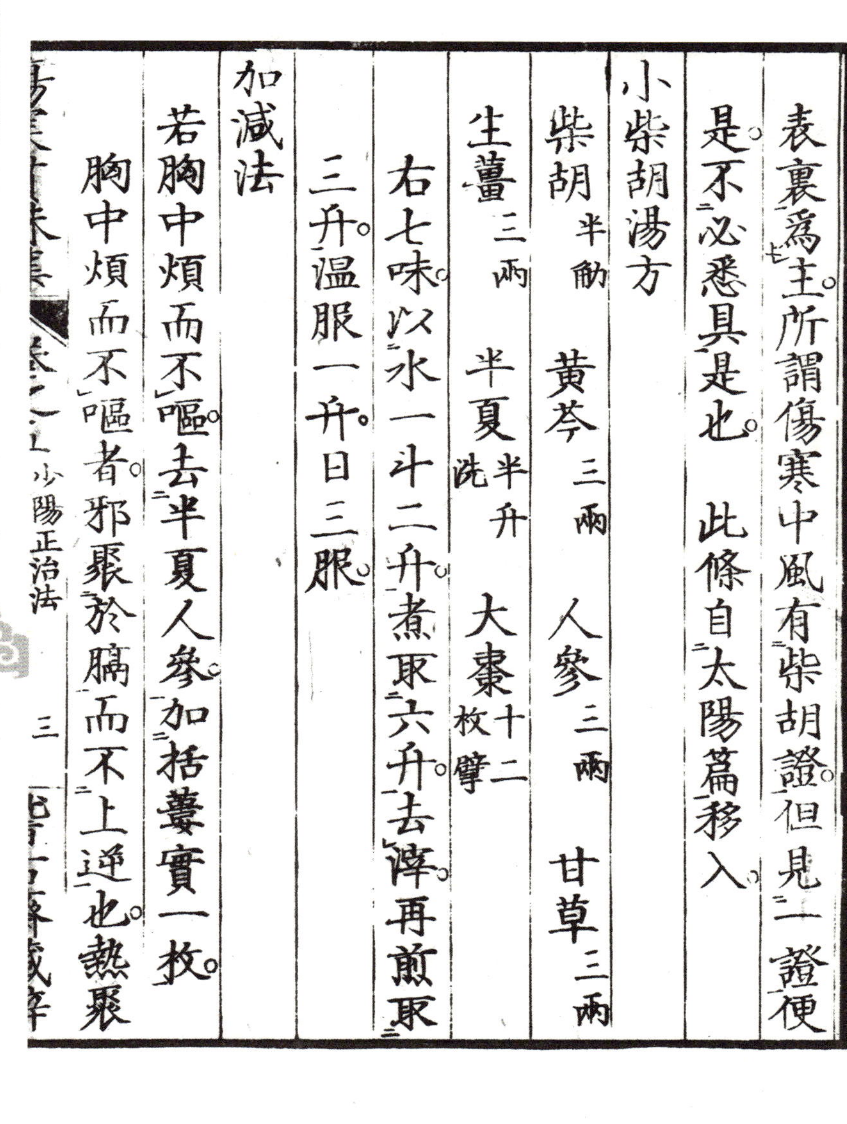

表裏爲主。所謂傷寒中風有柴胡證。但見一證便是。不必悉具是也。　此條自太陽篇移入

小柴胡湯方

柴胡半觔　黄芩三兩　人參三兩　甘草三兩
生薑三兩　半夏半升洗　大棗十二枚擘

右七味。以水一斗二升。煮取六升。去滓。再煎取三升。溫服一升。日三服。

加減法

若胸中煩而不嘔。去半夏人參。加括蔞實一枚。

胸中煩而不嘔者。邪聚於膈而不上逆也。熱聚則不得以甘補。不逆則不必以辛散。故去人參半夏。而加括蔞實之寒。以除熱而蕩實也。

若渴者。去半夏。加人參合前成四兩半。括蔞根四兩。

渴者。水火内煩。而津虛氣燥也。故去半夏之溫燥。而加人參之甘潤。括蔞根之涼苦。以徹熱而生津也。

若腹中痛者。去黄芩。加芍藥三兩。

腹中痛者。水邪傷土也。黄芩苦寒。不利脾陽。芍藥酸寒。能於土中瀉②木。去邪氣。止腹痛也。

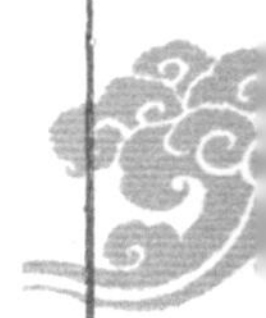

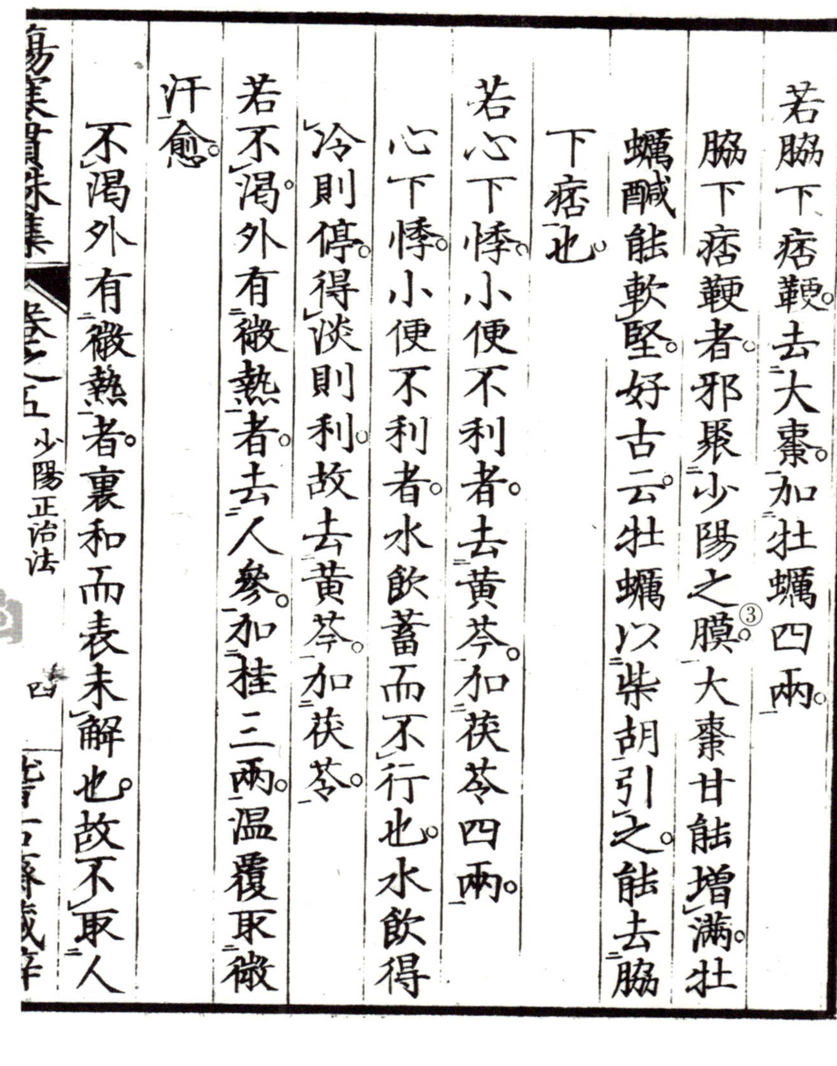

若脇下痞鞕去大棗加牡蠣四兩

脇下痞鞕者邪聚少陽之膜③大棗甘能增滿牡蠣鹹能軟堅好古云牡蠣以柴胡引之能去脇下痞也

若心下悸小便不利者去黄芩加茯苓四兩

心下悸小便不利者水飲蓄而不行也水飲得冷則停得淡則利故去黄芩加茯苓

若不渴外有微熱者去人參加桂三兩溫覆取微汗愈

不渴外有微熱者裏和而表未解也故不取人

參之補裏而用桂枝之解外也

若欬者去人參大棗生薑加五味子半升乾薑二兩

欬者肺寒而氣逆也經曰肺苦氣上逆急食酸以收之又曰形寒飲冷則傷肺故加五味之酸以收逆氣乾薑之温以却肺寒參棗甘壅不利於逆生薑之辛亦惡其散耳

血弱氣盡腠理開邪氣因入與正氣相搏結於胸下正邪分爭往來寒熱休作有時默默不欲飲食藏府相連其痛必下邪高痛下故使嘔也小柴胡湯主之

服柴胡湯已渴者屬陽明也以法治之

血弱氣盡腠理開謂亡血新産勞力之人氣血不足腠理疎豁而邪氣乘之也邪入必與正相搏而結于脇下脇下者少陰之募而少陰者陰陽之交也邪氣居之陰出而與邪爭則寒陽入而與邪爭則熱陰陽出入各有其時故寒熱往來休作有時也默默不欲飲食義如上條藏府相連四句是原所以邪氣入結之故謂膽寄於肝地逼氣通是以其邪必從府而入藏所謂其痛必下也邪高謂病所來處痛下謂病所結處邪欲入而正拒之則必

上逆而嘔也。至其治法，亦不出小柴胡和解表裏之法。服後邪解氣和，口必不渴。若渴者，是少陽邪氣復還陽明也。以法治之者，謂當從陽明之法，而不可復從少陽之法矣。　此條從太陽篇移入。

傷寒四五日，身熱惡風，頸項強，脇下滿，手足溫而渴者，小柴胡湯主之。

此條類似太陽與少陽併病，以太陽不得有脇下滿，少陽不得有頸項強，且手足溫而渴，知其邪不獨在表，而亦在裏也。欲合表裏而並解，則非小柴胡不可耳。　此條從太陽篇移入。

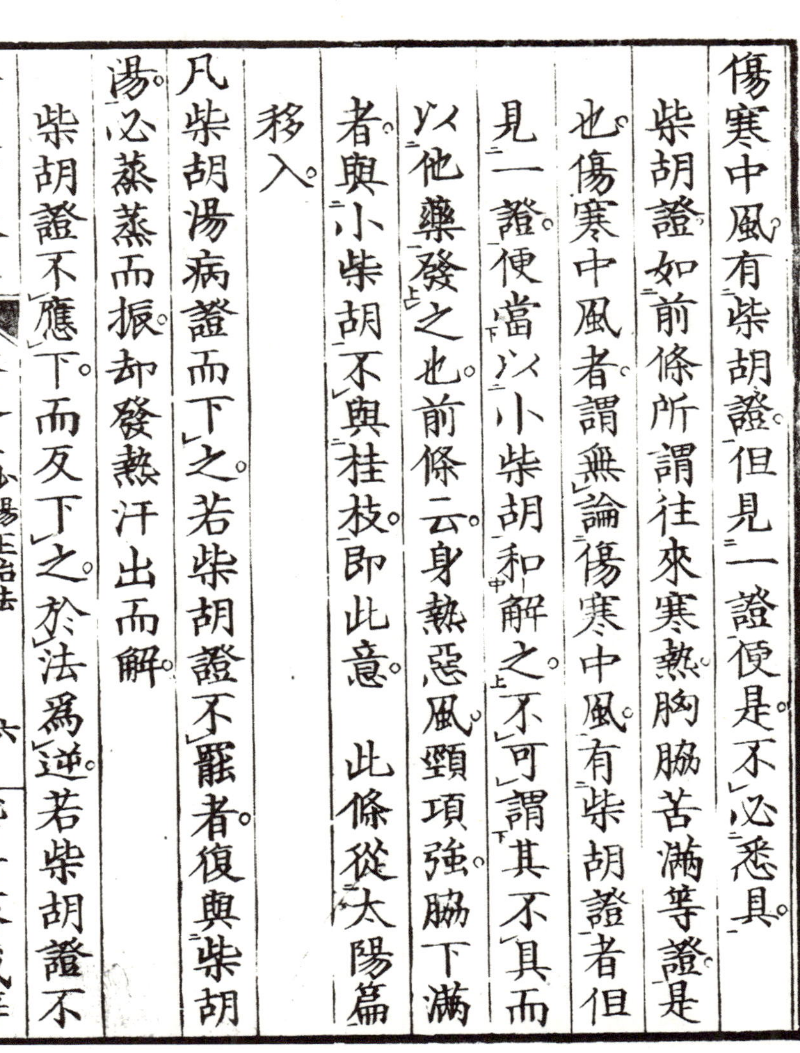

傷寒中風有柴胡證但見一證便是不必悉具

柴胡證如前條所謂往來寒熱胸脇苦滿等證是也傷寒中風者謂無論傷寒中風有柴胡證者但見一證便當以小柴胡和解之不可謂其不具而以他藥發之也前條云身熱惡風頸項強脇下滿者與小柴胡不與桂枝即此意　此條從太陽篇移入

凡柴胡湯病證而下之若柴胡證不罷者復與柴胡湯必蒸蒸而振却發熱汗出而解

柴胡證不應下而反下之於法爲逆若柴胡證不

罷者仍宜柴胡湯和解所謂此雖已下不爲逆也蒸蒸而振者氣從內達邪從外出有戰勝之義焉是以發熱汗出而解也　此條從太陽篇移入

傷寒陽脈濇陰脈弦法當腹中急痛者先與小建中湯不差者與小柴胡湯主之

陽脈濇陽氣少也陰脈弦陰有邪也陽不足而陰乘之法當腹中急痛故以小建中湯溫裏益虛散陰氣若不差知非虛寒在裏而是風邪內干也故當以小柴胡湯散邪氣止腹痛　此條從太陽篇移入

傷寒五六日。頭汗出。微惡寒。手足冷。心下滿。口不欲食。大便鞕。脈細者。此爲陽微結。必有表。復有裏也。脈沉亦在裏也。汗出爲陽微。假令純陰結。不得復有外證。悉入在裏。此爲半在裏半在外也。脈雖沉緊。不得爲少陰病。所以然者。陰不得有汗。今頭汗出。故知非少陰也。可與小柴胡湯。設不了了者。得屎而解

頭汗出。微惡寒。爲表證。手足冷。心下滿。口不欲食。大便鞕。脈細。爲裏證。陽微結者。陽邪微結。未純在裏。亦不純在表。故曰必有表。復有裏也。傷寒陰邪中於陰者。脈沉。陽邪結於裏者。脈亦沉。合之于證

無外證者。爲純在裏。有外證者。爲半在表也。無陽證者。沉爲在陰。有陽證者。沉爲在裏也。夫頭爲陽之會。而陰不得有汗。今脈沉緊而頭汗出。知其病不在少陰。亦併不純在表。故可與小柴胡湯合外內而并治之耳。設不了了者。必表解。而裏未和也。故曰得屎而解。

本太陽病不解。轉入少陽者。脇下鞕滿。乾嘔不能食。往來寒熱。尚未吐下。脈沉緊者。與小柴胡湯。若已吐下發汗溫鍼。譫語。柴胡湯證罷。此爲壞病。知犯何逆。以法治之。

本太陽脈浮頭痛惡寒之證而轉爲脇下鞕滿乾嘔不能食往來寒熱者太陽不解而傳入少陽也尚未吐下不經藥壞者脈雖沈緊可與小柴胡以和之以證見少陽舍脈而從證也或云脈沈緊連上未吐下看言尚未經吐下與脈未至沈緊者知其邪猶在經可與小柴胡以和之或云沈當作浮前陽明篇第四十七條云病過十日脈續浮者與小柴胡湯是也並通若已吐下發汗溫鍼疊傷津液胃燥譫語而脇下鞕滿乾嘔等證反罷者此衆法盡投正已大傷而邪猶不解謂之壞病非小柴

胡所得而治者，須審其因犯何逆，隨證以法治之。

○少陽汗吐下之禁二條

傷寒，脈弦細，頭痛發熱者，屬少陽。少陽不可發汗，發汗則譫語。此屬胃，胃和則愈，胃不和則煩而悸。

經曰：少陽之至，其脈弦。故頭痛發熱者，三陽表證所同，而脈弦細，則少陽所獨也。少陽經兼半裏熱氣已動，是以不可發汗。發汗則津液外亡，胃中乾燥，必發譫語。云此屬胃者，謂少陽邪氣併于陽明胃府也。若邪去而胃和則愈，設不和則木中之火又將併入心藏，而為煩為悸矣。

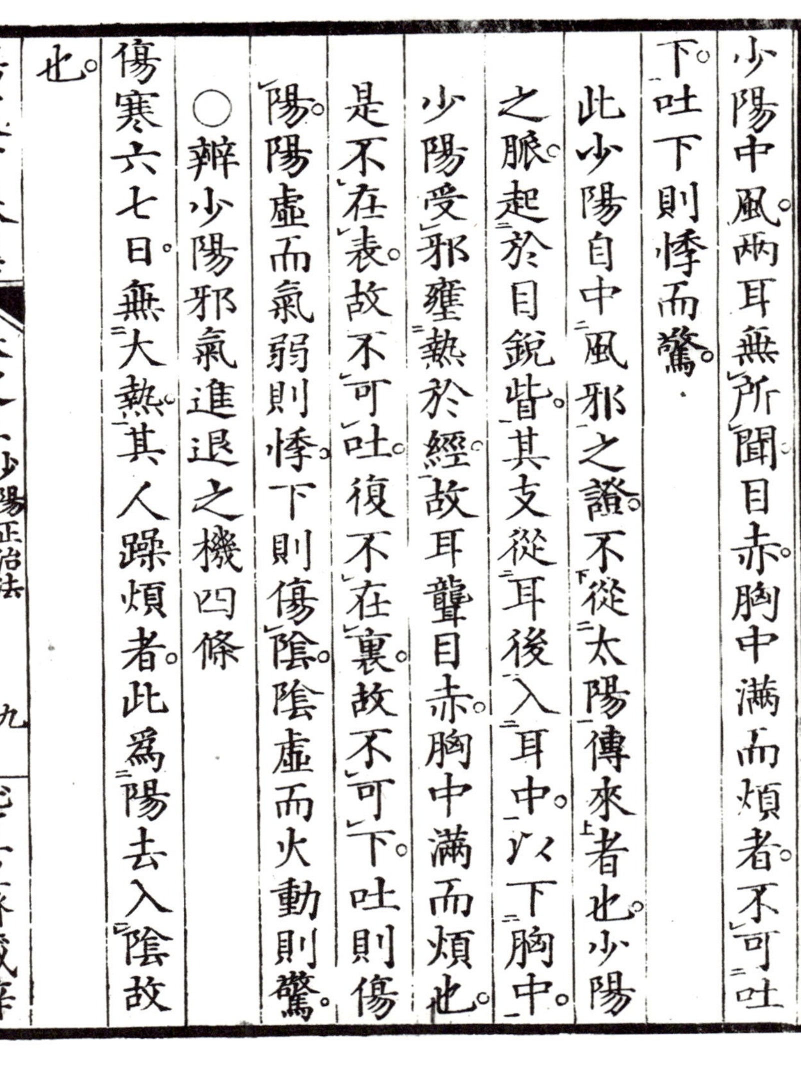

少陽中風。兩耳無所聞。目赤。胸中滿而煩者。不可吐下。吐下則悸而驚。

此少陽自中風邪之證。不從太陽傳來者也。少陽之脈。起於目銳眥。其支從耳後入耳中。以下胸中。少陽受邪。壅熱於經。故耳聾目赤。胸中滿而煩也。是不在表。故不可吐。復不在裏。故不可下。吐則傷陽。陽虛而氣弱則悸。下則傷陰。陰虛而火動則驚。

○辨少陽邪氣進退之機四條

傷寒六七日。無大熱。其人躁煩者。此爲陽去入陰。故也。

邪氣在表則發熱。入裏則躁煩。傷寒六七日外無大熱。而其人躁煩者。邪氣去陽而之陰也。去又訓作往。言陽邪往入陰中也。

傷寒三日。三陽爲盡。三陰當受邪。其人反能食而不嘔。此④謂三陰不受邪也。

傷寒一日太陽。二日陽明。三日少陽。四日當傳太陰。內經傷寒傳變之常法然也。陽邪傳陰則當嘔而不能食。若其人反能食不嘔。則邪氣不傳於陰。將從陽而解也。

傷寒三日。少陽脈小者。欲已也。

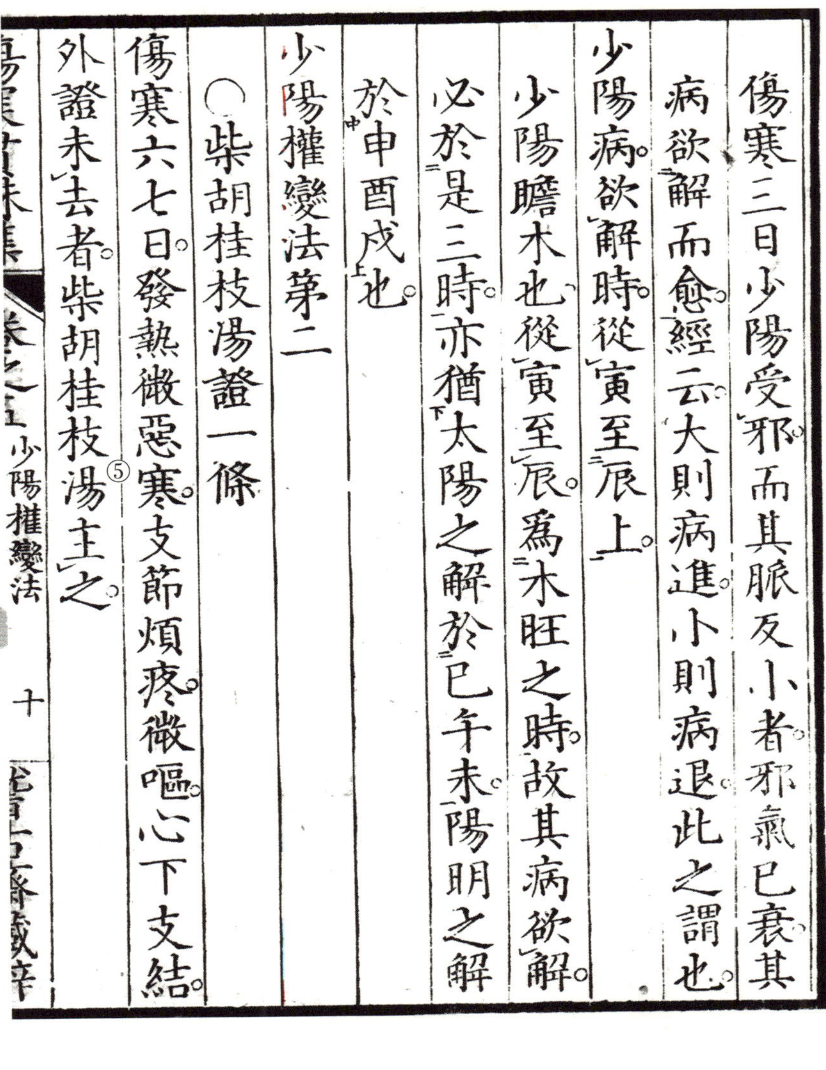

傷寒三日，少陽受邪，而其脈反小者，邪氣已衰，其病欲解而愈。經云：大則病進，小則病退。此之謂也。

少陽病，欲解時，從寅至辰上。

少陽膽木也，從寅至辰，爲木旺之時，故其病欲解，必於是三時，亦猶太陽之解於巳午未，陽明之解於申酉戌也。

少陽權變法第二

○柴胡桂枝湯證一條

傷寒六七日，發熱，微惡寒，支節煩疼，微嘔，心下支結，外證未去者，柴胡桂枝湯⑤主之。

發熱微惡寒支節煩疼邪在肌表所謂外證未去也傷寒邪欲入裏而正不容則嘔微嘔者邪入未多也支結者偏結一處不正中也與心下鞕滿不同此雖表解猶不可攻況外證未去者耶故以柴胡桂枝合劑外解表邪內除支結乃七表三裏之法也

柴胡桂枝湯方

柴胡四兩　桂枝去皮　芍藥

黃芩　人參　生薑切各一兩半

半夏二合半　甘草一兩炙　大棗六枚擘

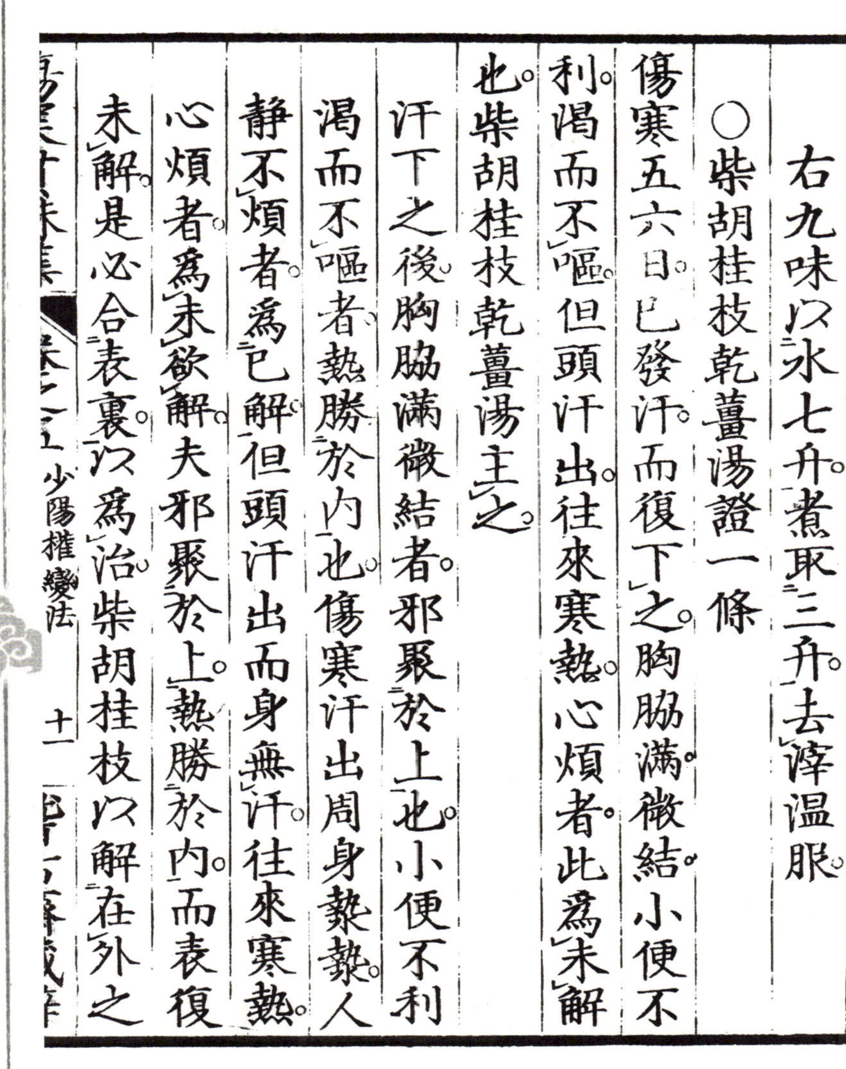

右九味以水七升煮取三升去滓温服

○柴胡桂枝乾薑湯證一條

傷寒五六日已發汗而復下之胸脇滿微結小便不利渴而不嘔但頭汗出往來寒熱心煩者此爲未解也柴胡桂枝乾薑湯主之

汗下之後胸脇滿微結者邪聚於上也小便不利渴而不嘔者熱勝於內也傷寒汗出周身漐漐人静不煩者爲已解但頭汗出而身無汗往來寒熱心煩者爲未欲解夫邪聚於上熱勝於內而表復未解是必合表裏以爲治柴胡桂枝以解在外之

邪。乾薑牡蠣以散胸中之結。括蔞根黄芩除心煩而解熱渴。炙甘草佐柴胡桂枝以發散。合芩括蔞薑蠣以和裏。爲三表七裏之法也。此條從太陽篇移入

柴胡桂枝乾薑湯方

柴胡半觔　桂枝三兩⑥　乾薑二兩⑦　黄芩三兩

括蔞根四兩　牡蠣三兩熬　甘草二兩炙

右七味。以水一斗二升。煮取六升。去滓再煎。取三升。温服一升。日三服。初服微煩。復服汗出愈

○柴胡加芒硝湯證一條

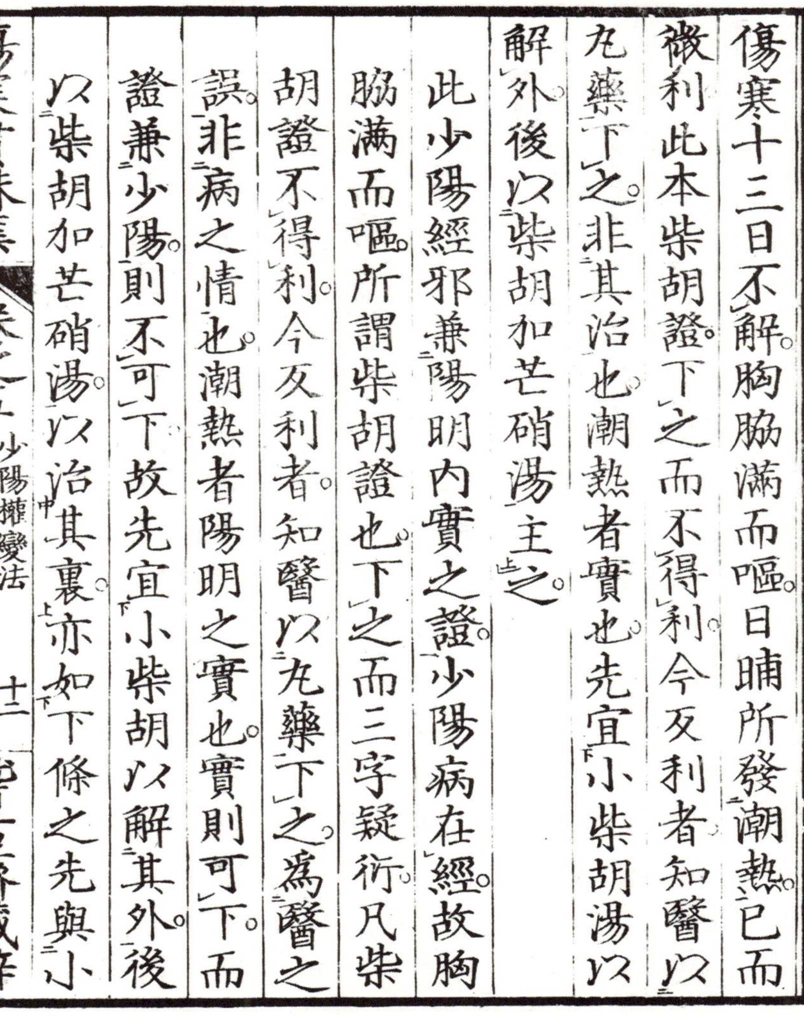

傷寒十三日不解，胸脇滿而嘔，日晡所發潮熱，已而微利。此本柴胡證，下之而不得利，今反利者，知醫以丸藥下之，非其治也。潮熱者，實也。先宜小柴胡湯以解外，後以柴胡加芒硝湯主之。

此少陽經邪兼陽明内實之證。少陽病在經，故胸脇滿而嘔，所謂柴胡證也。下之而三字疑衍。凡柴胡證不得利，今反利者，知醫以丸藥下之，爲醫之誤，非病之情也。潮熱者，陽明之實也，實則可下，而證兼少陽則不可下，故先宜小柴胡以解其外，後以柴胡加芒硝湯以治其裏，亦如下條之先與小柴胡。後與大柴胡之例也。　此條從太陽篇移入。尚從善云。此本柴胡證下之而不得利。仲景謂此本柴胡證醫誤以大柴胡湯下之。則表裏俱解。何至有下利之證云。

柴胡加芒硝湯方

於小柴胡湯方內。加芒硝六兩。餘依前法。服不解更服。

○大柴胡湯證一條

太陽病。過經十餘日。反二三下之。後四五日。柴胡證仍在者。先與小柴胡湯。嘔不止。心下急。鬱鬱微煩者。

爲未解也。與大柴胡湯。下之則愈。

太陽病過經十餘日而有柴胡證。乃邪氣去太陽。之陽明。而復之少陽也。少陽不可下。而反二三下之。於法爲逆。若後四五日。柴胡證仍在者先與小柴胡湯。所謂柴胡湯病證而下之。若柴胡證不罷者。復與柴胡。是也。若服湯已嘔不止。心下急鬱鬱微煩者。邪氣鬱滯於裏。欲出不出。欲結不結。爲未解也。與大柴胡以下裏熱則愈。亦先表後裏之意也。　此條從太陽篇移入。

大柴胡湯方

柴胡半斤　半夏半升，洗　黄芩三兩　生薑五兩⑧

枳實四枚⑨　芍藥三兩　大棗十二枚，擘　大黄二兩，酒浸⑩

右八味，以水一斗二升，煮取六升，去滓，再煎取三升⑪，温服一升，日三服。

按：大柴胡有柴胡、生薑、半夏之辛而走表，黄芩、芍藥、枳實、大黄之苦而入裏，乃表裏並治之劑。而此云大柴胡下之者，謂病兼表裏，故先與小柴胡解之，而後以大柴胡下之耳。蓋分言之，則大小柴胡各有表裏；合言之，則小柴胡主表，而大柴胡主裏。古人之言，當以意逆，往往如此。

少陽刺法第三

○刺法四條

傷寒腹滿譫語。寸口脈浮而緊。此肝乘脾也。名曰縱。刺期門。

傷寒發熱。嗇嗇惡寒。大渴欲飲水。其腹必滿。自汗出。小便利。其病欲解。此肝乘肺也。名曰橫。刺期門。

腹滿譫語。裏之實也。其脈當沉實。而反浮緊。則非裏實。乃肝邪乘脾。氣窒而熱也。縱直也。以肝木制脾土。於理爲直。故曰縱。發熱惡寒。表有邪也。其病不當有渴。而反大渴。則非內熱。乃肝邪乘肺氣鬱

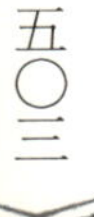

而燥也。以裏無熱不能消水，故腹滿而汗出。小便利則肺氣以行，故愈。橫不直也。以木畏金而反乘金，於理爲曲，故曰橫。二者俱瀉肝邪則愈，故刺期門。期門，肝之募也。設不知而攻其實熱，則誤矣。此病機之變，不可不審也。

太陽與少陽併病，頭項強痛，或眩冒，時如結胸，心下痞鞕者，當刺大椎第一節⑫、肺俞、肝俞，慎不可發汗。發汗則譫語，脈弦。五六日譫語不止，當刺期門。

太陽少陽併病，心下鞕，頸項強而眩者，當刺大椎、肺俞、肝俞，慎勿下之。

太陽之脉。其直者。從巔入絡腦。還出別下項。少陽之脉。起目銳眥。上抵頭角。其內行者。由缺盆下胸中。貫膈絡肝屬膽。故頭項強痛者。太陽之邪未罷。或眩冒時如結胸。心下痞鞕者。少陽之邪方盛也。大椎在脊骨第一節上。刺之。所以瀉太陽邪氣。而除頸項之強痛。肺俞在脊骨第三節下兩旁。肝俞在第九節下兩旁。刺之。所以瀉少陽邪氣。而除眩冒時如結胸。及心下之痞鞕。慎不可發汗。以亡胃液。液亡胃燥。必發譫語。且恐少陽之邪。得乘虛而干胃也。若脉弦至五六日。譫語不止。是少陽勝而陽明負。亦如陽明與少陽合病之爲失也。故當刺期門。以瀉少陽之邪。亦愼勿下之以虛其胃。胃虛邪陷。必作結胸。如本論云。太陽少陽併病。而反下之。成結胸也。

卷五終

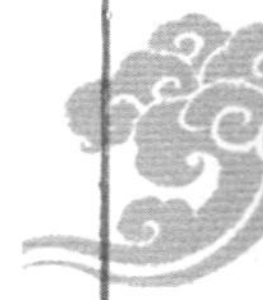

陽明正治法
陽明雜治法
少陽權變法
太陰諸法
經病證
病愈期

陽明明辨法
少陽正治法
少陽刺法
臟病脈證
經藏俱病證

貫珠集

三

校注

①為：成本无『為』字。
②水：朱本作『木』，此处为形近之误。
③膜：朱本作『募』。
④謂：成本作『為』。
⑤柴胡桂枝湯：成本作『柴胡加桂枝湯』。
⑥三兩：成本下有『去皮』二字。
⑦二兩：成本作『三兩』。
⑧五兩：成本下有『切』字。
⑨四枚：成本下有『炙』字。
⑩酒浸：成本无此二字。
⑪取三升：成本无此三字。
⑫節：成本作『間』。

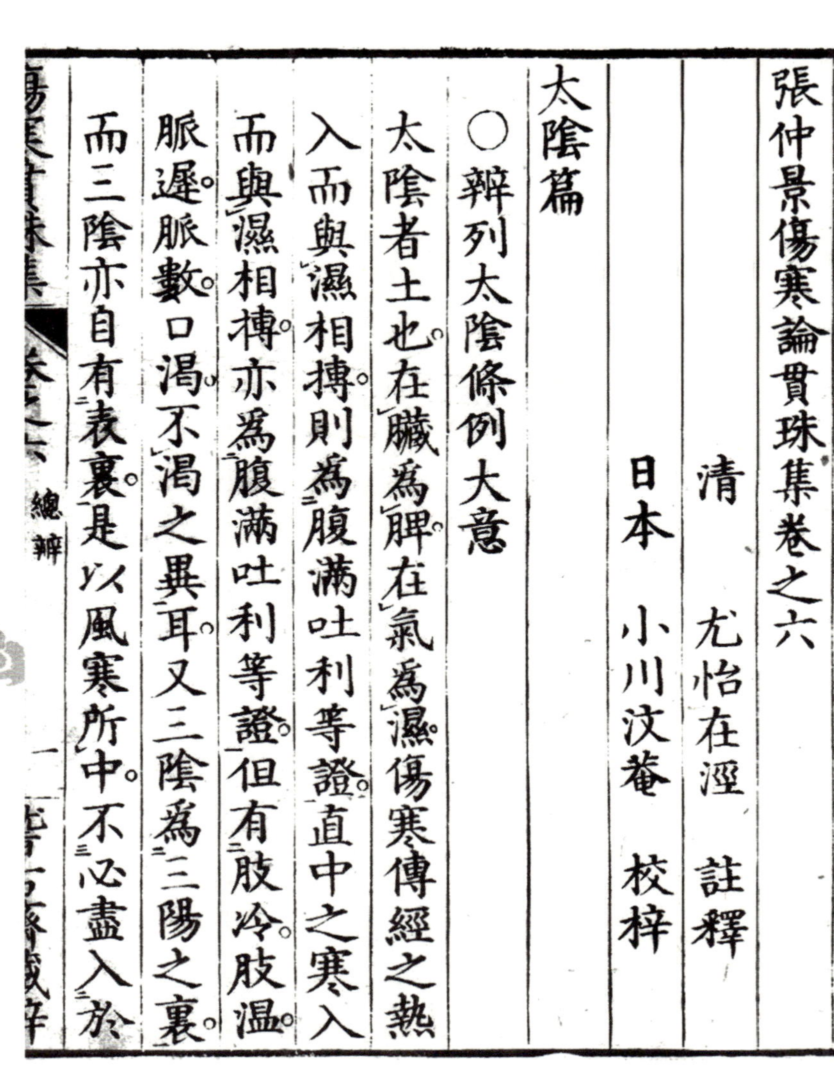

張仲景傷寒論貫珠集卷之六

清　尤怡在涇　註釋

日本　小川汶菴　校梓

太陰篇

○辨列太陰條例大意

太陰者土也。在臟爲脾。在氣爲濕。傷寒傳經之熱入而與濕相搏。則爲腹滿吐利等證。直中之寒入而與濕相搏。亦爲腹滿吐利等證。但有肢冷肢溫脈遲。脈數。口渴不渴之異耳。又三陰爲三陽之裏。而三陰亦自有表裏。是以風寒所中。不必盡入於臟。而亦留連於經。故有太陰中風之條與桂枝發汗之法。又下利腹脹滿身體疼痛者。此為經臟俱病之證。故有先裏先表之法。乃今之論三陰者。但云直中傳經而已。是知有三陰之裏。不知有三陰之表也。茲篇先列臟病。次列經病。又次列經臟俱病。凡十條為一卷。

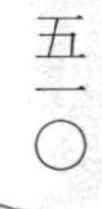

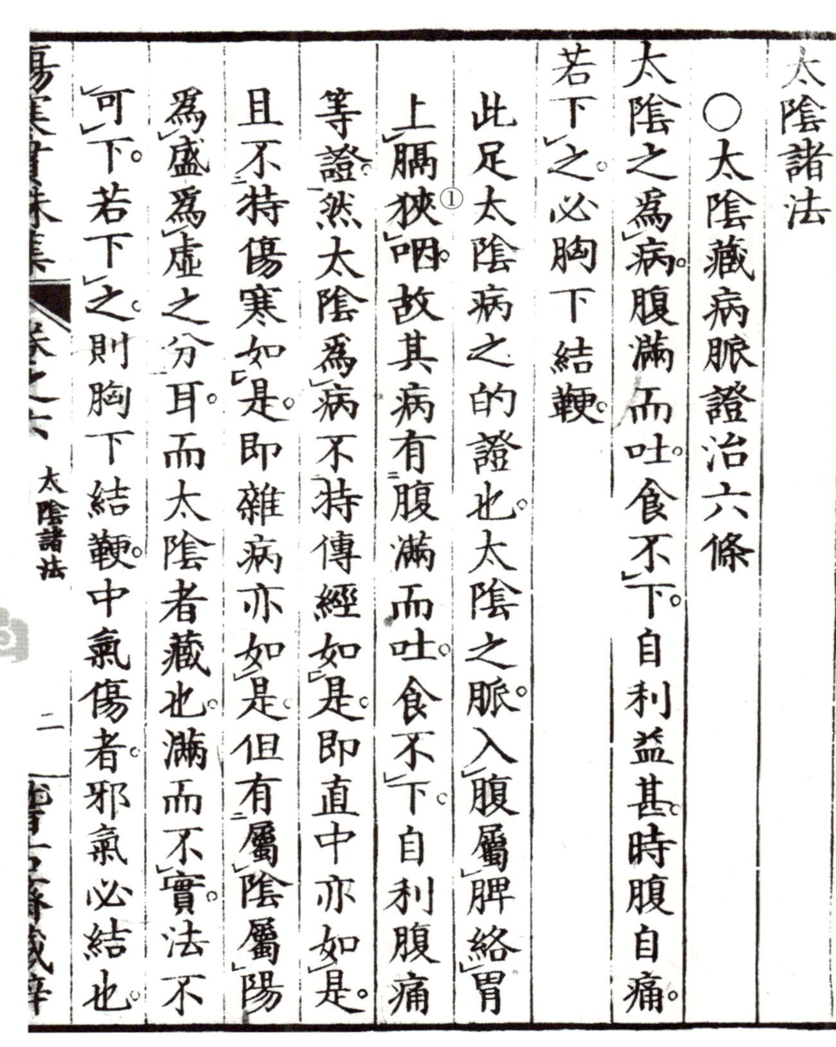

太陰諸法

○太陰藏病脈證治六條

太陰之爲病，腹滿而吐，食不下，自利益甚，時腹自痛。若下之，必胸下結鞕。

此足太陰病之的證也。太陰之脈，入腹屬脾絡胃，上膈挾咽①，故其病有腹滿而吐，食不下，自利腹痛等證。然太陰爲病，不特傳經如是，即直中亦如是；且不特傷寒如是，即雜病亦如是。但有屬陰屬陽，爲盛爲虛之分耳。而太陰者，藏也，滿而不實，法不可下。若下之，則胸下結鞕。中氣傷者，邪氣必結也。

本太陽病。醫反下之。因而腹滿時痛者。屬太陰②也。桂枝加芍藥湯主之。

病在太陽。不與解表。而反攻裏。因而邪氣乘虛陷入太陰之位。爲腹滿而時痛。陶氏所謂誤下傳者是也。夫病因邪陷而來者。必得邪解而後愈。而藏陰爲藥所傷者。亦必以藥和之而後安。故須桂枝加芍藥湯主之。桂枝所以越外入之邪。芍藥所以安傷下之陰也。按金匱云。傷寒陽脉濇。陰脉弦。法當腹中急痛者。與小建中湯。不差者。與小柴胡湯。此亦邪陷陰中之故。而桂枝加芍藥。亦小建中之

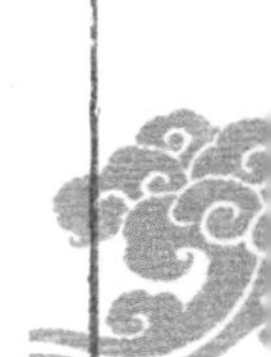

意。不用膠飴者。以其腹滿。不欲更以甘味增滿耳。

桂枝加芍藥湯方

於桂枝湯方內。更加芍藥三兩。隨前共六兩。餘依桂枝湯法。

大實痛者。桂枝加大黃湯主之。

此承上條而言。腹滿而未實。痛而不甚者。可以桂枝加芍藥。和而解之。若大實大痛者。邪氣成聚。必以桂枝加大黃。越陷邪而去實滯也。夫太陰脾藏也。藏何以能實而可下。陽明者太陰之表。以膜相連。臟受邪而府不行則實。故脾非自實也。因胃實而實也。大黃所以下胃。豈以下脾哉。少陰厥陰。亦有用承氣法。詳見各篇。所當互考。

桂枝加大黃湯方

桂枝三兩去皮　甘草二兩炙　大黃一兩

生薑三兩切　大棗十二枚擘　芍藥六兩

右六味。以水七升。煮取三升。去滓。溫服一升。日三服。

太陰為病。脈弱。其人續自便利。設當行大黃芍藥者。宜減之。以其人胃氣弱。易動故也。

此亦承上條而言。大黃芍藥之得以用者。為其胃實而便堅也若其人脈弱續自便利則雖有大實痛證此法不可用矣即欲用之亦宜減量而與之所以然者胃氣弱而不振邪氣不聚而易動故可以緩圖而難以峻攻也

傷寒脈浮而緩手足自温者是爲繫在太陰太陰者當發身黄若小便自利者不能發黄至七八日雖暴煩下利日十餘行必自止以脾家實腐穢當去故也

傷寒脈浮而緩者脈緊去而成緩爲寒欲變熱之證如太陽第四十七條之例也手足自温非太陰定證見太陰有寒手足必寒有熱手足乃自温耳

又陽明受熱。則一身及手足熱。太陰則身不熱而手足温。玆寒已變熱。而手足自温。則傷寒之邪不之陽明。而之太陰。而其脈仍浮。則其邪亦未盡入。故曰繫在太陰。謂以太陽而內連太陰也。於法太陰受熱。而汗不出者。熱與濕搏。當發身黃。若小便自利者。其熱得通。不能蒸鬱爲黃矣。至七八日。暴煩下利者。正氣內作。邪氣欲去也。雖日十餘行。繼必自止。所以然者。脾家本有穢腐。當去。故爲自利。穢腐盡。則利亦必自止矣。

自利。不渴者。屬太陰。以其藏有寒故也。當温之。宜服四逆輩。

自利不渴者。太陰本自有寒。而陰邪又中之也。曰屬太陰其藏有寒。明非陽經下利及傳經熱病之比。法當温藏祛寒。如四逆湯之類。不可更以苦寒堅之清之。如黄芩湯之例也。

○太陰經病證治二條

太陰中風。四肢煩疼。陽微陰濇而長者。爲欲愈。

此太陰自中風邪之證。不從陽經來也。夫太陰脾也。風陽邪也。脾主行氣于四肢。而風淫爲末疾。故太陰中風。四肢煩熱而疼痛也。脈陽微陰濇而長

者陽無病而陰受邪而濇又爲邪氣之將衰長爲正氣之方盛正盛邪衰故爲欲愈

太陰病脈浮者可發汗宜桂枝湯

太陰脈浮有二義或風邪中于太陰之經其脈則浮或從陽經轉入太陰旋復反而之陽者其脈亦浮浮者病在經也凡陰病在藏者宜温在經者則宜汗如少陰之麻黄附子細辛厥陰之麻黄升麻皆是也桂枝湯甘辛入陰故亦能發散太陰之邪

○太陰經藏俱病證治一條

下利腹脹滿身體疼痛者先温其裏乃攻其表温裏

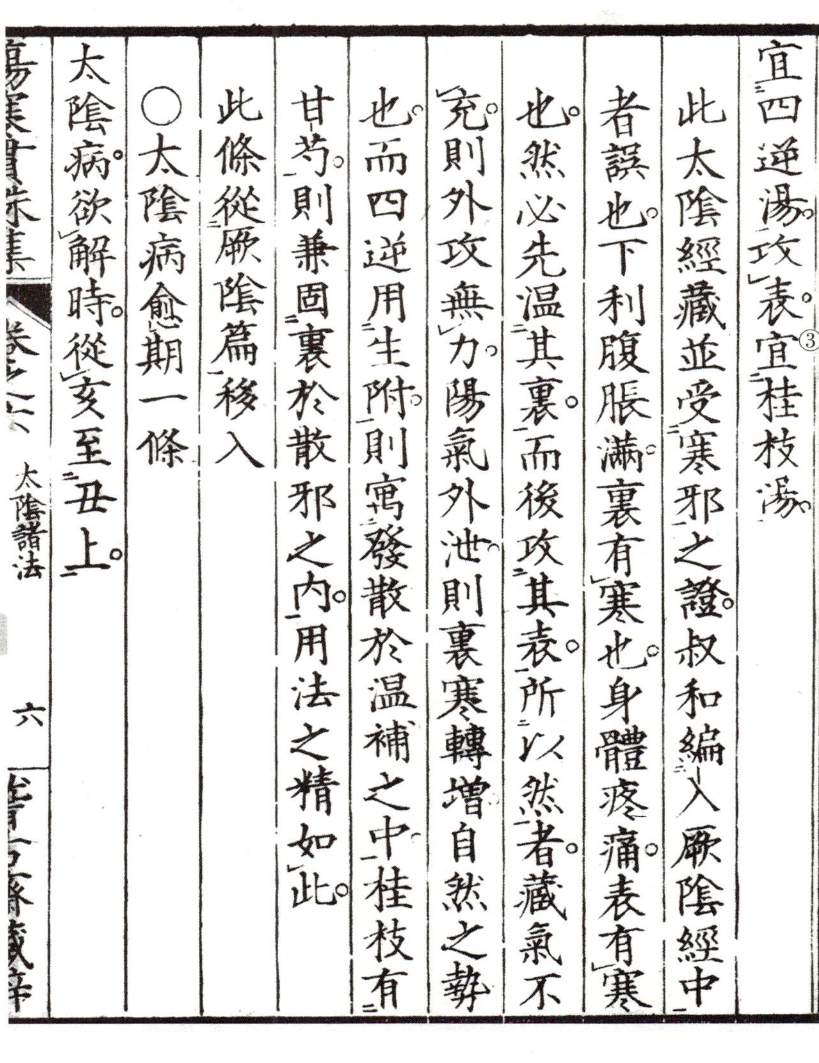

宜四逆湯。攻表宜桂枝湯。③

此太陰經藏並受寒邪之證。叔和編入厥陰經中者誤也。下利腹脹滿。裏有寒也。身體疼痛。表有寒也。然必先温其裏。而後攻其表。所以然者。藏氣不充。則外攻無力。陽氣外泄。則裏寒轉增。自然之勢也。而四逆用生附。則寓發散於温補之中。桂枝有甘芍。則兼固裏於散邪之內。用法之精如此

此條從厥陰篇移入

○太陰病愈期一條

太陰病欲解時。從亥至丑上。

六經邪解之時。必於其經王之時。太陰者土也。土王於辰戌丑未。而獨於亥子丑時解者。脾爲陰土應王於陰。故其病欲解。必從亥至丑上也。

卷六終

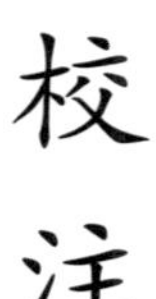

校注

①狭：朱本作『俠』，『俠』通『夹』。

②屬太陰也：腹满时痛者属太阴也，指明病位在太阴，非指病属太阴证，这也是仲景的倒插笔法，须注意。太阴病为里虚寒证，宜温不宜泻，阳明病为里实热证，可清可泻。所以，本方不用干姜、吴茱萸等温中之品，反而重用味苦微寒的芍药，取其缓泻止痛之功，大实痛者更加大黄，即提示我们此证并非真正的太阴里虚寒证，而是太阳病误下，邪热内陷的太阳阳明合病。

③宜：成本无『宜』字。

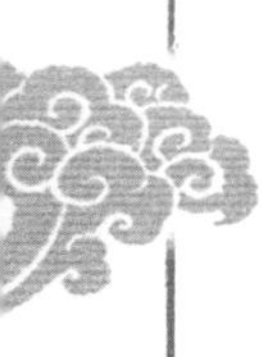

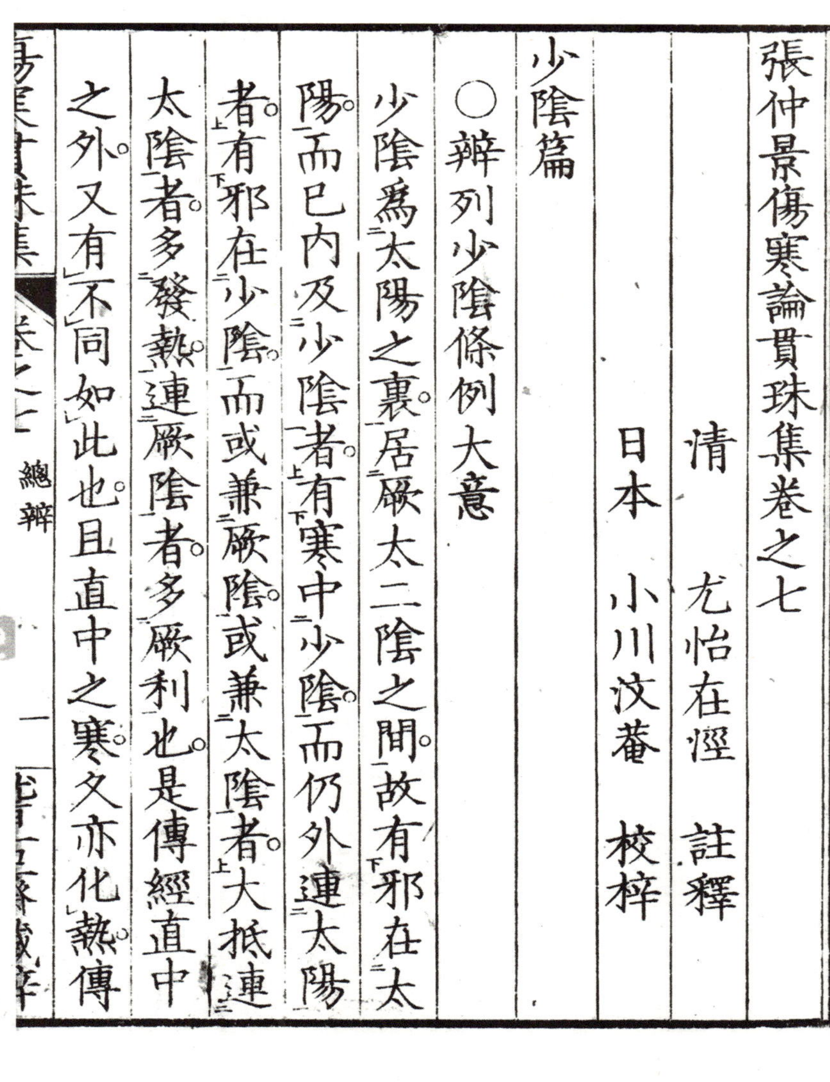

張仲景傷寒論貫珠集卷之七

清　尤怡在涇　註釋

日本　小川汶菴　校梓

少陰篇

○辨列少陰條例大意

少陰爲太陽之裏居厥太二陰之間故有邪在太陽而已內及少陰者有寒中少陰而仍外連太陽者有邪在少陰而或兼厥陰或兼太陰者大抵連太陰者多發熱連厥陰者多厥利也是傳經直中之外又有不同如此也且直中之寒久亦化熱傳

經之熱極必生陰茲篇先列脈證於前次清法次温法又次爲生死法欲學者明辨宜清宜温之實不必但泥傳經直中之名也又其次爲少陰病禁以少陰爲汗下之例亦不得不著汗下之禁云凡四十五條爲一卷

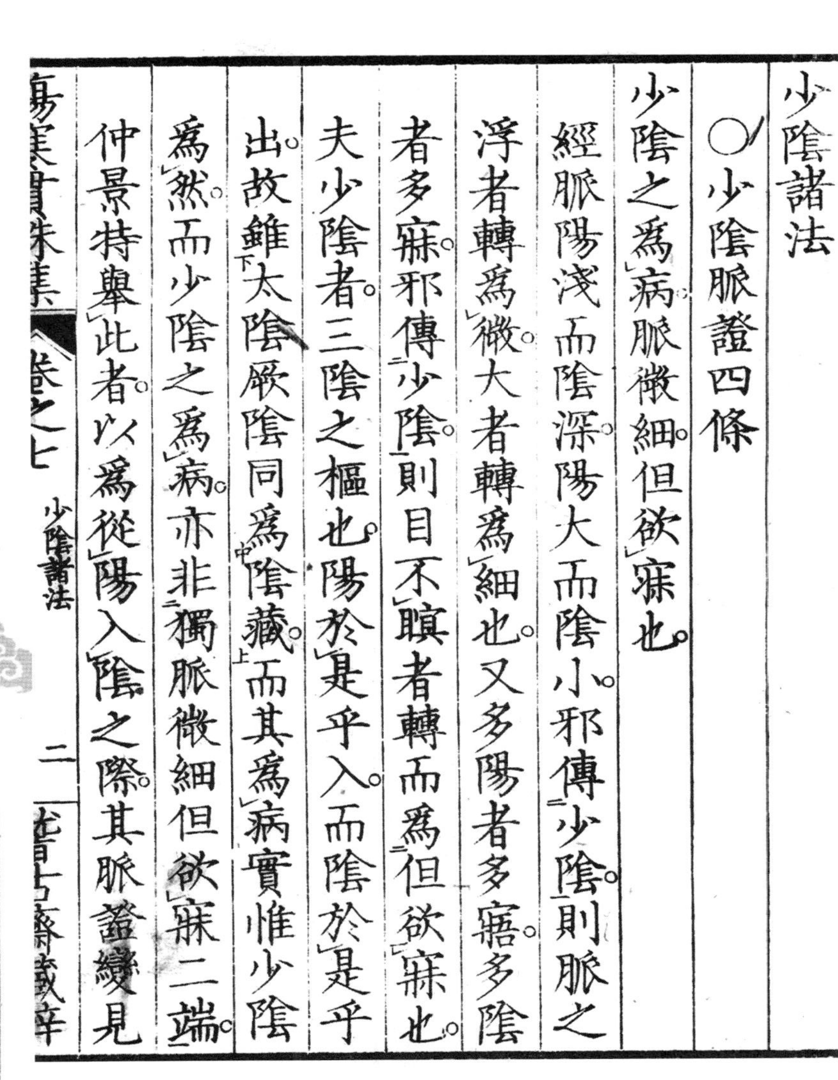

少陰諸法

○少陰脈證四條

少陰之爲病脈微細但欲寐也

經脈陽淺而陰深陽大而陰小邪傳少陰則脈之浮者轉爲微大者轉爲細也又多陽者多寤多陰者多寐邪傳少陰則目不瞑者轉而爲但欲寐也夫少陰者三陰之樞也陽於是乎入而陰於是乎出故雖太陰厥陰同爲陰藏而其爲病實惟少陰爲然而少陰之爲病亦非獨脈微細但欲寐二端仲景特舉此者以爲從陽入陰之際其脈證變見

有如此。

少陰病。欲吐不吐。心煩但欲寐。五六日。自利而渴者。屬少陰也。虛故引水自救。若小便色白者。少陰病形悉具。小便白者。以下焦虛有寒。不能制水。故令色白也。

此少陰自受寒邪之證。不從陽經來也。寒初到經。欲受不可。欲卻不能。故欲吐不吐。心煩但欲寐而實不能寐也。至五六日。自利而渴。則其邪已入少陰之藏矣。然少陰陰藏也。寒陰邪也。以陰受陰。法當不渴。而渴者。此非有熱。以藏虛故引水自救耳更審其小便若色白者則少陰寒病全體太露無疑何以言之熱傳少陰自利而渴者邪熱足以消水其小便色必赤寒中少陰自利而渴者雖能飲而不能制其小便色必白也仲景辨證之精如此

病人脈陰陽俱緊反汗出者亡陽也此屬少陰法當咽痛而復吐利

陰陽俱緊太陽傷寒之脈也法當無汗而反汗出者表虛亡陽其病不屬太陽而屬少陰矣少陰之脈上膈循喉嚨少陰之藏爲胃之關爲二陰之司寒邪直入經藏俱受故當咽痛而復吐利也此爲

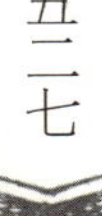

寒傷太陽。陽虛不任。因遂轉入少陰之證。蓋太陽者。少陰之表。猶脣齒也。脣亡則齒寒。陽亡則陰及。故曰少陰之邪。從太陽飛渡者多也。

少陰病。八九日。一身手足盡熱者。以熱在膀胱。必便血也。

此熱傳少陰。而復還入膀胱之證。膀胱者太陽也。太陽為三陽之表。而多血少氣。熱在膀胱。則一身手足盡熱。而熱氣有餘。血為熱迫。散而下行。則必便血也。

○少陰清法七條

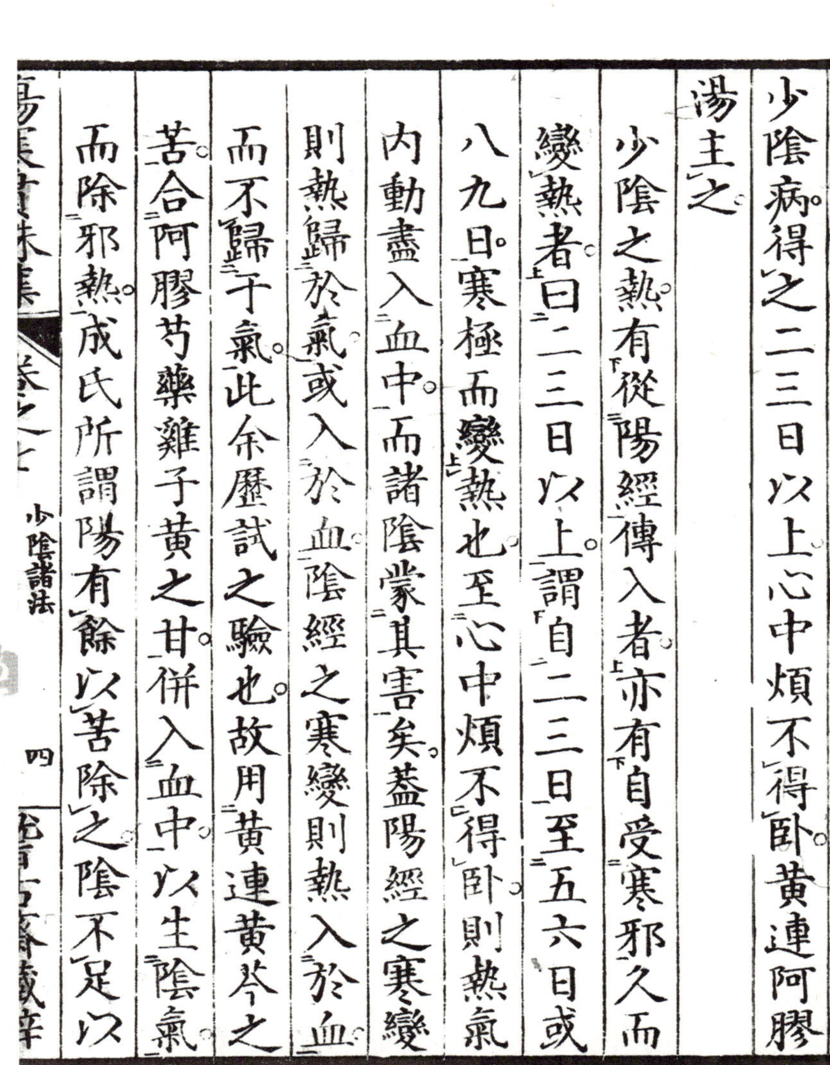

少陰病得之二三日以上心中煩不得臥黃連阿膠湯主之

少陰之熱有從陽經傳入者亦有自受寒邪久而變熱者曰二三日以上謂自二三日至五六日或八九日寒極而變熱也至心中煩不得臥則熱氣內動盡入血中而諸陰蒙其害矣蓋陽經之寒變則熱歸於氣或入於血陰經之寒變則熱入於血而不歸于氣此余歷試之驗也故用黃連黃芩之苦合阿膠芍藥雞子黃之甘併入血中以生陰氣而除邪熱成氏所謂陽有餘以苦除之陰不足以

甘補之是也。

黃連阿膠湯方

黃連四兩　黃芩一兩　芍藥二兩　阿膠三兩

雞子黃二枚

右五味，以水五升，先煮三物，取二升，去滓，内阿膠烊盡，少冷①，内雞子黃，攪令相得，温服七合，日三服。

少陰病，四逆，其人或咳，或悸，或小便不利，或腹中痛，或泄利下重者，四逆散主之。

四逆，四肢逆冷也。此非熱厥，亦太陽初受寒邪未

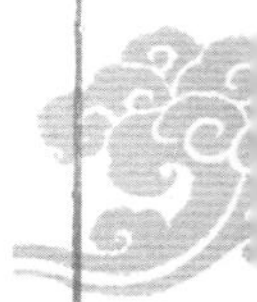

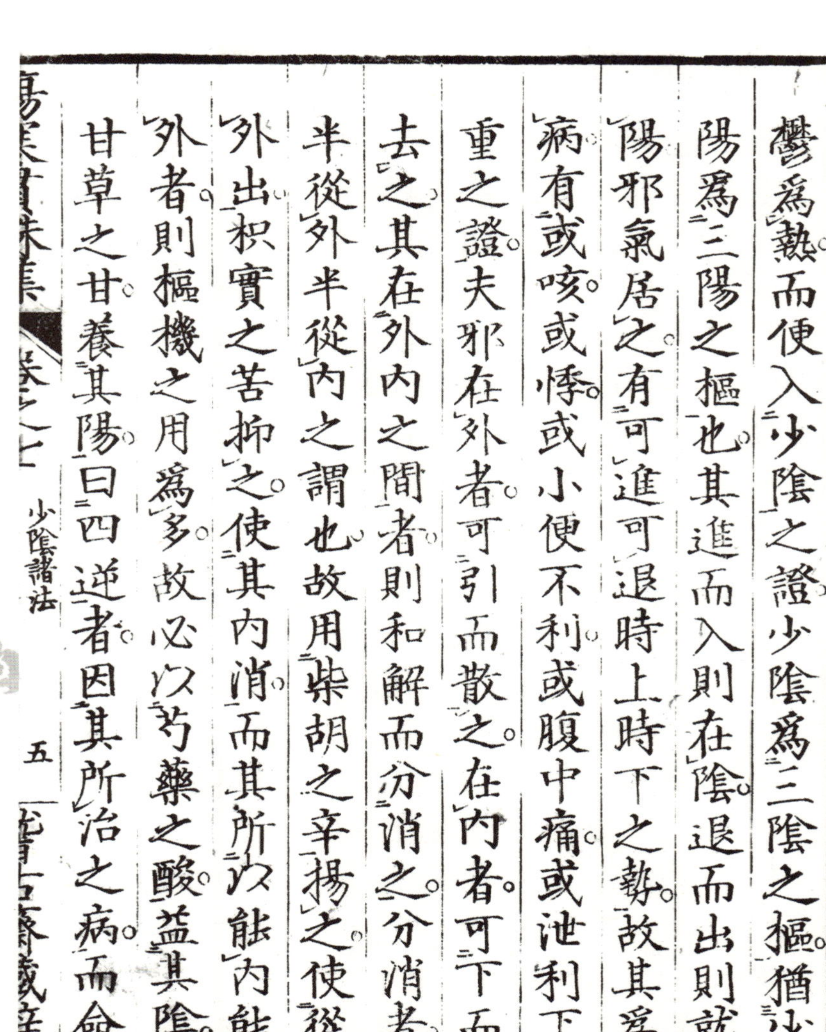

鬱爲熱而使入少陰之證少陰爲三陰之樞猶少陽爲三陽之樞也其進而入則在陰退而出則就陽邪氣居之有可進可退時上時下之勢故其爲病有或咳或悸或小便不利或腹中痛或泄利下重之證夫邪在外者可引而散之在内者可下而去之其在外内之間者則和解而分消之分消者半從外半從内之謂也故用柴胡之辛揚之使從外出枳實之苦抑之使其内消而其所以能内能外者則樞機之用爲多故必以芍藥之酸益其陰甘草之甘養其陽曰四逆者因其所治之病而命

之名耳而其制方大意亦與小柴胡相似四逆之柴胡枳實猶小柴胡之柴胡黄芩也四逆之芍藥甘草猶小柴胡之人參甘草也且枳實兼擅滌飲之長甘芍亦備營衛兩和之任特以爲病有陰陽之異故用藥亦分氣血之殊而其輔正逐邪和解表裏則兩方如一方也舊謂此爲治熱深發厥之藥非是夫果熱深發厥則屬厥應下之之例矣豈此藥之所能治哉

四逆散方

柴胡　枳實破水漬炙乾　芍藥　甘草炙

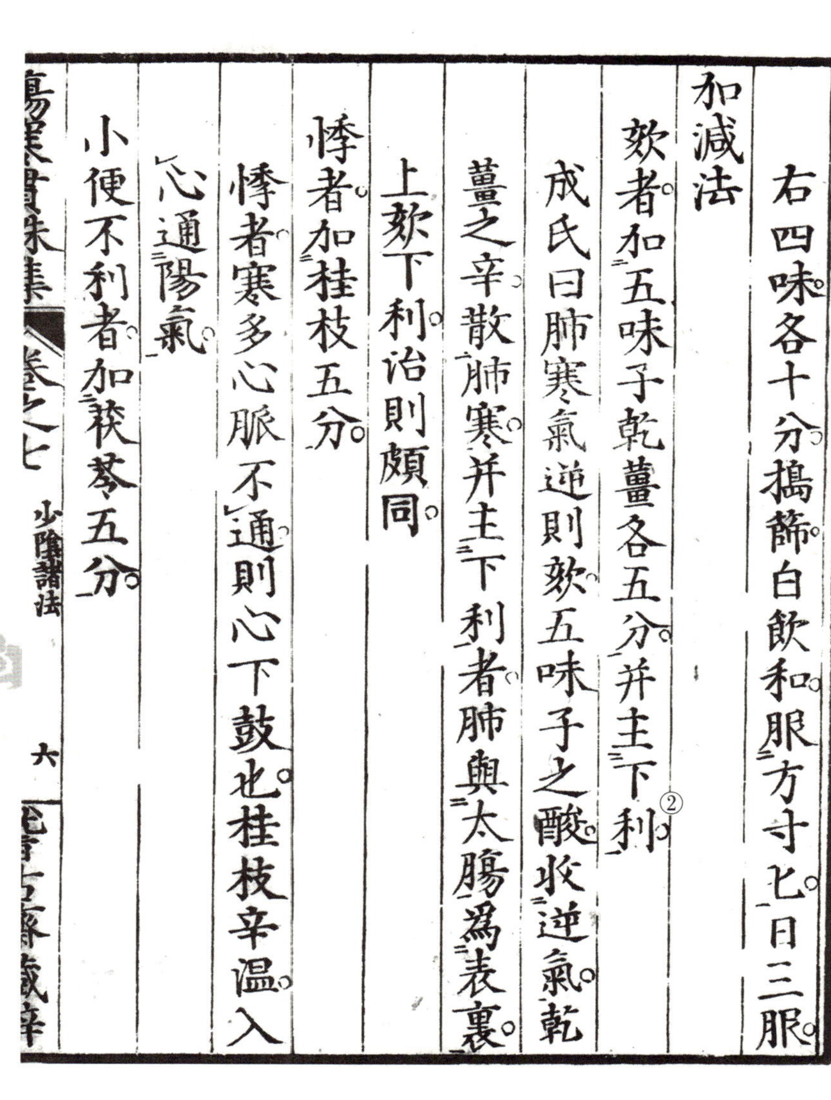

右四味各十分擣篩白飲和服方寸匕日三服

加減法

欬者加五味子乾薑各五分并主下利②

成氏曰肺寒氣逆則欬五味子之酸收逆氣乾薑之辛散肺寒并主下利者肺與大腸爲表裏

上欬下利治則頗同

悸者加桂枝五分

悸者寒多心脈不通則心下鼓也桂枝辛溫入心通陽氣

小便不利者加茯苓五分

小便不利水聚於下也茯苓甘淡利竅滲水

腹中痛者加附子一枚炮令拆③

腹中痛寒勝於裏也附子辛溫散寒止痛

泄利下重者先以水五升煮薤白三升煮取三升去滓以散三方寸匕內湯中煮取一升半分溫再服

泄利下重寒滯於下也薤白辛溫散寒通陽氣

少陰病下利六七日欬而嘔渴心煩不得眠者猪苓湯主之

少陰中寒下利至六七日寒變爲熱而氣復上行爲欬爲嘔爲渴爲心煩不得眠所謂下行極而上

也。夫邪氣自下而上者，仍須從下引而出之。猪苓、茯苓、澤瀉、滑石並甘淡下行之藥，足勝導水泄熱之用。然以陰病而屬邪熱，設非得阿膠之鹹寒入陰，何以馭諸陽藥而泄陰中之熱，導浮上之氣哉。

少陰病，下利④，咽痛，胸滿心煩者，猪膚湯主之。

少陰之脉，從腎上貫肝膈，入肺中，循喉嚨。其支別者，從肺出絡心，注胸中。陽邪傳入少陰，下爲泄利，上爲咽痛，胸滿心煩，熱氣充斥脉中，不特泄傷本藏之氣，亦且消爍心肺之陰矣。猪水畜，而膚甘寒，其氣味先入少陰，益陰除客熱，止咽痛，故以爲君。

加白蜜之甘以緩急潤以除燥而煩滿愈白粉之甘能補中温能養藏而泄利止矣

猪膚湯方

猪膚一觔以水一斗煮取五升去滓加白蜜一升白粉五合熬香和相得温分六服

少陰病咽中傷生瘡不能語言聲不出者苦酒湯主之

少陰熱氣隨經上冲咽傷生瘡不能語言音聲不出東垣所謂少陰邪入於裏上接於心與火俱化而尅金也故與半夏之辛以散結熱止咽痛雞子白甘寒入肺清熱氣通聲音苦酒苦酸消瘡腫散

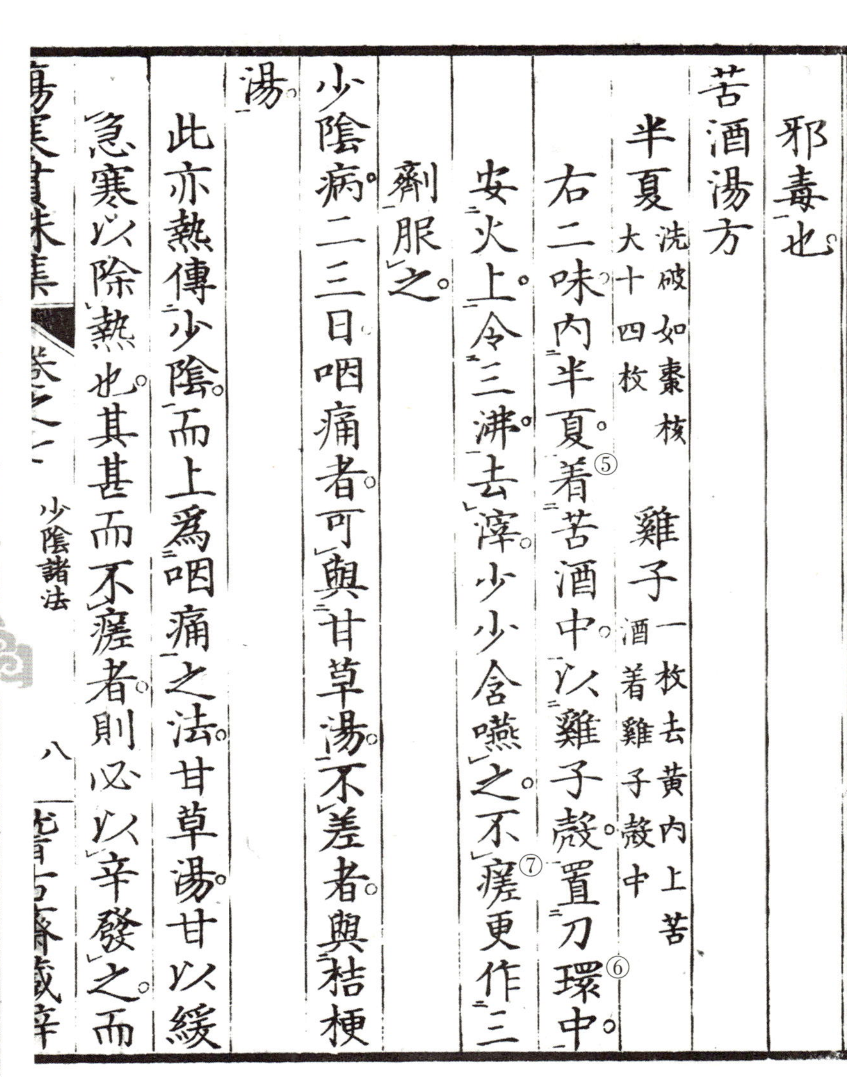

邪毒也。

苦酒湯方

半夏（洗破如棗核大十四枚）　雞子（一枚去黄内上苦酒着雞子殼中）

右二味，内半夏著苦酒中，以雞子殼置刀環中，安火上，令三沸，去滓，少少含嚥之。不瘥，更作三劑服之。

少陰病二三日，咽痛者，可與甘草湯；不差者，與桔梗湯。

此亦熱傳少陰而上爲咽痛之法。甘草湯甘以緩急，寒以除熱也。其甚而不瘥者，則必以辛發之，而以甘緩之。甘草桔梗甘辛合用。而甘勝於辛。治陰虛客熱。其法輕重。當如是耳。

甘草湯方

甘草二兩。以水三升。煮取一升半。去滓。温服七合。日二服。

桔梗湯方

桔梗一兩　甘草二兩

右二味。以水三升。煮取一升。去滓。分温再服。

少陰病。咽中痛。半夏散及湯主之。

少陰咽痛。甘不能緩者。必以辛散之。寒不能除者

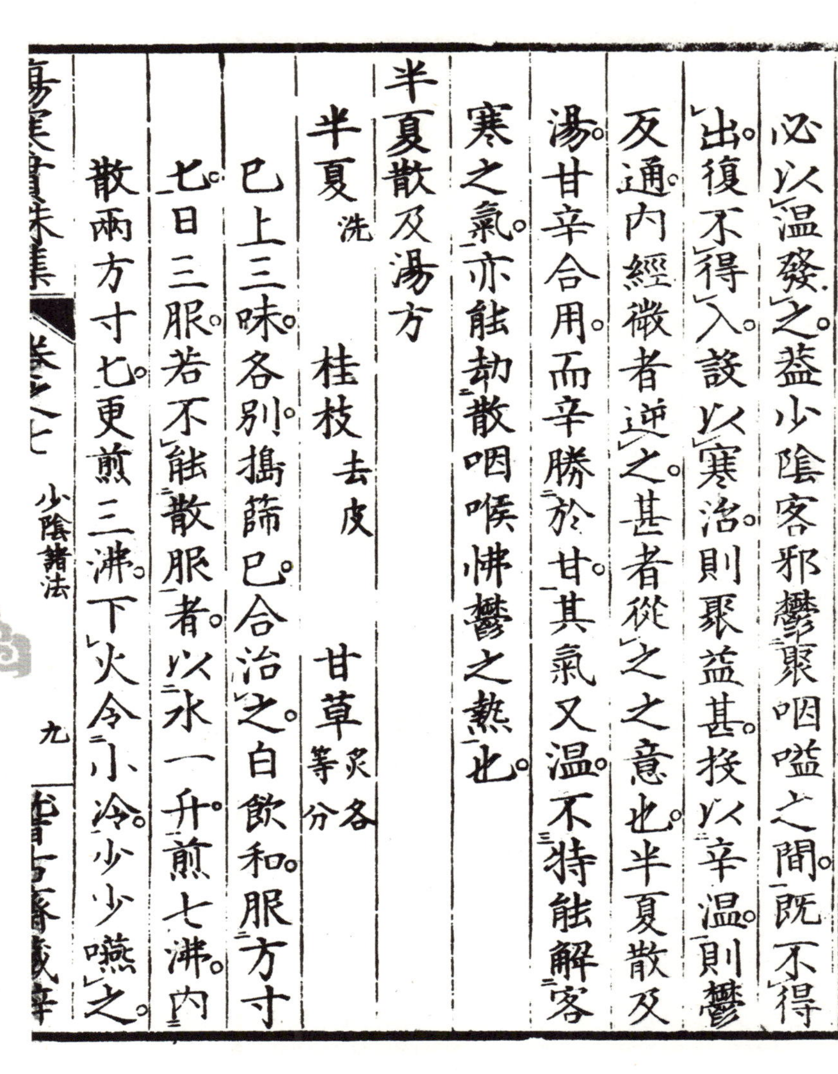

必以溫發之。蓋少陰客邪鬱聚咽嗌之間。既不得出。復不得入。設以寒治。則聚益甚。投以辛溫。則鬱反通。內經微者逆之。甚者從之之意也。半夏散及湯。甘辛合用。而辛勝於甘。其氣又溫。不特能解客寒之氣。亦能劫散咽喉怫鬱之熱也。

半夏散及湯方

半夏洗　桂枝去皮　甘草炙各等分

已上三味。各別擣篩已。合治之。白飲和。服方寸匕。日三服。若不能散服者。以水一升。煎七沸。內散兩方寸匕。更煎三沸。下火。令小冷。少少嚥之。

○少陰下法三條

少陰病。得之二三日。口燥咽乾者。急下之。宜大承氣湯。

此少陰熱併陽明之證。二三日爲病未久。而便口燥咽乾。熱氣盛而陰氣少矣。蓋陽明土。少陰水。熱併陽明。則土實而水虛。不特熱氣傷陰。即土氣亦傷水也。故宜急下以瀉土而全水。不然。熱盛傷陰。土實亦傷陰。其乾槁可立而待。然非心下痛腹脹不大便。如下二條所云。亦未可下以大承氣輕試也。

少陰病。自利清水。色純青。心下必痛。口乾燥者。急下

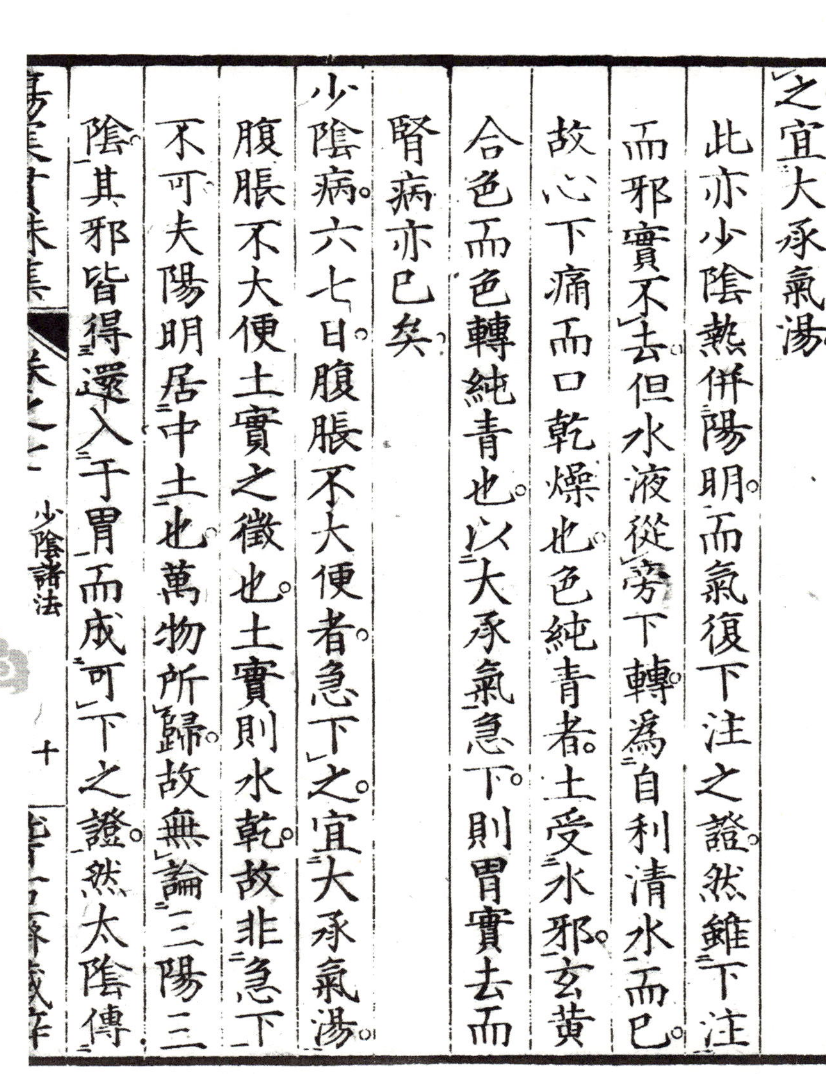

之宜大承氣湯

此亦少陰熱併陽明而氣復下注之證然雖下注而邪實不去但水液從旁下轉爲自利清水而已故心下痛而口乾燥也色純青者土受水邪玄黃合色而色轉純青也以大承氣急下則胃實去而腎病亦已矣

少陰病六七日腹脹不大便者急下之宜大承氣湯

腹脹不大便土實之徵也土實則水乾故非急下不可夫陽明居中土也萬物所歸故無論三陽三陰其邪皆得還入于胃而成可下之證然太陰傳

陽明臟邪還府，爲欲愈也。厥陰傳陽明者，木邪歸土，不能復木也。惟少陰則腎邪入胃，而胃實復將消腎，故雖並用下法，而少陰之法，視太陰、厥陰爲加峻矣。

○少陰温法十五條

少陰病，始得之，反發熱，脈沉者，麻黃附子細辛湯主之。

此寒中少陰之經，而復外連太陽之證。以少陰與太陽爲表裏，其氣相通故也。少陰始得，本無熱，而外連太陽，則反發熱。陽病脈當浮，而仍繫少陰，則

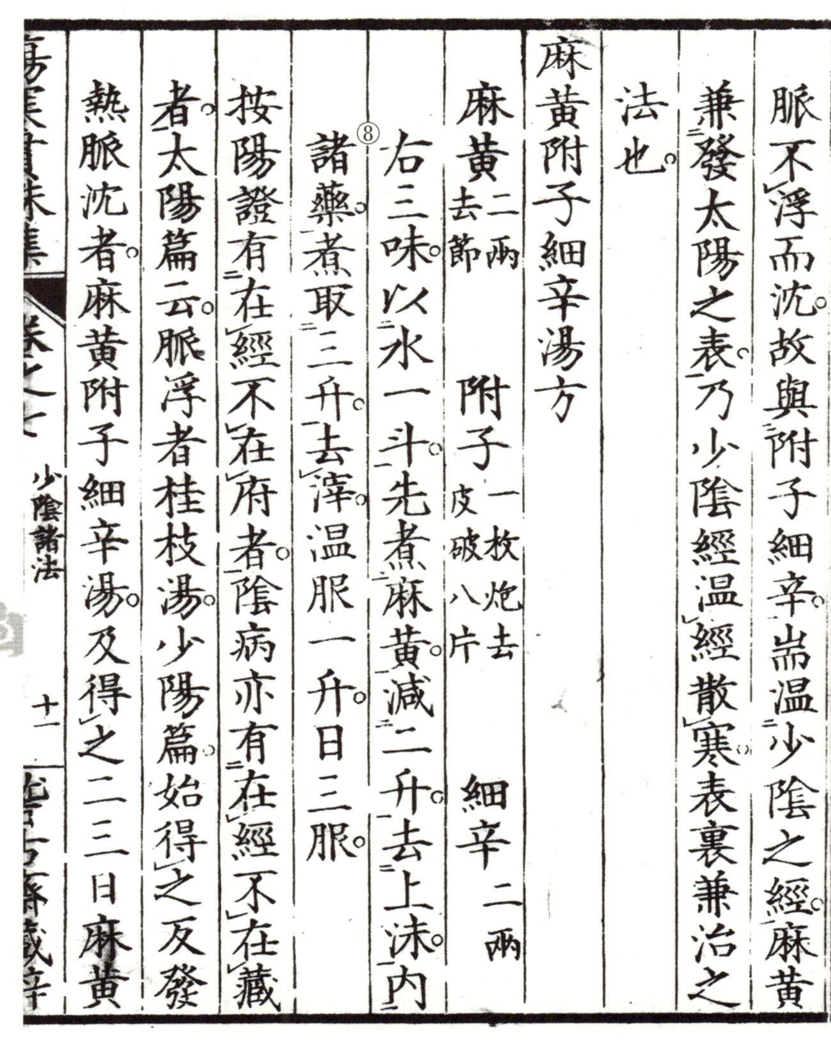

脈不浮而沈。故與附子細辛。岀温少陰之經。麻黄兼發太陽之表。乃少陰經温經散寒表裏兼治之法也。

麻黄附子細辛湯方

麻黄二兩去節　附子一枚炮去皮破八片　細辛二兩

右三味。以水一斗。先煮麻黄減二升。去上沫。内⑧諸藥煮取三升。去滓温服一升。日三服。

按陽證有在經不在府者。陰病亦有在經不在藏者。太陽篇云脈浮者桂枝湯。少陽篇始得之反發熱脈沈者麻黄附子細辛湯。及得之二三日麻黄附子甘草湯。厥陰篇。厥陰中風脈微浮爲欲愈。此皆陰病之在經而未入於藏者。

少陰病。得之二三日。麻黄附子甘草湯。微發汗。以二三日無裏證。故微發汗也。

少陰中寒二三日。爲脈沉惡寒無熱之時。故可與麻黄附子甘草湯。以取微汗而散寒邪。無裏證者。無吐利心煩不得卧等證也。以二三日病未入藏。而寒亦未變熱。故得用温經散邪之法。如麻黄附子細辛之例。然去細辛之辛。而加甘草之甘。於法爲較和矣。所以然者。寒邪不可不發。而陰病又不

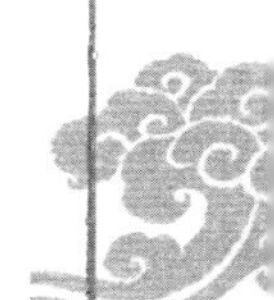

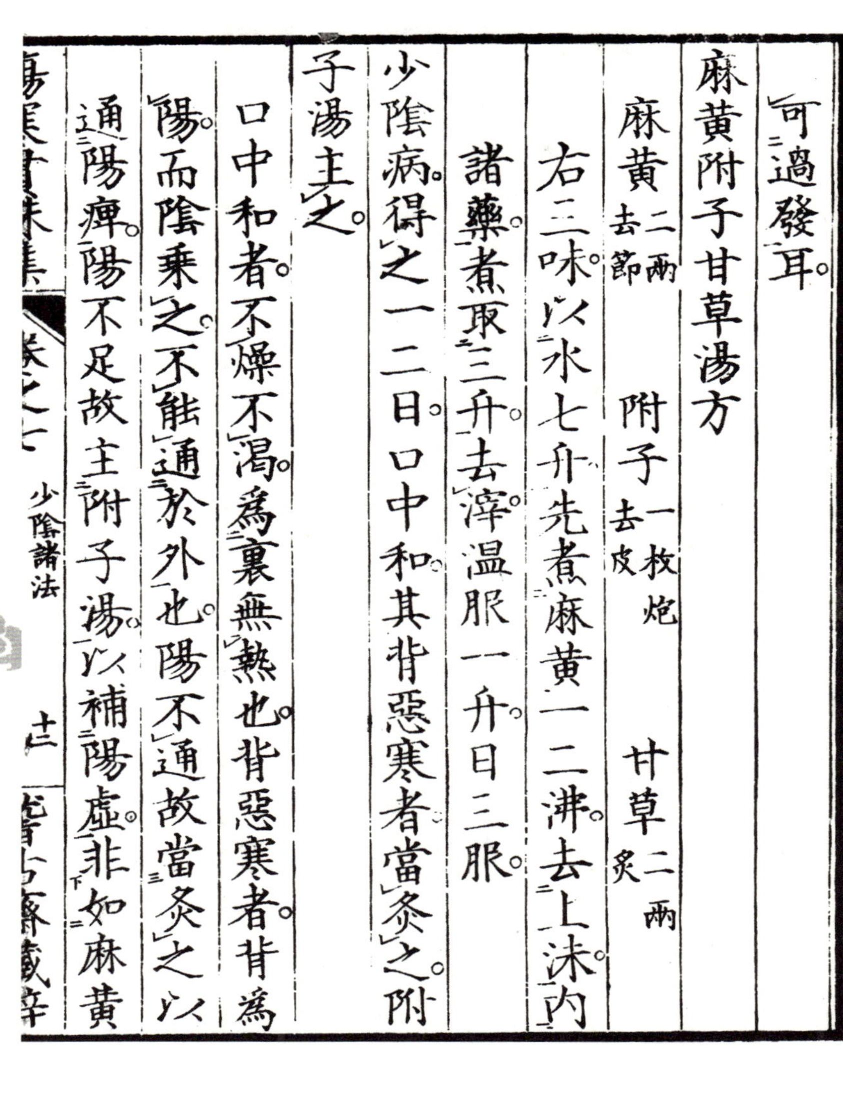

可過發耳。

麻黄附子甘草湯方

麻黄二兩去節　附子一枚炮去皮　甘草二兩炙

右三味。以水七升。先煮麻黄一二沸。去上沫。内諸藥。煮取三升。去滓。温服一升。日三服。

少陰病。得之一二日。口中和。其背惡寒者。當灸之。附子湯主之。

口中和者。不燥不渴。爲裏無熱也。背惡寒者。背爲陽。而陰乘之。不能通於外也。陽不通。故當灸之。以通陽痺。陽不足。故主附子湯。以補陽虚。非如麻黄附子細辛之屬。徒以温散爲事矣。此陽虛受寒。而虛甚於寒者之治法也。

按元和紀用經云。少陰中寒。而背惡寒者。口中則和。陽明受熱。而背惡寒者。則口燥而心煩。一爲陰寒下乘。陽氣受傷。一爲陽熱入裏。津液不足。是以背惡寒雖同。而口中和與燥則異。此辨證之要也。

附子湯方

附子二枚，炮去⑨皮，破八片　茯苓　芍藥各三兩

人參二兩　白朮四兩

右五味。以水八升。煮取三升。去滓。温服一升。日

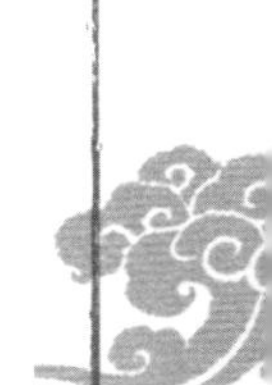

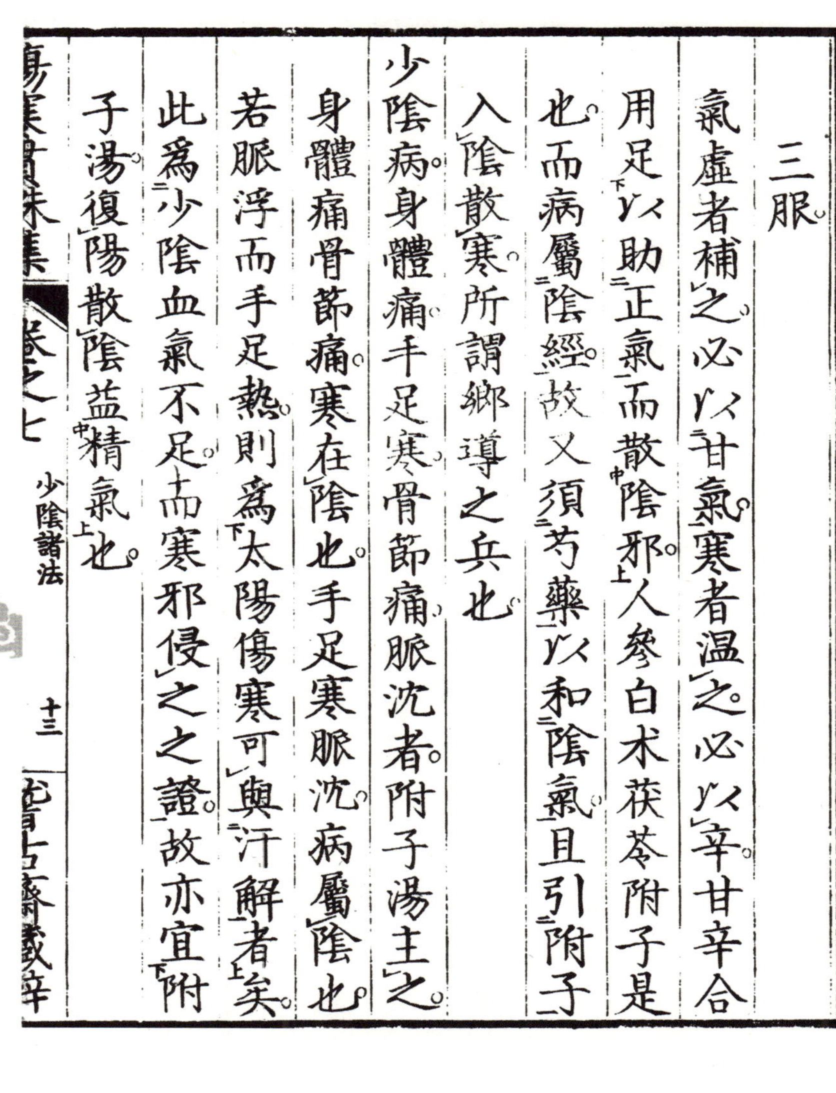

三服。

氣虚者補之。必以甘。氣寒者温之。必以辛。甘辛合用。足以助正氣。而散陰邪。人參白朮茯苓附子是也。而病屬陰經。故又須芍藥以和陰氣。且引附子入陰散寒。所謂鄉導之兵也。

少陰病。身體痛。手足寒。骨節痛。脈沉者。附子湯主之。

身體痛。骨節痛。寒在陰也。手足寒。脈沉。病屬陰也。若脈浮而手足熱。則爲太陽傷寒。可與汗解者矣。此爲少陰血氣不足。而寒邪侵之之證。故亦宜附子湯。復陽散陰。益精氣也。

少陰病二三日不已至四五日腹痛小便不利四肢沈重疼痛自下利者此爲有水氣其人或欬或小便利或下利或嘔者真武湯主之

少陰中寒二三日不已至四五日邪氣遞深而藏受其病矣藏寒故腹痛寒勝而陽不行故小便不利於是水寒相搏浸淫内外爲四肢沈重疼痛爲自下利皆水氣乘寒氣而動之故也其人或欬或小便利或下利或嘔者水寒之氣或聚或散或上⑩

三服⑪

加減法

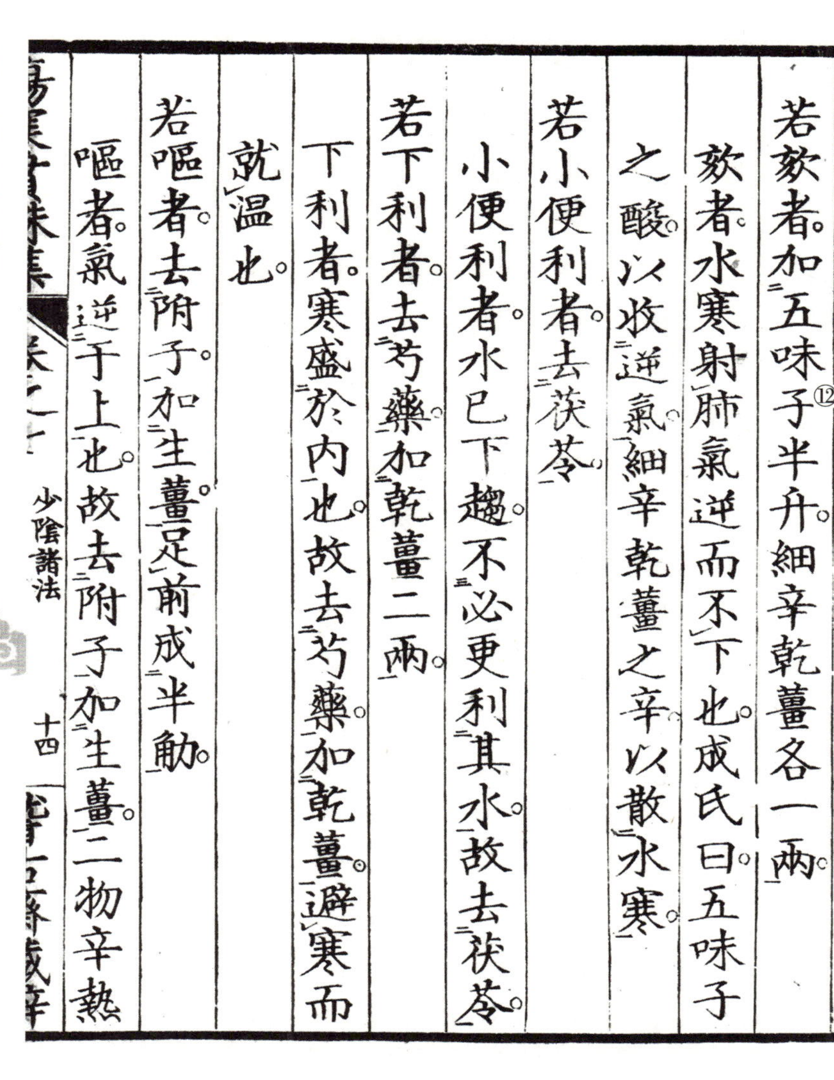
若欬者。加五味子⑫半升。細辛乾薑各一兩。

欬者。水寒射肺氣逆而不下也。成氏曰。五味子之酸。以收逆氣。細辛乾薑之辛。以散水寒。

若小便利者。去茯苓。

小便利者。水已下趨。不必更利其水。故去茯苓。

若下利者。去芍藥。加乾薑二兩。

下利者。寒盛於內也。故去芍藥。加乾薑。避寒而就溫也。

若嘔者。去附子。加生薑足前成半觔。

嘔者。氣逆于上也。故去附子。加生薑。二物辛熱

則同而生薑善降逆附子能行而不能下則不同也

少陰病下利清穀裏寒外熱手足厥逆脈微欲絕身反不惡寒其人面赤色或腹痛或乾嘔或咽痛或利止脈不出者通脈四逆湯主之

此寒中少陰陰盛格陽之證下利清穀手足厥逆脈微欲絕者陰盛於內也身熱不惡寒面赤色格陽於外也爲真陽之氣被陰寒所迫不安其處而遊散於外故顯諸熱象而實非熱也通脈四逆即四逆加乾薑一倍爲陰內陽外脈絕不通故增辛

熱。以逐寒邪。寒去則陽復反。而脈復出耳。故曰其脈即出者愈。

通脈四逆湯方

甘草二兩炙　附子大者一枚生用去皮破八片

乾薑三兩強人可四兩

右三味。以水三升。煮取一升二合。去滓。分溫再服。其脈即出者愈。

加減法

面色赤者。加葱九莖。

面色赤陽格於上也。葱中空味辛。能通陽氣。

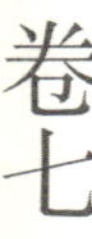

腹中痛者。去葱。加芍藥二兩。

腹中痛陰滯於裏也。芍藥味酸能利陰氣。止腹痛。故加之。葱通陽而不利陰。故去之。

嘔者。加生薑二兩。

嘔者。陰氣上逆也。生薑之辛。可散陰而降逆。

咽痛者。去芍藥。加桔梗一兩。

咽痛者。陽氣上結也。桔梗之辛。可開陽結。去芍藥者。惡其收也。

利止脈不出者。去桔梗。加人參二兩。

利止脈不出。亡血也。故不利。桔梗之散而利。人參之甘而能補也。

少陰病。飲食入口則吐。心中溫溫欲吐。復不能吐。始得之手足寒。脈弦遲者。此胸中實。不可下也。當吐之。若膈上有寒飲。乾嘔者。不可吐也。急溫之。宜四逆湯。

腎者胃之關也。關門受邪。上逆於胃。則飲食入口即吐。或心中溫溫欲吐而復不能吐也。夫下氣上逆而爲吐者。原有可下之例。如本論之噦而腹滿。視其前後。知何部不利者而利之。金匱之食已即吐者。大黃甘草湯主之是也。若始得之。手足寒脈弦遲者。胸中邪實而陽氣不布也。則其病不在下而在上。其治法不可下而⑬可吐。所謂因其高者而越之也。若膈上有寒飲而到乾嘔者。則復不可吐而可溫。所謂病痰飲者。當以溫藥和之也。故實可下。而胸中實則不可下。飲可吐而寒飲則不可吐。仲景立法明辨詳審如此。

少陰病。脈沉者。急溫之。宜四逆湯。

此不詳何證。而但憑脈以論治曰。少陰病脈沉者急溫之。宜四逆湯。然苟無厥逆惡寒下利不渴等證。未可急與溫法。愚謂學者當從全書會通。不可拘于一文一字之間者。此又其一也。

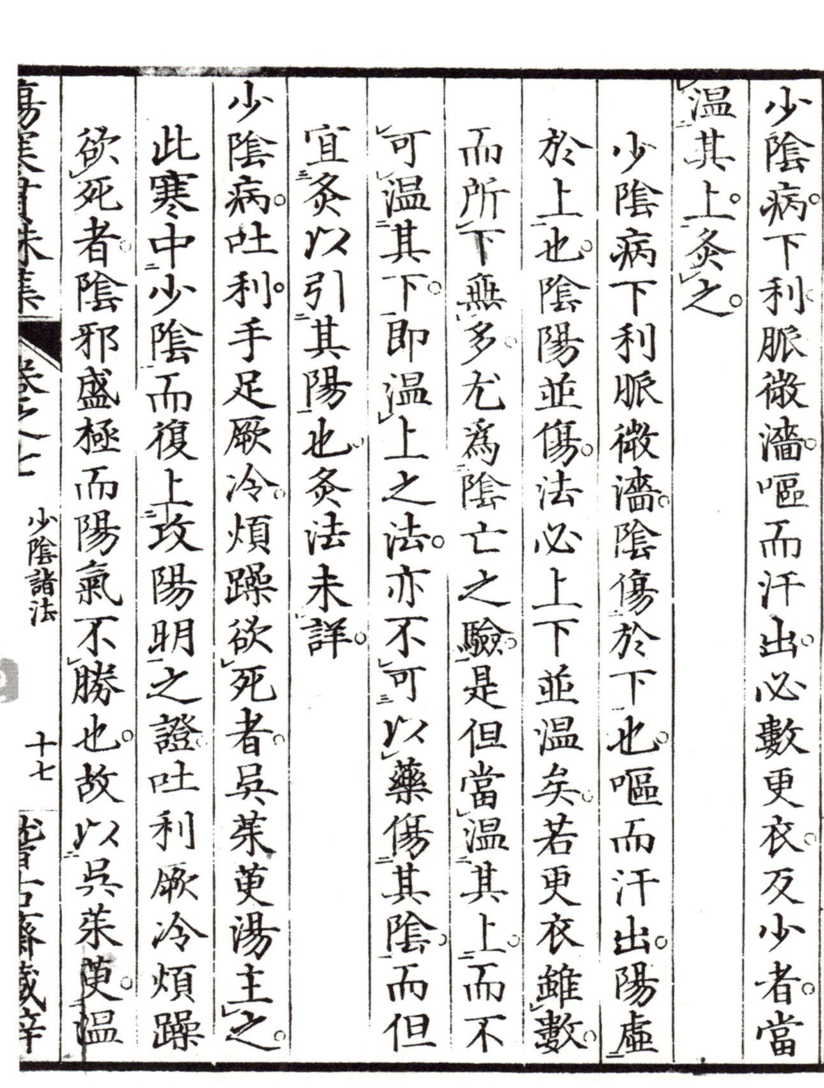

少陰病下利脈微濇嘔而汗出必數更衣反少者當温其上灸之

少陰病下利脈微濇陰傷於下也嘔而汗出陽虛於上也陰陽並傷法必上下並温矣若更衣雖數而所下無多尤為陰亡之驗是但當温其上而不可温其下即温上之法亦不可以藥傷其陰而但宜灸以引其陽也灸法未詳

少陰病吐利手足厥冷煩躁欲死者吳茱萸湯主之

此寒中少陰而復上攻陽明之證吐利厥冷煩躁欲死者陰邪盛極而陽氣不勝也故以吳茱萸温

裏散寒爲主而既吐且利中氣必傷故以人參大棗益虛安中爲輔也然後條云少陰病吐利煩躁四逆者死此復以吳茱萸湯主之者彼爲陰極而陽欲絶此爲陰盛而陽來争也病證則同而辨之於争與絶之間蓋亦微矣或云先厥冷而後煩躁者陽欲復而來争也先煩躁而四逆者陽不勝而欲絶也亦通郭白雲云四逆而煩躁者不問其餘證先宜服吳茱萸湯四逆而不煩躁者先宜服四逆湯四逆下利脈不出者先宜服通脈四逆湯此三者治少陰之大法也

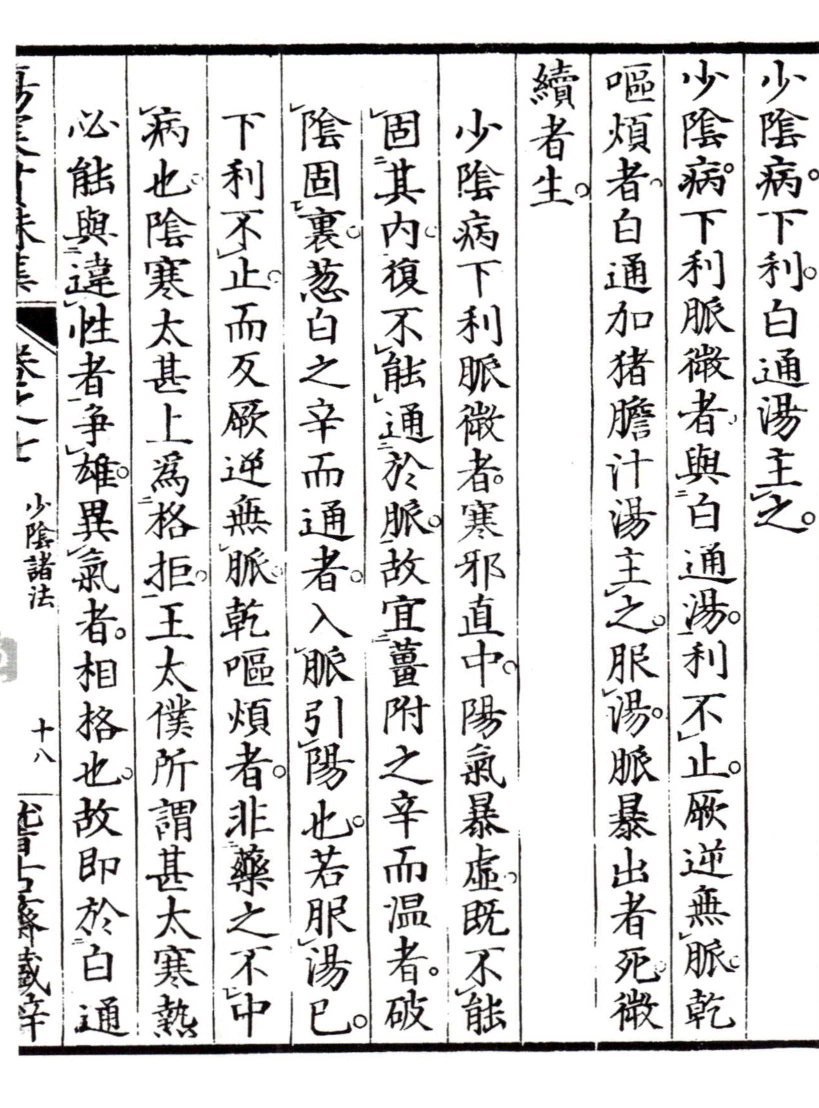

少陰病。下利。白通湯主之。

少陰病。下利脉微者。與白通湯。利不止。厥逆無脉。乾嘔煩者。白通加猪膽汁湯主之。服湯。脉暴出者死。微續者生。

少陰病下利脉微者。寒邪直中。陽氣暴虚。既不能固其内。復不能通於脉。故宜薑附之辛而温者。破陰固裏。葱白之辛而通者。入脉引陽也。若服湯已。下利不止。而反厥逆無脉。乾嘔煩者。非藥之不中病也。陰寒太甚。上爲格拒。王太僕所謂甚太寒熱。必能與違性者爭雄。異氣者。相格也。故即於白通湯中，加人尿之鹹寒，猪膽汁之苦寒，反其佐以同其氣，使不相格，而適相成，内經所謂寒熱溫涼，反從其病是也。脈暴出者，無根之陽發露不遺，故死；脈微續者，被抑之陽來復有漸，故生。

白通湯方

葱白四莖　乾薑一兩　附子一枚，生，去皮，破八片

右三味，以水三升，煮取一升，去滓，分溫再服。

白通加猪膽汁湯方

葱白四莖　乾薑一兩　猪膽汁一合

人尿五合　附子一枚，去皮，破八片

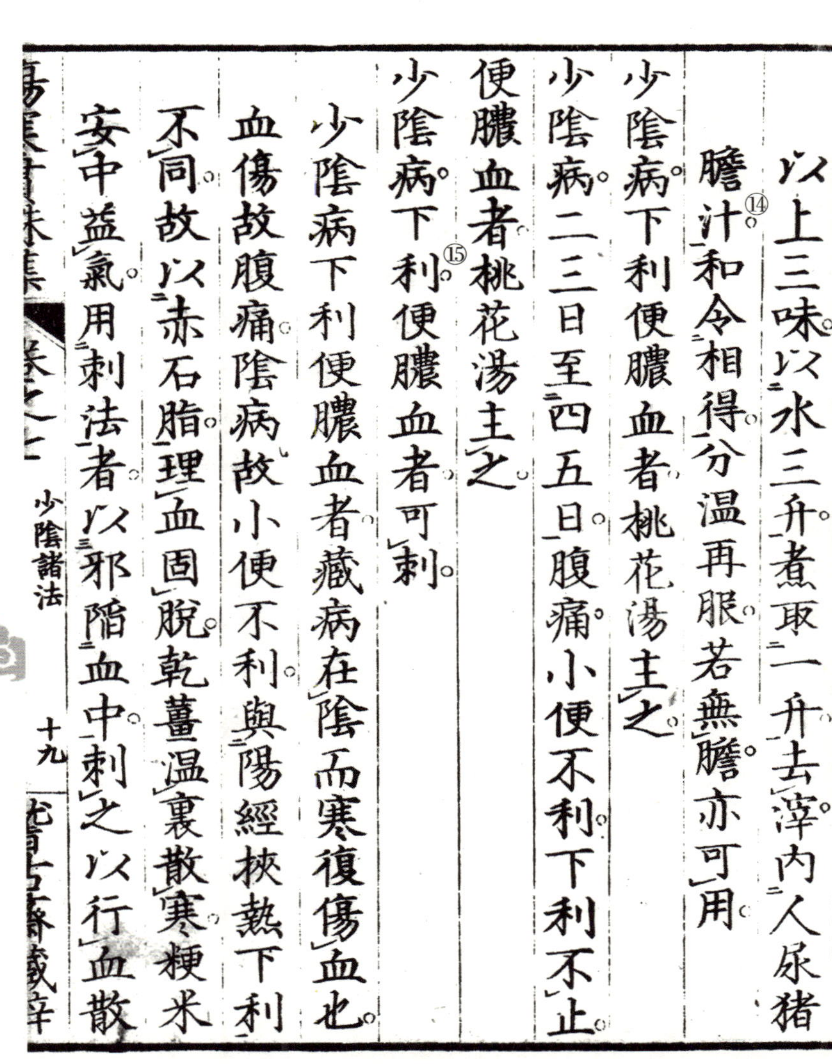

以上三味以水三升煮取一升去滓内人尿猪

膽汁[14]和令相得分温再服若無膽亦可用

少陰病下利便膿血者桃花湯主之

少陰病二三日至四五日腹痛小便不利下利不止

便膿血者桃花湯主之

少陰病下利[15]便膿血者可刺

少陰病下利便膿血者藏病在陰而寒復傷血也血傷故腹痛陰病故小便不利與陽經挾熱下利不同故以赤石脂理血固脱乾薑温裏散寒粳米安中益氣用刺法者以邪陷血中刺之以行血散

邪耳刺法未詳

桃花湯方

赤石脂一斤（一半全用，一半篩末）　乾薑一兩　粳米一升

右三味，以水七升，煮米令熟，去滓，温服七合，内赤石脂末方寸匕，日三服。若一服愈，餘勿服。

○少陰生死法十二條

少陰中風，脈陽微陰浮者，為欲愈。

少陰中風者，少陰之經自中風邪，不從陽經傳入者也。脈陽微者，邪氣微；陰浮者，邪氣淺而裏氣和，故為欲愈。亦陰病得陽脈則生也。

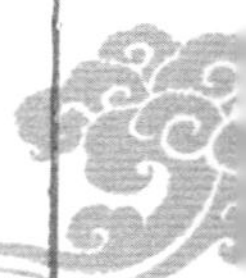

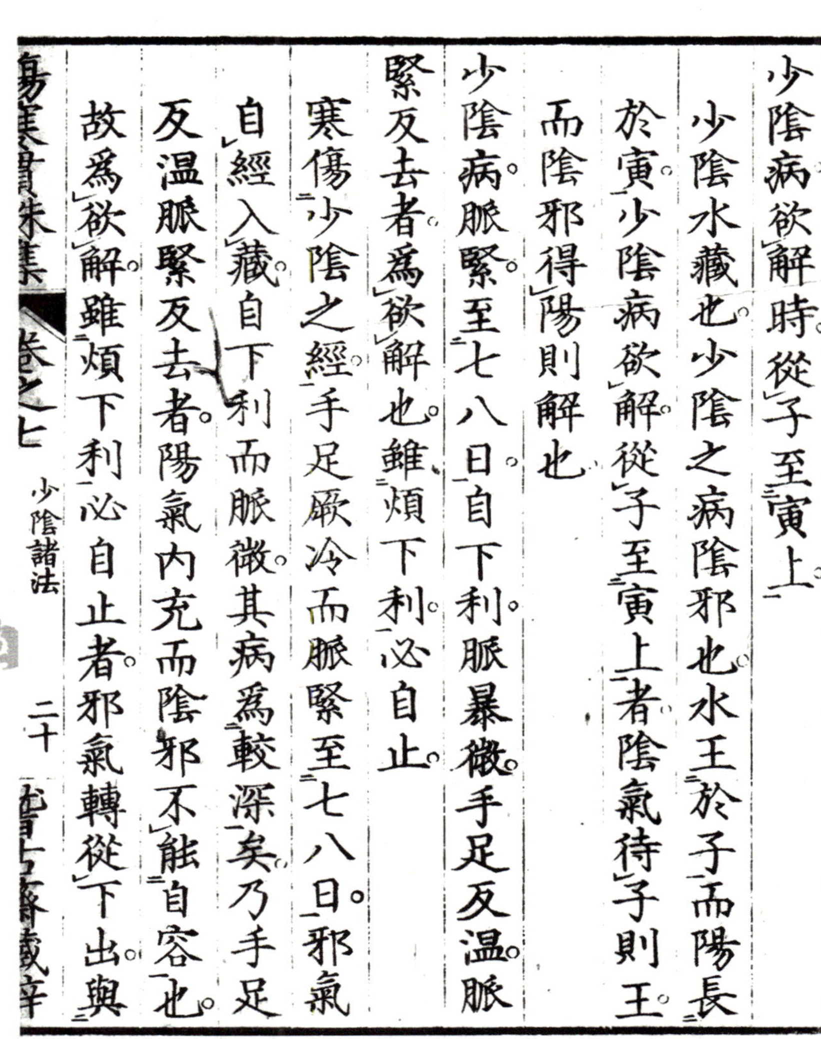

少陰病欲解時從子至寅上

少陰水藏也少陰之病陰邪也水王於子而陽長於寅少陰病欲解從子至寅上者陰氣待子則王而陰邪得陽則解也

少陰病脈緊至七八日自下利脈暴微手足反溫脈緊反去者爲欲解也雖煩下利必自止

寒傷少陰之經手足厥冷而脈緊至七八日邪氣自經入藏自下利而脈微其病爲較深矣乃手足反溫脈緊反去者陽氣內充而陰邪不能自容也故爲欲解雖煩下利必自止者邪氣轉從下出與

太陰之穢腐當去而下利者同意。設邪氣盡則煩與利亦必自止耳。

少陰病，下利，若利自止，惡寒而踡臥，手足溫者，可治。

少陰病，惡寒而踡，時自煩，欲去衣被者，可治。

少陰病，吐利，手足不逆冷，反發熱者，不死。脈不至者，灸少陰七壯。

寒中少陰，或下利，或惡寒而踡臥，或吐利交作而脈不至，陰邪盛而陽氣衰之候也。若利自止，手足溫，或自煩欲去衣被，或反發熱，則陽氣已復而陰邪將退，故皆得不死而可治。脈不至者，吐利交作

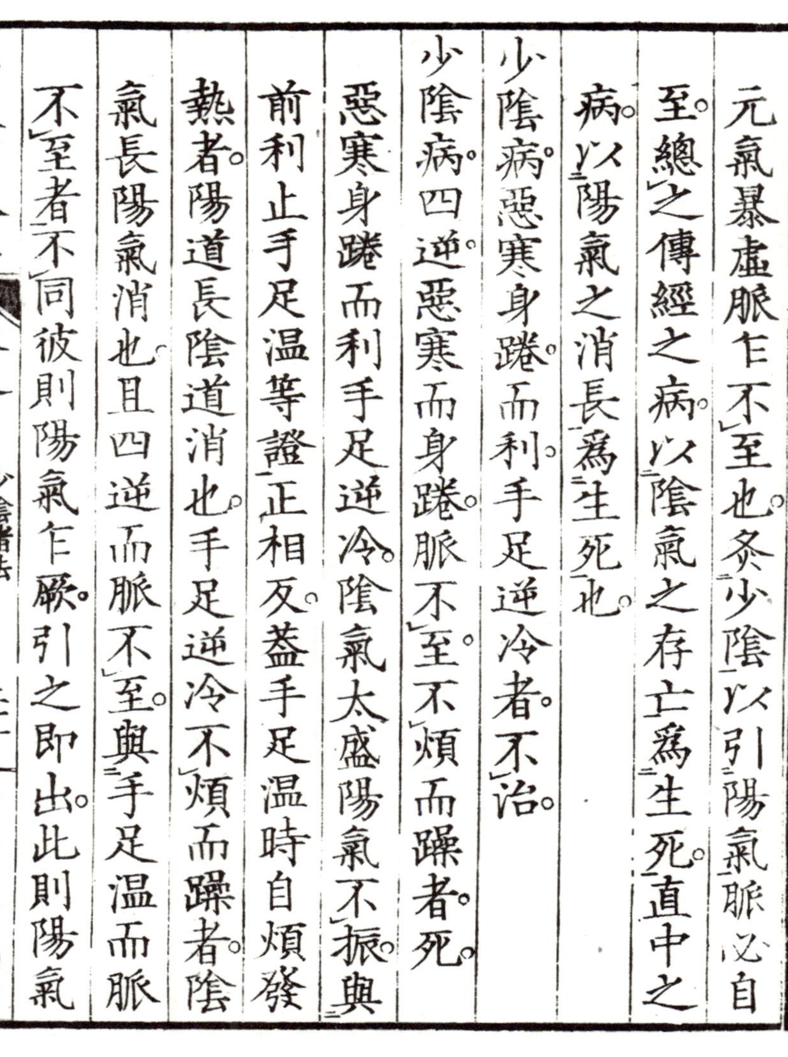

元氣暴虛脈乍不至也。參少陰以引陽氣脈必自至。總之傳經之病。以陰氣之存亡爲生死。直中之病。以陽氣之消長爲生死也。

少陰病。惡寒身踡而利。手足逆冷者。不治。

少陰病。四逆。惡寒而身踡。脈不至。不煩而躁者。死。

惡寒身踡而利。手足逆冷。陰氣太盛陽氣不振。與前利止手足溫等證正相反。蓋手足溫時自煩發熱者。陽道長陰道消也。手足逆冷不煩而躁者。陰氣長陽氣消也。且四逆而脈不至。與手足溫而脈不至者不同。彼則陽氣乍厥。引之即出。此則陽氣已絶。招之不返也。而煩與躁又不同。煩者熱而煩也。躁者亂而不必熱也。煩而躁者。陽怒而與陰爭。期在必勝則生。不煩而躁者。陽不能戰。復不能安。而欲散去則死也。

少陰病。吐利煩躁。四逆者死。

寒中少陰。吐利交作。陰邪已太盛矣。然或自煩發熱。或手足不逆冷。則陽氣猶在。陰邪雖盛。猶或可治。所謂吐利手足不逆冷。反發熱者不死也。若更煩躁四逆。則陽氣有散亡之象。陰邪無退舍之期。雖欲不死。焉可得耶。

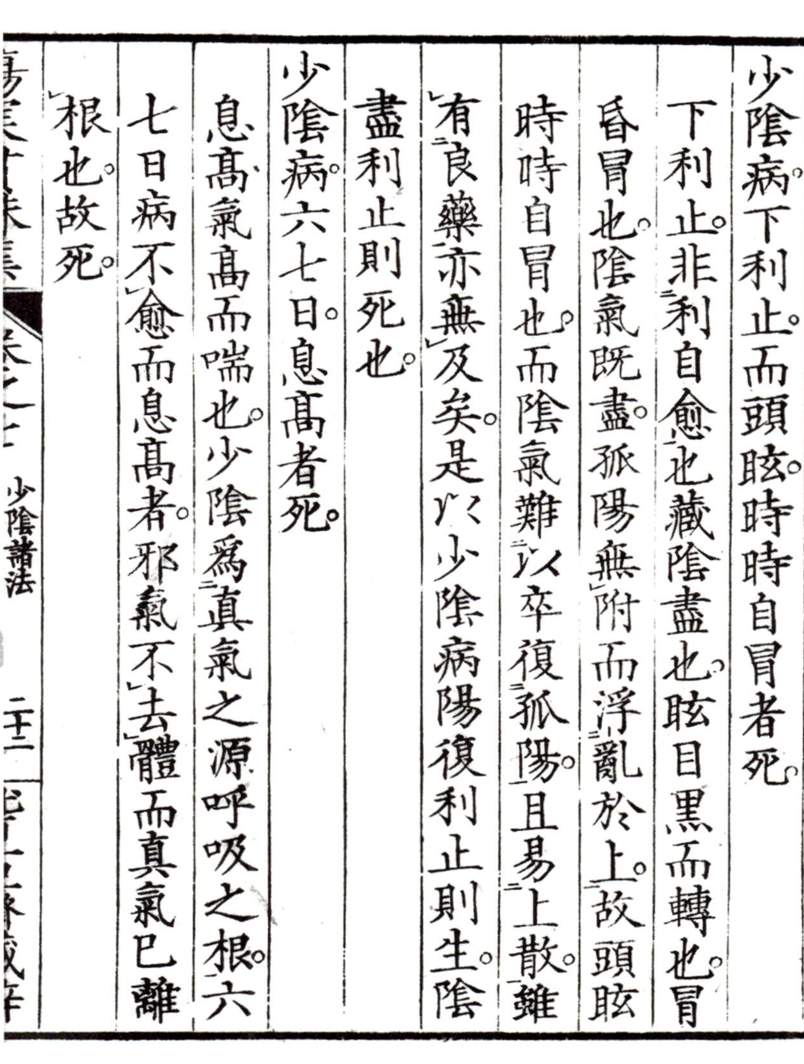

少陰病。下利止。而頭眩。時時自冒者死。

下利止。非利自愈也。藏陰盡也。眩目黑而轉也。冒昏冒也。陰氣既盡。孤陽無附而浮亂於上。故頭眩時時自冒也。而陰氣難以卒復。孤陽且易上散。雖有良藥亦無及矣。是以少陰病陽復利止則生。陰盡利止則死也。

少陰病。六七日。息高者死。

息高氣高而喘也。少陰爲真氣之源。呼吸之根。六七日病不愈而息高者。邪氣不去體而真氣已離根也。故死。

少陰病。脈微細沉。但欲臥。汗出不煩。自欲吐。至五六日。自利。復煩躁。不得臥寐者死。

脈微細沉。但欲臥。邪傳少陰之本證。如本篇第一條所云也。汗出不煩者。氣外泄而邪不與俱泄也。自欲吐。繼後自利者。邪上下行而氣不能驅而出之也。至煩躁不得臥寐。則陰陽盡虛。邪氣獨盛。正不勝邪。躁擾不寧。頃之離散而死矣。所謂病勝藏者死是也。

○少陰病禁四條

少陰病。脈細沉數。病爲在裏。不可發汗。

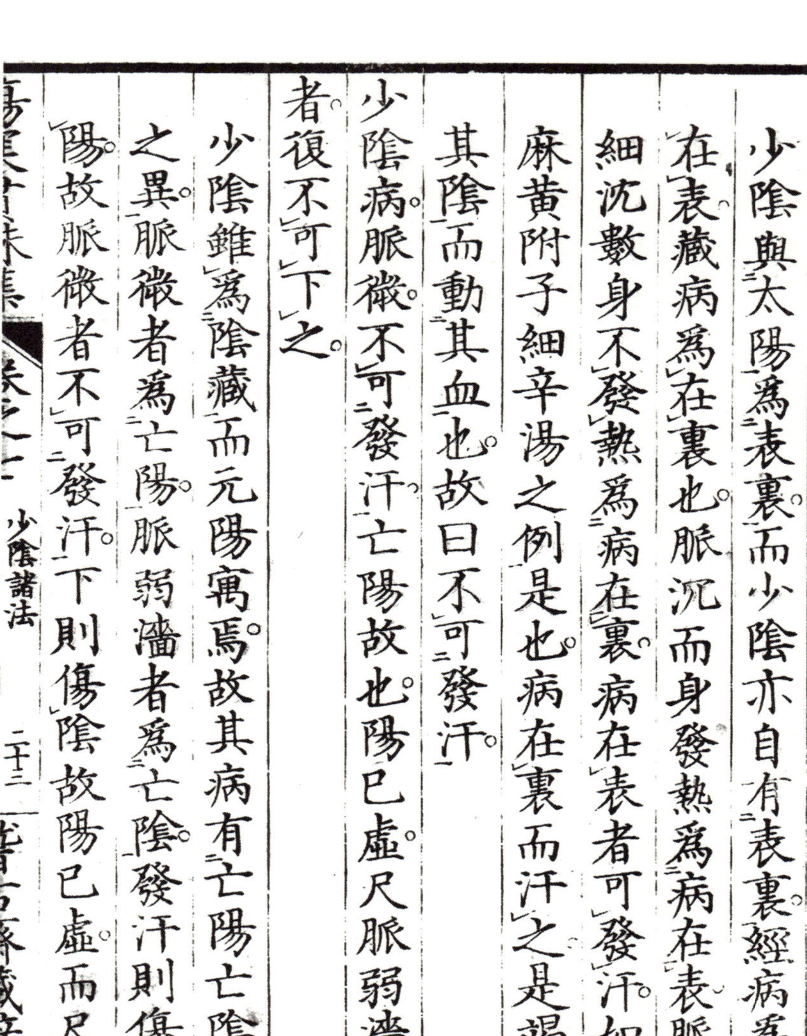

少陰與太陽爲表裏而少陰亦自有表裏經病爲在表藏病爲在裏也脈沉而身發熱爲病在表脈細沉數身不發熱爲病在裏病在表者可發汗如麻黄附子細辛湯之例是也病在裏而汗之是竭其陰而動其血也故曰不可發汗

少陰病脈微不可發汗亡陽故也陽已虛尺脈弱濇者復不可下之

少陰雖爲陰藏而元陽寓焉故其病有亡陽亡陰之異脈微者爲亡陽脈弱濇者爲亡陰發汗則傷陽故脈微者不可發汗下則傷陰故陽已虛而尺

脈弱濇者。非特不可發汗。亦復不可下之也。

少陰病。但厥無汗。而強發之。必動其血。未知從何道出。或從口鼻。或從目出。是名下厥上竭。爲難治。

少陰中寒。但厥無汗。邪方內淫。而氣不外達。⑯非可得汗愈者。而強發之。則汗必不出。而血反自動。或口鼻。或目。隨其所攻之道。而外出也。蓋發汗之藥。其氣上行。而性多慓悍。不得於氣。則去而之血。必盡其性而後止耳。然既藏虛邪入。以致下厥。而復迫血妄動。以致上竭。上下交征。而血氣之存者無幾矣。尚何以禦邪而却疾耶。故曰難治。

少陰病。欬而下利譫語者。被火氣劫故也。小便必難。以強責少陰汗也。

少陰之邪上逆而欬。下注而利矣。而又復譫語。此非少陰本病。乃被火氣劫奪津液所致。火劫即温鍼灼艾之屬。少陰不當發汗。而强以火劫之。不特竭其腎陰。亦併耗其胃液。胃乾則譫語。腎燥則小便難也。

卷七終

校注

①少冷：朱本、成本均作『小冷』。
②利：成本作『痢』。
③拆：朱本同，成本作『坼』（chè），裂开的意思。
④利：成本作『痢』。
⑤着：成本作『著』。
⑥環：成本作『鐶』。
⑦瘥：成本作『差』。
⑧諸：成本无『諸』字。
⑨炮：成本无『炮』字。
⑩上：朱本作『止』。
⑪三服：朱本同，此处恐有脱漏。
⑫五味子：成本作『五味』。
⑬到：朱本作『致』。
⑭人尿、猪膽汁：成本作『膽汁、人尿』。
⑮利：成本作『痢』。
⑯達：朱本同，当为『達』字之误。

張仲景傷寒論貫珠集卷之八

清　尤怡在涇　註釋

日本　小川汶菴　校梓

厥陰篇

○辨列厥陰條例大意

厥陰為陰之盡。為藏之極。陰極而盡則必復反而之陽。故厥陰之生死在厥熱之進退也。本篇於厥陰脈證之下。先辨厥熱進退所以明生死之機。次論生死徵甚。所以明陰陽之故也。而厥陰有熱慮其傷陰。必以法清之。厥陰有寒慮其傷陽。必以法

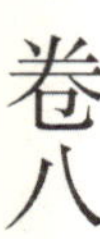

溫之。一如少陰之例也。蓋厥陰少陰同爲陰藏而俱屬陽火。故於二者羣分類聚。欲學者明辨而深思之耳。其次爲厥陰汗下諸禁。蓋欲豢其利不可不知其害也。其次爲厥陰簡誤。以厥陰篇中雜入太陰少陰太陽之文。傳誤已久。習焉不察。特撿出之。其次爲差後勞復等法。則去疾者莫若盡之意也。凡六十二條爲一卷。

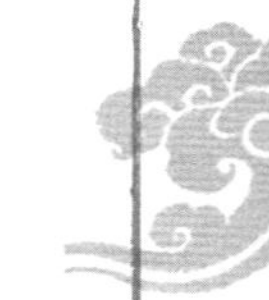

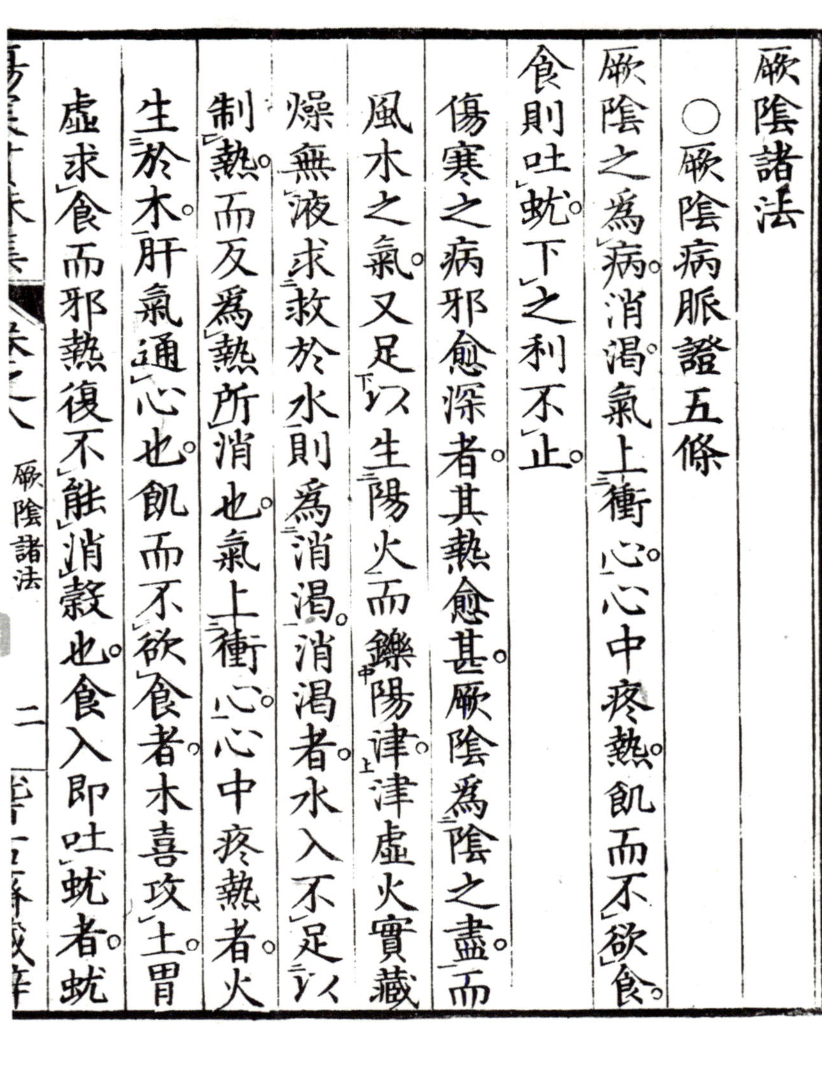

厥陰諸法

○厥陰病脈證五條

厥陰之爲病。消渴。氣上衝心。心中疼熱。飢而不欲食。食則吐蚘。下之利不止。

傷寒之病。邪愈深者。其熱愈甚。厥陰爲陰之盡。而風木之氣。又足以生陽火而鑠陽津。津虚火實。藏燥無液。求救於水。則爲消渴。消渴者。水入不足以制熱。而反爲熱所消也。氣上衝心。心中疼熱者。火生於木。肝氣通心也。飢而不欲食者。木喜攻土。胃虚求食。而邪熱復不能消穀也。食入即吐蚘者。蚘無食而動。聞食臭而出也。下之利不止者。胃家重傷而邪熱下注也。此厥陰在藏之的證。病從陽經傳入者也。

傷寒四五日。腹中痛。若轉氣下趨少腹者。此欲自利也。

傷寒四五日。正邪氣傳裏之時。若腹中痛而滿者。熱聚而實將成可下之證。茲腹中痛而不滿。但時時轉氣下趨少腹者。熱不得聚而從下注將成下利之候也。而下利有陰陽之分。先發熱而後下利者。傳經之熱邪內陷。此為熱利。必有內煩脈數等

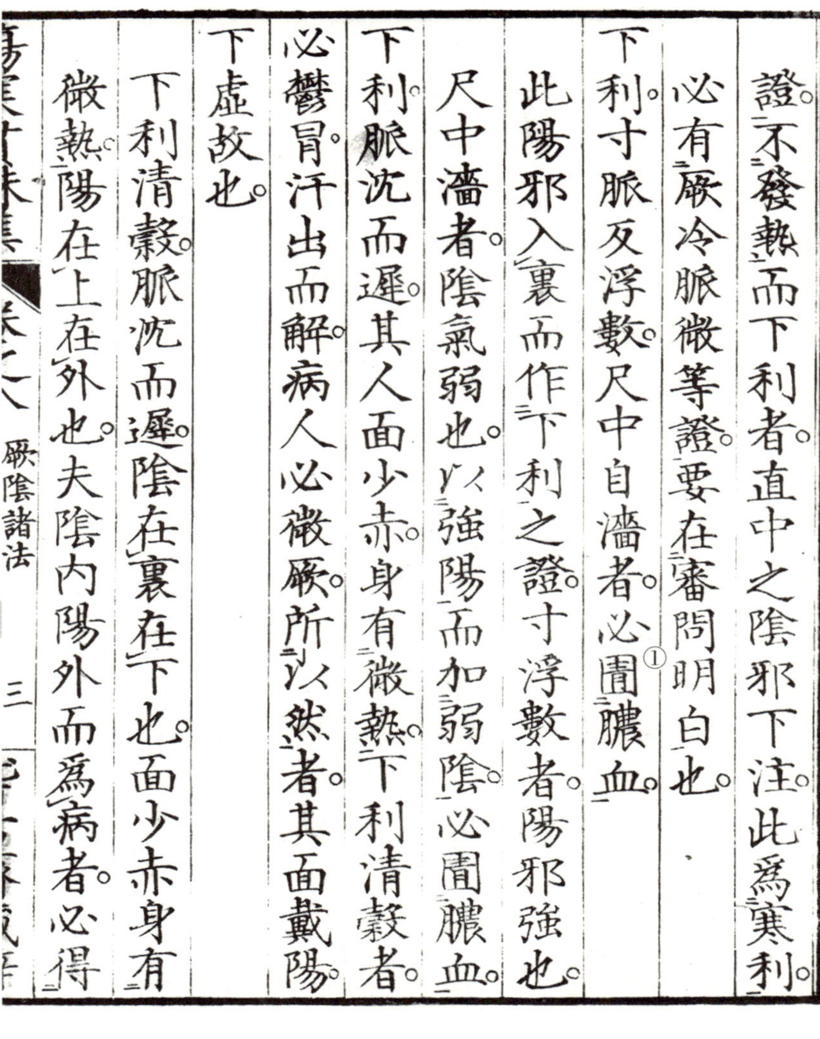
證。不發熱而下利者。直中之陰邪下注。此爲寒利。必有厥冷脈微等證。要在審問明白也。

下利。寸脈反浮數。尺中自濇者。必圊①膿血。

此陽邪入裏而作下利之證。寸浮數者陽邪強也。尺中濇者。陰氣弱也。以強陽而加弱陰。必圊膿血。

下利。脈沈而遲。其人面少赤。身有微熱。下利清穀者。必鬱冒汗出而解。病人必微厥。所以然者。其面戴陽。下虛故也。

下利清穀。脈沈而遲。陰在裏在下也。面少赤身有微熱。陽在上在外也。夫陰內陽外而爲病者。必得陽入陰出而後解。而面雖赤而未甚。身雖熱而亦微。則其陽之發露者。僅十之三。而潛藏者尚十之七也。藏而能動。必當與陰相爭。爭而未勝則鬱冒。爭而既勝則汗出。汗出而內伏之陰從外出。外出之陽從內入。而病乃解矣。然此證下虛無氣。中土不守。惟藉君主之靈。以收散亡之氣。而驅沈伏之陰。鬱冒汗出。則心君震怒之候也。譬之澶淵之役。苟非真宗銳意親征。則契丹大舉之寇。必不能却。然而安危反掌。中外震驚。病人所以必微厥也。設非下虛之故。何至危殆若是。然或真陽畢露則必不能與邪爭。不爭亦必無幸矣。

病者手足厥冷。不結胸②。少腹滿按之痛者。此冷結在膀胱關元也。

手足厥冷。原有陰陽虛實之别。若其人結胸。則邪結于上。而陽不得通。如後所云病人手足厥冷。脈乍緊。邪結在胸中。當須吐之。以通其陽者也。若不結胸。但少腹滿。按之痛者。則是陰冷內結。元陽不振。病在膀胱關元之間。必以甘辛溫藥。如四逆白通之屬。以救陽氣而驅陰邪也。

○厥熱進退之機九條

傷寒一二日至四五日而厥者。必發熱。前熱者。後必厥。厥深者熱亦深。厥微者熱亦微。厥應下之。而反發汗者。必口傷爛赤。

傷寒一二日至四五日。正陰陽邪正交爭互勝之時。或陰受病而厥者。勢必轉而爲熱。陰勝而陽爭之也。或陽受病而熱者。甚則亦變而爲厥。陽勝而陰被格也。夫陽勝而陰格者。其厥非真寒也。陽陷于中。而陰見於外也。是以熱深者厥亦深。熱微者厥亦微。隨熱之淺深而爲厥之微甚也。夫病在陽者宜汗。病在裏者宜下。厥者熱深在裏。法當下之。

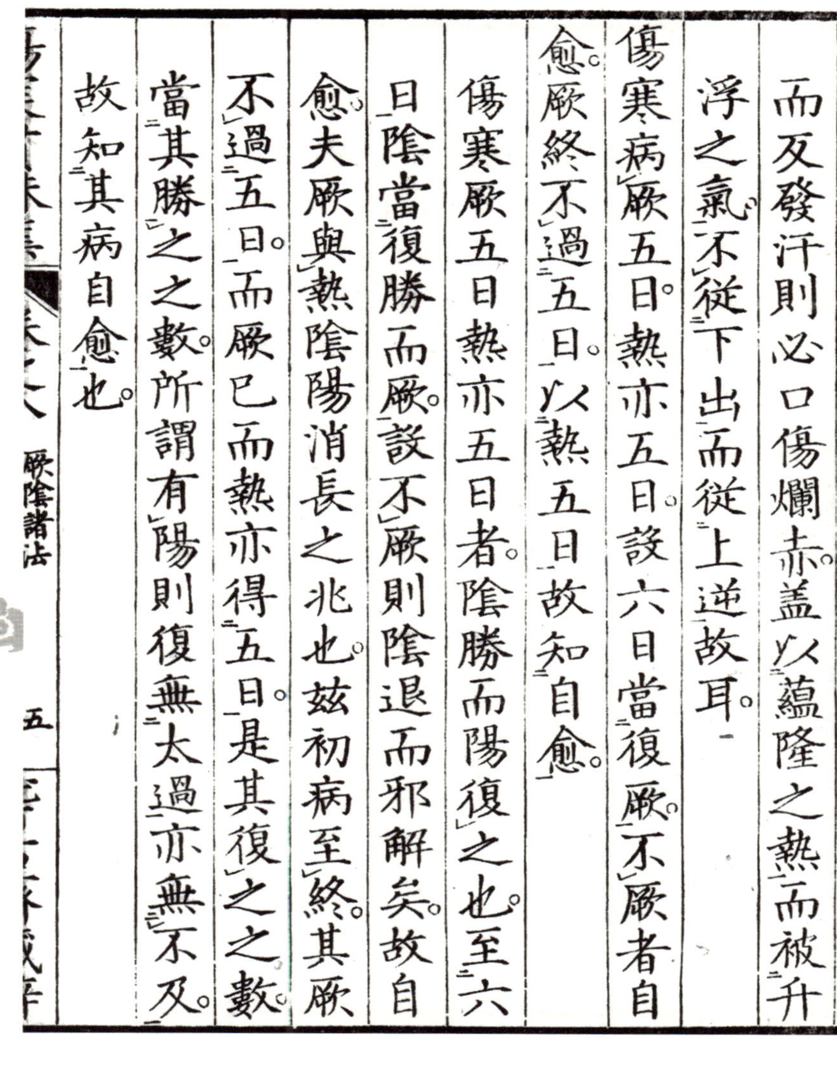

而反發汗則必口傷爛赤。蓋以蘊隆之熱，而被升浮之氣，不從下出，而從上逆故耳。

傷寒病，厥五日。熱亦五日。設六日當復厥。不厥者自愈。厥終不過五日。以熱五日，故知自愈。

傷寒厥五日，熱亦五日者。陰勝而陽復之也。至六日陰當復勝而厥。設不厥，則陰退而邪解矣。故自愈。夫厥與熱，陰陽消長之兆也。茲初病至終。其厥不過五日。而厥已而熱，亦得五日。是其復之之數，當其勝之之數。所謂有陽則復，無太過亦無不及。故知其病自愈也。

傷寒發熱四日，厥反三日，復熱四日，厥少熱多，其病當愈。四日至七日，熱不除者，其後必便膿血。

傷寒厥四日，熱反三日，復厥五日，其病爲進。寒多熱少，陽氣退，故爲進也。

熱已而厥者，邪氣自表而之裏也。乃厥未已而熱之日，又多于厥之日，則邪復轉而之表矣，故病當愈。其熱則除，乃四日至七日而不除者，其熱必侵及營中，而便膿血，所謂熱氣有餘，必發癰膿也。厥已而熱者，陽氣復而陰邪退也。乃熱未已而復厥，而厥又多於熱之日，則其病爲進。所以然者，寒多

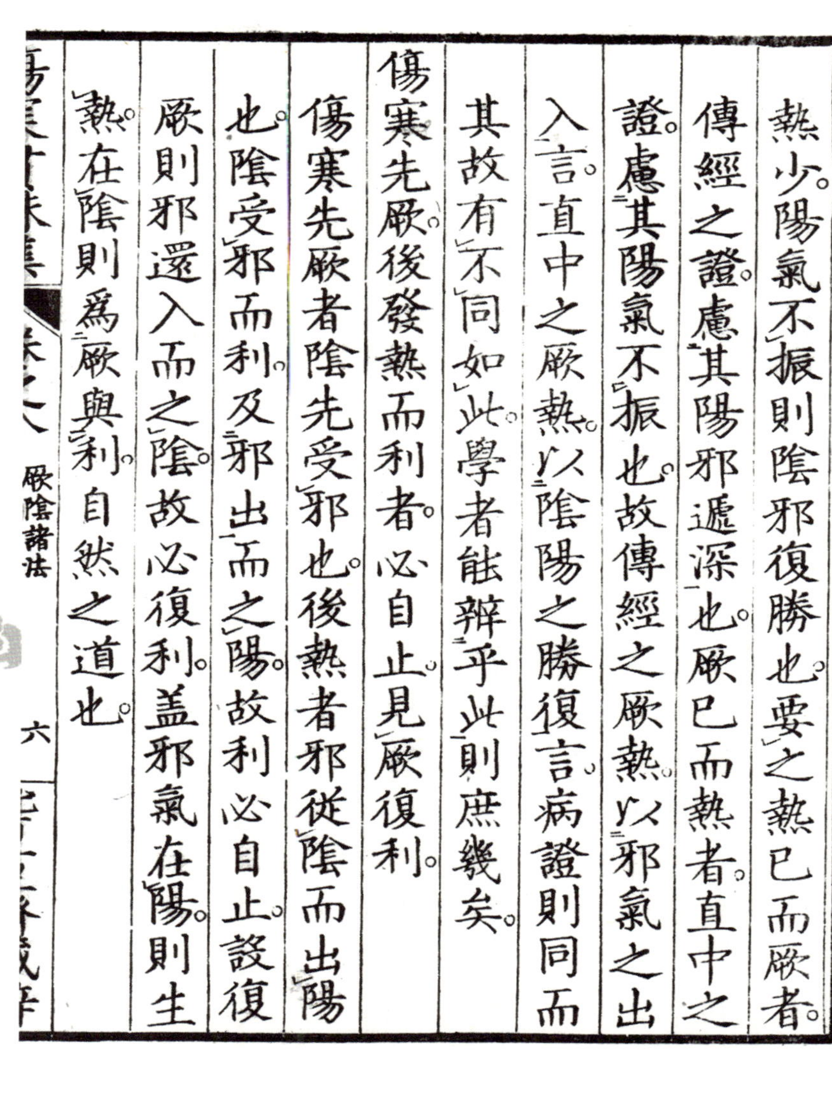

熱少陽氣不振則陰邪復勝也要之熱已而厥者傳經之證慮其陽邪遞深也厥已而熱者直中之證慮其陽氣不振也故傳經之厥熱以邪氣之出入言直中之厥熱以陰陽之勝復言病證則同而其故有不同如此學者能辨乎此則庶幾矣

傷寒先厥後發熱而利者必自止見厥復利

傷寒先厥者陰先受邪也後熱者邪從陰而出陽也陰受邪而利及邪出而之陽故利必自止設復厥則邪還入而之陰故必復利蓋邪氣在陽則生熱在陰則爲厥與利自然之道也

傷寒始發熱六日。厥反九日而利。凡厥利者。當不能食。今反能食者。恐爲除中。食以索餅。不發熱者。知胃氣尚在。必愈。恐暴熱來出而復去也。後三日脈之。其熱續在者。期至旦日夜半愈。所以然者。本發熱六日。厥反九日。復發熱三日。并前六日。亦爲九日。與厥相應。故期至旦日夜半愈。後三日脈之。而脈數。其熱不罷者。此爲熱氣有餘。必發癰膿也。

傷寒始發熱六日。厥反九日。而又下利者。邪氣從陽之陰。而盛於陰也。陰盛則當不能食。而反能食者。恐爲除中。中者胃中之陽氣也。除去而盡之也。

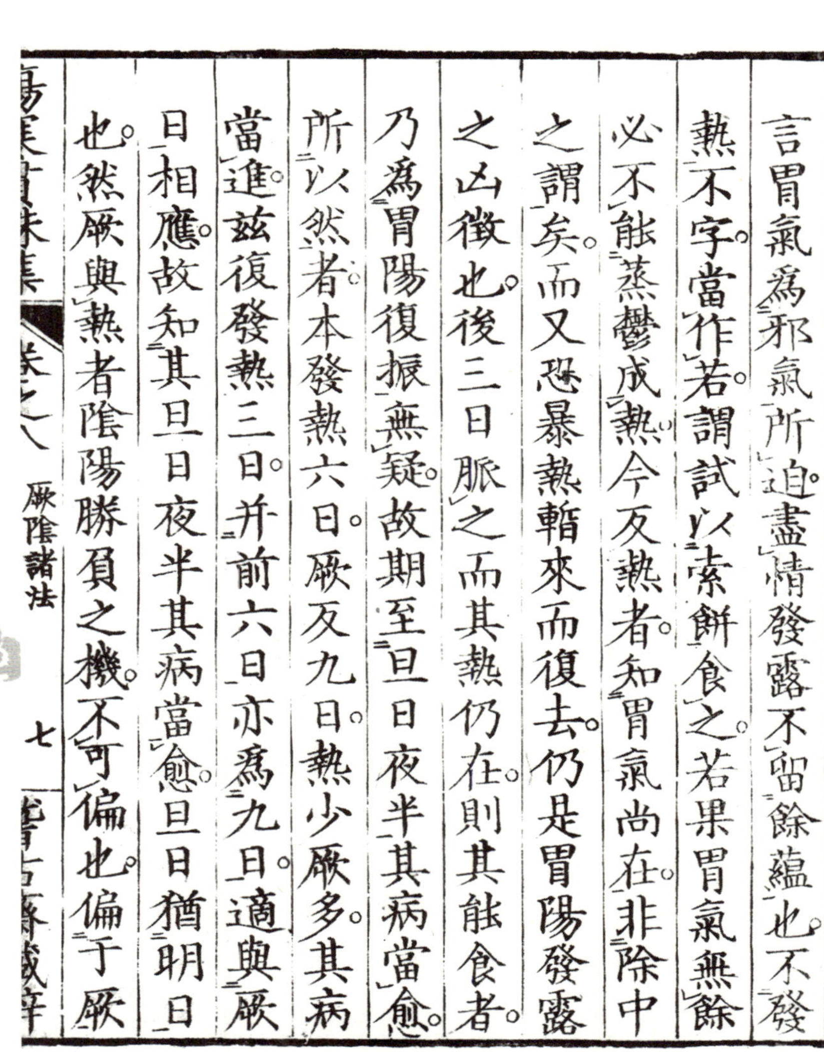

言胃氣爲邪氣所迫盡情發露不留餘蘊也不發熱不字當作若謂試以索餅食之若果胃氣無餘必不能蒸鬱成熱今反熱者知胃氣尚在非除中之謂矣而又恐暴熱暫來而復去仍是胃陽發露之凶徵也後三日脈之而其熱仍在則其能食者乃爲胃陽復振無疑故期至旦日夜半其病當愈所以然者本發熱六日厥反九日熱少厥多其病當進玆復發熱三日并前六日亦爲九日適與厥日相應故知其旦日夜半其病當愈旦日猶明日也然厥與熱者陰陽勝負之機不可偏也偏于厥

則陰勝而礙陽矣。偏于熱則陽勝而礙陰矣。後三日脈之而脈反加數。熱復不止。則陽氣偏勝。必致傷及營血而發爲癰膿也。

傷寒先厥後發熱。下利必自止。而反汗出。咽中痛者。其喉爲痺。發熱無汗。而利必自止。若不止。必便膿血。便膿血者。其喉不痺。

傷寒之邪見於陽者。不必見於陰。見于下者。不必見于上。厥已而熱。下利自止者。陰邪轉而之陽也。設得汗出。其邪必解。而咽中痛者。未盡之熱。厥而上行也。故其喉爲痺。發熱無汗者。邪氣鬱而在陽

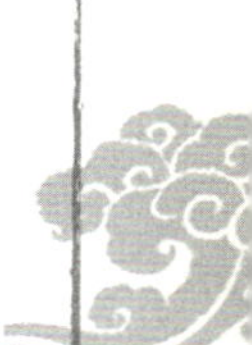

也。雖下利法當自止。而反不止者。以無汗出。熱仍從裏行也。故必便膿血。便膿血者。其喉不痺。邪在下者。則不復在上也。

傷寒熱少厥微。指頭寒。默默不欲食。煩燥數日。小便利色白者。此熱除也。欲得食。其病爲愈。若厥而嘔。胸脇煩滿者。其後必便血。

熱少厥微。指頭寒。邪氣自微也。默默不欲食。煩燥。邪欲傳裏也。裏受邪而熱。則其小便必不利。雖利其色必不白。至數日小便利色白。知其熱已除也。本默默不欲食。忽欲得食。知其胃已和也。熱除胃和其病則愈。而厥陰之脈挾胃上膈布脇肋。若其邪不解淫溢厥陰之位則爲厥而嘔。爲胸脇煩滿也。凡病上行極者必下行。主血而病爲熱。血爲熱迫注泄于下。則其後必便血也。

凡厥者。陰陽氣不相順接便爲厥。厥者。手足逆冷是也。

按經脈足之三陰三陽。相接於足十指。手之三陰三陽相接于手十指。故陰之與陽。常相順接者也。若陽邪內入陰。不能與之相接。而反出於外則厥。陰邪外盛。陽不能與之相接。而反伏于中亦厥。是

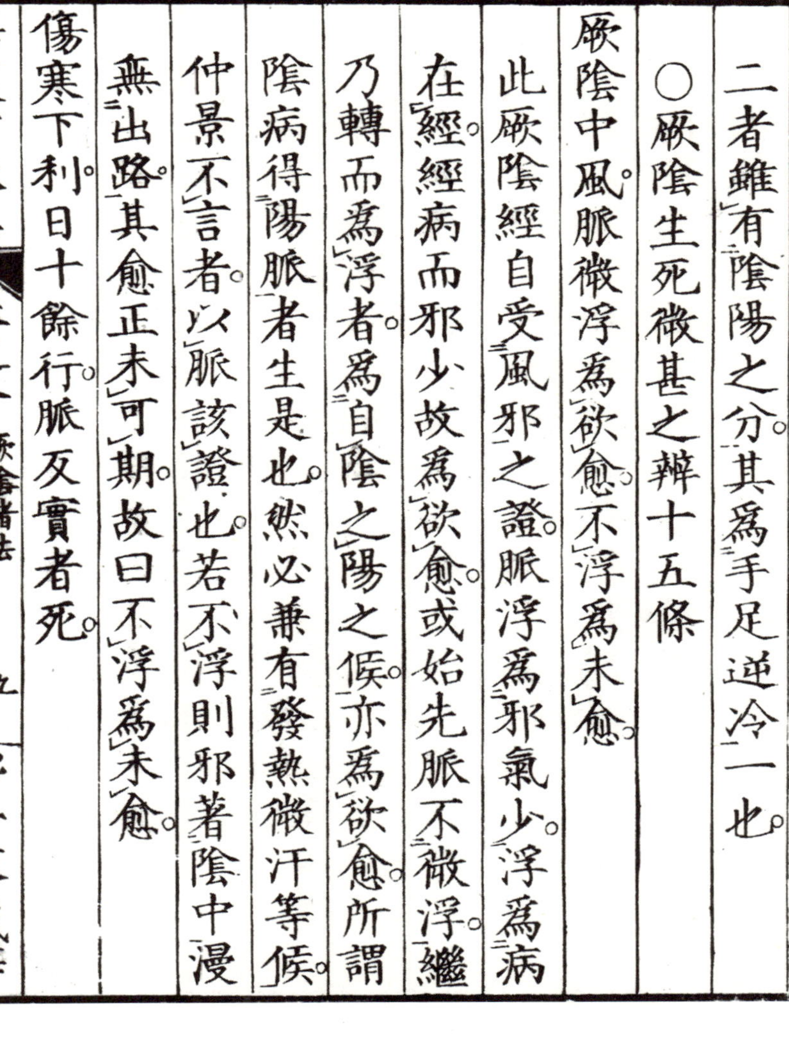

二者雖有陰陽之分。其爲手足逆冷一也。

○厥陰生死微甚之辨十五條

厥陰中風。脈微浮爲欲愈。不浮爲未愈。

此厥陰經自受風邪之證。脈浮爲邪氣少。浮爲病在經。經病而邪少。故爲欲愈。或始先脈不微浮。繼乃轉而爲浮者。爲自陰之陽之候。亦爲欲愈。所謂陰病得陽脈者生是也。然必兼有發熱微汗等候。仲景不言者。以脈該證也。若不浮則邪著陰中漫無出路。其愈正未可期。故曰不浮爲未愈。

傷寒下利。日十餘行。脈反實者死。

傷寒下利至日十餘行邪既未盡而正已大憊矣其脈當微或弱而反實者是邪氣有餘所謂病勝藏也故死

下利脈沉弦者下重也脈大者爲未止脈微弱數者爲欲自止雖發熱不死

沉爲裏爲下弦爲陰下利脈沉弦者陰邪在裏而盛于下故下重也脈大者邪氣盛經曰大則病進故爲未止脈微弱爲邪氣微數爲陽氣復陰寒下利陽復而邪微則爲欲愈之候雖復發熱亦是陽氣內充所致不得比于下利發熱者死之例也

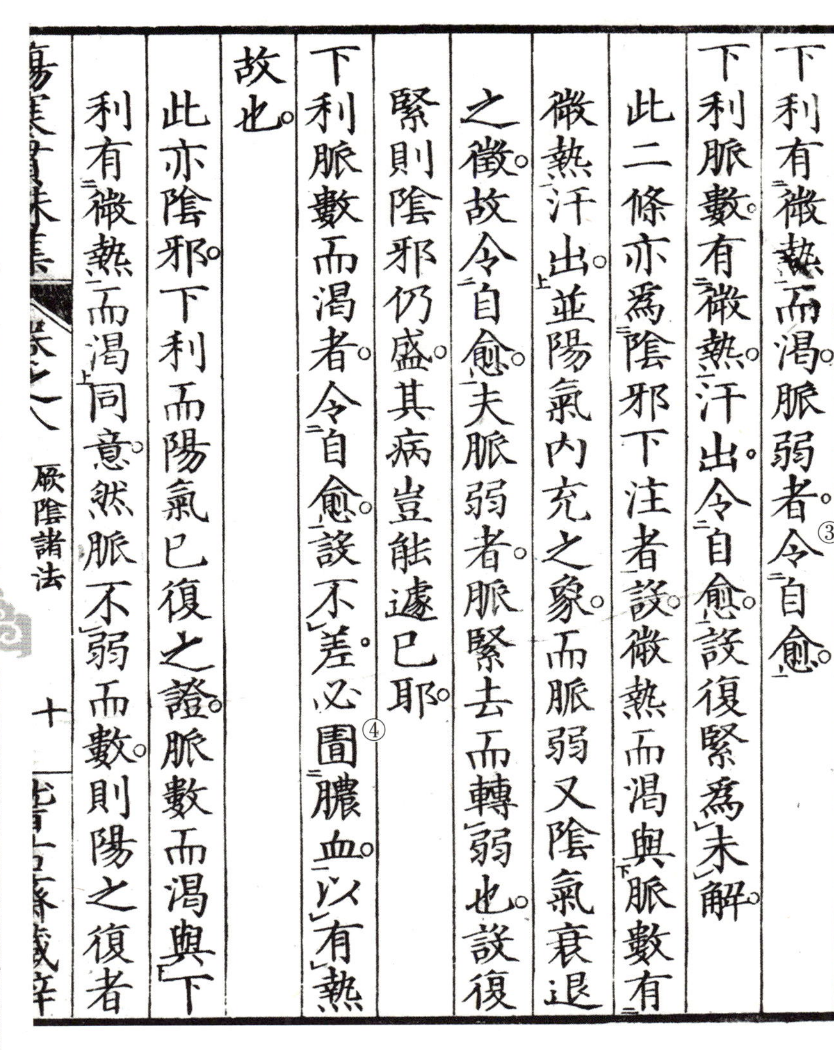

下利有微熱而渴，脈弱者，令自愈。③

下利脈數，有微熱汗出，令自愈。設復緊，為未解。

此二條亦為陰邪下注者設。微熱而渴，與脈數有微熱汗出，並陽氣內充之象，而脈弱又陰氣衰退之徵，故令自愈。夫脈弱者，脈緊去而轉弱也。設復緊，則陰邪仍盛，其病豈能遽已耶？④

下利脈數而渴者，令自愈。設不差，必圊膿血，以有熱故也。

此亦陰邪下利，而陽氣已復之證。脈數而渴，與下利有微熱而渴同意。然脈不弱而數，則陽之復者已過。陰寒雖解。熱氣旋增。將更傷陰而圊膿血也。

發熱而厥。七日下利者。爲難治。

發熱而厥者。身發熱而手足厥。病屬陽而裏適虛也。至七日正漸復而邪欲退。則當厥先已而熱後除。乃厥熱如故而反加下利。是正不復而裏益虛矣。夫病非陰寒。則不可以辛甘溫其裏。而內虛不足。復不可以苦寒堅其下。此其所以爲難治也。

傷寒發熱。下利厥逆。躁不得卧者死。

傷寒發熱。下利厥逆者。邪氣從外之內。而盛于內也。至躁不得卧。則陽氣有立亡之象。故死。此傳經

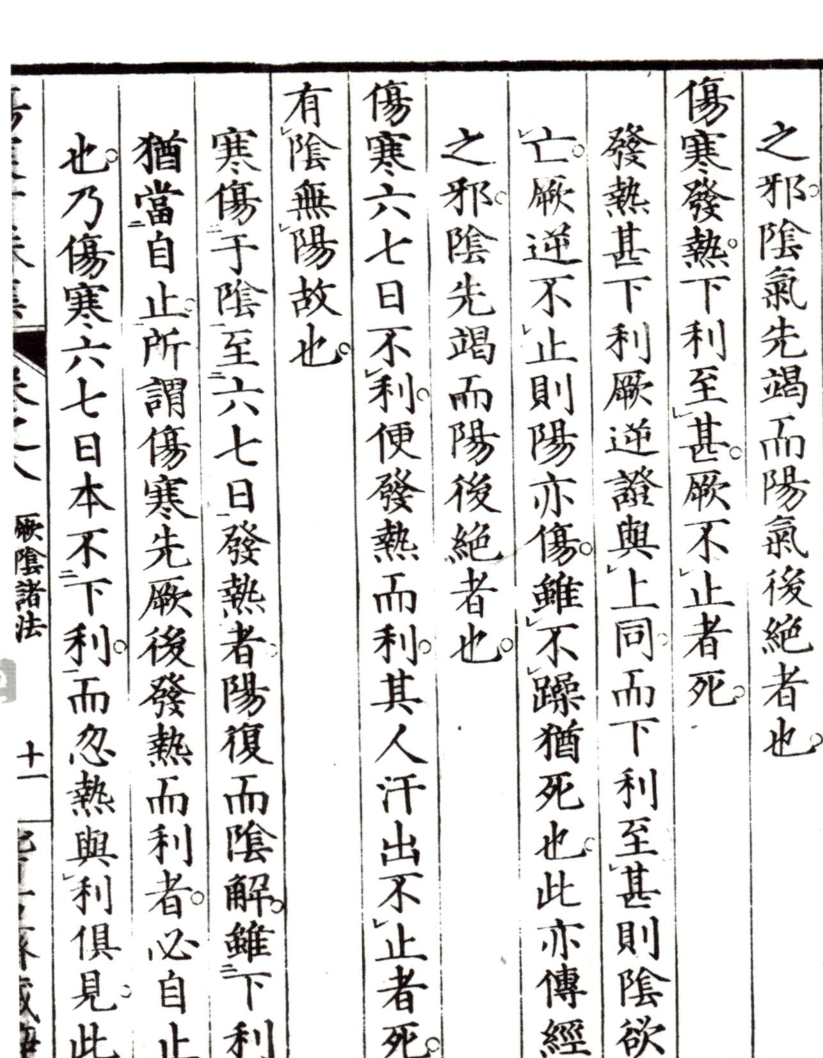

之邪陰氣先竭而陽氣後絶者也

傷寒發熱下利至甚厥不止者死

發熱甚下利厥逆躁與上同而下利至甚則陰欲亡厥逆不止則陽亦傷雖不躁猶死也此亦傳經之邪陰先竭而陽後絶者也

傷寒六七日不利便發熱而利其人汗出不止者死有陰無陽故也

寒傷于陰至六七日發熱者陽復而陰解雖下利猶當自止所謂傷寒先厥後發熱而利者必自止也乃傷寒六七日本不下利而忽熱與利俱見此

非陽復而熱也陰內盛而陽外亡也若其人汗出不止則不特不能內守亦并無爲外護矣是謂有陰無陽其死必矣

下利手足厥冷無脈者灸之不温若脈不還反微喘者死

陰寒下利而至厥冷無脈陽氣將竭而死矣灸之所以通既絕之陽乃厥不回脈不還而反微喘殘陽上奔大氣下脫故死

下利後脈絕手足厥冷晬時脈還手足温者生脈不還者死

晬時週時也下利後脈絕手足厥冷者陰先竭而陽後絕也是當俟其晬時經氣一週其脈當還其手足當温若脈不還其手足亦必不温而死矣

傷寒六七日脈微手足厥冷煩躁灸厥陰厥不還者死

傷寒六七日陽氣當復陰邪當解之時乃脈不浮而微手足不煩而厥冷是陰氣反進而陽氣反退也煩躁者陽與陰争而陽不能勝之也灸厥陰所以散陰邪而復陽氣陽復則厥自還設不還則陽有絕而死耳是故傳經之邪至厥陰者陰氣不絕

則不死直中之邪入厥陰者陽氣不復則不生也

傷寒脉遲六七日而反與黄芩湯徹其熱脉遲爲寒今與黄芩湯復除其熱腹中應冷當不能食今反能食此名除中必死

脉數爲熱脉遲爲寒診家之大要也熱者清之寒者温之醫家之大法也乃傷寒脉遲至六七日而不變其爲寒無疑矣而反與黄芩湯復除其熱是以寒益寒也於是陽氣消亡陰寒獨勝法當腹中冷而不能食今反能食者非胃氣盛也胃中之陽發露無餘譬之貧兒誇富整諸所有而暴之乎外

雖衒燿目前。然其盡可立而待也。故直斷之曰。此名除中必死。

厥陰病。欲解時。從寅至卯上。

厥陰屬風木之藏。寅卯爲木王之時。藏氣勝而邪氣解。亦如三陽及太少二陰之例也。

○厥陰清法五條

厥陰病。渴欲飲水者。少少與之愈。

厥陰之病本自消渴。雖得水未必即愈。此云渴欲飲水少少與之愈者。必厥陰熱邪還返陽明之候也。熱還陽明。津液暴竭。求救於水。少少與之。胃氣

則和其病乃愈若係厥陰則熱足以消水而水豈能消其熱哉

下利欲飲水者以有熱故也白頭翁湯主之

傷寒自汗不渴者爲藏有寒太陰自受寒邪也下利欲飲水者以裏有熱傳經之邪厥陰受之也白頭翁湯除熱堅下中有秦皮色青味苦氣凉性濇能入厥陰清熱去濕而止利也

白頭翁湯方

白頭翁二兩　黃連　黃柏　秦皮各三兩

右四味以水七升煮取二升去滓温服一升不

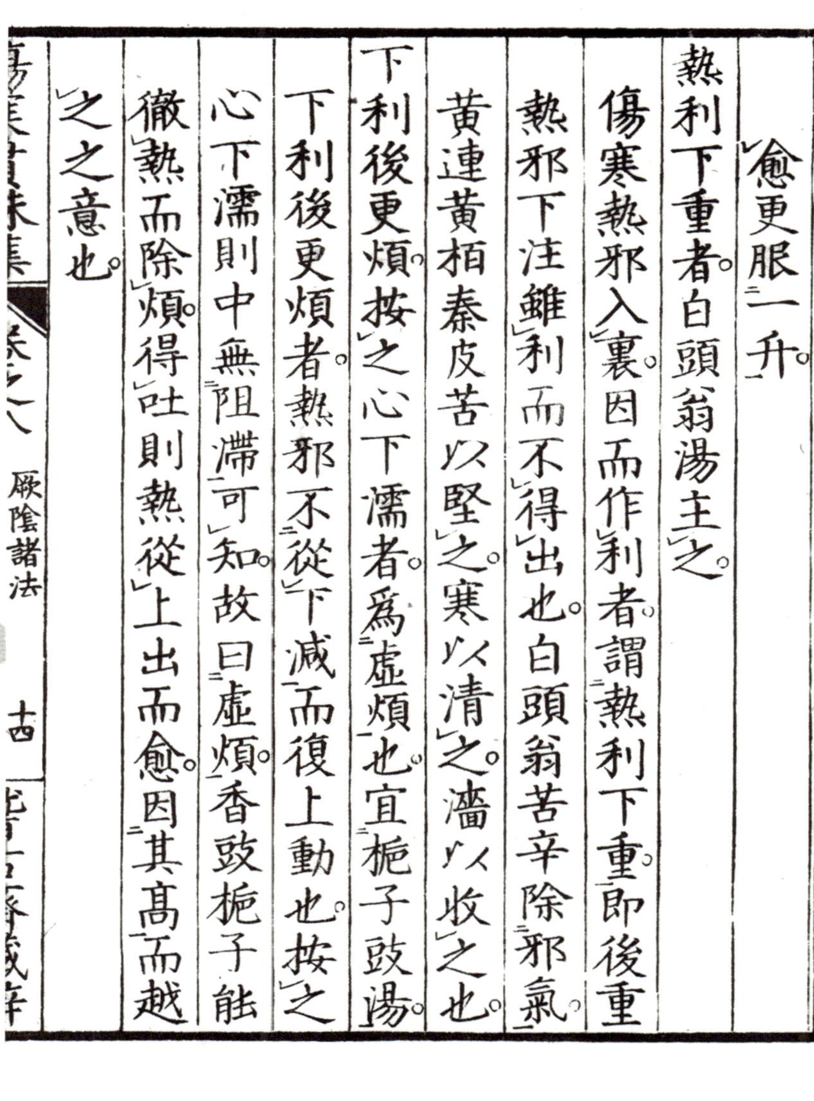

愈更服一升。

熱利下重者。白頭翁湯主之。

傷寒熱邪入裏。因而作利者。謂熱利下重。即後重熱邪下注。雖利而不得出也。白頭翁苦辛除邪氣黃連黃栢秦皮苦以堅之。寒以清之。濇以收之也。

下利後更煩。按之心下濡者。爲虛煩也。宜梔子豉湯。

下利後更煩者。熱邪不從下減。而復上動也。按之心下濡則中無阻滯。可知。故曰虛煩。香豉梔子能徹熱而除煩。得吐則熱從上出而愈。因其高而越之之意也。

傷寒六七日。大下後。寸脈沈而遲。手足厥逆。下部脈不至。咽喉不利。唾膿血。泄利不止者。爲難治。麻黄升麻湯主之。

傷寒六七日。寒已變熱而未實也。乃大下之。陰氣遂虚。陽氣乃陷。陽氣陷。故寸脈沈而遲。陰氣虚。故下部脈不至。陰陽並傷。不相順接。則手足厥逆。而陽邪之内入者。方上淫而下溢。爲咽喉不利。爲吐膿血。爲泄利不止。是陰陽上下並受其病。而虚實冷熱。亦復混淆不清矣。是以欲治其陰。必傷其陽。欲補其虚。必礙其實。故曰此爲難治。麻黄升麻湯合補瀉寒熱為劑，使相助而不相悖，庶幾各行其事，而並呈其效。方用麻黃、升麻，所以引陽氣、發陽邪也，而得當歸、知母、萎蕤、天冬之潤，則肺氣已滋，而不蒙其發越之害矣。桂枝、乾薑，所以通脈止厥也，而得黃芩、石膏之寒，則中氣已和，而不被其燥熱之烈矣。其芍藥、甘草、茯苓、白朮，則不特止其泄利，抑以安中益氣，以為通上下、和陰陽之用耳。

麻黃升麻湯方

麻黃二兩半，去節　當歸　升麻各一兩一分

知母　黃芩　萎蕤各十八銖　石膏碎，綿裹

白术　乾薑　天門冬去心　桂枝

茯苓　芍藥⑤　甘草炙各六銖

右十四味以水一斗先煮麻黃一二沸去上沫内諸藥煮取三升去滓分溫三服相去如炊三斗米飯頃令盡汗出愈

○厥陰溫法十條

傷寒脈微而厥至七八日膚冷其人躁無暫安時者此爲藏厥⑥非蚘厥也蚘厥者其人當吐蚘令病者靜而復時煩此爲藏寒蚘上入膈故煩須臾復止得食而嘔又煩者蚘聞食臭出其人當自吐蚘蚘厥者烏

梅丸主之。又主久痢⑦。

傷寒脈微而厥。寒邪中於陰也。至七八日身不熱。而膚冷則其寒邪未變可知。乃其人躁無暫安時者。此為藏厥。發躁陽氣欲絕。非為蚘厥也。蚘厥者。蚘動而厥其人亦躁。但蚘靜則躁亦自止。蚘動則時復自煩。非若藏寒之躁無有暫安時也。然蚘之所以時動而時靜者何也。蚘性喜溫。藏寒則蚘不安而上膈。蚘喜得食。藏虛則蚘復上而求食。甚則嘔吐。涎液從口中出。按古云。蚘得甘則動。得苦則安。又曰。蚘聞酸則靜。得辛熱則止。故以烏梅之酸連栢之苦。薑辛歸附椒桂之辛。以安蚘溫藏而止其厥逆。加人參者。以蚘動中虛。故以之安中而止吐。且以御冷熱諸藥之悍耳。

烏梅丸方

烏梅三百箇　細辛六兩　乾薑十兩　黃連十六兩⑧

當歸四兩　蜀椒四兩⑨　人參六兩　黃蘗六兩

桂枝六兩　附子六兩炮

右十味。異擣篩。合治之。以苦酒漬烏梅一宿。去核。蒸之五升米下。飯熟擣成泥。和藥令相得。內臼中。與蜜杵二千下。丸如桐子大。先食飲服十

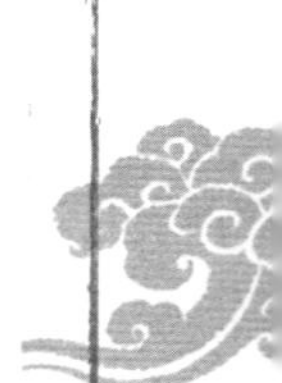

九日三服。稍加至二十九。禁生冷滑物臭食等。

乾嘔吐涎沫頭痛者吳茱萸湯主之

乾嘔吐涎沫者。厥陰寒邪上攻陽明也。頭痛者。厥陰之脉上出額。與督脉會於巔。寒氣隨經上入於頭。故痛也。然頭者諸陽之會。以陰邪而得干之。其陽不振甚矣。故以吳茱萸辛熱入厥陰散寒邪為君。生薑辛溫和胃止嘔吐為臣。人參大棗甘溫助正氣養陽氣為佐也。

手足厥寒脈細欲絕者當歸四逆湯主之若其人內有久寒者宜當歸四逆加吳茱萸生薑湯主之

手足厥寒脉微欲絶者陽之虚也宜四逆輩脉細欲絶者血虚不能温於四末并不能榮於脉中也夫脉為血之府而陽為陰之先故欲續其脉必益其血欲益其血必温其經方用當歸芍藥之潤以滋之甘草大棗之甘以養之桂枝細辛之温以行之而尤藉通草之入經通脉以續其絶而止其厥若其人内有久寒者必加吴茱萸生薑之辛以散之而尤藉清酒之濡經浹[10]脉以散其久伏之寒也

當歸四逆湯方

當歸三兩 桂枝三兩 芍藥三兩 細辛二兩[11]

通草二兩　甘草二兩炙　大棗二十五枚擘⑫

右七味，以水八升，煮取三升，去滓，温服一升，日三服。

當歸四逆加吳茱萸生薑湯方

當歸三兩　桂枝三兩　芍藥三兩

細辛三兩　甘草二兩炙　通草二兩

大棗二十五枚擘　吳茱萸二升　生薑半斤切

右九味，以水六升，清酒六升，和煮取五升，去滓，温分五服。一方水酒各四升。

大汗出，熱不去，内拘急，四肢疼，又下利厥逆而惡寒

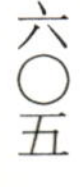

者。四逆湯主之。

此過汗傷陽。病本熱而變爲寒之證。大汗出熱不去者。邪氣不從汗解。而陽氣反從汗亡也。陽氣外亡則寒冷內生。內冷則脉拘急而不舒也。四肢者。諸陽之本。陽虛不足。不能實氣於四肢。則爲之疼痛也。甚至下利厥逆而惡寒。則不特無爲內守。亦并不爲外護矣。故必以四逆湯救陽驅陰爲主。余謂傳經之熱。久亦成陰者。此類是也。

大汗若大下利。而厥⑬逆者。四逆湯主之。

此亦陽病誤治而變陰寒之證。成氏所謂大汗若大下利表裏雖殊，其亡津液損陽氣一也。陽虛陰勝則生厥逆，雖無裏急下利等證，亦必以救陽驅陰爲急。易曰：履霜堅氷至。陰盛之戒，不可不⑭凜也。

傷寒脈促，手足厥逆者，可灸之。

脈陽盛則促，陰盛則結。手足厥逆而脈促者，非陽之虛，乃陽之鬱而不通也。灸之所以引陽外出。若厥而脈微者，則必更以四逆湯溫之，豈特灸之哉。

嘔而脈弱，小便復利，身有微熱，見厥者，難治，四逆湯主之。

脈弱便利而厥，爲內虛且寒之候，則嘔非火邪，乃是陰氣之上逆熱非寒邪乃是陽氣之外越矣故以四逆湯救陽驅陰爲主然陰方上冲而陽且外越其離決之勢有未可即爲順接者故曰難治或曰嘔與身熱爲邪實厥利脈弱爲正虛虛實互見故曰難治四逆湯舍其標而治其本也亦通

下利清穀裏寒外熱汗出而厥者通脈四逆湯主之

挾熱下利者傷在太陰之陰中寒清穀者傷在少陰之陽裏寒外熱汗出而厥爲陰內盛而陽外亡之象故於四逆加乾薑一倍以温裏而勝寒邪曰通脈者葢欲使陽氣內行而厥與利俱止耳

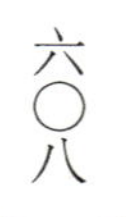

傷寒厥而心下悸者，宜先治水，當服茯苓甘草湯，却治其厥。不爾，水漬入胃，必作利也。

傷寒寒勝則厥，心下有水則悸。厥而心下悸者，寒中於陰而水聚於心下也。是宜以茯苓甘草湯先治其水，水去然後治厥。如傷寒二三日，心中悸而煩者，先服建中湯之意也。建中者，建立中氣，恐其中虛而邪易入，邪入則煩不止矣。茯苓甘草湯甘淡利水益中氣，恐其水漬入胃而作利，利作則厥不回矣。仲景治病，每以正氣爲慮如此。

傷寒本自寒下，醫復吐下之，寒格，更逆吐下，若食入口即吐，乾薑黄連黄芩人參湯主之。

傷寒本自寒下，葢即太陰腹滿自利之證。醫不知而復吐下之，裏氣遂虚，陰寒益甚，胃中之陽被格而上逆，脾中之陰被抑而下注，得不倍增吐下乎。至食入口即吐，則逆之甚矣。若以寒治逆，則寒下轉增，或僅投温劑，則必格拒而不入。故以連芩之苦以通寒格，參薑之温以復正氣而逐陰邪也。

乾薑黄連黄芩人參湯方

乾薑三兩　黄連三兩　黄芩三兩　人參三兩

右四味，以水六升，煮取二升，去滓，分温再服。

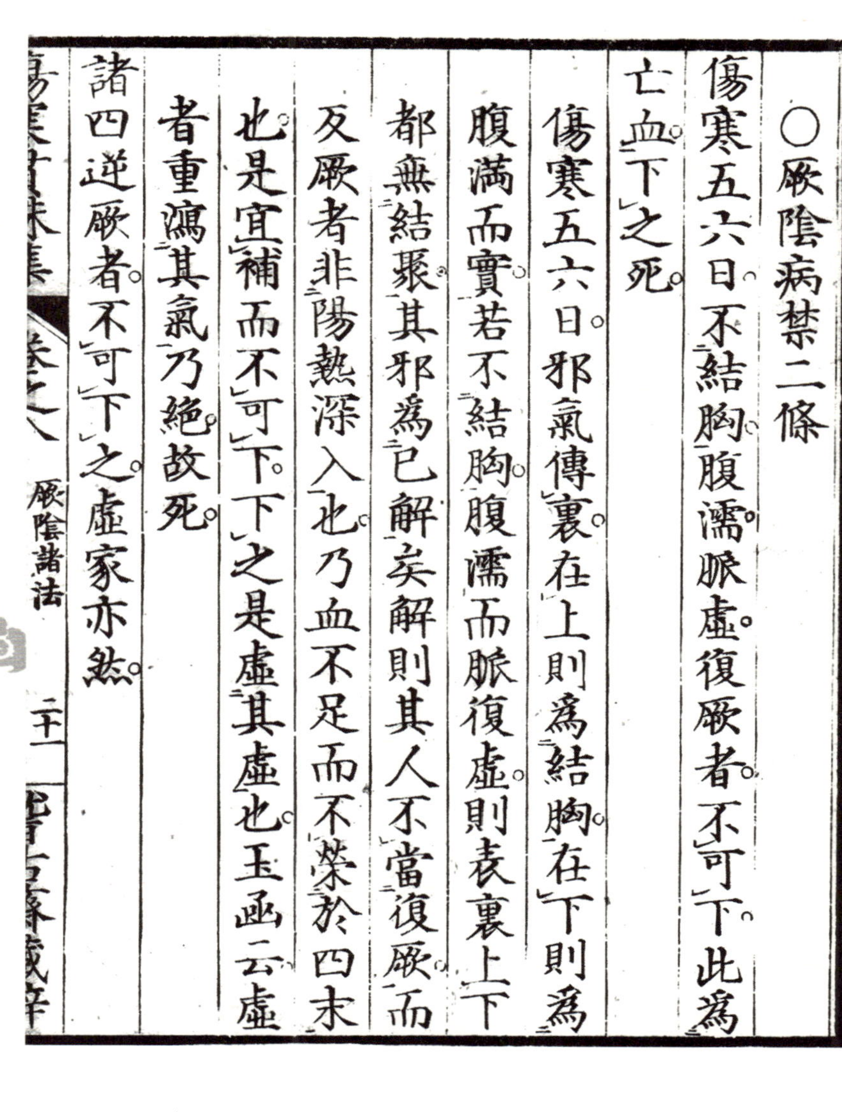

〇厥陰病禁二條

傷寒五六日。不結胸。腹濡。脈虛。復厥者。不可下。此爲亡血。下之死。

傷寒五六日。邪氣傳裏。在上則爲結胸。在下則爲腹滿而實。若不結胸。腹濡而脈復虛。則表裏上下都無結聚。其邪爲已解矣。解則其人不當復厥。而反厥者。非陽熱深入也。乃血不足而不榮於四末也。是宜補而不可下。下之是虛其虛也。玉函云。虛者重瀉。其氣乃絕。故死。

諸四逆厥者。不可下之。虛家亦然。

按成氏曰四逆四肢不温也厥者手足冷也然本篇云厥者手足逆冷是也又云傷寒脈促手足厥逆者可灸之其他凡言厥逆之處不一則四逆與厥本無分別特其病有陰陽之異耳此條蓋言陰寒厥逆法當温散温養之故云不可下之前條云厥應下之者則言邪熱内陷之厥逆也學者辨之虚家體虚不足之人也雖非四逆與厥亦不可下之經云毋實實毋虚虚而遺人夭殃此之謂也

○厥陰簡誤九條

嘔家有癰膿者不可治嘔膿盡自愈

癰膿者傷寒熱聚於胃口而不行則生腫癰而膿從嘔出癰不已則嘔不止是因癰膿而嘔故不可概以止嘔之藥治之膿盡癰已則嘔自止此胃癰雜病當隸陽明不當入厥陰也以下九條均非厥陰本病叔和不察誤編厥陰篇中茲特檢出另列簡誤其他厥陰進退及下利嘔逆等證亦有不必定屬厥陰者叔和以為不便清晰故總隸厥陰而實為三陰並有之證茲仍其舊學者當以意會之

傷寒大吐大下之極虛復極汗出者以其人外氣怫鬱復與之水以發其汗因得噦所以然者胃中寒冷

故也。

傷寒大吐大下之，既損其上，復傷其下，為極虛矣。縱有外氣怫鬱不解，亦必先固其裏而後疎其表。乃復飲水以發其汗，遂極汗出，胃氣重虛，水冷復加，冷虛相搏，則必作噦。噦，呃逆也。此陽病誤治而變為寒冷者，非厥陰本病也。

⑮ 病人手足厥冷，脉乍緊者，邪結在胸中，心下滿而煩，飢不能食者，病在胸中，當吐之，宜瓜蒂散。

脉緊為實，乍緊者，胸中之邪能結而不能實也。夫胸中，陽也。陽實氣於四肢，邪結胸中，其陽不布，則

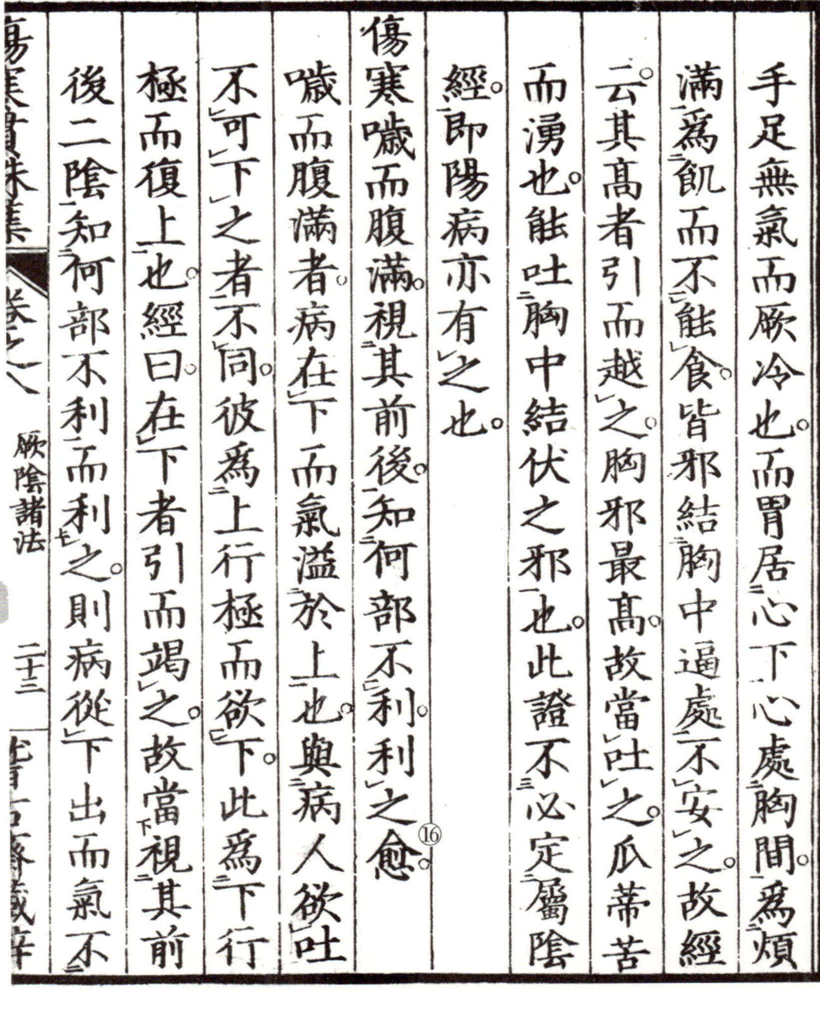

手足無氣而厥冷也。而胃居心下，心處胸間。爲煩滿，爲飢而不能食，皆邪結胸中，逼處不安之。故經云。其高者引而越之。胸邪最高，故當吐之。瓜蒂苦而湧也。能吐胸中結伏之邪也。此證不必定屬陰經。即陽病亦有之也。

傷寒噦而腹滿。視其前後。知何部不利。利之愈。⑯

噦而腹滿者。病在下而氣溢於上也。與病人欲吐不可下之者不同。彼爲上行極而欲下。此爲下行極而復上也。經曰。在下者引而竭之。故當視其前後二陰，知何部不利而利之。則病從下出而氣不

上逆腹滿與噦俱去矣此熱入太陰而上攻陽明之證與厥陰無涉也

嘔而發熱者小柴胡湯主之

此邪在少陽之經非厥陰本病也故以小柴胡湯和解少陽之邪邪解則嘔與熱俱止或厥陰病而外連少陽者亦有之然亦必以小柴胡先解少陽爲急所謂病自内之外而盛於外者先解其外而後治其内也

下利譫語者有燥屎也宜小承氣湯

譫語者胃實之徵下利得此爲有燥屎所謂利者

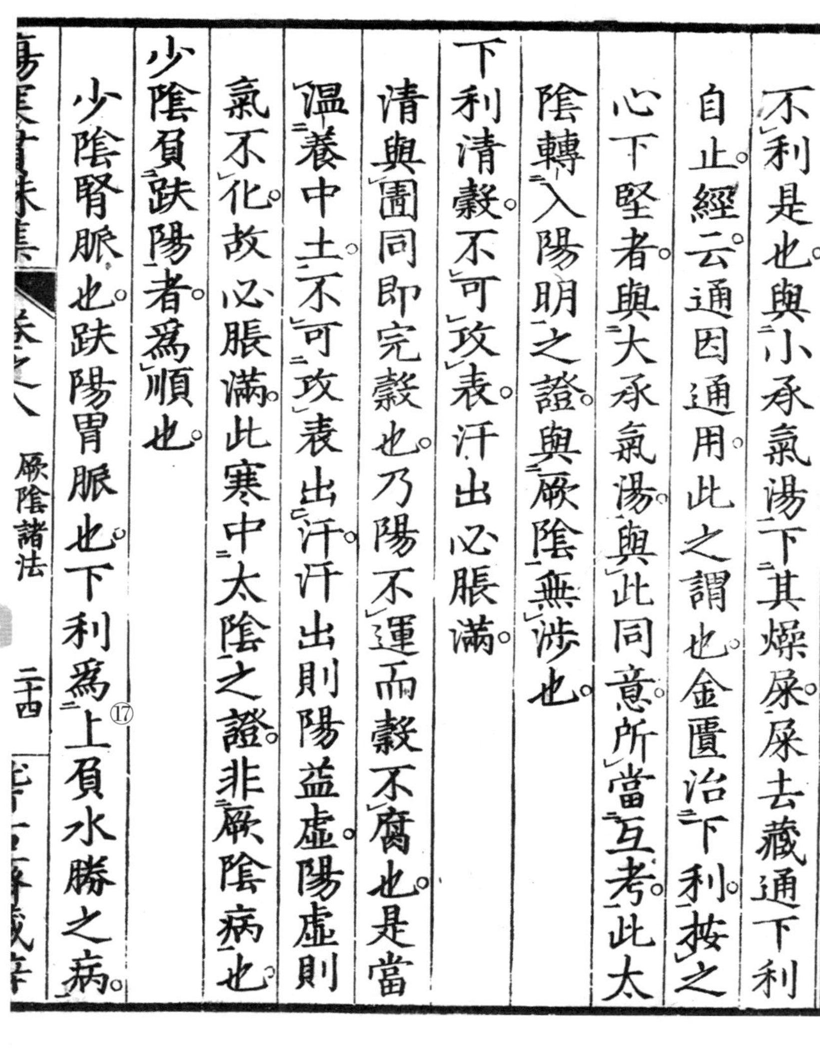

不利是也。與小承氣湯下其燥屎，屎去藏通，下利自止。經云通因通用，此之謂也。金匱治下利按之心下堅者，與大承氣湯，與此同意，所當互考。此太陰轉入陽明之證，與厥陰無涉也。

下利清穀，不可攻表，汗出必脹滿。

清與圊同，即完穀也。乃陽不運而穀不腐也。是當溫養中土，不可攻表出汗，汗出則陽益虛，陽虛則氣不化，故必脹滿。此寒中太陰之證，非厥陰病也。

少陰負趺陽者，爲順也。

少陰腎脈也，趺陽胃脈也。下利爲上負水勝之病。⑰

少陰負趺陽者。水負而土勝也。故曰順。此條當爲太陰下利而讝。亦與厥陰無涉也。

傷寒脈滑而厥者。裏有熱也。白虎湯主之。

傷寒脈微而厥者。陰邪所中。寒在裏也。脈滑而厥者。陽邪所傷。熱在裏也。陽熱在裏。陰氣被格。陽反在內。陰反在外。設身熱不除。則其厥不已。故主白虎湯以清裏而除熱也。此陽明熱極發厥之證。誤編入厥陰者也。

○差後諸病七條

傷寒陰陽易之爲病。其人身體重。少氣。少腹裏急。或

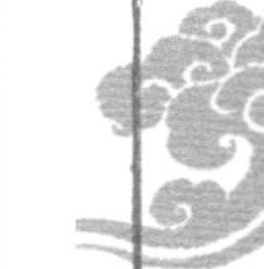

引陰中拘攣。熱上衝胸。頭重不欲舉。眼中生花。膝脛拘急者。燒裩散主之。

陰陽易者。男子大病新差。尚有餘熱。婦人與之交而得病。名曰陽易。或婦人大病新差。餘熱未盡。男子與之交而得病者。名曰陰易。以陰陽相感。精氣交通。熱氣從之而傳易也。其人身體重。少氣者。勞傷真氣而熱勝之也。少腹裏急。或引陰中拘攣。及膝脛拘急者。精虛熱入而脈道不通也。熱上冲胸。頭重不欲舉。眼中生花。則熱氣熏蒸。而且上淆清陽矣。裩襠得陰濁最多。以類相入。導其熱氣俾從陰而入者。仍從陰而出也。

燒裩散方

右取婦人中裩近隱處。剪燒灰。以水和服方寸匕。日三服。小便即利。陰頭微腫則愈。婦人病取男子裩襠⑱。燒灰服。

大病差後。勞復者。枳實梔子豉湯主之。若有宿食者。加大黄如博碁子大五六枚。

大病新差。血氣未復。餘熱未盡。而強力作勞。因復發熱者。名曰勞復。爲其餘熱之氣。因勞而外浮也。枳實梔子所以下熱。豆豉所以散熱。蓋亦表裏之劑而氣味輕薄。適宜於病後復發之體耳。若有宿食者。名曰食復。內經所謂食肉則復。多食則遺也。故於枳實梔子豉湯中。少加大黃。以逐其宿食。

枳實梔子豉湯

枳實三枚炙　梔子十四枚擘　豉一升綿裹

右三味。以清漿水七升。空煮取四升。內枳實梔子。煮取二升。下豉更煮五六沸。去滓分溫再服。覆令微似汗。

傷寒差已後。更發熱者。小柴胡湯主之。脈浮者。以汗解之。脈沉實者。以下解之。

傷寒差已後。更發熱者。不因作勞。亦未過食。而未盡之熱。自從內而達於外也。故與小柴胡湯。因其勢而解之。且人參甘棗可以益病後之虛。黃芩半夏可以和未平之裏也。脈浮者。邪氣連表。汗之使之外解。脈沉實者。邪氣居裏。下之使從裏解。亦因其勢而利導之耳。

大病差後。從腰以下⑲有水氣者。牡蠣澤瀉散主之。

大病新差而腰以下腫滿者。此必病中飲水過多。熱邪雖解。水氣不行。浸漬於下。而肌肉腫滿也。是當以急逐水邪為法。牡蠣澤瀉散。鹹降之力居多。

飲服方寸匕。不用湯藥者。急藥緩用。且不使助水氣也。若驟用補脾之法。恐脾氣轉滯而水氣轉盛。寧不泛濫爲患。

牡蠣澤瀉散方

牡蠣熬 澤瀉 括蔞根 葶藶熬 商陸根

蜀漆洗去腥 海藻洗去鹹 各等分

右七味。異擣。下篩爲散。更入臼中治之。白飲和服方寸匕。小便利。止後服。

大病差後。喜唾。久不了了者。胃上有寒。當以丸藥溫之。宜理中丸。

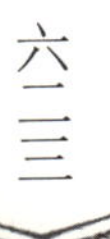

大病差後胃陰虚者。津液不生則口乾欲飲。胃陽弱者。津液不攝則口不渴而喜唾。至久之而尚不了了。則必以補益其虚。以温益其陽矣。曰胃上有寒者。非必有客氣也。虚則自生寒耳。理中丸補虚温中之良劑。不用湯者。不欲以水氣資吐也

傷寒解後。虚羸少氣。氣逆欲吐者。竹葉石膏湯主之。

大邪雖解。元氣未復。餘邪未盡。氣不足則因而生痰。熱不除則因而上逆。是以虚羸少食。而氣逆欲吐也。竹葉石膏湯乃白虎湯之變法。以其少氣。故加參麥之甘。以益氣。以其氣逆有飲。故用半夏之

辛。以下氣。蠲飲。且去知母之鹹寒。加竹葉之甘凉。尤於胃虛有熱者。爲有當耳。

竹葉石膏湯方

竹葉二把　石膏一觔　人參三兩　粳米半升

半夏半升洗　甘草二兩炙　麥門冬一升去心

右七味。以水一斗。煮取六升。去滓。內粳米。煮米熟。湯成去米。溫服一升。日三服。

病人脈已解。而日暮微煩。以病新差。人強與穀。脾胃氣尚弱。不能消穀。故令微煩。損穀則愈。

脈已解者。病邪解而脈已和也。微煩微熱也。解則不當復煩而日暮微煩者。以病新差。不當與穀而強與之。胃虛穀實不能勝之則發煩熱也。損穀則愈者。謂不可以藥治之。但損其穀食則胃自和耳。

卷之八大畢

校注

①圊：成本作『清』。
②不結胸：成本作『言我不結胸』。
③令：成本作『今』。
④圊：成本作『清』。
⑤芍藥：朱本作『白芍』。
⑥非：成本作『非為』。
⑦痢：成本作『利』，下有『方』字。
⑧十六兩：朱本、成本均作『一斤』。
⑨四兩：成本下有『去子』二字。
⑩浹（jiā）：浸透，湿透。
⑪二兩：成本作『三兩』。
⑫枚：成本作『個』。
⑬厥逆：成本作『厥冷』。
⑭凛：畏惧的意思。
⑮心下：成本作『心中』。

⑯愈：成本前有「則」字。
⑰上：朱本作「土」。
⑱襠：成本作「當」。
⑲以：成本作「已」。

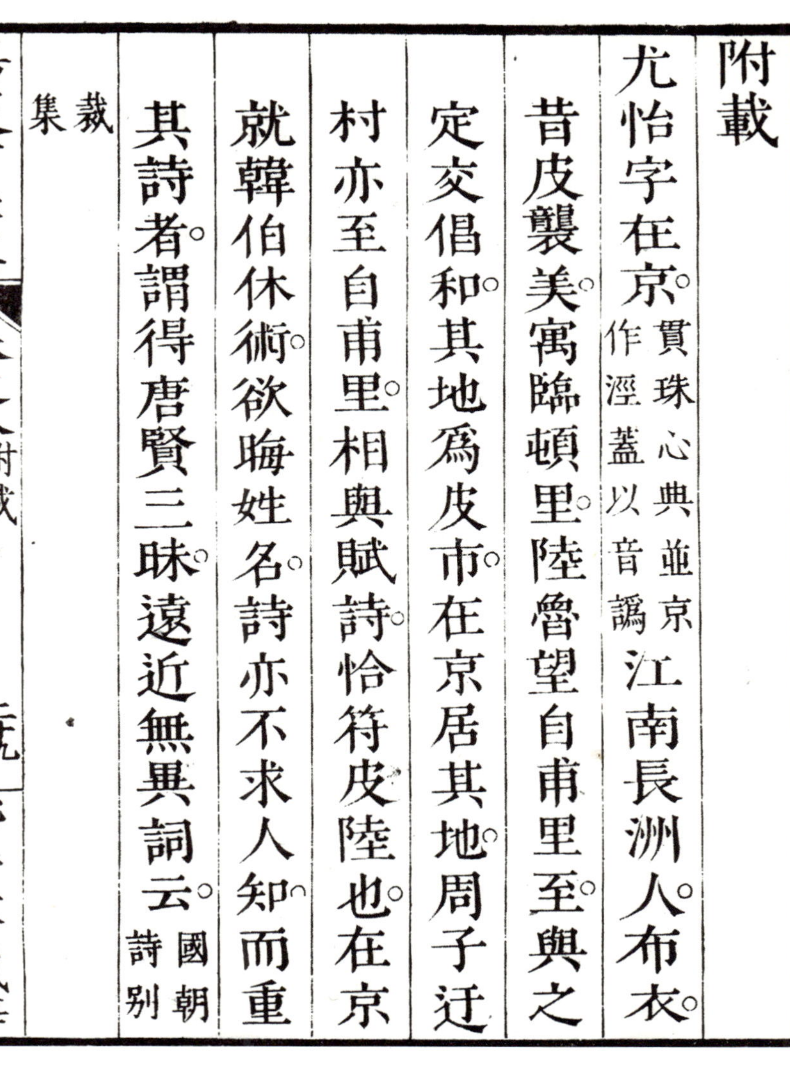

附載

尤怡字在京。貫珠心典並京作涇蓋以音譌江南長洲人。布衣。昔皮襲美寓臨頓里。陸魯望自甫里至。與之定交倡和。其地為皮市。在京居其地。周子迂村亦至自甫里。相與賦詩。恰符皮陸也。在京就韓伯休術。欲晦姓名。詩亦不求人知。而重其詩者。謂得唐賢三昧。遠近無異詞云。國朝詩別裁集傷寒一症。頭緒繁多。自仲景立法立方以來。叔和編次。無已註釋。理蘊爲之一顯。迨後續爲註釋者。不下數十家。互相訾詆。殆無底止。余謂數十家中。吳蒙齋之指掌。固爲捷徑。雖李士材亦以爲善。然而奧義深微。①未由參究。方中行起而條辨。洵爲卓識。程郊倩拾其唾餘。徒滋浮衍。柯韻伯立言雖暢。不免穿鑿。至如張路玉周禹載諸君。詮發各極精詳。又或嫌其叢蔓。獨有喻氏之書。膾炙人口者。以其繁簡得宜。通乎衆耳。然以尤在涇先生貫珠集較之。則又逕庭矣。即如首篇云。寒之淺者僅傷於衛。風之甚者。并及於營。衛之實者。風亦難洩。衛之虛者。寒亦不固。但當分病症之有汗無汗。以嚴麻黃桂枝之辨。不必執營衛之孰虛孰實。以證傷寒中風之殊。立爲正治法權變法斡旋法救逆法類病法明辨法雜治

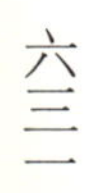

法等仲景著書之旨如雪亮月明令人一目瞭然古來未有何其金匱心典梓行於世并採入御纂醫宗金鑑而貫珠集一書尚未傳播良可惜哉至於變通其法而云今昔異宜者如陶節菴高鼓峯輩雖亦代有傳書而莫如戈存橘之補天石爲最舉凡四時感症無論正傷寒類傷寒分條辨治各極其妙可謂博而詳詳而約矣其書板廢之後莫之再鏤

者。余實不得其解。欲將戈尤二君之書。合鐫行世。一則由證以立法。一則由法以辨症。相爲經緯。瞭如指掌。竊以爲凡屬感症。止須讀此二書。思過半矣。無如力不從心。因循未鏤。今老矣。有志而不逮矣。爰紀數語。以俟諸同學。或有意見相同者否。吳醫彙講

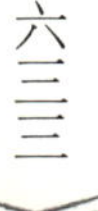

校注

①末：应作『未』，形近之误。

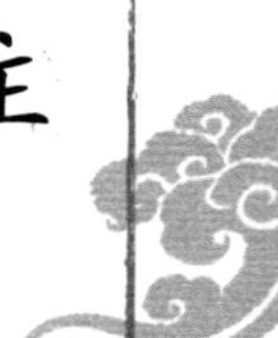
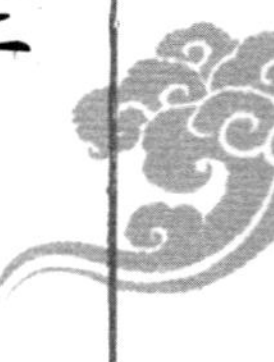

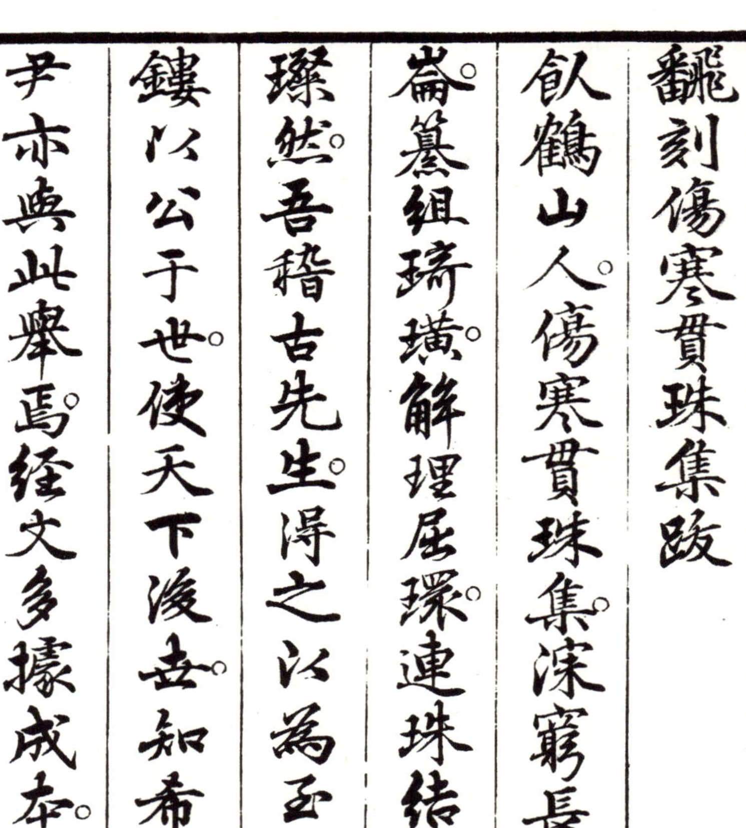

翻刻傷寒貫珠集跋

飲鶴山人傷寒貫珠集深窮長沙之崑
崙纂組琦璜解理居環連珠結排一目
璨然吾稽古先生得之以爲至寶將翻
鏤以公于世使天下後世知希世之珍
尹亦與此舉焉經文多據成本又有據

宋本者。間亦有山人以特識改是者。要之其書原繫活字刷印。則不能無倒文脫字之謬。今皆加訂正。猶無所據。則不敢以臆妄改刪。姑仍舊以俟後之明者。此翻鏤之意也。抑山人之舉也。非割裂排纂舊章。曰復仲景之古之類也。援正

图书在版编目（CIP）数据

中医古籍珍本集成.【伤寒金匮卷】.伤寒直格 伤寒贯珠集 / 王国强总策划，周仲瑛，于文明总主编. — 长沙 ：湖南科学技术出版社，2013.5

ISBN 978-7-5357-7028-8

Ⅰ.①中… Ⅱ.①王… ②周… ③于… Ⅲ.①中国医药学－古籍－汇编②伤寒论－古籍－汇编③金匮要略方论－古籍－汇编 Ⅳ.①R2-52

中国版本图书馆 CIP 数据核字(2012)第 012446 号

中医古籍珍本集成【伤寒金匮卷】

伤寒直格 伤寒贯珠集

总 策 划：王国强

总 主 编：周仲瑛　于文明

责任编辑：黄一九　周　妍

出版发行：湖南科学技术出版社

社　　址：长沙市湘雅路 276 号

http://www.hnstp.com

印　　刷：长沙超峰印刷有限公司

（印装质量问题请直接与本厂联系）

厂　　址：宁乡县金洲新区泉洲北路 100 号

邮　　编：410600

出版日期：2013 年 5 月第 1 版第 1 次

开　　本：880mm×1230mm　1/32

印　　张：21.25

书　　号：ISBN 978-7-5357-7028-8

定　　价：89.00 元